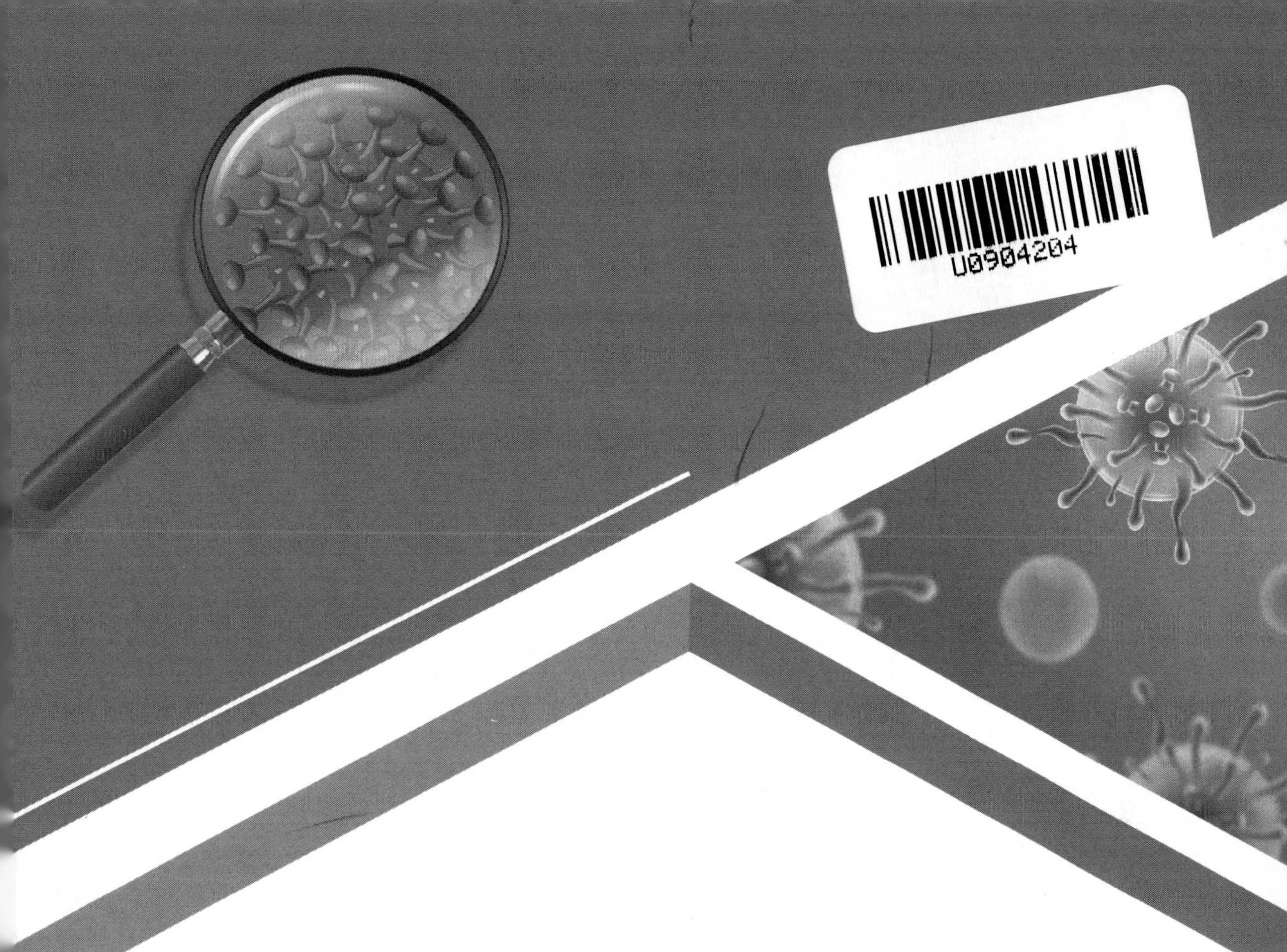

实用呼吸内科疾病临床诊治策略

主编 黄种杰 钟云华 陈伟云
张俊艳 蔡金文 梅周芳

天津出版传媒集团
天津科学技术出版社

图书在版编目(CIP)数据

实用呼吸内科疾病临床诊治策略 / 黄种杰等主编
. ——天津：天津科学技术出版社，2021.4
ISBN 978-7-5576-9063-2

Ⅰ.①实… Ⅱ.①黄… Ⅲ.①呼吸系统疾病—诊疗
Ⅳ.①R56

中国版本图书馆CIP数据核字(2021)第071404号

实用呼吸内科疾病临床诊治策略
SHIYONG HUXI NEIKE JIBING LINCHUANG ZHENZHI CELÜE
责任编辑：李　彬
责任印制：兰　毅

出　　版：天津出版传媒集团 / 天津科学技术出版社
地　　址：天津市西康路 35 号
邮　　编：300051
电　　话：(022) 23332377
网　　址：www.tjkjcbs.com.cn
发　　行：新华书店经销
印　　刷：北京厚诚则铭印刷科技有限公司

开本 787×1092　1/16　印张 25. 25　字数　560 000
2021 年 4 月第 1 版第 1 次印刷
定价：116.00 元

《实用呼吸内科疾病临床诊治策略》编委会

主编

黄种杰　钟云华　陈伟云
张俊艳　蔡金文　梅周芳

副主编

吕建兴　唐怡敏　雷　琳　王　进
郭水根　王　婷　丁伟平　黄文婷

编　委

黄种杰　中国人民解放军联勤保障部队第九一〇医院
钟云华　云南省第一人民医院
陈伟云　佛山市中医院
张俊艳　山西省儿童医院（山西省妇幼保健院）
蔡金文　中南大学湘雅三医院
梅周芳　上海市第五人民医院
吕建兴　常州市中医医院
唐怡敏　深圳第三人民医院
雷　琳　深圳第三人民医院
王　进　深圳第三人民医院
郭水根　上海市浦东医院
王　婷　国家电网公司北京电力医院
丁伟平　宁波市第一医院
黄文婷　深圳大学总医院

前言

呼吸系统是指机体新陈代谢过程中与外界环境气体交换的器官,主要功能是呼吸。随着现代社会及医学的发展,我国呼吸系统疾病的病死率明显下降,临床医师现大都能掌握呼吸系统常见病的诊治,并能灵活应用,然而,临床医师对呼吸系统疾病的救治水平参差不齐,鉴于此,特地组织编写了这本《实用呼吸内科疾病临床诊治策略》,以期为临床医师提供一本简明、实用的参考书。

本书采用分篇论述。第一篇主要阐述了呼吸系统疾病诊断与治疗的基础技术;第二篇重点介绍了上呼吸道感染、支气管炎、新型冠状病毒肺炎、病毒性肺炎、社区获得性肺炎、医院内获得性肺炎、支气管哮喘、呼吸衰竭、重症间质性肺疾病、肺结核急症与重症、肺结节、肺癌、恶性胸腔积液、重度睡眠呼吸暂停、低通气综合征、儿童呼吸病、老年呼吸病等,从病因、病理、临床表现及诊疗方法等方面对呼吸内科常见病作深度分析,并简要介绍了近年来中医药在呼吸系统疾病诊疗方面取得的新进展该书博众才之长,反映了现代呼吸系统疾病诊治的新观点,希望能满足各级医院诊疗之需,对临床呼吸专业医师及其他相关专业医务人员在进一步提高呼吸系统疾病的诊治水平上有所帮助。

由于本书参编人员较多,文笔不尽一致,加上篇幅和编者时间有限,虽经反复多次校稿,但书中疏漏在所难免,望广大读者提出宝贵意见和建议,以便再版时修订,谢谢。

编者

目　录

第一篇　呼吸内科诊断与治疗技术

第二篇　呼吸内科疾病诊治策略

第一篇　呼吸内科诊断与治疗技术

第一章 睡眠呼吸障碍的常用诊断技术

睡眠呼吸障碍常用的诊断方法有多导睡眠监测、移动式多导睡眠监测（便携式睡眠监测）、活动记录仪及睡眠相关的评估量表等主客观方法。其中，多导睡眠监测是诊断睡眠呼吸障碍的金标准，本章节将重点介绍睡眠呼吸的监测技术与判读方法。

第一节 多导睡眠图概述

多导睡眠图（polysomnography，PSG）一词由斯坦福大学 Holland 医生于 1974 年首先使用，是持续同步记录、分析睡眠中多项电生理活动和生理活动，是进行睡眠医学研究和睡眠疾病诊断的常用技术。Polysomnography 一词，是在多导（生理）记录仪技术（polygraphy）一词中嵌入一个表示"睡眠"的词根"somno"（源自拉丁语 somnus）而组成的复合词，这说明从仪器技术方面上看多导睡眠图，与多导生理记录仪基本相同。PSG 监测包括电生理活动和生理活动这两类监测，前者通过连接到体表的电极探测躯体内部电信号，后者通过外部传感器测量生理活动和功能。多导睡眠监测是睡眠呼吸障碍临床和科研最常用的核心技术，也是睡眠呼吸障碍诊断的金标准。

一、睡眠监测技术的发展

1875 年 Caton 用简易的电压感受器记录到动物表面电活动，1929 年 Hans Berger 首次记录到人类的脑电活动，并描述了清醒和安静闭眼状态下不同的脑电图表现。1953 年 Aserinsky 和 Kleitman 发现睡眠中缓慢眼球运动和快速眼球运动（rapid eye movement，REM）的特点，即睡眠某些阶段，人的眼球会呈周期性地快速扫动；Dement 和 Kleitman 发现了睡眠周期性变化规律，奠定了睡眠分期的基础。1966 年脑电参数应用于 PSG 监测。直到 1968 年，Rechtschaffen 和 Kales 才首次完整地提出了人类睡眠分期规则，提出睡眠专业术语和技术标准，即经典的 R&K 分期规则。1974 年，Holland 将呼吸和心电监测加入，首次进行了完整的整夜睡眠监测；20 世纪 90 年代后，由于计算机科技的革新，数字 PSG 逐渐代替了传统走纸 PSG 技术。2007 年美国睡眠医学会（American Academy of Sleep Medicine，AASM）对多导睡眠监测的各项技术参数进行了明确的规范说明，并出版《AASM 睡眠及相关事件判读手册——规则、术语和技术规范》（AASM Manual for the Scoring of Sleep and Association Events）（以下简称《AASM 判读手册》）。2012—2016 年，该技术手册多次更新，已成为 PSG 操作和数据分析的最新指南。

二、多导睡眠图设备的分级

1994 年美国睡眠医学学会（ASDA）发表了用于睡眠呼吸检查设备的分级，各等级的标准如下。

1. Ⅰ级　标准多导睡眠图检查,要求记录指标至少包括脑电、眼电、下颌肌电、心电、呼吸气流、呼吸运动(努力)、动脉血氧饱和度,必须记录睡眠体位。检查过程必须始终有经过训练的人员监视,并必要时进行相应处理。最好同时记录腿动情况,但非必需。

2. Ⅱ级　全指标便携式多导睡眠图检查,记录指标要求和标准多导睡眠图检查一样,只是可以用心率记录代替心电图记录。经过训练人员的监视非为必需。

3. Ⅲ级　改良便携式睡眠呼吸暂停检查,最低记录指标要求包括通气指标(至少包括两导呼吸运动或呼吸运动加上呼吸气流)、心电图或心率及动脉血氧饱和度。检查准备需医务人员进行(如电极安置和仪器调试、定标);无人员始终监视。

4. Ⅳ级　单或双生物指标持续记录,仅持续记录一项或两项生理指标。无人员监视。

便携式睡眠呼吸诊断装置指Ⅱ至Ⅳ级装置。

第二节　多导睡眠技术

PSG 监测包括电生理活动和生理活动,前者通过连接到体表的电极探测躯体内部电信号,后者通过外部传感器测量生理活动和功能。各种生物信号都需要转换,从而达到可视化、更直观的目的。生物信号从人体到记录仪再到数字显示示波器的流程图如图 1-1 所示。

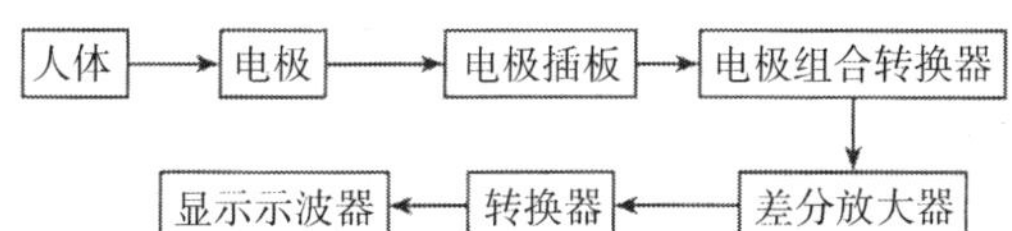

图 1-1　生物信号从人体到记录仪再到数字显示示波器的流程图

一、多导睡眠图监测技术及原理

1.放大器　PSG 中使用的放大器为差分放大器。差分放大器同时接收两个信号源,放大处理后输出的信号为两个源信号的差值,从而把脑电图、眼动电图和肌电图的电活动记录下来。放大器的作用就是将电极拾取的微弱的生物信号增幅放大。

2.记录

(1)记录系统:数字记录系统包括参考记录、双极记录和直流记录组合。双极记录的是 2 个电极之间的电压差,一旦记录就不能更改导出信号,通常温度气流、呼吸努力、下肢肌电和心电图采用双极记录。参考记录是多个电极对应一个参考电极,记录和回放期间,任意参考记录导联显示的是数字差,而不会改变原始记录数据。需引起重视的是,一旦参考电极出现故障,所有相关信号都会受影响。PSG 中 EEG、EOG 和 EMG 都是参考记录。在一对电极中,一个为拾取生物信号的记录电极,而另一个为参考电极,如脑电电极 C3/A2 中,C3 为记录电极,A2 为参考电极。由于生物电信号非常薄弱,从而要求两个电极的位置尽可能远一些,所以 C3/A2 的组合优于 C3/A1 的组合。

(2)采样频率:绝大多数数字记录系统采用模拟信号,放大器持续输出信号,通过模-数转换器将信号转为数字模式,进一步由计算机储存和处理。奈奎斯特定理指出,采样频率必须超过样本频率的2倍以免记录的信号失真,表1-1列出了《AASM判读手册》中所推荐的采样频率。

表1-1 《AASM判读手册》推荐的PSG信号采样频率

项目	采样频率	
	理想频率(Hz)	最小频率(Hz)
脑电	500	200
眼电	500	200
下颌肌电	500	20
心电	500	200
气流	100	25
血氧饱和度/经皮 PCO_2	25	10
鼻压力	100	25
体位	1	1
鼾声	500	200
胸腹运动	100	25

3.滤波　任何监测的信号都会受到一些不需要的多余信号干扰,这些干扰信号包括低频、高频或者50~60Hz的伪迹(来自附近的交流电),滤波可以减弱这些干扰信号。高频滤波(低通滤波)用于减弱不需要的高频信号,如混入脑电信号的肌电波;低频滤波(高通)用于减弱不需要的低频信号,如混入脑电信号的呼吸波;50~60Hz滤波,又称为陷波滤波,用于减弱58~62Hz的交流干扰、减弱伪迹,由于陷波滤波可能导致记录波形变形,不推荐常规使用陷波滤波,而应该寻找伪迹的原因从根本上纠正(表1-2)。

表1-2 PSG参数设定参考值

项目	滤波	
	低频滤波(Hz)	高频滤波(Hz)
脑电	0.3	35
眼电	0.3	35
肌电	10	100
心电	0.3	70
鼻热敏/胸腹运动	0.1	15
鼻压力	≤0.03	100
鼾声	10	100

4.敏感度与增益　PSG中的敏感度、增益或者放大倍数调谐的功能相同,即增大或减小输出信号的放大倍数。增益可用输出电压和输入电压的比值来表示,最终表现为敏感

度。敏感度是指能使记录笔产生一定距离位移所需要的电压值，单位为 μV/mm 或 mV/cm。敏感度的表达公式为：S（敏感度）=V（电压）/D（记录笔位移距离）。“敏感度”多用于走纸式记录装置，而“增益”多用于电子化或数字化记录装置。

二、多导睡眠图（PSG）中电生理信号的采集

PSG 中电生理信号包括脑电、眼电、下颌肌电及心电等。电极安置是记录的第一步，也是较为重要的一步。脑电记录一般采用中心带小孔的小型镀金或镀银杯状电极，眼电和肌电可用镀金杯状电极。电极涂上导电膏放置于皮肤表面探测电压变化，电极安置后还应做适当的固定。安置完毕后必须检查电极的阻抗，要求阻抗在 5 000Ω 以下。

1.脑电的采集　AASM 推荐的脑电导联为 F4-M1、C4-M1 和 O2-M1，替代导联是 F3-M2、C3-M2 和 O1-M2。脑电电极的安置应严格按照国际 10-20 标准进行（图 1-2）（AASM，2012）。安置电极的名称以放置部位的英文单词的首字母和一个附加值表示。

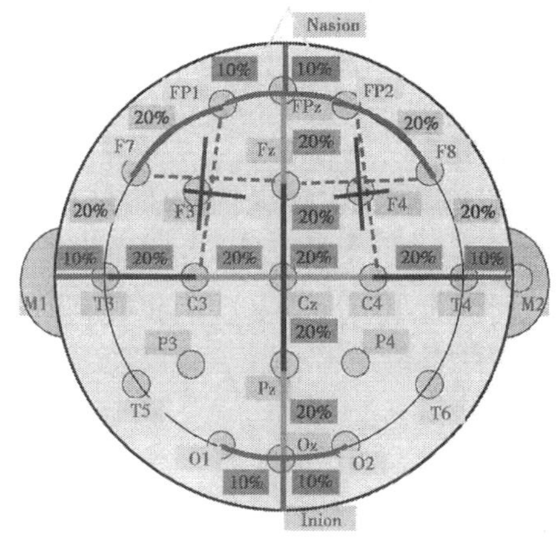

图 1-2　国际标准 10-20 电极安置系统

Fp（frontopolar）：前额；F（frontal）：额部；C（central）：中央；P（parietal）：顶部；O（occipital）：枕部；T（temporal）：颞部。附加值 z 或是某一个数字，z 即 zero（零），表示中线电极，数字表示为侧位电极，其中，奇数代表电极在左侧脑半球，偶数代表电极在右侧脑半球。M1、M2 为参考电极，置于左右耳后乳突骨性部位皮肤表面。

2.眼电的采集　AASM 推荐的眼电导联是 E1-M2 和 E2-M2。E1 电极放置在左眼外眦下 1cm 处，E2 电极放置在右眼外眦上 1cm 处。可接受替代的导联为 E1-Fpz、E2-Fpz，E1 电极放置在左眼外眦向外向下各 1cm 处，E2 电极放置在右眼外眦向外向下各 1cm 处。这样放置可使左、右眼电图记录到矛盾运动的波形，形成共轭运动。

3.颏肌电的采集　记录颏肌电需要 3 个电极：a 电极位于中线下颌骨下缘上 1cm；b 电极位于下颌骨下缘下 2cm 中线右旁开 2cm；c 电极位于下颌骨下缘下 2cm 中线左旁开 2cm。

4.肢体运动的采集　肢体运动分为上下肢，一般 PSG 常规记录下肢运动情况。下肢运动主要表现为脚趾的背屈，故记录电极置于两侧胫骨前肌表面，每侧安置2 个电极，2 个电极之间的距离为 2~4cm。

二、生物信号的采集

其他生物信号，如呼吸气流、呼吸运动、血氧饱和度等详见其他章节内容。

第三节　睡眠分期

正确的睡眠分期为多导睡眠图结果分析的第一步，也是最为重要、最为基础的一步。主要根据脑电、眼电和下颌肌电三个导联进行睡眠分期。1968—2007 年主要依据 R&K 规则手册进行睡眠分期。2007 年，美国睡眠医学会出版了《AASM 判读手册》，更改了睡眠分期规则。自此以后，睡眠分期主要依据该手册，并在 2012—2016 年对手册进行了多次修改。该手册要求连续 30 秒为 1 帧，逐帧判读睡眠分期，当 1 帧同时出现 2 个或以上的睡眠期时，标记为比例最大的那一期。

一、成人睡眠分期

1.成人睡眠特征　正常成人的睡眠呈周期性，包括非快动眼睡眠(non-rapid eye movement sleep，NREM)和快动眼睡眠(rapid eye movement sleep，REM)，每个周期大致 90 分钟，通常每晚有 3~5 个周期。其中 NREM 进一步分为 1~3 期，NREM 3 期又称为慢波睡眠。NREM 1 期(N1)的睡眠时间占总睡眠时间的 2%~5%，NREM2 期(N2)占 45%~55%，NREM3 期(N3)占 13%~22%，REM 期(R)占 20%~25%(图 1-3)。影响睡眠结构的因素有年龄、药物、睡眠剥夺和生物节律。

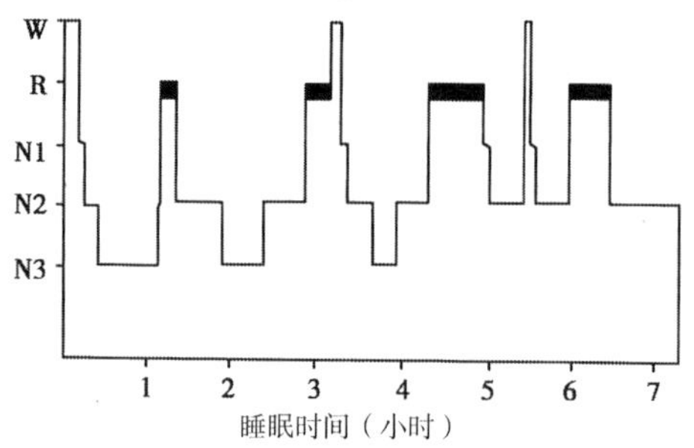

图 1-3　健康成人睡眠趋势图

W：清醒期；N1：非快动眼睡眠 1 期；N2：非快动眼睡眠 2 期；N3：非快动眼睡眠期；R：快动眼睡眠。

2.特征波形　脑电活动是以它每秒的频率(Hz)、波幅(即电压)和主要偏移的方向(极性)为特征的，包括以下 8 种特征波形。

(1)β 波：多在清醒睁眼时出现，频率>13Hz 的低电压波。

(2)α 波：多在安静闭眼时出现，枕区导联明显，频率为 8~13Hz。

(3)θ 波：多见于 NREM 1 期，又称低电压混合频率波，频率为 4~7.99Hz。

(4)顶尖波(V 波)：多见于 NREM 1 期，中央区明显，波形陡峭，通常持续时间<0.5 秒。

(5)睡眠梭形波：NREM 2 期的特征波，颅中央区明显，也称纺锤波，频率为 12~14Hz，持续时间≥0.5 秒。

(6)K 复合波：NREM 2 期的特征波，额区明显，无具体频率标准，形态为陡峭负向波之后随即伴发一个正向波，持续时间≥0.5 秒。常与纺锤波相继出现。

(7)δ 波：NREM 3 期的特征波，额区明显，频率为 0.5～2Hz，振幅>75μV。

清醒期和睡眠期特征性脑电波如图 1-4 所示。

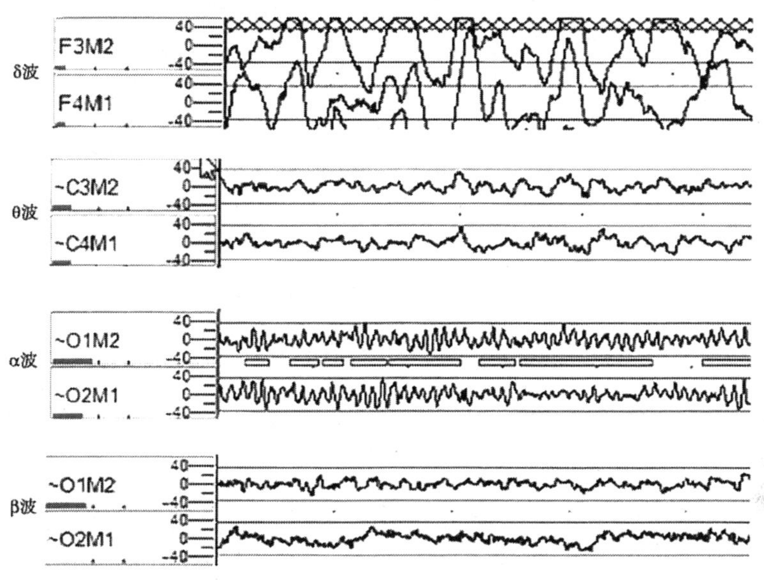

图 1-4　清醒期和睡眠期特征性脑电波

3.成人分期标准

(1)W 期：清醒期(图 1-5)脑电的背景波形有两种，安静清醒、闭眼时出现的 α 波及睁眼时出现的 β 波。眼电图可出现眨眼、快速眼球运动及缓慢眼球运动。肌电表现为高度紧张性活动。判读规则如下。

1)枕区脑电的 α 节律占记录帧 50%以上判读为 W 期。

2)α 节律没有出现在记录帧，但存在下列特征之一者，判读为 W 期。①频率在 0.5～2Hz 的眨眼动作；②阅读眼动；③规律的共轭快速眼动伴正常或增强的颌肌电。

(2)N1 期：脑电背景为低电压混合频率波，特征波为顶尖波(图 1-6)。眼电通常为缓慢眼动。下颌肌电活动无显著特征，可以表现为减弱，也可以维持清醒期水平。判读规则如下。

1)有 α 节律者，如 α 节律减弱并被低波幅混合频率活动取代，且后者占一帧的 50%以上，判读为 N1 期。

2)无 α 节律者，呈现下列现象之一时判读为 N1 期：①较 W 期脑电背景频率减慢≥1Hz 的4～7Hz 的脑电波；②顶尖波；③缓慢眼动。

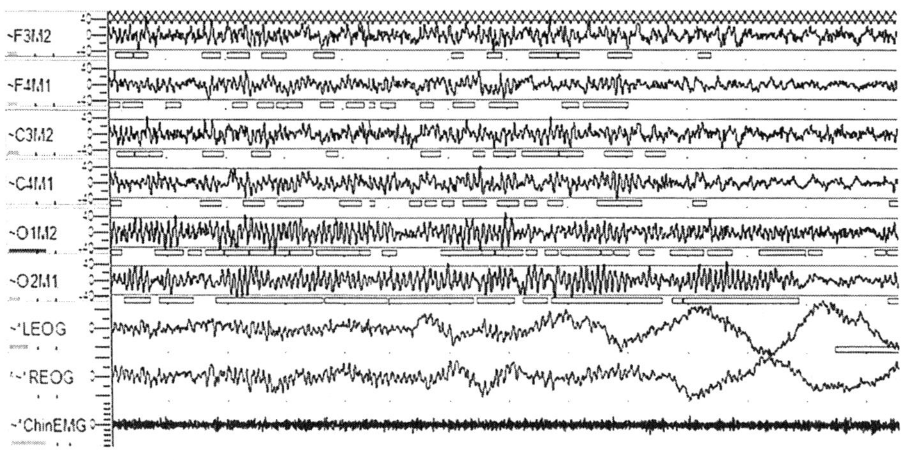

图 1-5　清醒期

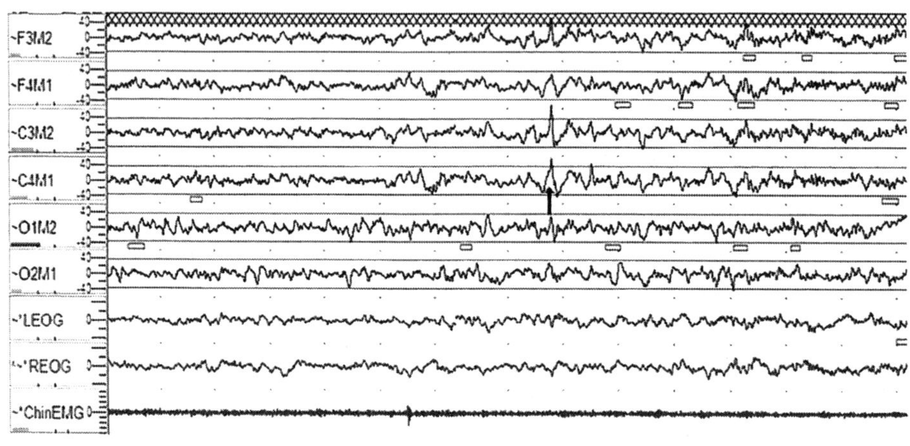

图 1-6　NREM 1 期

NREM:非快动眼睡眠 1 期;黑色箭头示颅顶尖波。

(3)N2 期:脑电图背景本质上为频率慢于 N1 期的相对低电压混合频率波。其特征为出现 1 个或者多个非觉醒相关的 K 复合波或者一个或多个睡眠梭形波。通常没有眼球运动,下颌肌电波幅多变,通常低于清醒期。判读规则:如果判读帧的前半帧或前一帧的后半帧存在如下一项或两项特征,判读为 N2 期:①一个或多个与觉醒无关的 K 复合波;②一个或多个睡眠梭形波。

(4)N3 期:脑电图以 δ 波为主,进入 N3 期睡眠后,眼球运动及颌肌电活动通常降低。判读规则:当慢波活动占一帧的 20%以上时,判读为 N3 期(不用考虑年龄因素)。

(5)REM 期:脑电图的背景波形与 N1 期相同,均为低电压混合频率波,可间断出现 α 波和锯齿波。时相性 REM 期可见快速眼球运动,紧张性 REM 期眼球运动呈静止状态。判读规则:记录帧满足下列所有条件时,判读为 R 期:①脑电为低波幅混合频率波;②下颌肌电低张力;③快速眼球运动。

二、儿童睡眠分期

儿童睡眠不同于成人，儿童睡眠以 REM 期为主，新生儿 REM 睡眠高达 60%以上，到 6 月龄时 REM 睡眠比例降至 30%。并且睡眠的特征波形也不是与生俱来的，随着年龄的增长，各特征波逐渐形成，其中纺锤波通常出现在出生后 6 周~3 个月的婴儿，K 复合波通常出现在出生后 3~6 个月的婴儿，慢波通常见于出生后 2~5 个月的婴儿。

1.技术考虑　《AASM 判读手册》适用于 2 个月以上的婴儿及儿童的睡眠分期。成人 EEG、EOG 和 EMG 电极安置适用于儿童和婴儿，但由于儿童和婴儿头型较小，所以颏肌电极间距离通常减小，为 1cm；EOG 电极距眼外眦的距离也需减小，为 0.5cm。

2.儿童睡眠分期　根据规则，睡眠分期可分为：W 期、NREM 1 期、NREM 2 期、NREM 3 期、NREM 期和 REM 期。

(1)通用睡眠分期规则

1)若在所有的 NREM 睡眠记录帧没有可识别的睡眠梭形波、K 复合波或慢波时，判读为 N 睡眠(即 NREM)。

2)若某些 NREM 睡眠记录帧有睡眠梭形波或 K 复合波，判读为 N2 期；在剩余的 NREM 睡眠记录帧，若慢波小于该帧的 20%时，判读为 N 期。

3)若 NREM 睡眠记录帧慢波大于 20%，判读为 N3 期；在剩余的记录帧，若不存在 K 复合波或睡眠梭形波，判读为 N 期。

4)如果 NREM 发育完全，即一些记录帧含有睡眠梭形波或 K 复合波，另外一些帧含有大量的慢波活动，此时也可像较大儿童或成年人一样，将这些婴儿的 NREM 睡眠判读为 N1、N2 或 N3 期。

(2)W 期：年龄不同，清醒期脑电的优势节律的频率有所差异：3~4 月龄时为 3.5~4.5Hz；5~6 月龄时为 5~6Hz；到 3 岁时为 7.5~9.5Hz，通常振幅>50μV；更大的儿童和成人为 α 波。眼电图可出现眨眼、快速眼球运动及阅读眼动。判读规则：当记录帧超过 50%且满足以下任意一条或同时满足时判读为 W 期。

1)以上所述的背景波。

2)眼电表现为：①0.5~2Hz 的眨眼动作；②阅读眼动；③快眼动，同时存在正常或者高的下颌肌电。

(3)N1 期判读规则

1)当后部优势节律减慢或者被低电压混合频率波替代，且超过 50%时，可判读为 N1 期。

2)当未形成后部优势节律时，满足以下任意标准即可判断为 N1 期：①脑电频率为 4~7Hz或较 W 期频率减慢 1~2Hz；②慢眼动；③颅顶尖波；④弥漫性的或枕区为主的频率为 3~5Hz 的高波幅波。

(4)N2、N3、REM 期判读标准同成人规则。

第四节　睡眠呼吸的监测与分析

一、睡眠呼吸的监测

睡眠呼吸事件的分析主要依据呼吸气流、呼吸努力和动脉血氧饱和度，有时需注意体位与呼吸事件的关系。睡眠呼吸的监测是呼吸事件分析的前提，所测定的生理指标包括以下3类：①呼吸气流：可通过呼吸流速仪、经鼻气流压力、热敏感应器等装置监测；②呼吸努力：可通过食管内压、呼吸肌电活动和压电传感器等装置监测；③血氧饱和度和二氧化碳：可通过脉搏氧饱和度仪、传导性氧饱和度仪、经皮氧分压及二氧化碳等装置监测。

1.呼吸气流的监测　气流可以用呼吸流速计定量测量，也可以采用定性方法或通过检测吸入气体与呼出气体的理化性质的差异来测量。

(1)呼吸流速仪：呼吸流速仪是呼吸气流监测方法中最准确的方法，为测定呼吸气流的金指标，因其检查界面为密封的面罩，难以用于临床诊断研究中。

(2)鼻压力信号：通过将鼻气流管与精确的压力传感器相连而监测鼻压力。鼻压力实际与通过鼻孔的气流的平方呈正比，在气流量低时，鼻压力信号所反映的气流变化会变小，而在气流量大时则会变大。鼻压力不足之处在于气流管位置改变、气流管阻塞或张口呼吸会使其准确性明显下降。

(3)热敏换能器：常用的热敏换能器有2种，即热敏感应器和热耦合感应器，主要是通过探测气流流经传感器时引起的传感器温度改变来监测气流的。

2.呼吸努力的测定　呼吸努力的测定是判读呼吸事件的基础。

(1)食管压的测量：这是探测呼吸努力最灵敏、最准确的方法，也是探测呼吸努力相关性觉醒最准确的方法。通过放入食管的一个气囊或一个充满液体的小导管来监测食管内压力的变化(反映胸膜腔压力的变化)。此技术需特殊设备，很少有监测室将其作为常规检查。

(2)带张力-电能换能器的胸腹带：是最常用的探测呼吸努力的方法，此类感应器对长度改变敏感。通过呼吸运动时的牵拉感受器的张力而产生电信号以探测胸腹部运动，但这一电信号并不总是能准确地反映出胸腹运动。

(3)RIP胸腹带：比张力-电能换能器的胸腹带记录准确。RIP胸腹带环绕于胸廓(RC)和腹部(AB)，呼吸运动可使胸腹带内线圈的感应系数发生改变，这一改变被转化为电压信号，从而测量胸腹运动，其敏感度会受体位的影响。

3.血液氧和二氧化碳的测定

(1)脉搏血氧饱和度：脉搏血氧饱和度的测定是非侵入性技术，能持续监测血氧(SaO_2)，是整夜PSG记录低氧事件的标准方法。其探头放置在一段搏动性动脉血管床的两侧，通常位于指端或耳垂处，当灌注不良时，血氧饱和度的准确性会有所下降。

(2)二氧化碳分压：分为动脉二氧化碳(PCO_2)、经皮二氧化碳($TcPCO_2$)或者呼气末二氧化碳的测定，后两者为无创监测方法，其中呼出气末CO_2应用最广。对于儿童，二氧化碳监测和血氧的监测同等重要。呼气末二氧化碳的测定时,呼出气体的 CO_2 浓度比大气浓度高很多,因此只需测量口鼻前部的 CO_2 浓度即可。$TcPCO_2$ 常用红外分析仪来监测 CO_2 浓度,该技术早在 20 世纪 70 年代就应用于临床,监测时需加热皮下毛细血管,使血流加快,以利于 CO_2 弥散,进而由皮肤表面的电极所监测。

4.辅助监测

(1)体位监测:体位用三维加速仪监测,放置于前正中线胸骨近剑突处。可测定左侧位、右侧位、仰卧位、俯卧位和直立等体位,进而观察体位与睡眠呼吸障碍的关系。

(2)同步数字录像:PSG 监测时,通常将同步数字录像技术用于评价睡眠呼吸障碍,如上气道阻力综合征和异态睡眠等。

二、成人睡眠呼吸事件的分析

PSG 是睡眠呼吸障碍诊断的金标准,呼吸事件的判读和分析主要依据口鼻气流、热敏、血氧饱和度和胸腹运动的信息。睡眠呼吸事件主要分为呼吸暂停和低通气两类。呼吸事件的主要评价指标是呼吸暂停低通气指数(apnea hypopnea index,AHI),AHI≥5 诊断为睡眠呼吸暂停综合征,根据 AHI 分为轻、中、重度:5~15 为轻度;15~30 为中度;≥30 为重度。

1.技术考虑 《AASM 判读手册》推荐采用口鼻热敏传感器识别呼吸暂停;采用鼻气流压力传感器识别低通气;采用动脉或经皮 PCO_2 识别肺泡低通气。推荐运用食管压力测量或 RIP 胸腹带监测呼吸努力;运用脉搏血氧饱和度仪来监测血氧,当心率为 80 次/分时,可接受的最大平均采样时间≤3 秒。

2.呼吸事件的判读 呼吸事件主要包括呼吸暂停、低通气、呼吸努力相关觉醒、肺泡低通气、陈-施呼吸。

(1)呼吸暂停:呼吸暂停的判读:热敏传感器所检测到的呼吸气流曲线峰值下降≥90%基线值,并且持续 10 秒以上可判读为呼吸暂停。基于呼吸努力将呼吸暂停分为 3 类(图 1-7)。

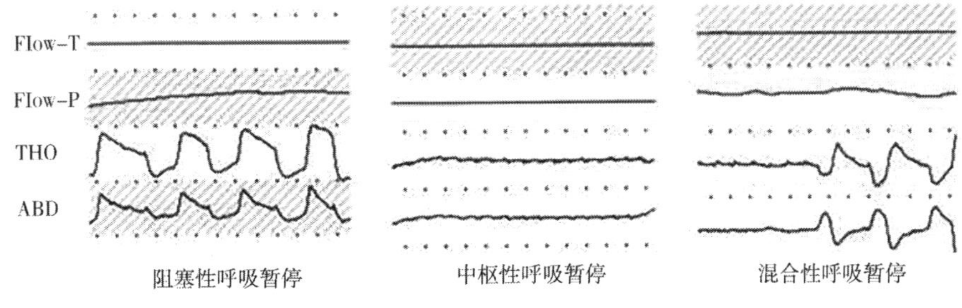

图 1-7 呼吸暂停的示意图

Flow-P:口鼻气流信号;Flow-T:口鼻热敏信号;THO:胸部呼吸努力;ABD:腹部呼吸努力。

1)阻塞性呼吸暂停:当整个呼吸气流缺失期间存在相关的持续或增强的呼吸努力时,判读为阻塞性呼吸暂停。

2)中枢性呼吸暂停:当呼吸气流缺失期间不存在相关的呼吸努力时,判读为中枢性呼吸暂停。

3)混合性呼吸暂停:当事件开始部分没有呼吸努力,但事件后部分出现相关的呼吸努力时判读为混合性呼吸暂停。

(2)低通气的判读:当鼻压力信号(诊断)或者呼吸机气流(滴定治疗)下降≥30%基线值,持续至少10秒,并且血氧饱和度较事件前基线值下降≥4%或者伴有呼吸努力相关觉醒时可判读为低通气(图1-8)。

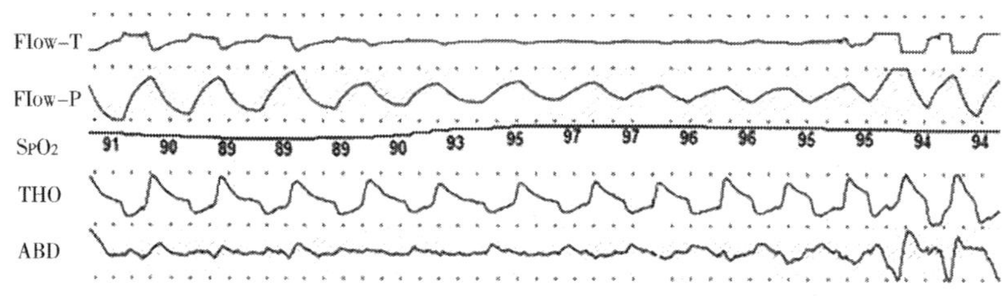

图1-8 低通气

Flow-P:口鼻气流信号;Flow-T:口鼻热敏信号;SpO_2:脉搏血氧饱和度;THO:胸部呼吸努力;ABD:腹部呼吸努力。

(3)呼吸努力相关觉醒的判读:序列呼吸并没有达到呼吸暂停或低通气标准,如果持续至少10秒并具备呼吸努力增加或鼻压力变为扁平,同时导致从睡眠中觉醒,可判读为呼吸努力相关觉醒。

(4)肺泡低通气:满足以下任意一条可判读为肺泡低通气:①睡眠中的 $PaCO_2$ 比清醒仰卧位增加≥10mmHg 并超过 50mmHg,时间至少持续 10 分钟;② PCO_2 升高并≥55mmHg,时间至少持续 10 分钟。

(5)陈-施呼吸:同时满足以下条件可判读为陈-施呼吸:①至少2小时的记录时间里,每小时出现中枢性呼吸暂停或者低通气的次数≥5,并且呼吸幅度呈现逐渐上升和逐渐下降的变化;②至少连续3次出现中枢性呼吸暂停或者低通气,呼吸幅度存在逐渐上升和逐渐下降的变化,呼吸周期长度≥40秒。

三、儿童睡眠呼吸事件的分析

1.技术考虑　儿童呼吸规则适用于婴儿及年长儿童,部分睡眠监测室对年龄≥13岁的儿童采用成人规则。监测方法和识别事件的技术推荐同成人。

2.呼吸事件的判读　儿童呼吸事件也可分为呼吸暂停、低通气、肺泡低通气、周期性呼吸。

(1)呼吸暂停:至少90%事件时间内热敏传感器所检测到的呼吸气流曲线峰值下降≥90%基线,呼吸气流下降幅度符合以下任意一种呼吸暂停标准时,可判读为呼吸暂停。

1)阻塞性睡眠呼吸暂停:当事件持续至少2个呼吸周期,且事件的气流下降期间伴随着持续或增强的呼吸努力时,判读为阻塞性睡眠呼吸暂停。

2)混合性呼吸暂停:当事件持续至少2个呼吸周期,且事件的一部分时间缺少呼吸努力而另一部分时间存在呼吸努力时,判读为混合性呼吸暂停。

3)中枢性呼吸暂停:整个事件中没有呼吸努力,并且满足下列条件之一者判读为中枢性呼吸暂停:①事件持续20秒以上;②事件至少持续2个呼吸周期的时间并且伴有觉醒或者血氧饱和度下降≥3%;③心率下降至<50次/分并且至少持续5秒以上,或者心率下降至<60次/分并且至少持续15秒(适用于年龄小于1岁的婴儿)。

(2)低通气:当鼻压力信号所监测的呼吸气流曲线峰值下降≥30%基线,持续至少2个呼吸周期,并伴随觉醒或血氧饱和度下降≥3%时,判读为低通气。

(3)呼吸努力相关觉醒:序列呼吸下降,但并没有达到呼吸暂停或低通气标准,持续至少2个呼吸周期,并有呼吸努力增加或鼻压力波形变扁平或打鼾或呼吸末 PCO_2 升高,同时导致觉醒时,可判读为呼吸努力相关觉醒。

(4)肺泡低通气:当超过25%的总睡眠时间的动脉 PCO_2>50mmHg 时,判读为肺泡低通气。

(5)周期性呼吸:如果有3次持续时间大于3秒的中枢性呼吸暂停事件,其间正常呼吸不超过20秒,判读为周期性呼吸。

第五节　日间嗜睡和警觉性的监测

日间嗜睡(excessive daytime sleepiness,EDS)是阻塞性睡眠呼吸暂停综合征和发作性睡病患者的白天的主要症状。相反,失眠障碍的患者可能存在白天过度警觉。评价日间嗜睡和警觉性的方法分为主观和客观两大类。目前客观方法主要包括多次睡眠潜伏期试验(multiple sleep latency test,MSLT)和清醒维持实验(maintenance of wakefulness test,MWK)。主观性方法主要通过量表测定,常用的评价嗜睡程度的量表包括斯坦福嗜睡量表和 Epworth 嗜睡量表。

一、多次睡眠潜伏期试验

MSLT 是由 Garskadon 在1982年首先提出,AASM 分别于1986年和1992年制订并发表了 MSLT 的使用指南,并于2004年再次对指南进行更新。MSLT 是临床和科研中最常用的客观评价嗜睡和警觉性的方法,是测量生理性觉醒的有效方法。

1.MSLT 检查的适应证

(1)可疑发作性睡病,以明确诊断。

(2)可疑特发性睡眠过度,有助于与发作性睡病进行鉴别诊断。

(3)不作为阻塞性睡眠呼吸暂停综合征患者的常规评估和接受持续气道正压通气治疗后嗜睡变化评估;若患者最初被诊断为阻塞性睡眠呼吸暂停综合征或其他睡眠相关的呼吸障碍、周期性肢体运动等,且已行充分的治疗但仍存在日间过度嗜睡时,进行 MSLT 检查进一步判断是否合并发作性睡病。

(4)不作为内科或神经疾病(发作性睡病除外)和昼夜节律障碍相关的睡眠障碍的常规嗜睡评估。

(5)重复的 MSLT 应用于以下情形:①初次的检查被外在环境所影响或在初次检查

时未使用适当的研究条件;②模糊的或是无法解释的检查结果;③患者为可疑发作性睡病但先前的 MSLT 检查结果未确诊。

2.MSLT 的观察指标

(1)平均睡眠潜伏期(mean sleep latency,MSL):平均睡眠潜伏期为 4 次或 5 次小睡的睡眠潜伏期的平均值。睡眠潜伏期定义为从关灯到出现任何第一帧睡眠期的时间,若患者未入睡则睡眠潜伏期记为 20 分钟。正常成人 MSL 为 10~20 分钟,MSL 低于 10 分钟时提示存在病理性嗜睡,低于 5 分钟提示存在严重嗜睡,也有研究表明很多正常成人的 MSL<10 分钟。

(2)入睡期 REM 睡眠(sleep onset REM periods,SOREMPs)出现的次数:SOREMPs 定义为入睡后 15 分钟之内出现的快动眼睡眠。2 次以上 SOREMPs 是诊断发作性睡病特异性和敏感性较好的指标。

(3)REM 睡眠潜伏期:从入睡帧开始到第一帧 REM 睡眠所经过的时间。

3.MSLT 前的准备

(1)MSLT 检查前受试者应填写一周的睡眠日记,并且检查的前夜应该进行标准的多导睡眠图,以观察睡眠情况。

(2)评价受试者用药情况,在检查前 2 周停用影响睡眠潜伏期(如镇静催眠药、组胺类药)和 REM 睡眠潜伏期(如三环类抗抑郁药)的药物。

(3)要求进行检查的技术员受过良好训练,以便迅速做出判断。

(4)监测室条件应标准化以获取有效数据;检查时应控制监测室的噪声、光线和温度,以患者感到舒适为准。

(5)向受试者交代注意事项:①检查当天禁止剧烈的体力活动,检查开始前 15 分钟停止刺激的活动;②可以吸烟,但必须在检查开始前 30 分钟前禁烟;③禁止饮用咖啡因类饮料,进食易消化食物;④检查前提前上卫生间。

4.方法

(1)PSG:记录结束后,拆除不需要的装置,保留 MSLT 检查所需设备,包括:①中央区 EEG(C3-A2,C4-A1)和枕区 EEG(O1-A2,O2-A1);②左侧和右侧眼电(EOGs);③下颌肌电(EMG);④心电图(EKG)。

(2)MSLT:在前夜 PSG 结束后 1.5~3 小时进行第一次小睡检查,以后以 2 小时为间隔依次进行,共行 4~5 次小睡检查。对于发作性睡病患者,如果前 4 次小睡只记录到 1 次REM 期睡眠,需进行第 5 次小睡检查。

(3)检查流程:每次检查前应使用斯坦福嗜睡程度问卷表(Stanford sleepiness scale,SSS)评估患者的嗜睡程度,评估完毕后进行生物定标,再开始检查,检查完毕后填写小睡检查结束后问卷调查表。

每次小睡检查均应进行生物定标,定标指令包括:①安静地平卧、放松;②睁眼30 秒;③闭眼 30 秒;④不要移动头部,双眼平视前方,眼睛向右看、向左看,重复 2 次;⑤眨眼 5 次;⑥用力咬牙。

小睡开始的指令:“请安静躺下,取舒适体位,尽量入睡”,下达指令后关灯。

小睡持续时间：如果受试者未入睡，则在关灯后20分钟时结束小睡检查；如果受试者在关灯后20分钟入睡，则在入睡后再继续记录15分钟后结束小睡检查。

二、清醒维持试验

清醒维持试验是检测受试者抗拒睡眠的能力，即维持觉醒的能力。实施步骤类似于MSLT，最大的区别在于给予受试者的指令不同，MSLT的指令是“请自然入睡”，即不要抗拒睡眠；而后者的指令是“请保持清醒”，即尽可能抗拒睡眠。检查方案包括20分钟和40分钟两种，推荐使用40分钟的方案。2004年AASM发表了MWT的指南。

MSLT与MWT的本质不同，MSLT检测的是受试者的睡眠的能力，而MWT检测的是受试者维持觉醒的能力。两者在治疗嗜睡后的改善可能并不同步，可能MSLT无明显变化而MWT有大大提高。MWT还是可用于特殊职业人群的一种检测手段，如美国联邦航空管理局用于判断患有睡眠呼吸暂停综合征的非盈利性飞行员在接受治疗后能否获得驾驶执照。

三、警觉性试验

客观性嗜睡能通过许多表现力试验来测量。其中部分实验着重认知功能，而另外一部分着重注意功能。传统上觉醒和注意力是很难分离的；一些试验要求受试者在一段时间内重复单一任务，这些试验可以灵敏地反映睡眠缺少对受试者持续能力的影响，因此统称为警觉性试验。试验的目的是营造一种沉闷乏味的氛围，通过非刺激性任务评价警觉性以协助睡眠和觉醒障碍的临床判断。

1.模拟驾驶　模拟驾驶是仿真世界的模拟装置，不同的驾驶模拟装置用来评估不同人群（老年人、药物应用者、疲劳驾驶者）的驾驶能力。模拟驾驶是对操作执行能力进行测试，要求在隔音的房间进行。受试者模拟不同的场景下驾驶汽车，通过刹车反应时间、偏离正常轨道距离、脱离轨道的次数、撞车的次数、按键反应时间、超速行驶次数等参数，测试保持清醒的能力、注意力、反应能力等。

2.精神运动警觉性任务　精神运动警觉性任务（psychomotor vigilance task，PVT）用于测量行为警觉性，警觉性又称持续注意能力。在电脑上进行，屏幕为黑色，每次在电脑屏幕上出现一个白色的圆点，显示时间为50毫秒，共出现100次，每次间隔3~7秒不等，总测试时间为7~10分钟。要求受试者看到圆点时尽快正确按键，以测定其反应时间（reaction time，RT）。

四、嗜睡的主观评估

白天过度嗜睡是阻塞性睡眠呼吸暂停最常见的症状之一，临床上可与AHI结合起来判断疾病的严重程度和是否进行治疗干预。主观的自评嗜睡工具包括斯坦福嗜睡量表（Stanford Sleepiness Scale，SSS）和Epworth嗜睡量表（Epworth sleepiness scale，ESS）。SSS评定的是嗜睡的主观感受，而ESS是评估患者在8种常见情况下的嗜睡可能性。

1.Epworth嗜睡量表　Epworth嗜睡量表（ESS）是最常应用于评估阻塞性睡眠呼吸暂

停综合征患者自我评估嗜睡程度的问卷，是由澳大利亚的 Murray Johns 医生在 1991 年于 Epworth 医院首创，从行为学角度对睡眠进行分级，评价受试者在不同环境下对“打瞌睡”欲望进行自我评价，难以反映一些短期的变化，因而在评估昼夜节律对嗜睡的影响方面的作用不大。有 8 个不同环境：坐着阅读时，看电视时，在公共场所坐着不动时，乘车1 个小时不休息，条件允许的时静卧休息，坐着与人谈话时，午餐后（未饮酒）安静坐着时及堵车时在车中等候几分钟时。每项评分为四个等级：无(0)、轻度(1)、中度(2)和重度(3)，总分 24 分。总分 0~10 分，正常；而总分>10 分，嗜睡。

一项以阻塞性睡眠呼吸暂停门诊患者为研究对象的研究指出，患者使用 ESS 自评和其近亲使用 ESS 对患者进行嗜睡的他评，两者有较好的一致性。这表明：在存在意识障碍或者认知障碍的阻塞性睡眠呼吸障碍患者中，其近亲属应用 ESS 对患者进行嗜睡程度的评估可作为患者临床资料的有效补充。

2.斯坦福嗜睡量表　SSS 是由 Hoddes 和 Zarcone 在 1972 年研究发表，通过询问受试者当时的自身感受进行评定。有 7 个选项：感觉清醒、有活力，记为 1 分；身体状况、思维能力良好，但不是最佳状态，能集中注意力，记为 2 分；清醒、松弛、懒散，反应能力不是最佳，记为 3 分；多少有些不清醒，情绪不高，记为 4 分；头脑不清醒，有点想睡，思维减慢，记为 5 分；困倦，努力坚持着不睡，希望躺下，记为 6 分；无法继续保持清醒，很快可以入睡，出现类似做梦的思维，记为 7 分。最后得出嗜睡评分，评分越高，嗜睡程度越严重。SSS 被用于 MSLT 每次小睡检查前的嗜睡程度调查（详见 MSLT 章节）。SSS 没有正常值，不能用于不同受试者之间嗜睡程度的比较，但可短时间内重复使用，主要用于同一受试者不同时间内的嗜睡程度比较。优点是可重复使用。

（郭水根）

第二章 有创正压通气

有创机械通气是指通过建立人工气道(经鼻或经口气管插管、气管切开),应用正压机械通气方式,达到维持、改善和纠正患者由于诸多原因所导致的急慢性重症呼吸衰竭的一种治疗措施。常见的有创人工气道包括:气管插管(包括经口气管插管和经鼻气管插管)和气管切开、喉罩等。有创正压通气为临床医学中不可缺少的生命支持手段,为治疗原发病提供了时间,极大地提高了呼吸衰竭的治疗水平。

第一节 适应证和禁忌证

有创正压通气是治疗各种类型呼吸衰竭的有效通气方式,临床医生应熟练掌握机械通气的适应证和禁忌证,这是因为使用有创正压通气会对患者的呼吸生理、血流动力学和循环、中枢、胃肠道、肝肾功能等多种器官造成影响;并且不同的病情及同一患者的病情的不同阶段对机械通气的呼吸机模式、参数均有不同的要求,必须要求临床医生随时进行调整,以增强人机协调性,最大限度减少患者对呼吸机的不良反应,预防和降低机械通气并发症的发生。

一、适应证

1.心跳、呼吸停止 任何原因引起的心跳、呼吸停止,均应尽早进行心肺脑复苏。及早进行有创呼吸机辅助通气,是心肺复苏的必需治疗之一,可避免因严重缺氧造成的全身器官功能尤其是脑功能的不可逆性的损害。

2.胸、肺部疾病 目前胸、肺部疾病中需要使用有创正压通气的情况包括慢性阻塞性肺疾病急性加重期(AECOPD)、重症肺炎、急性呼吸窘迫综合征(ARDS)及胸部大手术术后的呼吸支持。针对 AECOPD 患者,早期可应用无创呼吸机辅助通气,但随着 $PaCO_2$ 水平的升高,患者意识障碍的出现,或出现气道分泌物排出困难,或呼吸肌肉的疲劳,均应尽早进行有创通气治疗。

重症肺炎、ARDS 患者出现严重呼吸困难伴低氧血症(PaO_2<60mmHg),或是呼吸窘迫导致辅助呼吸肌的动用明显时,尽管尚能维持 PaO_2 在 60mmHg 水平以上,仍应考虑使用有创通气治疗,避免严重缺氧造成的全身脏器损伤。

大手术术后(心脏及大血管手术、胸部手术)出现低氧血症、呼吸衰竭应及时使用呼吸机治疗。已经进行有创通气的患者,应每日评估心肺功能。

除了有反常呼吸运动的连枷胸是应用有创呼吸机的指征,其他胸部外伤导致的呼吸衰竭无法纠正时,也应及早进行有创正压通气。

3.神经-肌肉系统疾病 神经肌肉疾病是指一系列累及周围神经系统和(或)肌肉的疾病,主要包括运动神经元病、周围神经病、神经-肌肉接头疾病和肌肉疾病等,分为中枢性和周围性。中枢性主要指由呼吸中枢受损产生的中枢性呼吸抑制和受损,常见的有脑卒中、脑炎、脑外伤、脑部手术的直接损伤或各种原因所致的脑水肿、癫痫持续状态等。周围性是指脊髓及脊髓神经根、呼吸肌肉受损引起的呼吸困难甚至呼吸停止。导致呼吸肌受累的常见神经-肌肉疾病有运动神经元病(如肌萎缩侧索硬化)、多发性周围神经病(如吉兰-巴雷综合征)、神经-肌肉接头传递障碍性肌病(如重症肌无力、炎症性肌病)等。

4.循环系统疾病　尽管有创正压通气后胸腔内压增高可造成回心血量的减少,导致心排血量下降,从而可能造成血流动力学的不稳定,但并非是使用有创通气的禁忌证。如急性肺水肿、心脏疾病(大面积心肌梗死、心肌炎等)、心脏大手术术后等病例,当无创通气无法纠正呼吸衰竭、稳定心肺功能时,应及时进行有创通气治疗。

5.中毒造成的呼吸衰竭　中毒引起呼吸抑制,继而出现了氧分压下降或二氧化碳潴留,当病因不能纠正造成的呼吸衰竭无法缓解,应考虑使用有创呼吸机辅助通气,避免因缺氧造成全身器官损害。临床上常见的是药物中毒,其中包括各种催眠镇静药,如吗啡、苯二氮䓬类、巴比妥类等;麻醉药过量,如芬太尼、肌松剂、氯胺酮等。此外,急诊多见农药中毒,如有机磷、有机氯等。此时,应使用有创通气治疗直至中毒病因被清除。需要注意的是,由于某些手术过程需要使用肌松剂,因此需重视肌松剂的残余作用。残余肌松可引起术后呼吸功能损害和增加术后肺部并发症的发生率,减弱机体对缺氧性通气反应的代偿能力,此时应进行有创通气治疗,直至药物引起的神经肌肉阻滞作用消失,自主呼吸恢复。

6.腹部外伤、腹腔感染或腹部大手术术后　腹部外伤、腹腔感染或大手术术后需要密切监测腹内压,当患者腹胀明显、腹内压明显增高时,可直接影响肺功能,导致肺顺应性下降、气道阻力增加,使肺通气量、功能残气量、残气容量进行性下降;此外,同步上升的胸膜腔内压升高及肺泡张力下降,也可导致肺血管阻力升高,诱发肺水肿,进而造成肺外ARDS。因此,针对这类患者,应密切监测腹内压引起的呼吸功能的改变,必要时行有创正压通气,直至病因解除。

总之,应用有创呼吸机的指征是宜早不宜晚,尤其是对大部分急性呼吸衰竭的患者,应密切评估病情,以免增加病死率。当造成呼吸衰竭的病因不明时,应尽早进行有创正压通气治疗,纠正严重低氧血症,在维持患者生命的同时积极寻找病因。另外,如需进行有创通气,应首先建立人工气道。目前建立人工气道的方法主要有3种:经口气管插管、经鼻气管插管、气管切开。临床医生应熟练掌握建立人工气道的方法,尤其是存在急性呼吸衰竭、严重低氧血症的患者,迅速而有效地建立人工气道可以及早缓解低氧血症;同时应注意,在建立人工气道的同时,应做好氧储备,防止因严重低氧血症出现心跳、呼吸停止,从而对患者的生命造成无可挽回的损失。

二、禁忌证

一般来说,有创正压通气没有绝对的禁忌证。对于进行机械通气的患者,临床医生应针对其病情变化采用适当的通气策略及调整呼吸机参数,减少人机对抗。对于某些特殊病例,应采用特殊的通气方式,如分侧肺通气等。以下情况可视为有创正压通气的相对禁忌证。

1.严重肺大疱　当 AECOPD 出现呼吸衰竭而无创通气不能缓解病情时,需要进行有创通气治疗。但巨大肺大疱可能在正压通气下出现破裂,导致医源性气胸,加重缺氧。因此,临床医生应熟练掌握呼吸机的通气方式,根据患者病情随时调整呼吸机参数,减少医源性肺损伤;一旦出现气胸,应立即进行引流。

2.张力性气胸及纵隔气肿未行引流　对于气胸,尤其是张力性气胸,应先进行胸腔闭式引流,否则有创正压通气会进一步加重气胸;若病情不允许,应争取两者同时进行。这是因为未经引流的气胸或纵隔气肿会因正压通气使肺脏破口无法闭合,已闭合的破口也可能因为正压通气重新破裂,从而使得气胸进一步加重,肺组织受压更加明显,甚至造成医源性张力性气胸。对于高危患者,一旦出现低氧等临床表现,应尽早排除气压伤。

3.大咯血或严重误吸引起窒息　因大咯血或严重误吸造成气道阻塞,在气道未通畅前,原则上不宜立即进行机械通气,否则机械通气会将血块或误吸物压入小气道引起阻塞性肺不张;此时应尽早通畅气道,吸出血液或误吸物。注意,在保持气道通畅的同时应密切评估患者呼吸衰竭是否能够纠正,否则应行机械通气治疗。

4.低血容量性休克未纠正　因正压通气可造成回心血量的减少,当低血容量性休克出现血流动力学不稳定时,进行机械通气可进一步加重休克,此时应尽快补足血容量。但值得注意的是,在休克未纠正前患者已经出现了呼吸衰竭乃至危及生命时,也应尽早进行机械通气治疗,同时尽快纠正休克。

5.支气管胸膜瘘　存在支气管胸膜瘘的患者进行正压通气时,气体会在支气管胸膜瘘处进出,若瘘口已与周围胸膜组织粘连,气体不能进入胸膜腔造成肺组织受压;但若瘘口尚未与周围胸膜组织粘连,正压通气的气体可能造成医源性气胸,从而不能达到满意的临床疗效。因此,必须进行机械通气的支气管胸膜瘘患者,应尽早针对病因进行治疗,与此同时,根据病情及时调整呼吸机参数,通常可选择高频通气的方式帮助瘘口修复。

6.严重活动性肺结核　当活动性肺结核病灶范围不大时可进行机械通气治疗,如合并大咯血、肺大疱或气胸时应慎用,具体原因可见前述。同时,应做好医院感染的防护,使用密闭式吸痰管及细菌过滤器有助于控制院内感染。

7.急性心肌梗死并心源性休克　以往认为,心肌梗死造成血流动力学不稳定时使用机械通气会进一步加重休克,因此将心肌梗死列为有创正压通气的禁忌证。但近年来的观点认为,当心肌梗死合并严重呼吸衰竭时,应尽早进行呼吸机治疗。但此时应密切监测血流动力学,积极针对原发病进行治疗,改善心功能,降低病死率。

8.临床医生对呼吸机性能不了解　当临床医生缺乏应用呼吸机治疗的基本知识或对呼吸机性能不了解时,可能存在不合理使用呼吸机的情况,造成医源性肺损伤。因此,应在有经验的医生指导下进行机械通气,减少对患者的危害。针对不同患者和同一患者病情的变化,应随时评估呼吸机使用的模式和参数,减少人机对抗。

第二节 通气模式

随着科技发展,有创呼吸机除了常规通气模式外,新型通气模式亦层出不穷。市面上呼吸机品牌众多,不同品牌呼吸机对同一通气机制的模式具有不同的命名,容易造成使用者困惑。因此,临床医师需要掌握呼吸机基础模式通气的工作原理,才能更好地理解不同呼吸机及新型模式的工作方式,才能根据患者病情给予相应的恰当的通气模式、参数设置及监测。

一、通气模式分类

根据呼吸机通气的目标可将通气模式分为两种:定容型和定压型通气模式。定容型模式即以预设潮气量为目标的通气模式,吸气流速波形可选择恒定流速的方波或非恒定流速的递减波,以递减波型更符合人体生理呼吸。气道压力在吸气时呈递增上升,气道压力受气道阻力、肺顺应性影响而变化。因此,当患者肺顺应性低、气道阻力高时,可能出现压力过高,甚至气压伤。现代呼吸机为降低气压伤风险,当气道峰压达到报警预设值或以下 $5cmH_2O$ 左右时,呼气阀开放,以降低气道压力。定压型模式即以预设气道压力为目标的通气模式,预设压力越大,吸气峰流速越高。吸气流速波形自动默认为递减波,即吸气早期流速较高,有助于使塌陷肺泡复张。潮气量会随胸、肺顺应性和气道阻力变化而变化。

无论是定容型通气还是定压型通气,需首先了解呼吸机通气的机制。

1.呼吸机何时送气 既可由患者自主呼吸触发送气,也可由呼吸机按指令规律送气。

2.呼吸机如何知道患者需要吸气 可通过设置压力触发或流速触发。当吸气用力所产生的气道压力下降值或吸气流速达到预设的压力触发灵敏度或流速触发灵敏度时,呼吸机认为患者有吸气动作,给予送气。压力或流量触发灵敏度设置不恰当会影响通气的效果。如送气触发灵敏度设置过低,可引发误触发,导致过度通气;设置过高,则增加患者吸气做功,也会导致通气不足甚至窒息。

3.何时由吸气转为呼气 吸气与呼气的切换有 4 种方式。①容量切换:呼吸机将预设吸入气量送入肺内后即转为呼气;②压力切换:呼吸机向气道送气达到预设压力时,则吸气转为呼气;③流速切换:当吸气流速小于预设值时,呼吸机停止送气,转为呼气;④时间转换:呼吸机送气到预设的吸气时间时,即停止送气,转为呼气。目前智能呼吸机已将以上四种切换方式灵活组合,应用于不同的通气模式中。

二、通气支持方式分类

根据呼吸机通气的机制,可将呼吸机的基本通气支持方式分为 4 类:指令(控制)、辅助、支持、自主呼吸。

1.指令通气(mandatory ventilation,MV) 亦称控制通气(controlled ventilation,CV),呼吸机以预设频率定时触发,按照预设的呼吸频率、吸气时间、潮气量或气道压送气,在达到预设时间时切换为呼气。这种模式下，呼吸机完全代替患者的自主呼吸，因此能最大限度缓解呼吸肌疲劳、降低氧耗。持续指令通气（continuous mandatory ventilation，CMV）模式下，患者在呼吸机预设频率以外的自主呼吸不能触发呼吸机通气，因此，当患者有强烈的吸气动作时，会因不能触发呼吸机通气而引起严重的人机不同步，所以CMV模式只适合用于自主呼吸完全停止或极其微弱者，如全麻、中枢神经系统疾病、镇静药物中毒等。CMV模式是完全的呼吸机控制通气，患者不能调节自主吸气时间，不能调节自主吸气量。若参数设置不当则会出现过度通气或通气不足，长时间应用该模式也易引起呼吸肌萎缩和呼吸机依赖。

2.辅助通气（assisted ventilation，AV）　患者存在自主呼吸，通过吸气用力时压力触发或流量触发而触发呼吸机按预设潮气量（或吸气压力）、吸气时间送气，在预设时间切换为呼气。该模式适合于有自主呼吸但通气不足者。该模式人机同步性高，因此可减少镇静药物应用，锻炼呼吸肌，可作为撤机前准备。该模式缺点是：分钟通气量受自主呼吸频率影响，若自主呼吸不稳定将影响通气的稳定性。

3.支持通气（support ventilation，SV）　患者存在自主呼吸，通过吸气用力时压力触发或流量触发而触发呼吸机送气，达到预设的气道压力或潮气量；当患者自主吸气流速下降到设定的呼气灵敏度的流速时，呼吸机停止送气，切换为呼气。该通气方式允许患者自主呼吸，可协助患者克服吸气阻力和扩张气道，减轻患者呼吸做功；该模式由患者自己决定吸气时间、呼气时间、流速、呼吸深度，因此人机协调性好；亦有利于呼吸功能锻炼。由于吸气动作完全由患者触发，因此该模式适合用于有自主呼吸能力、通气阻力相对较低而需辅助通气的患者，或存在呼吸机疲劳的患者，可以作为撤机模式，但对于呼吸中枢、呼吸运动、呼吸功能不稳定的患者不适合单独应用该通气模式。

4.自主呼吸　与支持通气相类似，该通气模式是由患者自主吸气触发呼吸机送气，但吸气时间、潮气量、吸气与呼气切换则完全由患者自身情况决定。该模式不提供通气辅助，不能用于无自主呼吸或呼吸中枢功能、呼吸肌功能低下的患者。

将上述呼吸机不同的通气目标、通气机制、基本通气支持方式进行相应的组合，成为常见的呼吸机通气模式。由于常用通气模式属于固定的潮气量或压力通气，通气过程中未能自动根据患者呼吸系统的动态性变化引起的气道压或潮气量变化及时调整变化，因此人机同步性及患者舒适性欠佳，且容易导致气道峰压或平台压升高。新型呼吸机通气模式则能根据所监测的呼吸系统顺应性自动调整合适的送气量，属于智能模式，譬如容量控制压力支持通气、压力调节容量控制通气等。

三、常用的通气模式

1.指令（控制）、指令（控制）+辅助模式

（1）压力控制通气（pressure controlled ventilation，PCV）模式：工作原理是呼吸机快速送气升高气道压直至达预设水平，之后送气速度减慢以维持预设压力直至预设吸气时间结束。由于该通气模式的吸气峰压是预设的，且存在较长的压力平台时间，因此气体分布均匀，不容易发生气压伤。但是为维持恒定的气道压，潮气量会随胸、肺顺应性和气道

阻力变化而变化。

(2)容量控制通气(volume controlled ventilation,VCV):工作原理是呼吸机在预设吸气时间内送气直至达预设潮气量。该模式能保证潮气量,但气道压力可变,因此容易造成气压伤,对心血管系统影响大。如吸气峰流速不足、触发灵敏度低,患者总呼吸功增加。

由于控制通气模式下,送气完全由呼吸机触发,与自主呼吸无关,患者在呼吸机预设频率以外的自主呼吸不能触发呼吸机通气,容易造成严重人机不同步,因此现在的呼吸机并无单独的控制通气模式,而是将控制通气与允许自主呼吸的辅助通气相结合,如A/C 模式、间歇指令通气模式等。

(3)A/C 模式:控制通气(CV)和辅助通气(AV)相结合的通气模式,即呼吸机既可以按预设频率定时触发,也可以由患者自主呼吸触发呼吸机送气,呼吸机按预设潮气量(或吸气压力)、吸气时间送气,在预设时间切换为呼气。如果患者无自主呼吸或者自主呼吸未能触发呼吸机送气,则通气方式为 CV;如果患者存在自主呼吸,且自主呼吸触发的通气频率超过预设频率时,通气方式为 AV;如果自主呼吸触发的呼吸频率低于预设频率时,则通气方式为 A/C。该模式既保证了通气的安全性,也提高了人机同步性。但该模式仍具有与 CV 或 AV 模式相类似的缺点,即假如参数设置不当,可导致通气不足或通气过度。

部分呼吸机在定容型 A/C 模式中增加 auto-flow 功能:在送气过程中,呼吸机根据患者的吸气用力程度,在一定限度内调节送气气流,使吸气流速与患者用力相适应,提高人机同步性;潮气量增大,压力变为方波;适合用于高碳酸血症患者。

(4)间歇指令通气(IMV):控制通气(CV)与自主呼吸相结合的通气模式。呼吸机以预设频率定时触发,按照预设的呼吸频率、吸气时间、潮气量或气道压送气,在预设时间切换为呼气;在相邻两次正压通气之间允许患者自主呼吸,并且不受呼吸机预设参数影响。若呼吸机送气与自主呼吸同步,则为同步间歇指令通气(SIMV)。IMV 与 SIMV 的不同之处在于后者存在触发时间窗,当患者自主呼吸触发时间点落在触发时间窗以内,则呼吸机按照预设的呼吸频率、吸气时间、潮气量或气道压送气,在预设时间切换为呼气,即辅助通气。当患者自主呼吸触发时间点落在触发时间窗以外,则为自主呼吸。触发时间窗是呼吸机预设的,不同呼吸机品牌的触发时间窗的位置及时间长度不同,多数设置为指令通气呼吸周期的 25%。譬如,倘若呼吸机的触发时间窗位于呼吸周期的前 1/4 的时间段内,当设置呼吸频率为 10 次/分,即呼吸机送气的时间间隔为 6 秒,触发时间窗则位于前该呼吸周期的前 1.5 秒,在这 1.5 秒内,如患者有自主呼吸触发,则呼吸机按照预设参数送气,如没有自主呼吸触发,则在 1.5 秒后,呼吸机将给予一次指令通气。在下一次指令通气及触发时间窗前,如患者有自主呼吸触发,则仅为自主呼吸模式,吸气时间及潮气量等不受呼吸机影响。由于自主呼吸必须通过呼吸机进行,阻力、无效腔增加,会增加患者呼吸做功,因此,该模式常常与压力支持通气相结合,即 SIMV-PSV 模式。理论上来说,由于 SIMV 模式具有同步性,可提高患者的舒适度,但是也依然存在人机不同步的情况。

(5)压力限制通气(PLV):一种压力限制的定容通气模式。先由操作者测定平台压,将平台压+3cmH_2O设为最大通气压力(限制值),当气道压达到设置的最大通气压力后,呼吸机自动减慢吸气流速,在预设的吸气时间内缓慢地输送剩余的潮气量。对于气道-肺阻力增大者,该模式可对气道峰压进行限制,但也容易导致平台压升高;若将压力限制较低,则不能达到期望的潮气量。

2.支持通气

(1)压力支持通气(PSV):即预设压力为目标的支持通气模式。压力为方波,流量为递减波,流量转换。压力支持水平和患者自主呼吸的强度决定潮气量,当患者气道阻力增加或肺顺应性降低时,如不及时增加支持的压力水平,则不能保证足够潮气量。单独应用压力支持通气模式时,压力支持水平通常不建议超过20cmH_2O,若患者需要超过20cmH_2O压力支持水平才能获得足够的潮气量,说明患者自主呼吸能力不足,应更换为辅助或控制通气模式。当压力支持水平下调小于8cmH_2O,则给予的支持压力仅有克服人工呼吸回路阻力的作用。PSV模式可作为撤机模式,但也常与SIMV模式联合应用。

(2)指令频率通气(MRV):属于自主呼吸模式。工作原理为预设目标呼吸频率后,呼吸机持续监测4个周期患者的呼吸频率,然后呼吸机自动调整压力支持水平,以维持患者的实际呼吸频率与目标呼吸频率一致。如果患者的实际呼吸频率超过目标呼吸频率3次/分,则压力支持水平自动增加1cmH_2O。若患者的实际呼吸频率低于目标呼吸频率3次/分,则压力支持水平自动降低1cmH_2O。该模式目前主要应用于撤机过程。

3.自主呼吸持续气道正压(CPAP)　是指自主呼吸的吸气或呼气期间均保持气道正压。优点是使陷闭的肺泡开放,增加肺泡内压和功能残气量,改善通气血流比例失调,增加氧合。

四、新型智能模式

1.定容+压力调节模式

(1)容量支持通气(volume support ventilation,VSV):以预设潮气量为目标的支持通气。该模式下,呼吸机通过监测胸、肺顺应性,测定压力-容积关系,计算出输送预设潮气量所需的气道压力,自动调整下一次吸气的压力支持水平,以保证达到预设潮气量。通常只需要3次呼吸,呼吸机就能将支持压力调整到预设的潮气量水平。该模式根据患者呼吸系统情况调整压力水平,并能保持潮气量恒定,因此患者舒适度较高。

(2)压力调节容量控制通气(pressure regulated volume control ventilatory,PRVC):一种压力控制、时间切换的通气模式,该模式工作原理为呼吸机连续测定呼吸系统顺应性(顺应性受肺、胸廓、气道阻力的共同影响),根据患者肺容量-压力关系,自动调整达到预设潮气量所需要的压力控制水平,保证潮气量。具体步骤为:首先预设潮气量、呼吸频率、压力上限等参数;呼吸机首次送气从低压开始,呼吸机自动计算该压力下获得的潮气量。随后的3次通气中,呼吸机逐步调整压力水平,每次调整幅度不超过3cmH_2O。呼吸机将以达到75%的预定潮气量的压力为目标自动调节压力。此后呼吸机根据自动调节后的压力和潮气量再次计算呼吸系统有效顺应性,随后再自动调节下一次吸气压力以便达到预定的潮气量。吸气的最大压力不超过预定压力上限以下5cmH_2O。该模式将容量控制和压力切换相结合,既保证容量,又限定气道压力。因此,可有助于保持较低的气道峰压,减少气压伤。但需注意调节合适的最大压力上限水平,压力水平过低,则不能达到预设潮气量;压力过高,则安全性较差。而且,倘若患者的呼吸运动变异大,呼吸机则难以完成调节工作。

(3)容积保障压力支持(VAPS):亦称压力放大通气(PA),是将 VCV 恒定流速和 PSV 中高起始流速相结合,也就是 VCV 与 PSV 的复合模式通气。由患者或呼吸机触发,触发后的吸气由 PSV 的按需流速与定容型的恒定流速同时输送,呼吸机以较快的速度达到预定 PS 水平,此时呼吸机快速测算出已输入的气量,并与预设潮气量比较,如输入气量已达到预设潮气量,即转换为呼气;若达预定压力水平后输入气量少于预设潮气量,随着 PSV 的流速减慢,呼吸机将从 PSV 转换到定容型通气,此时流量仍保持恒定,但增加吸气时间直至达预设潮气量。通气时呼吸机同时提供 PS 的按需流速和 VCV 的恒流速,并且自动监测输送的潮气量与目标潮气量比较,实际潮气量大于等于目标潮气量即切换为呼气;预设吸气压已达到,而实际潮气量小于目标潮气量,此时按需流速转为恒流速供气,直至输入潮气量大于等于潮气量再切换为呼气。存在的问题:若 PS 设定过高,则全部为 PSV 通气;若 PS 设定过低,则吸气末气道压力过高。容量的补充或压力的调整都取决于潮气量的测定,潮气量测定的任何误差均会导致呼吸机自动调控上的失误。

(4)适应性支持通气(ASV):为容量和压力两种方式结合的全自动通气方式。该模式只需要设置报警窗的压力上限、患者理想体重、每分钟通气百分数、呼气末正压PEEP)、触发灵敏度,呼吸机根据设置的理想体重及分钟通气量支持百分比,自动计算目标分钟通气量,再根据持续监测所获得的患者呼吸力学指标、呼吸系统呼气相时间常数等参数,自动调整吸气时的气道压力和呼吸频率,以满足患者做最低呼吸功时所需的潮气量和通气频率。该模式参数设置方式简单,呼吸机能以最低的气道压力和最佳的呼吸频率提供通气。

(5)分钟指令通气(MMV):该模式需要设置目标分钟通气量,是一种自主呼吸与机械通气相结合的通气模式,通气目标是保证基本的通气量的需求。若患者单位时间内自主呼吸通气量达到预设水平后,呼吸机不产生强制的控制通气,只提供持续气流供患者自主呼吸。若患者自主呼吸低于预设每分通气量,呼吸机将自动增加指令通气,以机器预设的潮气量或吸气压力通气,补偿自主呼吸未完成的通气量。该模式是由呼吸机自动监测、自动补偿通气量,当患者自主呼吸发生变化时不需操作者反复调节呼吸机频率,因此适用于存在呼吸暂停或呼吸不稳定的患者,从而可有效避免通气不足的发生。

智能模式是定容型和定压型模式的融合,能对通气压力和容量进行双重控制,有助于降低气压伤或通气不足的风险。但是,需注意的是,智能模式是通过监测前几次呼吸的呼吸系统顺应性或通气量而调整下一周期的呼吸支持力度,因此对于呼吸不稳定患者,如痰多、气道阻力变化大的患者,将面临呼吸支持过度或不及时的情况。

2.支持通气 成比例辅助通气(PAV)是一种同步辅助通气的压力调节通气模式。呼吸机根据患者吸气容量或流量,计算患者的呼吸系统阻力(气道阻力和胸肺弹性阻力),呼吸机按设定的比例给予同步的压力支持辅助。由于呼吸机提供的气道压力是与患者的瞬间吸气努力大小成比例，因此，提供的压力是可变的，但该模式更符合患者的呼吸生理，人机协调佳。吸气后，压力-时间波形在吸气相即呈方波或压力波形自然而且稳定，说明设置的辅助比例恰当。一般设定范围是40%~80%，辅助比例值越低，则机器做功越少。该模式可用于脱机过程和有一定自主呼吸能力的呼吸衰竭患者，不能用于呼吸中枢受抑制者。

五、特殊类型模式

1.反比通气（inverse ratio ventilation，IRV）　若呼吸机设置吸气时间/呼吸时间≥1，即为反比通气。反比通气不符合呼吸生理，容易发生肺损伤，因此应用该模式时需要应用镇静剂或肌松剂抑制自主呼吸，且不宜长时间应用。

2.气道压力释放通气（airway pressure release ventilation，APRV）　在持续正压通气基础上，周期性释放气道压力，使肺泡有效通气量增加的通气模式。该模式预设高水平的持续气道正压（高CPAP）和低水平的持续气道正压（低CPAP），即两个压力水平，气道内高压向气道内低压切换的过程中产生潮气量。设定吸气时间、压力释放的时间和频率，通常压力释放的时间设定在1.5~3秒，压力释放的频率设定在4~8次/分。在高CPAP和低CPAP两个压力水平，患者可自主呼吸。当患者需要辅助呼吸时，通过呼吸机附设的压力释放阀，周期性地将呼气时的气道压力减小到较低水平，使肺内的气体在肺顺应性的作用下排出，清除CO_2，减少功能残气量，增加有效通气量。当压力释放阀关闭时，呼气时维持设定的压力释放水平。当压力释放阀打开时，呼气由释放阀排出，PEEP降低。当减压终止时，压力释放阀关闭，气道压力又回到原来设定的PEFP水平，并保持大部分时间的气道内高水平的正压和辅助通气的功能。若压力释放与自主呼吸同步，则为同步气道压力释放通气。该模式可有效改善氧合，适用于ARDS等急性呼吸衰竭患者。如患者无自主呼吸，则相当于压力控制的反比通气模式；如呼吸频率超过30次/分，可产生较高的内源PEEP，发生气压伤风险增加，因此使用时该模式时需要给予一定程度镇静。已存在高内源性PEEP的慢性阻塞性肺疾病患者不适合用该模式。

3.双相气道正压（bi-phasic positive airway pressure，BiPAP）　该模式是压力控制通气和自主呼吸的融合，属于压力限制、时间切换模式。与APRV模式相类似，该模式也是预设两个压力水平：高压相压力和低压相压力。高压相压力（P_{high}）的目的是增加肺泡通气，降低呼吸功。低压相压力（P_{low}）的主要作用是增加功能残气量，改善氧合。预设两个时间长度：高压相时间（T_{high}）和低压相时间（T_{low}），分别与两个压力水平对应。无论是处于高压相还是处于低压相，患者均可以自主呼吸，因为在整个呼吸周期，吸气阀和呼气阀不是完全关闭或开放的，而是保持一定程度的开放。该通气模式的主要特点为通过设置P_{high}、P_{low}、T_{high}、T_{low}可以实现多种通气模式：①$P_{high}=P_{low}$，则相当于持续气道正压通气（CPAP）；②如T_{high}显著$>T_{low}$，$P_{high}>P_{low}$，患者有自主呼吸，相当于在两个压力水平的压力控制A/C模式；如患者无自主呼吸，则相当于反比通气；③如T_{high}显著$<T_{low}$，P_{high}由$>P_{low}$，患者有自主呼吸，相当于压力控制的SIMV模式；患者无自主呼吸，则相当于PCV模式。

4.神经调节通气辅助模式（neutrally adjusted ventilator assist，NAVA）　是通过监测神

经呼吸信号感知患者的实际通气需求，进而提供生理化呼吸支持的通气模式。NAVA 选择膈肌的电活动(electrical activity of the diaphragm，Edi)作为控制呼吸机送气的神经冲动信号，以 Edi 的发放频率为呼吸机送气频率，呼吸中枢发放冲动后，膈肌产生 Edi，此时 Edi 的开始上升点为触发点，呼吸机按呼吸中枢驱动的一定比例给予通气辅助；当 Edi 开始下降，此时膈肌复位，胸肺弹性回缩，开始呼气，该下降点即为切换点，呼吸机切换为呼气，一般以 Edi 下降至峰值的 40%~70%作为切换点；Edi 增加，膈肌收缩力增加，呼吸机辅助力度同步增加；Edi 下降，膈肌收缩力降低，呼吸机辅助压力同步下降。NAVA 利用神经信号控制呼吸机送气，允许患者控制呼吸频率、吸气时间、潮气量与辅助压力，NAVA 完全按照患者的生理需要送气，每一次送气的辅助力度都与患者的生理需要相匹配。在通气过程中，如果因电极位置移动或镇静等原因导致 Edi 信号消失，则在 1/2 窒息通气时间后，呼吸机自动转换为压力支持模式(PSV)；重新获得 Edi 信号后，呼吸机自动转换回 NAVA 模式。如果在整个窒息通气时间内既没有神经触发又没有流量触发，呼吸机自动转换至压力控制模式。

多样化的通气模式能给患者提供更为有效、舒适、安全的呼吸支持选择，呼吸治疗人员应结合患者疾病的病理生理状态，以呼吸力学为导向，选择合适的通气模式及设置通气参数。譬如，气道阻力增高的阻塞性肺疾病患者，宜给予较高的吸气流速、慢呼吸频率；行纤维支气管镜检查的过程中，气道阻力增高，如采用定压型通气模式，将导致潮气量下降，因此宜在操作期间，改为定容型通气模式。ARDS 存在气道弹性阻力及黏性阻力均升高，肺容积减少，宜选择定容型控制通气模式，因为相对恒定的潮气量更符合患者需求；呼吸肌疾病导致呼吸乏力的患者，宜采用定容型通气模式，因为肌肉力量的变化会影响潮气量的变化。

第三节 初始通气参数设置与精细化调节

医生对机械通气患者进行的呼吸支持和管理主要是通过呼吸机参数的设置和调整来实现的。对机械通气的参数进行合理的设置与调节，既能充分发挥机械通气的效能，又能避免和减少并发症的发生。正确制订通气目标策略，有赖于医生对患者基础疾病的病理生理、呼吸力学改变、病情进展及各脏器功能、动脉血气动态检测结果等的全面了解，以及对患者的氧合状态、通气能力和通气需要进行恰当评估。

一、呼吸机参数设置

呼吸机常规通气参数所包括潮气量(Vt)、呼吸频率(f)、吸气时间(Ti)或吸呼比(I/E)、吸气流速、触发敏感度、吸氧浓度(FiO_2)、呼吸末正压(PEEP)、报警范围、湿化器。

1.潮气量的设置　潮气量(tidal volume，Vt)的设定是机械通气时首先要考虑的问题。潮气量调节由一只针状气体流量调节阀控制，顺时针方向调节流量增加，反之则减少。容量控制通气时，潮气量设置的目标是保证足够的气体交换及患者的舒适性，成人潮气量一般为 6~8mL/kg。潮气量大小的设定应考虑以下因素：胸肺顺应性、气道阻力、呼吸机管道的可压缩容积、氧合状态、通气功能和发生气压伤的危险性，潮气量设置过程中，为防止发生气压伤，一般要求气道平台压力不超过 40cmH_2O。此外，还要考虑呼吸机的类型，当应用对管路的可压缩容量能自动代偿的呼吸机时，比应用不能自动代偿的呼吸机要潮气量减小，因为此时设置的潮气量就是实际输送给患者的潮气量。潮气量过大，可导致气道压过高和肺泡过度扩张，诱发呼吸机相关性肺损伤，这在 ARDS 患者尤易发生。潮气量过小，易引起通气不足，特殊状况下，如有肺大疱、可疑气胸、血容量减少尚未纠正、血压下降等，先将潮气量设置在较低水平，以预防通气不足；对于脑出血或缺血、脑外伤等中枢系统疾病引起急性呼吸衰竭，在纠正缺氧的前提下，保持轻度过度通气，有助于减轻脑血管扩张，降低颅内压，潮气量可设置为 8～10mL/kg。对于压力控制通气，潮气量的大小主要由预设的压力水平、吸气时间、呼吸系统的阻力及顺应性决定；最终应根据动脉血气分析进行调整。

2.呼吸频率的设置　呼吸频率（f）的设置应考虑通气模式、潮气量的大小、$PaCO_2$目标水平和患者自主呼吸能力等因素。一般新生儿为 40～50 次/分，婴儿为 30～40 次/分，成人通常设定为 12～20 次/分。急/慢性限制性肺疾病如 ARDS、胸廓畸形、肺间质纤维化和大量胸腔积液等也可根据分钟通气量和目标 $PaCO_2$ 水平超过 20 次/分左右（18～24 次/分），机械通气 15～30 分钟后，应根据 PaO_2、$PaCO_2$ 和 pH 进一步调整机械通气频率。另外，机械通气频率的设置不宜过快，以避免肺内气体闭陷，产生内源性 PEEP。一旦产生内源性 PEEP，将影响肺通气/血流，增加患者呼吸功，并使气压伤的危险性增加。假如自主呼吸频率快（>28 次/分）时，初始呼吸频率不宜设置过低，否则易出现呼吸机对抗，应随着引起自主呼吸频率增快原因的去除，再将呼吸频率逐渐下调。

3.吸气时间（Ti）或吸呼比（I：E）的设置　机械通气时呼吸机吸呼比的设定应考虑机械通气对患者血流动力学的影响、氧合状态、自主呼吸水平等因素，适当的设置能保持良好的人机同步性。正常的呼吸方式吸气时间长，呼气时间短，I：E 通常设置为 1：（1.5～2.5），平均为 1：2。存在自主呼吸的患者，呼吸机送气应与患者吸气相配合，以保证两者同步。一般吸气需要 0.8～1.2 秒，吸呼比为 1：（1.5～2）。吸气时间有助于吸入气分布，呼气时间有助于 CO_2排出。对于控制通气的患者，一般吸气时间较长、吸呼比稍高可提高平均气道压力，改善氧合。但延长吸气时间，减少呼气时间，可导致气体陷闭和内源性 PEEP，应注意监测患者血流动力学的改变。而且，吸气时间过长，患者不易耐受，可能导致人机对抗，往往需要使用镇静剂，甚至肌松剂，临床应用中需注意。通常对于限制性疾病吸呼比可设置为 1：（1～1.5），阻塞性通气障碍可适当延长呼气时间，调至 1：（2.5～3），心功能不全为 1：1.5，ARDS 可适当延长吸气时间，甚至反比呼吸。容量控制通气模式可以设定吸气暂停时间，吸气暂停时间一般计入吸气时间内。

4.吸气流速的设置　许多呼吸机需要设定吸气流速，吸气峰流速一般情况下以使气流满足患者吸气努力为目标。容量控制模式下，根据患者吸气力量的大小和分钟通气量，临床上常用的吸气流速，成人为 40～100L/min，平均约 60L/min；婴儿为 4～10L/min。流速与送气时间的乘积即为潮气量，在潮气量设定的条件下，调节吸气流速就是调节吸气时间，吸气流速越高，吸气时间越短；这种情况下潮气量、流速、吸气时间是相互关联的。吸气流速可影响:①气体在肺内的分布;②CO_2排出量;③无效腔与潮气量比值和静动脉分流占血流量比值,因此也影响 PaO_2。由于吸气流速的大小将直接影响患者的呼吸功和人机配合,应引起临床医生重视。流速波形在临床常用减速波或方波。压力控制通气时,吸气峰值流率是由预设压力水平和患者吸气力量共同决定的,还需要设置吸气触发后达到目标压力所需的时间,这一参数在有些呼吸机上为压力上升时间,通常设为0.05~0.1 秒,在有些呼吸机上为压力上升的斜率,通常设为 75%左右,一般以使吸气流速恰好满足患者吸气努力为目标。

5.触发灵敏度的设置　此类参数的作用在于决定呼吸机何时向患者送气,合适的触发灵敏度设置将明显使患者更舒适,促进人机协调。按触发信号的来源可分为由呼吸机触发和患者触发。呼吸机触发一般是指时间触发,参数为呼吸频率,呼吸机按照预设的呼吸频率定时给患者送气。此种触发方式多用于患者自主呼吸较弱或无自主呼吸时,如昏迷状态、全麻术后恢复期患者等。患者触发需要患者存在自主呼吸,触发信号为患者吸气动作导致的管路内流速或压力的变化。这种变化在呼吸机上体现为触发灵敏度,相应的有流速触发灵敏度和压力触发灵敏度。由于呼吸机和人工气道可产生附加阻力,为减少患者的额外做功,应将触发灵敏度设置在较为敏感的水平上,但又不至于引起与患者用力无关的自发切换。一般情况下,压力触发灵敏度通常设为-2~-0.5cmH_2O。气管插管管径过小或狭窄、气道阻塞、肺实质僵硬等均可增加触发系统的不敏感性。流速触发灵敏度通常设为 1~3L/min。上述两种触发方式可以单独使用,亦可联合应用。值得注意的是,触发灵敏度设置过于敏感时,气道内微小的压力和流量改变即可引起自动触发,反而令患者不适。

6.吸入氧浓度的设置　吸入氧浓度(FiO_2)指呼吸机送入气体中氧气所占的百分比,此参数的调节以能维持患者的血氧饱和度正常为目的。选择 FiO_2需要考虑患者氧合状况、PaO_2目标值、PEEP 和血流动力学状态。机械通气初始阶段可应用较高 FiO_2(>60%)以迅速纠正严重缺氧,以后通常设为能维持血氧饱和度大于 90%(≈PaO_2 60mmHg)前提下的最低氧浓度,由于吸入高浓度氧可产生氧中毒性肺损伤,一般要求吸入氧浓度低于60%。低氧血症未得完全纠正时,不能以一味提高 FiO_2的方式纠正缺氧,可采用其他方式,如加用 PEEP 等。但如果病情严重,在吸痰前,纤维支气管操作过程中可给予短时间的高浓度氧。

7.呼气末正压的设置　呼气末正压(PEEP)指在呼气末维持气道内压为正压,PEFP 具有较为复杂的生理效应,应用 PEEP 可增加肺泡内压和功能残气量,在整个呼吸周期维持肺泡的开放,使萎陷的肺泡复张,增加肺的顺应性;能对肺水的分布产生影响,改善通气/血流比例;还可减少由于内源性 PEFP 造成的吸气功增加等。应用 PEEP 不当可导致气道压增加;胸腔内压升高,回心血量减少,心排血量降低;增加中心静脉压和颅内压。

呼气末正压水平的设置理论上应选择最佳 PEEP,即获得最大氧输送的 PEEP,临床上应用较为困难。一般情况下,对于胸部或上腹部手术患者,术后机械通气时采用 3~5cmH_2O 的 PEEP,有助于防止术后肺不张和低氧血症。对于 ARDS 患者,PEFP 的选择应结合吸入氧浓度、吸气时间、动脉氧分压水平、氧输送水平等因素综合考虑。一般认为,存在严重换气障碍时(ARDS、肺水肿、肺出血)需增加 PEEP,一般在 5~10cmH_2O,病情严重者可达 15~20cmH_2O 甚至以上,但应该注意有可能引起肺泡过度膨胀,同时影响血流动力学,故近年主张应用恰当的 PEEP 来保持肺开放。在临床实践中,个体化滴定 PEEP 的方法很多,但目前未有研究证实何种 PEEP 设置方法最佳。曾有些学者提倡描绘 ARDS 患者的静态或近似静态压力-容量(P-V)曲线,PEEP 可设置在 P-V 曲线的低拐点(LIP)或 LIP 之上 2cmH_2O。另有些学者主张以 PEEP-FiO_2表格法、胸部 X 线、CT 影像学法或者食管压方法、肺复张后 PEEP 递减方法来选择最佳 PEEP 值。当吸氧浓度超过 60%时,如动脉血氧分压仍低于 60mmHg,应以增加 PEEP 为主,直到动脉血氧分压超过 80mmHg。PFEP 每增加或减少 1~2mmHg,都会对血氧产生很大影响,这种影响数分钟内即可出现,减少 PEEP 应逐渐进行,并注意监测血氧变化,实际设置时还需根据具体情况:对 COPD 伴Ⅱ型呼吸衰竭患者,PEEP 通常设为 3~5cmH_2O,这类患者一般不需要加用 PEEP 来改善氧合和提高 PaO_2;对存在内源性 PEEP 的患者,可以加用 70%~80%PEEPi 的 PEEP 以减轻吸气负荷;急性心源性肺水肿可逐渐加用 5~10cmH_2O PEEP 改善氧合。

8.报警设置　呼吸机上所有报警都应该正确予以设置。容量(VI 或 MV)报警,其临床意义是预防漏气和脱机。高水平设置与 Vt 或 MV 相同;低水平能维持生命的最低 Vt 或 MV 水平;压力报警分上、下限,用于对气道压力的监测。一般情况下,高压上限设定在正常气道峰压上 5~10cmH_2O,低压下限设定在能保持吸气的最低压力水平。低压报警装置是对脱机的又一种保护措施,高压报警多提示咳嗽、分泌物堵塞、管道扭曲、自主呼吸与机械通气拮抗或不协调等。窒息报警用来监控强制性或自主呼吸。呼吸机停机或患者无呼吸时报警,窒息设置为患者提供完全的通气支持,一般窒息报警多设定>15 秒。FiO_2报警一般高于或低于实际设置的 FiO_2 10%~20%。

9.湿化问题　有创通气患者均应进行气道湿化。进行主动湿化时,建议湿度水平在 33~44mmH_2O/L,Y 形接头处气体温度在 34~41℃,相对湿度达 100%。高温的报警高限应该是 41℃,低温报警值应该以不低于 Y 形管接头处温度 2℃为宜。有创通气患者进行被动湿化时,建议热湿交换器提供的吸入气湿度至少达到 30mmH_2O/L。

二、呼吸机参数的调节

不分患者的基础病理生理状况和呼吸力学,机械套用参数设置是不可取的。使用机械通气后,首先应严密观察患者病情变化,如神志、体温、脉搏、血压、呼吸频率及强弱等,如口唇发绀减轻,无呼吸机抵抗,心率和血压稳定,说明通气参数的设置比较合适。否则,应积极寻找原因,尤其应该根据血气分析及呼吸力学、循环动力学监测对不合适的通气参数进一步调节。重点是对通气水平(f 及 Vt)及氧合水平(FiO_2及 PEEP)进行调节。

潮气量×频率=Vmin(分钟通气量)。预设分钟通气量需考虑患者的通气需要和动脉血 $PaCO_2$的目标水平。机械通气治疗时,$PaCO_2$ < 35mmHg,提示过度通气;$PaCO_2$ > 50mmHg,提示通气不足。过度通气时,可降低 f 或者 Vt;通气不足时,保持呼吸道通畅,增加 Vt、f 和延长呼气时间,尤其注意 $PaCO_2$下降的速度不宜过快,避免 CO_2过快排出,而慢性贮存的碳酸氢盐来不及排出,致使发生碱中毒。在 ARDS、危重型哮喘等患者实行控制性低通气时,允许 $PaCO_2$ 逐渐增加,但希望增加的速度最好控制在<10mmHg/h 的水平,以便肾脏能较好地发挥代偿作用,而不致使 pH 严重降低。在颅脑创伤、颅内压增高的患者实行有意过度通气时,可维持 $PaCO_2$ 25~30mmHg,以便降低颅内压,这都需要精确地调整通气量来达到。预设潮气量和频率时,还应考虑所用的通气模式,如用辅助控制通气模式时,预设的频率与触发的频率不要相差太大,否则可导致呼气时间不足和反比通气。因为此时预设的频率是备用频率,而实际上频率是由患者触发的。例如,预设 V_{min} = 8L/min,f=20 次/分,吸∶呼(I∶E)=1∶2;那么此时 Vt=0.4L/min,每个呼吸周期是3秒,吸气时间(TI)1秒,呼气时间(TE)2秒。如果患者触发的 f 是 30 次/分,那么实际 V_{min} 是 Vt×f=0.4×30=12L,吸气时间 1 秒,呼气时间 1 秒,I∶E 为 1∶1。这不仅导致每分钟呼出气量过大,也使 I∶E 近于反比通气,所以设置了 Vt 和 f 后,还要看监测显示的 V_{min}、实际频率和内源性 PEEP 结果。应用同步间歇指令通气时,设置的 Vt 和 f 是指令通气的 Vt 和 f,自主呼吸的 Vt 和 f 则取决于患者的呼吸能力。设置的 Vt 和 f 是否恰当,还要考虑到人机协调的问题,不恰当的潮气量和频率会引起人机对抗和患者的不适感。

动脉血气分析中的 PaO_2 是设置和调整氧合参数的重要指标。当 PaO_2 ≥60mmHg,PEEP 在相对较低的水平,患者病情相对稳定,此时可逐渐降低 FiO_2 至相对安全的水平(FiO_2 40%~50%)。当低氧血症未被纠正时,可从 3 个方面着手调整机械通气参数。分析低氧血症的原因调整相应参数,如弥散障碍可选择适当提高 FiO_2,尽快纠正严重缺氧;通气/血流比例失调可加用适当的 PEEP,从 3~5cmH_2O 开始逐渐增加,直至达目标值;通气功能障碍须去除呼吸道分泌物,保持呼吸道通畅,适当增加通气量,延长吸气时间,增加吸呼比,甚至是反比通气。临床上低氧血症往往由多种原因造成,同时合并通气/血流比例失调及弥散障碍,因此可同时提高 FiO_2 及 PEEP 纠正低氧血症。对于已存在心功能障碍和血流动力学不稳定者,应慎用高 PEEP、吸气延长、吸气末屏气和反比通气等。当然还需要注意降低氧耗,如退热、止惊,烦躁者适当镇静,同时注意增加氧输送,如纠正贫血、休克、心律失常等。应用机械通气纠正不同病理生理改变造成低氧血症的过程复杂,只有通过大量临床实践才能掌握。

第四节　俯卧位通气

机械通气是急性呼吸窘迫综合征(ARDS)的重要治疗手段之一,目前得到一致认可的机械通气手段包括肺保护性通气(小潮气量、高呼气末正压和许可性高碳酸血症)、肺复张及俯卧位(prone position,PP)通气。PP 通气因其操作简单,不需要昂贵的器械及药物,不增加医疗花费,同时几乎不发生不可预防的致死性并发症而近年来得到越来越多的重视。

Bryan 于 1974 年首次报道 ARDS 患者 PP 通气由于恢复肺背段的通气,从而改善氧合,提倡使用 PP 通气作为 ARDS 的辅助性治疗方法。以后几十年间,临床病例报道支持这一概念,PP 通气可提高氧合水平,70%~80%的 ARDS 患者氧合指数(PaO_2/FiO_2)平均提高 35mmHg。但是,这些临床试验结果提示,PP 通气并不降低 ARDS 的病死率。近期对严重 ARDS 优化患者选择和治疗方案后，PROSFVA 试验结果表明，PP 通气明显降低严重 ARDS 的 28 天病死率（16%vs.32.8%）。该研究和以后的 Meta 分析均支持 PP 通气作为一种有效的治疗方法，在早期与肺保护性通气联合使用，以降低严重 ARDS 的病死率。遗憾的是，在全球范围内严重 ARDS 实行 PP 通气者仍然很少。Cattinoni 等通过调查世界上 50 个国家 400 家 ICU 发现，实行 PP 通气的严重 ARDS 患者仅占 16.3%，这可能与缺乏统一系统的操作标准有关。PP 通气尽管可以提高氧合水平，但只是作为严重顽固性低氧血症的一种补救性治疗措施，使用时机较晚，亦是 PP 通气使用较少的原因之一。另外，PP 通气需要足够的人力，可能亦是没有得到长足应用的原因之一。柏林定义的重度 ARDS 患者的病死率高达 46.1%，PROSEVA 试验结果令人鼓舞和振奋，需要在临床实践中进一步研究和探讨。

一、俯卧位通气治疗 ARDS 的证据

在 PROSEVA 试验中，可见 PP 通气的病死率显著降低，而以前的其他试验中 PP 通气并不降低病死率。为什么会产生这样的结果？PROSEVA 试验在设计和管理上避免了以往研究的缺陷，包括样本量小，PP 和仰卧位治疗交叉频繁，采用大潮气量等非标准的呼吸机管理方法，混有轻度 ARDS 患者，PP 通气持续时间短，PP 通气终止标准武断及纳入时间太晚等。PROSEVA 试验结果提示，为提高 PP 通气患者的存活率，需要选择严重 ARDS 患者，早期 PP 通气治疗，持续时间>16h/d，每日 PP 通气采取生理学驱动的终止标准，同时使用小潮气量等 ARDS 的保护性肺通气，富有经验的工作人员能使治疗中的风险达到最小化。多个变量影响病死率，导致试验结论严重偏颇。

二、俯卧位通气治疗 ARDS 的病理生理机制

ARDS 是由严重感染、创伤、大手术和休克等因素等引起肺毛细血管内皮细胞损伤和（或）肺泡上皮受损，形成以肺毛细血管通透性增加和（或）肺泡腔内渗出为主的一组临床综合征。进一步引起肺间质和肺泡水肿，肺不张和透明膜形成，肺实变或合并出血，造成肺顺应性下降、肺容积减小，弥散障碍，通气/血流比例失调，是 ARDS 的病理生理学共同特征。由于 ARDS 病因不同，相关的病理改变呈现多样化特点。病变过程不均一，丰富了 ARDS 在临床上的复杂性。ARDS 病变部位不均一，重力依赖区域的小气道陷闭和肺泡萎陷不张，非重力依赖区域肺泡过度通气，两区之间为可复张的肺泡，由于应变力和本身病理的影响，处于肺水肿状态，决定了 ARDS 的保护性肺通气和 PP 通气之必然。

仰卧位（supine position，SP）时，腹侧肺、心脏和腹内脏器提高了背侧胸膜腔压力，这个压力减小了背侧肺区的跨肺压。由于 ARDS 肺质量增加，进一步提升了腹侧至背侧的胸腔压力梯度，并减少背侧依赖性的通气区域。估计解剖位置上心脏对其下面肺组织的压力增加 3~5cmH_2O。试验研究表明，PP 时心下肺区的通气提高，除了心脏重力，腹腔内压也优先传递给经常处于麻痹和松弛状态的膈肌，进一步压迫背侧肺区。虽然这些因素有助于背侧依赖区肺泡塌陷，但肺血管的重力梯度优先灌注这些区域，使这一区域成为低通气/高灌注区域，临床上表现为低氧血症和胸廓顺应性差，除了影响氧合，还造成跨肺压增加，机械通气时气道压稍高，容易造成呼吸机相关性肺损伤（VILI）。

PP 通气时,正常人从非依赖区至依赖区的胸腔压力梯度降低,胸腔内负压由背侧向腹侧逐渐减小,背侧胸腔内负压增大,跨肺压增大,促进背侧肺泡重新开放。腹侧胸腔内负压减小,跨肺压减少,腹侧通气量减少,但仍能维持腹侧肺泡开放。同时,PP 通气后,解剖位置上位于心脏下方受心脏压迫的肺叶体积缩小,部分被心脏压迫的萎陷肺泡复张。PP 通气需要镇静甚至肌松,有利于膈肌松弛,跨膈压降低,促进部分背侧肺泡复张,增加气血交换面积。这种呼吸力学机制部分是通过重力效应及肺与胸腔匹配引起的构象改变,造成肺通气和应变力分布更加均一。仰卧位时,重力和胸壁压迫依赖区肺段,造成通气在腹侧-背侧轴上极大的不均衡。相反,在俯卧位时,解剖因素支持更均衡的通气分布。PP 通气时膈肌的运动方式和位置改变,肺和胸廓顺应性改善,均有利于肺依赖区通气/血流比值均一。腹内高压的动物模型提示,PP 通气时跨膈压分布更加均匀,肺实质的均一性明显改善。

不像对背侧肺通气的影响,PP 对肺血流的区域分布没有太大的影响。在仰卧和俯卧位时,背侧肺血流在正常和损害肺都是通畅的。因此,区域肺灌注分布在很大程度上由非重力依赖因素(肺/心解剖因素,血管的空间压缩,腹侧区域低氧性血管收缩减小等)决定。由于 PP 通气灌注模式相对恒定,通气的均一性显著改善,肺内分流分数大幅度下降。研究表明,PP 通气时损伤肺的分流分数平均减少约 30%。

三、俯卧位通气对肺保护的机制

虽然 PP 通气的主要临床试验提示改善氧合,但是唯一显著降低病死率的 PROSEVA 试验提示呼吸机使用时间减少。显然,气体交换的改善并不能解释病死率下降。一方面,PP 通气改善依赖区的肺通气,有效地复张肺实质,另一方面,非依赖区肺泡过度膨胀显著降低,二者的净效应是肺通气非常均一,从而降低肺区剪切应变力,降低 VILI。

PP 和高 PEEP 通气可以实现受益互补。ARDS 患者,高 PEEP 防止肺泡去复张,但可以促进通气良好的肺泡过度膨胀,PP 有助于减小 PEEP 的不良效应。PP 进一步提高肺通气,同时降低区域肺充气,减少呼吸周期中小气道开/闭事件,提示 PP 通气降低气压伤和萎陷伤,因此可以预防 VILI。PP 通气可使血浆和 BALF 中炎症标志物减少,反映可能较少发生 VILI。PP 通气还有助于呼吸道分泌物从背侧至腹侧气道排出,提高分泌物清除,降低呼吸机相关性肺炎(VAP)的发生率。

四、适应证

1.中、重度 ARDS(诊断条件 $FiO_2>60\%$、$PEEP\geq10cmH_2O$)$PaO_2/FiO_2<150mmHg$,尤其是 $PaO_2/FiO_2<100mmHg$。

2.早期应用(48 小时以内诊断)。

3.与保护性肺通气和镇静联合使用。

4.不推荐用于轻度 ARDS 患者。

PP 通气的其他适应证有待进一步研究,有研究 PP 通气用于重症 COPD 患者,可降低气道阻力和动态肺膨胀。

五、禁忌证

1.绝对禁忌证

(1)头面、颈部创伤。

(2)不稳定的脊髓损伤/骨折(椎体、骨盆、多发骨折、连枷胸等)。

(3)颅内压高压。

(4)严重烧伤,尤其是大面积腹侧烧伤。

(5)大咯血。

(6)气管切开。

(7)有 CPR 或电除颤的可能。

2.相对禁忌证

(1)腹部手术后。

(2)腹腔高压。

(3)孕妇。

(4)血流动力学不稳定。

六、操作方法

现有研究所报道的 PP 通气的操作方法各异,目前尚无统一的最佳操作流程。操作要点如下。

1.操作前的准备工作

(1)选择患者(适应证),监护稳定。

(2)评估患者俯卧位可能性与风险,核对有无禁忌证(注意相对禁忌证)。

(3)充分镇静,肌松。

(4)可靠固定气管导管、输液通道及其他导管,准备负压吸引装置,充分气道清理,夹闭引流管,停止不必要的静脉输液。

(5)停止胃肠营养并确保胃肠排空。

(6)确定翻身方向。

(7)创面的保护与规避设计。

(8)备好升压药。

(9)熟练的医护和 RT 共 3~5 人(头侧 1 人,身体两侧各 2 人)。

2.操作过程

(1)首先使患者保持平卧位,然后头侧者负责抬患者头部及确保气管导管未移位、打折,身体两侧者负责抬患者肩部、腰部、臀部及腿,确保动脉导管、静脉导管、留置胃管、留置导尿管等未脱出。

(2)将患者平移至翻身方向对侧,沿身体纵轴翻转 90°成侧卧位,继续翻转患者 90°成俯卧位。头偏向一侧,避免眼睛受压,气管导管平行于床面,呼吸机管路低于气管导管。

(3)检查各管道是否通畅或脱落,着力点(面、宿和骨盆前)处有无压伤。面部、胸部、会阴部及双膝垫以软枕,双肩、双膝、面部、前额使用防压疮敷料;双臂抬起置于头两侧,双腿自然放置。

(4)心电监护电极贴于背部相应部位。

3.俯卧位通气的主要并发症

(1)ETT 意外堵管、扭曲和脱管,最为常见。

(2)口、气道分泌物临时增加,阻塞气道。

(3)血管内导管扭曲。

(4)腹内压增高,胃潴留增加。

(5)一过性氧合下降及低血压。

(6)呕吐、压疮。

(7)颜面部水肿。

(8)镇静剂用量增加。

4.俯卧位通气的疗效评估

(1)准确客观评估依靠胸部 CT,但床旁 CT 难以实现。

(2)PaO_2或 SpO_2改善,首先反映了俯卧位治疗有效;反应性好的患者大多在 1 小时内 SpO_2改善,仅少数需要 4 小时以上。

(3)PaO_2/FiO_2升高≥20%,提示俯卧位通气反应性好,60%~80%的患者俯卧位通气反应性好。

(4)$PaCO_2$下降也提示有效:俯卧位通气可改善通气,减少无效腔通气量。

(5)不耐受的表现:SpO_2下降,心率上升,心律失常。

5.俯卧位通气停止标准　最佳的时机还不清楚,俯卧位通气应直到气体交换、呼吸力学和总的临床过程明显改善为止。

(1) PROSEVA 研究中有效终止:$PaO_2/FiO_2 \geq 150mmHg$ ($PEEP < 10cmH_2O$, $FiO_2 \leq 60\%$),而且仰卧位通气后 4 小时氧合指数不恶化。

(2)无效终止:俯卧位氧合指数降低>20%,或<55mmHg(FiO_2为 100%)持续>5 分钟;心搏骤停、血流动力学不稳定;或出现俯卧位并发症(脱管、堵管、出血、误入单侧主支气管)。

6.俯卧位通气治疗时间

(1)肺泡复张具有时间依赖性,需要长时间俯卧位通气,防止肺泡去复张。

(2)临床建议:重度 ARDS 早期俯卧位通气每日在 16 小时以上,一般 16~20h/d。

7.俯卧位通气注意事项

(1)严密监测生命体征(心率、心律、血压、呼吸、指脉氧)。

(2)俯卧位 30 分钟、4 小时及恢复仰卧位前,复查血气分析。

(3)恰当的镇静深度与肌松。

(4)生命体征不平稳及动脉血气恶化立即恢复仰卧位。

(5)双臂可置于头两侧或躯体两侧,每 2 小时交换一次;面部偏向左侧或右侧,每 2 小时交换一次。

(6)避免气管导管等导管脱落。

(7)防止压疮。

第五节　高频正压通气

高频正压通气（high frequency positive pressure ventilation，HFPPV）是一种非常规正压通气方式，主要特点是高频率、低潮气量。其通气频率至少为常规通气频率的4倍，潮气量则接近或低于解剖无效腔。频率通常表示为赫兹（Hz），或每秒的振动周期。1Hz等于每分钟完成60次振动或呼吸频率为60次/分。根据频率的不同，主要包括高频振荡通气（high-frequency oscillatory ventilation，HFOV）、高频射流通气（high-frequency jet ventilation，HFJV）和高频正压通气（HFPPV）等模式。HFPPV的频率通常为1～1.8Hz（60～110次/分），HFJV的频率通常为1.8～6.7Hz（110～400次/分），HFOV的频率通常为6.7～40Hz（400～2400次/分）。

Emerson在1959年首次提出了高频通气的概念，为使该治疗理念适用于不同人群，他尝试了各种方法。随着技术的发展，研发出了不同高频通气设备。HFOV早期主要应用于儿童呼吸窘迫综合征或合并严重气压伤和气体渗漏综合征的患者，并取得了一定的成功经验。近年来，临床研究和应用较多集中在HFOV救治重度成人急性呼吸窘迫综合征（ARDS）患者。HFOV以其独特的通气方式，可以有效改善顽固性低氧血症患者的氧合，并可以降低呼吸机相关肺损伤（VILI）的发生。在儿科危重症、麻醉科等危重症领域，其他高频正压通气模式如HFJV等也有应用。

一、高频振荡通气

尽管HFOV早在20世纪50年代末就已出现，但直到近30年才在临床中应用于成人呼吸危重症患者。主要是因为直到20世纪90年代才研发出具有足够驱动力的成人HFOV呼吸机。

1.HFOV的管路组成　HFOV由一套呼吸管路组成，管路中持续的气流产生持续正压，同时管路中的振荡器驱动振荡膜以一定频率（通常3～15Hz）振荡，产生低于解剖无效腔的潮气量（Vt）（1～3mL/kg理想体重）。同时，管路中的空氧混合器控制吸氧浓度和吸入氧气流量，加温湿化装置对气体进行温湿化。

3100B呼吸机是由振荡器中的活塞往复循环运动产生高频率振荡气流。其流速变化近似正弦曲线。HFOV通气时，吸气相时活塞前向运动产生正向气流，呼气相时活塞后向运动，产生逆向气流。HFOV与传统正压通气不同，传统通气的吸气相是主动通气，呼气相是被动通气。HFOV的吸气相和呼气相均为主动过程。振荡器中的活塞由电磁驱动，活塞振荡的幅度决定了Vt的大小。

2.HFOV的通气和换气原理　HFOV的通气（排出二氧化碳）和换气（改善氧合）是两个相对独立的过程。其中，HFOV是在显著低于常规潮气量的情况下完成有效通气，因此其清除二氧化碳的机制显得尤为特别。

（1）HFOV改善氧合的机制：HFOV改善氧合的机制与常规正压通气相似，以持续气道内正压来改善氧气的弥散，达到改善氧合的效果。持续的气道内正压是HFOV改善氧合的根本机制。进入 HFOV 呼吸机的持续气流为基础气流,通过基础气流流量的调节,可以产生持续的气道内正压,这一正压是产生平均气道压(mPaw)的基础。在 3100B 呼吸机上,蘑菇阀位于呼吸回路的呼气支,在管路中不同阻力的蘑菇阀的动态调节下,维持 mPaw 的稳定。mPaw 以复张和维持肺泡的开放,并可以增加氧气在肺泡侧的分压,增加氧气的弥散,进而达到改善患者氧合的支持效果。

(2)HFOV 气体交换机制:HFOV 的通气机制与常规通气存在显著差异。在持续气流的基础上,通过振荡膜不断往复运动,产生振荡气流,振荡气流通过非对称的吸呼气流速、直接肺泡通气、肺泡间气体扩散等方式完成气体的分布和交换(图 2-1)。

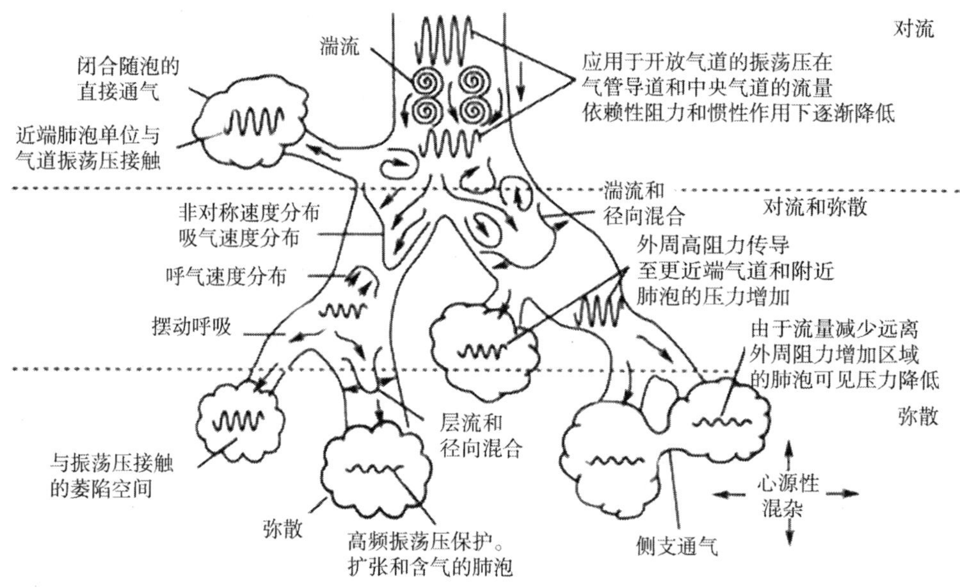

图 2-1 HFOV 的气体交换机制

3.HFOV 特殊的生理学效应及其应用于 ARDS 的生理基础　为了避免呼吸机相关肺损伤(VILI),在 ARDS 的肺复张策略中,提出“开放肺并保持肺开放”;在肺保护性通气策略中,提出小潮气量限制平台压的通气策略。以上策略的目的是减少 ARDS 通气过程中的剪切伤、压力伤和容积伤。与常规有创正压通气相比,HFOV 具有两个特殊的生理学效应,即小潮气量和高平均气道压,这两个特点均有助于减少气压伤。

(1)HFOV 通过高频率的振荡气流输送气体,到达肺泡的压力变化幅度极小,明显低于大气道内的压力。这一极低的肺泡内压力波动幅度,产生明显低于生理无效腔量的 Vt,避免肺泡反复剧烈的开放和塌陷,从而减轻剪切伤;同时低压力和低潮气量避免了肺泡因承受过大的压力或潮气量而遭受的压力伤和容积伤。

(2)高平均气道压:平均气道压是改善肺泡内氧弥散功能的核心指标之一。HFOV 与常规压力控制通气相比,在避免过高的气道峰压的同时可提供更高的平均气道压。由于 CMV 模式需要在吸气压力和呼气压力之间反复切换,因此其高压相的吸气压力会明显高于平均气道压。因此容易在吸气时造成肺的压力伤。HFOV 由于到达肺泡时气流振动幅度小，压力波动小，可以在提供更高的平均气道压的同时避免 CMV 模式下吸气相的高气道压，避免过高的肺应力和应变。更高的平均气道压可以进一步促进肺泡内氧向肺毛细血管的弥散，还可以更好地复张塌陷的肺泡，增加肺容积，达到改善氧合的效果。

4.HFOV 的通气参数设置和调节　SensorMedics 3100B 高频振荡呼吸机是目前可用于成人患者的高频振荡呼吸机。该款呼吸机于 2001 年由美国食品药品管理局（FDA）批准上市。

HFOV 时改善氧合的主要参数为 mPaw 和吸入氧浓度（FiO_2）。决定二氧化碳清除的主要参数为振荡频率、振荡压力幅度。

HFOV 通气过程中基本参数的设置和调节包括维持氧合和保障通气两部分。

（1）维持氧合的参数设置：主要参数为平均气道压（mPaw）和吸入氧浓度（FiO_2）。

1）平均气道压（mPaw）的初始设置：启动 HFOV 时，先评估患者常规通气时的平均气道压水平，在此基础上增加 3～5cmH_2O，作为 mPaw 的初始设置压力。如患者 CMV 时平均气道压为 20cmH_2O，则 mPaw 的初始设置为 25cmH_2O。一般情况下建议从 20～30cmH_2O 开始设置。

2）吸入氧浓度（FiO_2）的初始设置：对于顽固性低氧血症的患者，更换为 HFOV 时，FiO_2的初始设置为 100%。

3）mPaw 和 FiO_2的调节：启动 HFOV 通气后，根据患者的动脉血气分析中氧分压（PaO_2）或经皮血氧饱和度（SpO_2）监测，逐渐下调 FiO_2或动态调节 mPaw 压力。氧合的维持目标是 PaO_2在 55～88mmHg 或 SpO_2在 88%～93%。同时，mPaw 的调节还需要注意是否影响血流动力学的稳定性。

（2）决定通气效果的参数设置：决定二氧化碳清除的主要参数为振荡频率（f）、振荡压力幅度（power，ΔP 和吸气时间比例）。

1）振荡频率（f）的初始设置：f 是影响通气最主要参数。下调 f 可使通气增加，上调 f 可使通气减少。初始 f 根据患者的基础 pH 设置，当 pH>7.35 时，初始 f 可设置为 7Hz 或更高。

2）振荡压力（ΔP）和能量（power）的初始设置：初始设置可为 60cmH_2O；也可根据患者基础 $PaCO_2$水平设置，在基础 $PaCO_2$（mmHg）基础上加 20 作为初始设置值。$PaCO_2$基础值为 50mmHg，ΔP 的初始设置为 50+20=70cmH_2O。通过能量调节钮可调节输送至振荡器的能量，改变振荡器位移或前后移动的幅度。对于成人患者，初始能量一般设置为 6～7。能量或振幅是否合适，一般通过观察患者胸廓运动来调节。除了能量外，其他可能影响振幅的因素包括气管导管型号、气道阻力和患者的肺顺应性。

3）吸气时间比例的初始设置：初始设置建议为 33%，即设置吸呼比为 1∶2。

4）通气过程中的参数调节：根据 HFOV 后患者 pH 和 $PaCO_2$的水平调节 f、ΔP 和吸气时间比例。下调 f 和吸气时间比例或上调 ΔP 可增加通气，降低 $PaCO_2$；上调 f 和吸气时间比例或下调 ΔP 可减少通气，$PaCO_2$升高；通气维持目标为 $PaCO_2$在 40～70mmHg，同时动脉血 pH 7.25～7.35。

当 $PaCO_2$升高或 pH 低于目标时，首先以 0.5～1.0 的幅度逐渐增加振幅（ΔP）。当振幅达到最大值时，如仍未达到支持目标，则以 1Hz 的幅度逐渐下调 f，直至 f 下调至 3Hz；如果仍不能达到支持目标，则增加吸气时间比例到 50%。若仍有高碳酸血症存在，则考虑实施气管导管的气囊放气。

5）气管导管的气囊放气：在 f 下调至 3Hz、ΔP 上调至 90cmH_2O 且吸气时间比例下调至 33%时，$PaCO_2$ 仍高于 70mmHg 或动脉血 pH 仍低于 7.25，此时调节 HFOV 参数难以继续维持有效通气。此时可将患者人工气道的气囊适当放气，减少气囊与气管壁之间的贴合紧密度，使部分二氧化碳从气囊和气道壁之间的间隙排出，以达到增加通气的目的。气囊放气的操作会导致气道密闭性降低，mPaw 下降。因此，在气囊放气之前，需将 mPaw 上调 5cmH_2O，此后逐渐释放气囊内的压力，观察 mPaw 的监测值，当其再次降低到气囊放气之前的压力时，即可停止放气。

5.HFOV 的临床应用

（1）HFOV 在 ARDS 和顽固性低氧血症患者中的应用：HFOV 在临床上作为重度 ARDS 的补救治疗措施，可以改善常规通气模式下的难治性低氧血症。一项大规模回顾性研究提示，患者常规 CMVT 通气 5～6 天后改为 HFOV，HFOV 前氧合指数（PFR）91mmHg，HFOV 可使 PFR 提升 60mmHg，同时降低患者的 FiO_2。

OSCILLATE 研究和 OSCAR 研究是近年来评价 HFOV 应用于 ARDS 的两项大规模国际多中心研究，试图评价 HFOV 与 CMV 相比能否改善 ARDS 患者的生存率。OSCILLATE 研究纳入多个国家 39 家 ICU 内的中重度 ARDS 患者。应用 HFOV 实施肺复张并维持相对较高的 mPaw（平均 34cmH_2O），此后根据入选患者的低氧血症严重程度调节 mPaw 水平。CMV 组实施小潮气量高 PEFP 的通气策略。该研究原定纳入 1 200 例患者，但在纳入 548 例患者后，发现 HFOV 组病死率显著高于对照组（47%对 35%），该研究被提前终止。HFOV 组患者的血管活性药物剂量和液体正平衡量显著高于 CMV 组，提示 HFOV 可能显著抑制患者的血流动力学稳定性，并因此增加患者病死率。

OSCAR 研究共纳入 795 例中重度 ARDS 患者。需要注意的是，参与研究的 29 家英国 ICU 中多数缺乏 HFOV 的应用经验。该研究中第 1 天 mPaw 水平低于 OSCILLATF 研究，平均为 26.9cmH_2O。在 OSCAR 研究中 HFOV 与 CMV 组相比病死率均为 41%，血管活性药的用量也无明显差异。

尽管如此，在两项大规模的多中心随机对照研究中，OSCAR 研究提示 HFOV 通气第 3 天 HFOV 通气组 PFR 显著高于 CMV 通气组（217mmHg 对 166mmHg），OSCILLATE 研究也提示 HFOV 可以降低患者发生低氧的比例（RR 0.5）。

在一项荟萃分析中纳入了 4 项比较 HFOV 和 CMV 的研究，共纳入 1 552 例患者。结果发现，HFOV 对病死率的影响与患者基础低氧血症的严重程度相关。在轻-中度 ARDS 患者，HFOV 可能增加病死率；但在 PFR 低于 65mmHg 的极重度 ARDS 患者，HFOV 表现出改善病死率的趋势。这一结果也支持 HFOV 仅能作为顽固低氧血症患者的一项补救性治疗措施。同时，该研究也发现 HFOV 通气时，mPaw 水平越高，气压伤的风险随之增加。因此需要特别注意避免应用过高的 mPaw，防止气压伤。

（2）HFOV 在合并气压伤患者中的应用：HFOV 还可用于合并气压伤但仍需要正压通

气(又无法得到 ECMO 支持治疗)的危重症患者,作为一种补救治疗措施。

当接受正压通气的患者发生气压伤如气胸后,主要面临两个主要问题,即持续的气体泄漏和肺萎陷,导致无法继续应用较高水平的正压通气或增加正压水平,患者因肺萎陷导致通气障碍,又因为通气量下降、PEEP 不能继续应用导致氧合难以维持。HFOV 可以提供一个高水平的持续扩张压力,然而 HFOV 的正压作用于肺泡时显著低于常规正压通气,可以有效减少肺泡持续漏气的风险,有助于控制严重的气体泄漏,帮助肺泡破裂口的愈合。此外,HFOV 的持续正压避免了肺泡的反复开闭,使肺泡处于稳定复张状态,从而协助维持患者基本的通气和氧合。

当患者出现气压伤后,如果患者仍需要高强度的正压通气支持,但常规正压通气无法继续应用高 PEEP 或维持基本的氧合和通气,患者又不具备实施 ECMO 支持的条件,可以考虑将常规正压通气更换为 HFOV 通气,如合并气胸,则需要及时置管引流,并尽早开始 HFOV。

HFOV 的 FiO_2初始设置为 100%,mPaw 初始设置为漏气最小的情况下维持氧合的最低压力。同时,f 越大,ΔP 越小,气体泄漏程度越低。此后,可根据患者的通气和氧合情况,动态调节上述参数。

(3)HFOV 的适应证和禁忌证:基于此前的临床研究,目前不推荐 HFOV 作为早期 ARDS 的呼吸支持手段。其具体的适应证和禁忌证如下。

1)适应证:①常规机械通气支持下 PFR 低于 65mmHg 的极重度 ARDS 患者或顽固性低氧血症患者;②已经发生气压伤,但仍需要有创正压通气支持的患者。

2)禁忌证:①大气道狭窄或阻塞;②严重颅内高压;③严重肺出血;④pH 低于 7.23 的患者 HFOV 治疗反应和预后差。

6.HFOV 的不良反应、并发症及其处理对策

(1)气压伤:尽管 HFOV 作为肺保护性通气策略的一种形式,可以在部分已经发生气压伤的患者中应用,帮助患者维持氧合并避免气压伤的进一步加重。一旦 HFOV 本身在过高的 mPaw 条件下行肺复张和维持肺泡开放时,仍然可因压力过高造成患者发生气压伤,气压伤可表现为间质气肿、纵隔气肿、皮下气肿和气胸。mPaw 的合理设置是避免气压伤的关键。避免设置过高的 mPaw,通过滴定的方式在维持目标氧合的前提下设置最低的 mPaw 可能减少气压伤的发生。近期的研究提示通过跨肺压监测来滴定 mPaw 可能有助于实施更好的肺保护性通气,避免气压伤。

(2)高碳酸血症:尽管 HFOV 可以在一定程度上保证患者的基本通气,但随着 HFOV 设置振荡频率的增加,振荡幅度和吸气时间的减少,患者的通气会随之减少,血 $PaCO_2$水平会随之升高,形成高碳酸血症。如果患者 HFOV 期间出现严重的高碳酸血症,可以通过降低振荡频率、增加振荡幅度、减少吸气时间比例、气管导管气囊漏气等方式协助清除过度潴留的二氧化碳。

(3)血流动力学不稳定:HFOV 属于非生理性通气,因此患者多需要充分的镇静镇痛。同时较高胸腔内压力可造成腔静脉回流减少。同时上文提到的 HFOV 常合并高碳酸血症,使患者处于酸中毒状态。HFOV 还可造成右心前负荷下降和后负荷增加,导致急

性右心功能不全。上述因素均可导致患者在 HFOV 的过程中出现血流动力学不稳定,表现为体循环低血压。建议在 HFOV 期间通过床旁超声评估心脏功能,及时发现 HFOV 相关的右心功能不全,给予相应的处理,有助于避免血流动力学的不稳定。

(4)痰液引流不畅:由于 HFOV 振荡气流流速高、通气量大,易导致患者气道干燥、痰液黏稠。同时,患者处于深度镇静甚至肌松状态,自主呼吸和咳嗽反射受到抑制,主动配合排痰的能力下降。上述因素均可导致患者气道分泌物清除受阻,痰液引流不畅,易导致患者肺内原发感染不易控制,并进一步增加患者合并呼吸机相关肺炎的风险。为改善痰液引流,在 HFOV 期间,必须强调充分的气道温湿化,建议温度设置为 37~39℃,管路内湿度达到 100%。此外,还可以采取间断气管镜下吸痰的方式主动清除深部气道的分泌物。

(5)人机对抗:HFOV 属于非生理性通气,神志清醒的患者无法耐受。患者自主呼吸叠加于 mPaw 之上,还会造成 mPaw 的不稳定。在 HFOV 期间需要给患者深度镇静甚至肌松,保证患者的耐受性。通常患者的自主呼吸幅度较小,mPaw 波动幅度不超过 $5cmH_2O$ 时,无须继续加大镇静或肌松剂剂量。需要在患者病情相对稳定后,实施每日唤醒,给予镇静剂量的评估,使患者处于恰当的镇静深度,避免镇静剂的过度蓄积和患者的痰液引流障碍。

(6)高能量增加肺损伤:HFOV 的呼吸频率设置平均为 5.5Hz。当应用 1~3mL/kg 理想体重的潮气量和高频率通气时,可能会增加输送到肺内的能量,并增加肺损伤的风险。近期的一项研究提示,高呼吸频率可能产生较高的输送能量,影响肺泡上皮细胞的弹性和细胞骨架状态,增加局部应力,引起细胞损伤,导致肺泡内液体积聚和肺水肿。

二、高频射流通气(HFJV)

1.HFJV 的原理和设备　1977 年 Kalin 和 Smith 提出高频射流通气(HFJV)的概念,并在 20 世纪 70 年代末开始广泛试用于临床。HFJV 的通气原理是吸气相以高压力气源经过一个小管径导管,以高于正常呼吸的频率(1~10Hz)输送一个很低的潮气量(1~3mL/kg),呼气相为被动呼气。最初,HFJV 通过一种特殊制作的三腔气管内导管来实施。目前临床专用于 HFJV 的气管内导管为双腔导管,一腔用于通气,一腔用于监测气流和压力。HFJV 可分为气管外(声门上)通气和气管内通气。

2.适应证和禁忌证

(1)适应证:HFJV 模式适用于耳鼻喉头颈外科、胸外科、严重气道阻塞性疾病和限制性通气功能障碍患者外科手术麻醉的呼吸支持。HFJV 主要用于提供成人呼吸道手术或放置仪器时的短期通气支持。近年来开发出叠加 HFJV 通气模式,该模式与传统 HFJV 相比更有利于气体交换,清除二氧化碳的能力优于传统 HFJV,尤其适用于外科手术患者。HFJV 也可以用于重症 ARDS 患者,但其安全性和有效性尚未得到大规模临床试验的证实。

3.HFJV 通气参数设置　HFJV 呼吸机用于改善通气的主要参数为驱动压、通气频率(f,次/分)和吸呼比(I∶E)。每一个脉冲射流的通气量都由上述三个参数决定。

(1)驱动压力一般为 $0.6\sim2.0kg/cm^2$,最高不超过 $2.5kg/cm^2$。驱动压越高,通气和氧合越好。驱动压过高则可能导致通气变差。

(2)f 一般设置为 120~180 次/分,f 越小,通气量越大。

(3)吸呼比通常设置为 1∶2 左右。增加吸气时间可增加通气量。

(4)吸入氧浓度和温湿化水平也需要设置。

4.HFJV 的注意事项

(1)无法实时监测 $ETCO_2$:由于 HFJV 属于开放式通气,$ETCO_2$无法实时监测,也无法实时评价患者的通气状况。需及时监测血气的变化。

(2)有产生内源性呼气末正压和气压伤的风险:由于 HFJV 呼气是被动呼气,因此需要充分的呼气时间。当频率设置过快时会导致呼气时间缩短,有呼气不完全的风险,进而导致内源性呼气末正压增加和气压伤。

(3)气道黏膜干燥坏死:高速气流可导致黏膜脱水、损伤甚至坏死。注意保证充分的温湿化极为重要。

第六节　有创正压通气的撤离

有创正压通气是治疗各种呼吸衰竭的重要手段,已在临床广泛应用且效果肯定。虽然有创正压通气技术成熟,但应用过程中仍存在一定并发症,因此患者病情好转后应尽早停用呼吸机以减少并发症的发生风险。有创正压通气的撤离是逐渐降低机械通气支持水平,恢复患者自主呼吸,最终脱离呼吸机的过程,约占机械通气时间的 40%。大约70%的机械通气患者撤机过程并不复杂,尤其是无基础肺疾病、经过短时间机械通气病情即明显好转的患者。但其余 30%的患者撤机困难,主要是由于存在慢性阻塞性或限制性肺部疾病、心力衰竭、神经肌肉疾病等,撤机过程复杂且不易成功。

呼吸功能不全是导致撤机困难的主要原因。除慢性肺部基础疾病以外,长时间机械通气会导致膈肌无力和萎缩(尤其使用控制通气模式),引起呼吸泵功能障碍,不能满足通气需求。另外,其他因素也会导致呼吸肌无力,包括使用糖皮质激素、镇静和镇痛药、严重疾病相关肌病、脓毒症相关全身炎症反应、营养不良及卧床等。各种因素形成恶性循环,使患者撤机困难。

心力衰竭是导致撤机困难的另一个常见危险因素。机械通气转化为自主呼吸的过程会发生明显的生理变化,其中胸内正压的消失尤为突出,其导致静脉回心血量增加,进而增加心脏前负荷和后负荷。另外,ICU 患者大多存在不同程度的液体正平衡,更容易出现心力衰竭,心脏做功增加还导致冠心病患者心肌耗氧增加并引起缺血,都需引起临床重视。

程序化撤机是在撤机程序指导下尽早完全撤离机械通气。撤机程序通常包括 3 个部分:①判断能否撤机的客观标准;②逐渐降低呼吸支持的操作指南;③评价能否拔除气管插管的标准。证据表明,采用程序化撤机能够缩短机械通气时间、撤机时间和住 ICU 时间,但并不能改善患者病死率和再次插管率。计算机系统可以通过闭环通气自动调节呼吸机支持水平,实现自动撤机。与非自动撤机相比,使用自动系统虽有报道可以缩短撤机时间、机械通气时间,但总的效果类似。程序化撤机不良事件发生率极低。因此,建议对于急症住院、机械通气超过 24 小时的成人患者实施程序化撤机。撤机程序可以是自动撤机程序,也可以是非自动程序。

一、评价能否开始撤机

导致患者呼吸衰竭的病因一旦开始好转,即应开始进行撤机。延迟撤机会增加呼吸机相关性肺炎(ventilator-associated pepumonia,VAP)、呼吸机相关性肺损伤(VILI)、呼吸机诱发的膈肌功能不全等并发症的发生风险,同时导致住院时间延长、病死率增加。但另一方面,过早撤机对患者也是不利的,会导致呼吸肌疲劳、气体交换障碍、容易发生误吸等,同时还可能因为失去人工气道而发生危险。因此,如何做到及时撤机一直是临床医生面临的难题,即使最有经验的临床医生也会低估患者成功撤机的可能性,临床上仍有许多患者未能及时撤机。因此,临床经验判断与客观标准相结合,有助于尽早撤机成功。准备撤机前,应仔细评估患者情况是否已经改善并达到以下撤机标准。

1.主观评价　导致呼吸衰竭的病因已解决或改善;咳嗽有力;未使用肌松药;气道分泌物不多;不需持续镇静或镇静时仍足够清醒。

2.客观指标　血流动力学稳定(例如心率≤140 次/分);血压稳定(例如收缩压 90~160mmHg);无或小剂量缩血管药或正性肌力药[$<5\mu g/(kg \cdot min)$多巴胺或多巴酚丁胺];无活动性心肌缺血;血红蛋白≥8g/dL;无发热(体温<38℃);氧合充分(例如 $PaO_2/FiO_2 \geq 150$;PEEP≤8cmH_2O;氧浓度≤0.5)。

二、评估患者自主呼吸能力

开始撤机后,应每日评估患者自主呼吸能力,以判断患者能否完全脱离呼吸机。临床上通常采用自主呼吸试验(spontaneous breathing trial,SBT)来评估患者自主呼吸能力。SBT 应该在患者清醒未镇静状态下进行。

1.SBT 方法

(1)T-管法:通过 T-管连接气管插管进行供氧。

(2)持续气道正压(CPAP)法:采用与 SBT 前机械通气设置的 PEEP 相同水平的 CPAP 进行 SBT。

(3)低水平压力支持通气(PSV):5~8cmH_2O 或采用导管补偿(TC)通气。

现有循证医学证据表明,吸气压力增加情况下实施的 SBT 更容易成功,拔管成功率更高,且与没有增加吸气压力情况下进行的 SBT 相比有降低 ICU 病死率的趋势。因此,对于急症住院、机械通气超过 24 小时的患者,建议使用 5~8cmH_2O 吸气压进行首次 SBT,优于无吸气压力支持的 T-管法或 CPAP 法。

2.SBT 时程　根据循证医学的研究结果,SBT 时程至少 30 分钟,但不要超过 120 分钟。SBT 开始后的几分钟应密切监测病情变化,判断是否能够继续。SBT 早期出现呼吸肌疲劳表现容易导致 SBT 失败。

3.SBT 成功标准　临床判断 SBT 成功的标准包括:呼吸频率<35 次/分;FiO_2<40%的情况下 SaO_2>90%或 PaO_2>60mmHg;心率<140 次/分或心率变异性持续性增加或降低

>20%；收缩压<180mmHg 且或较基线变化幅度<20%；无呼吸功增加表现（使用辅助呼吸肌、胸腹矛盾呼吸运动、肋间隙凹陷、鼻翼扇动），无呼吸窘迫的其他表现（大汗、躁动）。这些指标不能仅凭是否达到阈值来判断 SBT 是否成功，而是需要综合起来分析，并且对照基线值分析其变化，成功通过 SBT 的患者往往能够成功拔除气管插管、脱离呼吸机，反之则撤机失败和再次气管插管的概率明显升高。

4.基于 SBT 对撤机困难程度的定义

（1）简单撤机：初次尝试 SBT 即获成功，随后机械通气转换为自主呼吸。

（2）困难撤机：初次进行 SBT 失败，需要最多达 3 次 SBT 才获成功，但转换为自主呼吸的时间<7 天。

（3）延迟撤机：SBT 失败至少 3 次，或初次 SBT 失败后需继续机械通气至少 7 天。

以上三种分级的患者撤机困难程度逐渐增加，机械通气时间、住 ICU 时间、住院时间、拔管失败率、病死率也随之增加。

由于临床判断可能对患者的具体情况估计不够准确，因此需要参考一些客观的评价指标。这些指标应该是简单易行、能够广泛应用的。有些指标与机械通气参数直接相关，如分钟通气量（VE）、肺活量（VC）；有些指标与需氧程度相关，如动脉肺泡氧分压比值（PaO_2/PAO_2）、氧合指数（PaO_2/FiO_2）或肺泡动脉氧梯度（A-a 梯度）；有些指标检测呼吸肌力，如最大吸气压（MIP）。之所以有这么多指标，是因为这些指标只是测量呼吸功能的一个方面，且检测实施过程存在很大程度的变异，而撤机过程是复杂的、受多因素影响的，因此这些评价指标的预测价值非常有限。

5.其他指标 浅快呼吸指数（rapid shallow breathing index，RSBI）定义为呼吸频率（f）与潮气量（VT）的比值，应在 SBT 持续 30 分钟后计算。最早于 1991 年由 Yang 和 Tobin 提出，RSBI<105 与撤机成功相关，而 RSBI>105 与撤机失败相关。其敏感性、特异性、阳性预测值、阴性预测值分别为 97、64、78、95。之后该研究结果被多项研究证实，并被广泛应用于临床工作中。

近年来人们探索了一些其他的撤机预测指标，包括以下几项。

（1）心率变异性：撤机会导致血流动力学和自主神经系统的变化，前瞻性观察性研究表明，SBT 过程中心率变异性降低与拔管失败显著相关，另一项研究发现心率变异性与呼吸流量信号之间的频谱一致性分析可用于预测拔管失败。

（2）睡眠质量：睡眠质量差会影响呼吸肌功能和撤机转归。一项横断面研究利用睡眠量表评价睡眠质量，结果表明睡眠质量差与撤机失败显著相关。

（3）手握力：肌肉无力不利于撤机。通过握力计测量手握力的研究发现，握力与困难撤机或撤机延迟显著相关，但与拔管失败并不相关。

（4）膈肌功能：长时间机械通气继发的膈肌功能障碍可影响撤机转归。膈肌功能可通过超声观察吸气末和呼气末膈肌厚度的差值来评价，研究发现该差值≥30%能够预测拔管失败，敏感性为 88%，特异性为 71%。

（5）氧化应激标志物：氧化应激是呼吸机诱发呼吸肌功能不全的重要机制，研究发现血浆中丙二醛和维生素 C 血浆水平升高、一氧化氮水平降低与 SBT 失败显著相关。

以上这些预测指标虽经初步研究证明其对撤机有一定指导意义,但仍需在大样本患者中进行验证。

三、评估能否拔管

SBT 成功后,下一步应评估患者是否能够去除人工气道,并评估是否存在容易导致拔管失败的危险因素。拔管失败定义为拔管 48 小时内再次气管插管。再次气管插管与住院时间延长、住 ICU 时间延长、气管切开增加显著相关。再次气管插管率常作为评价撤机是否恰当的指标,其值过高表示撤机过早,其值过低则意味着撤机过于保守,有学者建议 5%～20%是可以接受的。导致拔管失败的危险因素包括:连续 2 次及以上 SBT 失败;慢性心力衰竭;拔管后 $PaCO_2$>45mmHg;具有一项以上除心力衰竭以外的并发症;咳嗽无力;拔管后上气道阻塞;年龄≥65 岁;拔管时 APACHEⅡ评分>12 分;患者在内科、儿科或综合 ICU;引起呼吸衰竭的病因为肺炎。

1.气囊漏气试验(cuff leak test,CLT)　拔管后喘鸣(Postintubation stridor,PES),即上气道阻塞,是由于上呼吸道狭窄所致。PES 危险因素包括拔管损伤,插管时间大于 6 天,气管插管口过大,女性,非计划性拔管后的再次插管。

PES 可在拔管前通过 CLT 进行预测。气管插管的患者,将气囊完全放气后,呼吸机送入的气量会从气囊周围漏出。据此原理提出气囊漏气试验,即将气囊充气状态时和气囊放气后的呼气量进行对比,以两者的差值作为结果进行判读,间接判断上气道狭窄的可能性,但评判标准有一定争议。目前比较认可的是:成人患者呼气量差值≤110mL,或呼气量差值与气囊充气时呼气量的比值≤15%,提示阳性。

证据表明,CLT 阳性的患者拔管后 PES 或拔管失败的风险增加,使用 CLT 指导拔管可减少再次插管率及拔管后上气道阻塞发生率。但 CLT 假阳性率高,故容易导致拔管延迟,不能缩短机械通气时间,对于 CLT 阳性患者全身使用激素可能会降低再次插管率和拔管后上气道阻塞发生率。因此,建议机械通气符合拔管标准且被认为有高风险 PES 的患者实施 CLT;对于 CLT 阳性但准备拔管的成人患者,建议至少拔管前 4 小时使用全身激素,不需要再重复进行 CLT。

2.气道保护能力　评估患者通过有效咳嗽清除过多的分泌物以保护气道的能力。包括评价咳嗽质量、分泌物的量和吸痰频率。患者气道保护能力差者不建议拔管。

3.精神状态　拔管前患者是否需要具备完全正常的认知功能尚存争议。研究表明,如果气道保护能力足够的话,格拉斯哥昏迷评分(Glasgow coma score,GCS)>8 分与拔管成功显著相关。

四、拔管后处理

1.无创通气(non-invasive ventilation,NIV)　对于具有拔管失败高危因素的患者,拔管后预防性使用 NIV 可显著降低再次气管插管风险和 ICU 病死率,而当患者已经出现呼吸窘迫表现时再使用 NIV 则效果差。虽然在不同的预防性 NIV 研究中对高风险患者的定义具有异质性,但通常拔管失败危险因素包括:年龄较大、存在并发症如 COPD 或充血性心力衰竭、SBT 过程中高碳酸血症,现有证据综合分析表明对于拔管成功率、住 ICU 时间、短期和长期病死率，预防性 NIV 优于无预防性 NIV。因此，对于具有拔管失败高风险且接受机械通气超过 24 小时的患者，若通过了 SBT，推荐拔管后预防性使用 NIV。

2.经鼻高流量氧疗（high flow nasal cannula，HFNC）　HFNC 可以提供高达 60L/min 的高速气流及高达 100%的吸入氧浓度。在拔管前 $PaO_2/FiO_2 \leq 300$ 的患者中，与传统氧疗相比，患者拔管后使用 HFNC 能够改善氧合、增加舒适性，并降低再次气管插管率。在拔管失败低风险的患者中，拔管后使用 HFNC 与传统氧疗相比可以显著降低 72 小时再次插管率（4.9%vs.12.2%，$P=0.004$）。在拔管失败高风险患者中，拔管后使用 HFNC 与使用 NIV 疗效相当，再次气管插管率和拔管后呼吸衰竭发生率无显著差异，但 HFNC 无不良反应发生，耐受性显著优于 NIV。

五、撤机过程中的其他注意事项

1.优化镇静方案　过度镇静会影响 SBT 的实施并延长机械通气时间。采用程序化镇静方案的患者机械通气时间和住 ICU 时间较短，短期病死率较低。因此，对于急症住院、机械通气超过 24 小时的患者，建议采用程序化最小剂量镇静方案。

2.早期康复治疗　接受以早期活动为目标的程序化康复治疗的患者机械通气时间更短，严重不良事件（如心律失常）发生率更低，出院后恢复行走能力的可能性更大。但与未接受早期程序化康复治疗的患者相比，这些患者的病死率、住 ICU 住院时间、ICU 出院后行走能力、6 分钟步行距离及无机械通气时间无显著差异。因此，对于急症住院、机械通气超过 24 小时的成人患者，推荐实施以早期活动为目标的程序化康复治疗。

六、结语

有创正压通气的撤离是临床医生处理重症患者时面临的一项艰巨任务，需要 ICU 工作团队每日进行细致的评估和协作，需要临床医生经验判断与各种预测疗法相结合才能做出最终决定。及时、成功的撤机对于改善患者预后具有重要意义。

第七节　有创-无创序贯机械通气

有创-无创序贯机械通气是指对气管插管机械通气的患者，脱离有创机械通气（invasive ventilation，IV），去除人工气道，并改用无创机械通气（non-invasive ventilation，NIV）治疗，然后逐渐撤机的通气策略。已有多项研究表明，有创-无创序贯机械通气能够减少呼吸衰竭患者的有创机械通气时间，提高撤机成功率，避免并发症的发生，降低病死率。序贯通气有几层含义：①有创机械通气的原因；②脱离有创通气的时机和标准；③是否需要序贯无创通气及序贯无创通气后的监测，最终患者走向撤除无创呼吸机。

序贯机械通气的目的是尽早拔管，即使呼吸衰竭还没有纠正，但引起呼吸衰竭的主要原因已经控制，痰液引流不是主要问题，而无创通气替代后可以改善呼吸肌疲劳，纠正呼吸衰竭。尽早拔管的目的是减少气管插管引起的呼吸机相关肺炎的发生，同时无创通气续贯后可以显著降低再次插管的概率，也就是说减少呼吸机相关肺炎不是以再插管为代价，而是既缩短有创通气时间，又不增高甚至减小再次插管的概率。这里面气管插管机械通气之前引起呼吸衰竭的原因的纠正及提前拔管的时机非常重要，太早拔管可能导致再次插管的概率增加，太晚拔管可能导致肺部感染的增多。

序贯通气主要用于慢性呼吸衰竭的急性加重，特别是慢性呼吸系统疾病呼吸衰竭的急性加重，绝大多数是慢性阻塞性肺病（慢阻肺）呼吸衰竭急性加重。近80%呼吸道感染所诱发的慢性阻塞性肺疾病急性加重及部分严重呼吸衰竭患者常需要行气管插管和机械通气治疗。人工气道的建立和机械通气有助于痰液的引流，且能够部分减少甚至完全缓解呼吸肌的负荷，改善呼吸困难和降低呼吸频率，改善动脉氧合水平、动脉二氧化碳分压和pH，利于支气管-肺感染的控制。由于慢性阻塞性肺疾病急性加重（AECOPD）早期，患者的咳痰能力尚能维持，此时呼吸肌疲劳是导致呼吸衰竭的主要原因，患者对缓解呼吸肌疲劳的需求甚于对清除气道痰液的需求，NIV对该类患者有良好疗效。对伴有呼吸性酸中毒的重症AECOPD患者，早期采用NIV能够减少插管率，缩短ICU停留时间，降低病死率。但在痰液引流障碍或有效通气不能保障，或NIV治疗实施后2~4小时仍无法改善临床症状和血气分析参数时，应改用IV。急性危重症，如肺炎、肺水肿、ARDS，如果人工气道机械通气后病情明显好转，无呼吸肌功能低下等难以纠正的因素，可迅速撤机、拔管，往往无须序贯通气治疗。

在COPD发生呼吸衰竭患者中常存在呼吸肌疲劳、CO_2潴留及营养不良等情况，导致需要长时间机械通气，但长时间IV易导致诸多时间依赖的相关并发症的发生，包括气道损伤、呼吸机依赖及呼吸机相关肺炎（VAP）等。VAP的发生可导致ICU患者死亡风险显著增高，可达30%~50%甚至以上。因此，最大限度减少人工气道留置的时间，减少人工气道相关并发症，是危重患者治疗的一个重要目标。但过早撤机将可能需要再次插管，再插管的患者死亡风险明显增高。为兼顾IV和NIV的优点，使患者从机械通气治疗中获益最大化，在充分改善呼吸功能的同时避免并发症的发生，中华医学会重症医学分会撰写的慢性阻塞性肺疾病急性加重患者的机械通气指南中提出，对尚未达到传统撤机标准而提前拔管的患者应早期应用NIV。

中华医学会重症医学分会撰写的慢性阻塞性肺疾病急性加重患者的机械通气指南（2007）提出IPPV的撤机条件为：①引起呼吸衰竭的诱发因素得到有效控制；②意识清楚，可主动配合；③自主呼吸能力有所恢复；④通气及氧合功能良好（PaO_2/FiO_2 >250mmHg，PEEP<8cmH_2O，pH>7.35，$PaCO_2$达缓解期水平）；⑤血流动力学稳定（无活动性心肌缺血，未使用升压药物或升压药剂量较小）。自主呼吸试验（SBT）能够用于撤机前的参考。NIV辅助撤机需要对患者进行谨慎评估。对感染为主要诱发因素的患者，在痰液引流明显恢复时，尽管肺部感染未彻底控制，在气道损伤不明显的情况下应尽早行NIV序贯治疗；对肺感染因素为主要引发因素者，应在诱发因素明确后尽早改用NIV。同时，不适于采用NIV辅助撤机的因素包括：患者一般情况差或严重营养不良；生命体征不稳定；伴严重的肺外重要器官衰竭；伴严重且难以纠正的电解质紊乱；无法配合NIV的情况，如戴鼻/面罩的上气道或面部损伤等；咳嗽反射弱或咳痰无力；基础肺功能很差，需要较高呼吸支持水平。这些患者应在上述因素排除后改用NIV，或满足IV撤机条件后撤机并拔管。NIV 辅助撤机的关键在于把握有创-无创切换的理想时间点。我国学者王辰教授等提出“肺部感染控制窗”的概念，定义为人工气道建立、痰液引流并合理应用抗生素后，肺部感染得到控制的阶段，临床上表现为 IV 5~7 天后痰量减少、痰液黏度降低、体温下降、白细胞计数降低、影像学支气管-肺浸润影缩小。在此阶段，痰液引流的问题已不突出，COPD 患者严重的高碳酸血症型呼吸衰竭趋于稳定，而呼吸肌疲劳相对显著，需通气支持。将这一阶段作为用 NIV 代替 IV 的最佳时间点，既能够进一步改善通气不足、缓解呼吸肌疲劳，同时又能避免下呼吸道感染和呼吸机相关肺炎的发生，也能减少医疗费用。多项随机对照研究证实，根据 PIC 窗切换 NIV，能够减少 ICU 停留时间和降低病死率，但如果对无创通气技术不熟悉，在进行序贯通气时有可能会增加病死率。因此，临床上应重视培训、技巧和诊治能力的提高和密切观察，确保对 PIC 窗的识别。此外，国外有研究以通气时间为标准，在气管内机械通气早期对 T 管撤机试验失败的患者施行 NIV 辅助撤机或 IV，前者可缩短机械通气时间、降低院内感染率，生存率提高或不变。

有创-无创序贯通气应建立在对疾病病理生理机制的认识的基础上，同时需具备 NIV 设备条件和操作技术。规范操作、对通气模式和参数的合理调节是保证有创-无创序贯治疗成功实施的重要因素。改用 NIV 后应注意密切监测患者情况，尤其是临床表现、SpO_2和血气指标三个方面的监测。根据患者的临床表现，包括呼吸困难程度、呼吸频率、心率等调整呼吸机连接和参数设置。监测 SpO_2可快速指导 AECOPD 患者控制性氧疗的吸入氧气浓度调节，尽量维持 SpO_2在 0.90 左右。

有创-无创序贯通气策略是慢性呼吸衰竭的急性加重，尤其是 AECOPD 患者早期拔管的有效治疗手段。临床上可将 PIC 窗作为 IV 到 NIV 的切换点，充分发挥二者的优势，提高疗效，同时减少呼吸机相关并发症的发生。一项系统综述的研究总结了目前为止的所有符合要求的序贯通气的临床研究，明确了 PIC 在序贯通气中的地位，慢性阻塞性肺疾病呼吸衰竭患者根据 PIC 进行序贯通气，可以减少病死率和再插管率，而撤机失败率没有增加。近期研究显示，在慢性阻塞性肺疾病呼吸衰竭患者肺部感染不严重时，无创通气可辅助 SBT 撤机；若肺部感染较为严重，则需要根据肺部感染控制窗进行有创-无创的序贯治疗。但目前还没有数据比较根据达到 PIC 后无创序贯与达到 SBT 撤机标准后序贯无创的疗效。

（黄种杰）

第三章　无创正压通气

无创正压通气是指不经过人工气道的机械通气方式，包括经鼻塞、喉罩等装置通气，但主要是经鼻罩、面罩无创正压通气（NIPPV、NPPV、NPV）。NIPPV 主要用于 OSAHS、中枢性睡眠呼吸暂停综合征、特发性中枢性低通气、神经-肌肉疾病、COPD 慢性呼吸衰竭或急性加重、急慢性左心功能不全患者，也用于 ARDS、急性重症肺炎、慢性肺间质疾病、支气管哮喘、肺囊性纤维化合并呼吸衰竭，以及心、肺功能较差的术后患者。不少研究显示，NIPPV 的成功率达 60%～90%，气管插管率降低，院内感染率显著下降，住院时间缩短，病死率降低，医疗费用下降。近年来，除一般总结性文章外，前瞻性、随机对照性研究也逐渐增多，但这些研究多选择性较强，与临床实际情况差别较大。NIPPV 在国内有滥用的趋势，值得注意。

第一节　经面（鼻）罩机械通气的基本知识

NIPPV 一般用于气道-肺功能损害轻、神志清醒的患者，随着人们对呼吸生理认识的逐渐深入和通气设备的改善，NIPPV 的适应证扩大，现广泛用于多种呼吸衰竭的预防和治疗。

一、经面（鼻）罩无创正压通气的概念

无创机械通气包括 NPV 和 NIPPV，前者由于设备性能和功能的限制，临床应用有限，后者则取得了显著进展，临床应用广泛，简称无创通气或经面（鼻）罩通气。人工气道机械通气需将气管导管放置在气道内，具有创伤性，也称为有创通气，故机械通气是有创还是无创取决于操作手段，而与呼吸机无关。与传统呼吸机的高动力、低流量相比，BiPAP 呼吸机的通气动力虽小，但送气流量非常大，具有漏气补偿、吸气调和与同步性好等优点，故特别适合无创通气，习惯上也称为无创性呼吸机。

二、NIPPV 的理论基础

胸肺 P-V 曲线是合理机械通气的主要生理学基础。正常 P-V 曲线分为两段一点，即陡直段和高位平坦段，两段交点为高位拐点（UIP）。在陡直段，压力和容积变化呈线性关系，较小的压力变化即能引起较大的 V_T 变化。若在该段进行 NIPPV，则面罩的动态无效腔小，漏气少，胃胀气的发生率低。在高位平坦段，较小的 V_T 变化即可导致压力的显著升高，从而导致相反的通气效应，故强调高压低于 UIP。因此，NIPPV 与人工气道机械通气的基本原则相似。UIP 位于肺容积占肺总量（TLC）的 85%～90%和跨肺压 35～50cmH_2O 的位置，相当于控制通气时 35cmH_2O 的平台压，或吸气末肺容积（Vei）等于 20mL/kg 的水平。与人工气道机械通气相比，NIPPV 具有更大的不稳定性，故对高压的要求更严格，

一般不应超过 30cmH_2O。

1.正常肺疾病　主要见于颅脑疾病和神经-肌肉疾病。正常成人陡直段的平均肺容积大约为 2 400mL,理论上可用小 V_T,也可用常规 V_T或较大 V_T通气。通常情况下,由于重力作用,下肺区血流量多,肺泡有陷闭倾向,但自主呼吸时,通过膈肌的代偿作用,下肺区通气量增加,从而防止肺泡的陷闭。机械通气时,由于自主呼吸被部分或全部取代,其代偿作用减弱或消失,故有加重肺泡陷闭和降低肺顺应性的作用。因此,在气道-肺基本正常的呼吸衰竭患者,必须使用较大 V_T和较慢 RR 进行 NIPPVs。若应用常规 V_T,应加用 3~5cmH_2O 的 PEEP。此类患者需要的通气压力非常低,故容易接受 NIPPV,除非有明显呼吸道分泌物引流不畅。

2.气流阻塞性疾病　常见于 COPD 和危重支气管哮喘,其 P-V 曲线的特点为:FRC 显著增大,出现 PEEPi,陡直段显著缩短。

(1)COPD:存在气道动态陷闭,FRC 增大至 67%以上,陡直段的肺容积在 1 000mL 以下,甚至仅 300~400mL。若采取传统深慢呼吸方式,用较大 V_T,将会超过 UIP,产生过高的峰压,导致 NIPPV 的失败;而较高 PEEPi 又可使患者和呼吸机吸气、呼气时相不一致,因此初始机械通气应选择小 V_T和合适 PEEP。一般强调 PEEP 在 PEEPi 50%~85%的水平时(为 4~6cmH_2O)可改善人机配合,又不影响呼吸力学(即不增大气道峰压和平台压)和血流动力学;待病情好转,FRC 下降后再逐渐增加 V_T,采取深慢呼吸形式。这样患者就比较容易接受 NIPPV。

(2)支气管哮喘:与 COPD 相比,危重支气管哮喘的主要特点是气道黏膜水肿和平滑肌痉挛,其 P-V 曲线陡直段的肺容积更小,PEEPi 更高。用低水平 PEEP 可扩张气道,对肺泡内压影响不大,但较高水平的 PEEP 不能使水肿、痉挛的气道进一步扩张,反而使气道和肺泡内压明显升高,因此 PEEP 应严格控制,一般不超过 5cmH_2O,由于气道阻力和 PEEPi 特别高,患者较难接受 NIPPV,故需及早建立人工气道;少部分轻症患者可试用无创通气,或经简易呼吸器治疗好转后,再过渡至用呼吸机无创通气。

3.肺实质疾病

(1)ARDS:典型 ARDS 的 P-V 曲线出现低位平坦段和低位拐点(LIP),且 FRC 和 TLC 显著减少,陡直段显著缩短,这与其病理改变有关。尽管典型 ARDS 为双肺弥漫性病变,但有重力依赖性,大体分为高位正常肺区(30%~40%)、低位实变肺区(40%~50%)、中间陷闭肺区(20%~30%)。陷闭肺区导致 UIP 出现,并导致呼气期分流和严重低氧血症,切变力增大和损伤,局部肺血管收缩和肺循环阻力增加。LIP 大体为陷闭肺泡同时开放点或区间。PEEP 等于或略高于 LIP 的水平时,可消除陷闭区,使呼气末肺容积增大至 50%以上,从而可大幅度改善氧合、减轻肺损伤和改善肺循环。PEEP 的经验数值为 8~12cmH_2O,故机械通气时,不仅强调控制高压,也需选择适当的低压。从 LIP 至 UIP 的成人平均肺容积大约为 1 200mL,故除非晚期患者,机械通气时采取常规 V_T(8~12mL/kg)即可,故长时间应用 NIPPV 有一定难度,但轻症患者也比较容易满足上述通气特点。

(2)其他肺疾病:如肺水肿、慢性间质性肺疾病等需要的通气压力、PEEP 更低,容易接受 NIPPV。

第二节　经面(鼻)罩机械通气的同步

同步性是保障NIPPV能否顺利进行的最主要因素。呼吸机送气及胸肺的扩展和回缩一致称为同步,它包括呼吸周期的各个阶段,其中呼气被动,影响最小。

一、吸气触发同步

1.自主呼吸时的同步

(1)健康人:FRC约占TLC的40%,胸廓和肺处于良好的弹性平衡状态,PEEPi为0,气道-肺阻力非常低,一旦有自主吸气动作,肺泡内压迅速降至0以下,并与外界大气产生压力差,外界气体迅速进入呼吸道和肺泡,即吸气气流和吸气动作几乎同时发生,表现为良好的同步。

(2)气流阻塞性疾病:不仅气道阻力升高,也出现PEEPi,自主吸气动作发生后,胸腔内压下降,肺泡内压也相应下降,但仍大于0,不能产生气流,导致本体感受器兴奋,呼吸肌加强收缩,直至胸腔内压下降使肺泡内压小于0,才会导致气道内压"缓慢"下降,最终使接近鼻腔或口腔处的气道内压低于0,产生气流,即患者气流产生和吸气动作有一个较长的时间差,不容易同步。

(3)肺实质疾病:肺弹性阻力显著增大,黏性阻力和惯性阻力也明显增大。但与气流阻力相比,其时同步性的影响要小得多。

上述时间是呼吸系统病变本身造成的阻力升高,称为阻力时间。

2.经面(鼻)罩正压通气时的同步

(1)人工气道机械通气:患者需克服上述阻力及人工气道的阻力后,才能克服触发阻力(触发灵敏度),使气道内压降至触发水平,该时间称为触发时间。事实上,呼吸机为机械装置,各部件皆有一定的惯性,特别是呼吸阀,故从触发水平到呼吸机送气仍需一定时间,称为延迟时间或反应时间。故与自主呼吸相比,人工气道机械通气的同步时间延长。

(2)面(鼻)罩机械通气:与人工气道相比,面(鼻)罩的阻力非常低,BiPAP呼吸机的反应时间也非常短,同步性明显改善,非常适合NIPPV。

二、降低阻力、改善同步的措施

上述分析显示,改善无创通气同步性的主要措施是降低呼吸阻力。

1.呼吸阻力　必须通过合理药物治疗和通气参数的合理调节使通气阻力(主要是气道阻力和PEEPi)显著下降后才能缩短同步时间,改善同步性。

(1)COPD:气流阻塞主要是气道动态陷闭所致,机体表现为慢性过程和逐渐适应,PEEPi较低,合理机械通气,如应用PSV模式,用较高的支持压力可显著减慢RR,降低PEEPi;适当应用PEEP(4~6cmH_2O)可有效对抗气道陷闭和PEEPi,因此容易达到同步要求,这与上述力学改变的要求是一致的。

(2)支气管哮喘:尽管RR可能不快,但由于存在短时间内无法克服的严重气道阻塞和高水平 PEEPi,同步时间显著延长,因此患者不容易接受 NIPPV,常需建立人工气道和使用镇静剂、肌松剂,这与上述呼吸力学要求是一致的。

2.触发水平 吸气动作克服胸肺-气道阻力,使感受器的压力下降或流量等达触发水平才可能使呼吸机送气,因此触发水平的设置非常重要。

(1)压力触发:理论上触发水平接近于0,同步时间最短,但也容易导致假触发和人机配合不良,因此压力触发常设置在-2~-1cmH_2O 的水平。

(2)流量触发:触发的敏感度和稳定性好,应首选,一般选择 2~4L/min。远端流量触发对漏气非常敏感,容易导致假触发;近端触发容易因分泌物阻塞而导致敏感度下降,皆需注意和应监测和处理。

(3)现代 BiPAP 呼吸机的复合触发:NIPPV 时,经常存在漏气,用传统多功能呼吸机容易发生假触发,需经常调节;BiPAP 呼吸机的运转是以适度漏气为基础的,具有漏气补偿功能,可显著减少或避免假触发,同步性要好得多,特别适合 NIPPV。

单纯对吸气触发而言,现代 BiPAP 呼吸机具有自动跟踪功能(如 auto-track 技术),其流量触发是可变的,同时具有可变的容积和形态等触发方式,触发的敏感性和稳定性进一步提高,是目前 NIPPV 时“最优越”的同步触发技术。

3.延迟阻力 新式呼吸机的反应时间显著短于老式呼吸机,同步性显著改善。采用伺服阀或类似于伺服阀的反应时间也短于传统按需阀。BiPAP 呼吸机和现代多数新型多功能呼吸机皆采用伺服技术,延迟阻力非常低,反应时间显著缩短,同步性非常好。

4.吸气过程同步 是指吸气流量形态、大小和潮气量符合患者的通气需求及吸气气流能够在适当的时间内进入气道。

(1)气流量:V_T应适当大,否则不能满足患者的吸气需求;若 V_T足够大,而吸气初始流量不足,也将导致呼吸肌做功增加和呼吸窘迫。在患者呼吸增强的情况下,流量近似递减波,峰流量较高;若患者呼吸波动较大,V_T或吸气流量变化也相应较大,若选择定容型模式,宜用递减波,并给予较高的峰流若和较大的 V_T,且根据病情变化适当调整;若选择定压型模式,应使吸气压力坡度为 0 或接近于 0,并给予较高的通气压力。总体上,定容型模式不容易满足上述需求,定压型模式更优越;自主型模式,如 PSV、PAV、NAVA 和 VSV 等,V_T、吸气流量的波形和大小随自主呼吸的变化而变化,同步性更好。

(2)吸气时间:传统呼吸机采用按需阀送气,若呼吸机在预设屏气阶段产生自主吸气动作,呼吸机不能送气,将产生“窒息样”呼吸;在预设吸气时间内产生自主呼气动作,将导致严重人机对抗,两种情况都可导致跨肺压显著增大,容易严重漏气。BiPAP 呼吸机和部分现代新型多功能呼吸机采用伺服阀或类似伺服阀的装置,可显著改善上述情况,较好地适应 NIPPV。

5.吸呼气转换同步 通气模式的吸呼气转换方式符合自主吸气的终止方式将有良好的同步性。目前常用的转换方式有时间转换、流量转换(见于 PSV 及其衍生模式)和自动转换(PAV、NAVA),其中前者不考虑患者自主吸气的终止与否,达预设要求即终止送气,容易导致人机同步不良,而流量转换则取决于自主吸气的变化,因此 PSV 和 PAV 模式的同步性进一步改善。采用 auto-track 技术时,吸呼气转换的流量自动调节,同时具有形态转换,从而使 PSV 的吸呼气转换进一步改善。

第三节　影响经面(鼻)罩机械通气的因素

上述机械通气的同步是影响 NIPPV 的重要因素。同步主要包括吸气触发同步、吸气过程和吸呼气转换同步,前者主要取决于呼吸机反应时间、触发的敏感性和稳定性;后者主要取决于呼吸机性能、模式选择和参数设置。面罩性能及其连接方式、通气技术和护理水平、患者的选择皆是影响治疗效果的重要因素。

一、呼吸机的选择和通气调节

1.呼吸机性能的改善和功能的增加

(1)呼吸机反应时间:反应时间越短,同步性越好。目前大部分多功能呼吸机和 BiPAP 呼吸机的反应时间仅数十毫秒,适合绝大部分患者;早期中低档呼吸机,如 Bird 6400 的反应时间超过 100 毫秒,对高 RR 的 ARDS 或重症肺炎患者是不合适的。

(2)触发灵敏度:可人为调节,越高越不敏感;越接近 0,越敏感,但也容易导致伪触发和人机配合不良,因此触发灵敏度必须维持在适当水平,才能保持稳定的 NIPPV。流量触发较压力触发稳定,应首选。如上述,新型 BiPAP 呼吸机采用多种同步技术,如 auto-track 等技术,自动跟踪呼吸过程的各个阶段,其流量触发的大小是可变的,还具有可变的容积和形态等触发方式;其吸呼气转换的流量和形态也自动调节,触发的敏感性和稳定性提高,同步性更好。

(3)BiPAP 呼吸机的综合性能:通气能力和通气压力也影响同步性,如 BiPAP 20 型呼吸机对高通气量的 ARDS 和高气道阻力的支气管哮喘患者不合适。与常规"高档"呼吸机相比,用 BiPAP 呼吸机进行 NIPPV 有以下特点:①优点:呼吸机送气、屏气过程中皆允许患者自主呼吸,容易保障充足的气流供应;通过漏气孔呼气,吸气过程中发生呼气,气流可通过漏气孔呼出,避免明显人机对抗,故吸气过程和吸呼气转换的同步性好;漏气补偿;体积小,应用方便;②相似点:反应时间短,流量触发;③缺点:通气动力小。因此,在气道-肺实质无病变,或仅有轻-中度病变的患者应首选 BiPAP 通气。当然现代 BiPAP 呼吸机性能和功能(见上述)的进一步提高,其适应证明显扩大。

(4)应用 BiPAP 呼吸机容易忽视的问题:BiPAP 呼吸机的漏气补偿仅适用于吸入室气的补偿,对氧气吸入无作用;漏气量大时将伴随大量氧气漏出,这必然伴随 FiO_2 的降低,导致低氧血症进一步加重,但临床上容易忽视。

(5)BiPAP 呼吸机通气模式的选择

1)基本模式:S 键相当于 PSV+PEEP 模式,T 键相当于 PCV+PEEP 模式,S/T 键相当于 PSV/PCV+ PEEP 模式;还有 CPAP 模式,不同呼吸机的调节方式不同。现代呼吸机几乎皆有上述模式衍生的智能型模式,部分有 PAV 模式。

2)通气模式特点:P-A/C 为指令性通气模式,主要用于自主呼吸能力较差的患者;PSV、PAV 为自主性通气模式,主要用于自主呼吸能力较强的患者;CPAP 主要用于 OS-

AHS、心源性肺水肿或轻症慢性阻塞性肺疾病呼吸衰竭患者的治疗，其智能模式 auto-CPAP 主要用于 OSAHS 患者的治疗。PSV、P-A/C 衍生的智能型模式分别是 VSA 和 PRVCV；两者可综合设置，其别称为 AVAPS 或 iVAPS，皆较传统呼吸机的智能化程度有所提高，若能应用得当，可更好地用于无创通气，但实际上有较多问题(详见下述)。

(6)多功能呼吸机通气模式的选择：理论上 NAVA 有最好的人机关系；双相气道正压(BIPAP)和适应性支持通气(ASV)等也有各自的自主呼吸、指令通气特点。

笔者用 PSV 和 P+A/C 模式完成了绝大部分 NIPPV。

因此，从呼吸机的性能和功能上讲，现代多功能呼吸机可较好满足 NIPPV 的需求，但 BiPAP 呼吸机更优越。

2.机械通气模式和多数的合理选择和调节

(1)通气模式的选择：首选以自主通气为主的 PSV 及其衍生模式；也可选用以指令通气为主的 A/C 或 SIMV 模式，包括定压和定容模式及其衍生模式。

1)V-A/C 模式：输出气流量多为方波，对面部冲击较大；患者又处于被动吸气状态，易形成湍流，导致吸气阻力显著增大；气体完全或绝大部分靠被动通气进入气道，故气道峰压升高，漏气机会增多，所需固定带的拉力也相应增加，患者舒适性下降。

2)定压型模式：如 P-A/C(在 BiPAP 呼吸机相当于 T 键)，输出气流为递减波，上述情况改善，通气效率增加。

3)自主性模式：如 PSV，除有 P-A/C 模式的优点外，尚有以下特点：患者吸气期始终处于主动吸气状态，肺和气道扩张，阻力减少，气流以相对较多的“层流”成分进入气道，最终靠胸廓的主动扩张和通气正压的双重作用进入肺泡，故产生同等大小 V_T所需通气压力较低，不仅可减轻气流对面部的冲击，也使面罩及面颈部的扩张程度减轻，动态无效腔减小，V_A增加，故 PSV 可首选。新型自主性通气模式，如 PAV、NAVA 在理论上较 PSV 有更好的人机关系，也可选用，但需积累更多经验。

PSV 需以一定的中枢敏感性及呼吸肌力最为基础，故在合并中枢性睡眠呼吸暂停或昏迷及有严重呼吸肌疲劳的患者，经短时间机械通气后，随着呼吸窘迫减轻，刺激因素减弱，呼吸中枢驱动水平下降，常出现自主 RR 缓慢，V_T不足，甚至不能触发呼吸机送气，此时需改用 P-A/C 模式。

(2)通气参数的调节原则：通气参数的调节大体分三个阶段：适应、维持和撤离机械通气。首先是精细调节通气压力(定容型模式间接通过流量和 V_T调节)，使患者较好地接受面罩通气，高水平医务人员大约需要 30 分钟即可实现；然后是在患者基本适应机械通气后，增大通气压力，使病情逐渐改善；最后是逐渐降低辅助强度，使患者顺利撤机或在低水平辅助强度水平长时间维持。

二、面罩性能的改善和固定方法的改良

1.面罩材料和固定方法

(1)基本面罩类型：为气垫型，包括硬质的塑料主体和周边可充气的塑料气垫或橡胶气垫(后者逐渐被淘汰)。面罩壳状主体应透明，可观察面罩内凝结的水分、分泌物等变

化。塑料气垫比橡胶气垫组织相容性好,舒适度高,更容易为患者所接受。气垫内压以20~30mmHg为宜,这可保证面罩气垫的适度充盈。充盈过度,易导致气垫与面部接触面积的减少和接触面的不均匀;充盈不足,可导致面罩硬质主体对面部的压迫。

(2)基本连接类型:面罩多通过固定直管或可旋转弯管与呼吸机连接,后者可变性大,更易为患者所接受,有逐渐取代前者的趋势。固定方法常用扣拉式橡胶皮带或黏拉式布带,前者密闭性好,后者取戴方便,应根据具体情况选用。因毛细血管动脉端的压力约为30mmHg,故气垫对面部的压力尽量控制在30mmHg以下。鼻罩舒适度高,但也容易大量漏气,影响通气效果,应根据情况选择。

(3)现代面罩类型:主要为硅胶面膜型面罩,通过旋转弯管与呼吸机连接,常规采用三点固定。

(4)面罩的密闭性和舒适性:是影响疗效的主要因素。

1)早期橡胶面罩:早期(20世纪90年代),用组织相容性差的橡胶气垫面罩,为垂直直管连接,用扣拉式橡胶皮带固定,且仅重视密闭性,结果有27.3%的患者发生鼻梁部和下齿龈部糜烂。

2)中期塑料气垫面罩及其改进型:后来研究者逐渐改用塑料气垫面罩,对部分漏气明显的患者加用特制双面黏胶布,面罩气垫也注意适度充盈,固定方式也从扣拉式改为黏拉式,固定压力也尽量不超过30cmH_2O,结果糜烂的发生率降至6.9%。

3)后期硅胶面膜型面罩:在上述基础上研究者改用硅胶面膜型面罩(为旋转弯管),采用三点固定,取得了更好的效果,面部糜烂发生率不超过3%。目前笔者用硅胶面膜型面罩取代了气垫型面罩,患者依从性和通气效果皆不断改善。

4)硅胶型和气垫型面罩的区别:硅胶型面罩有更好的力学特性。气垫型面罩吸气时弹性扩张,容易漏气,呼气时回缩,对面部的压迫加重;若用面膜型面罩,吸气时,一方面面罩硬壳弹性扩张,另一方面气流压迫面部,使面罩密闭性改善,呼气时通气压力消失,面罩对面部的压迫减轻。

与四点固定相比,三点固定更符合力学原理,压力分布最均匀,密闭性和舒适性更好。

2.面罩无效腔对通气效果的影响

(1)人工气道连接的特点:无效腔小;气道阻力明显增大,显著延缓自主吸气触发呼吸机送气。

(2)面(鼻)罩连接的特点

1)面罩容积和面罩无效腔:两者是完全不同的概念,前者是罩内的含气容积,一般为100~150mL;后者是面罩固定在面部通气时,实际容纳的呼出气容积,比前者小得多,甚至接近0。由于面部突出的鼻骨、颧骨及其覆盖的软组织,面罩放置在面部后,实际含气容积将明显下降,通气过程中,呼气结束后容纳在其中的呼出气形成无效腔,但比面罩容积小得多。用BiPAP呼吸机通气时,由于持续气流对呼出气的冲洗作用,无效腔进一步减少。若在面罩氧气接头上给予氧气吸入,后者进一步产生冲洗作用,无效腔又有所减小,若氧气流量足够大,则无效腔接近0。因此,将面罩容积定义为无效腔是错误的。

2)面罩连接的特点:无效腔有所增大,气道阻力基本不增加;且面罩对高速呼吸气流有一定的缓冲作用，患者容易耐受，特别是应用自主性通气模式时，因此其总体效应可能是对通气无不良影响。

3）影响面罩无效腔的其他因素：在不同条件下，面罩无效腔是可变的，气道压力增大，面罩动态扩张度增加，无效腔增加；反之减小。应用持续气流或流量触发时，在呼气期和吸气初期，主机气流未产生的，由于辅助气流冲洗，无效腔减小；而压力触发，又不存在持续气流时，无效腔增加。应用控制型模式，缺乏自主呼吸扩张肺和气道的作用，阻力大，无效腔增加；应用自主性通气模式，阻力减小，无效腔减小。气道阻塞性疾病，呼吸较慢，无效腔通气少；肺实质疾病，呼吸较快，无效腔通气增加。在气道阻塞性疾病，应用流量触发（或持续气流）、选择自主性通气模式，无效腔可显著减少。

3.面罩阻力和密闭性对机械通气的影响

（1）气管插管的特点：显著增加气道阻力，常规插管（指 7~9 号导管）可导致局部阻力增加数十倍，需 7~9cmH_2O 的支持压力才能克服，因此在辅助或自主性通气的患者，气管插管可显著增加呼吸功，延缓自主吸气压力向感受器的传导，延长同步时间。

（2）面罩的特点：基本不增加阻力，故不增加呼吸功，也不影响呼吸机的同步性，因此应用得当，将有更好的人机关系。

面罩容易漏气，一旦漏气将延迟气路压力的下降，干扰气路基础流量，延长同步时间，特别是对压力触发影响更大，因此在维持舒适性的前提下，应尽量保障面罩连接的密闭性。由于 BiPAP 呼吸机具有强大的漏气补偿能力，故对无创通气效果的影响不大。

三、通气技术的提高

NIPPV 除应尽可能符合上述要求外，还强调符合患者的呼吸生理和心理状态。

1.初始无创通气　患者突然从开放的自然呼吸过渡至密闭的正压通气，多有不同程度的不适感，因此通气前应做好解释工作，取得患者的配合。

2.昏迷患者初始通气　初始通气加强管理，使 PaCO_2尽快下降，促使其神志转清；清醒后的配合对维持疗效也很重要，一旦清醒需及时做好解释工作。

3.通气过程要符合呼吸生理特点　模式选择和参数调节上要符合呼吸生理，不能强求动脉血气是否正常，或改善的速度是否足够快。必要时用简易呼吸器过渡，先随患者自主呼吸做小 V_T通气，待患者适应后，逐渐增大 V_T，随着低氧血症的改善和 pH 回升，RR 减慢，患者自然会接受 NIPPV。

4.头羊效应　单独 1 位或 2 位患者常因恐惧、顾虑而不愿接受面罩通气，但 3 位或更多患者同时进行 NIPPV，相互之间会进行攀比，导致其主动性增强，可显著改善其依从性，形成良性循环。

四、患者的选择

不同疾病有不同的选择方式，下面将分别介绍。本处强调要及早应用，不要等患者昏迷后才通气，否则将增加通气的难度。但病情较轻时，患者对呼吸支持的需求不高，不容易接受无创通气。中等严重程度（如 PaCO_2 60~80mmHg）、有明显呼吸肌疲劳的患者，对通气需求高；一旦接受无创通气，患者的呼吸窘迫将迅速改善，依从性显著提高，是无创通气的“最佳”时机。随着应用技术的提高,可逐渐扩大至轻症、重症患者。

第四节　经面(鼻)罩机械通气的优点、问题和处理对策

与人工气道相比,经面(鼻)罩机械通气有不同的特点,也容易发生不同的问题,其处理对策也有一定差异。

一、无创通气的优点

1.无创的优点　NIPPV 避免了人上气道对呼吸道黏膜的损伤,保护了会厌和声门的防御功能,有助于防止口咽部分泌物的吸入,且使患者维持一定的自主活动能力和咳痰能力,显著减少使用胃管的机会。

2.通气的优点　由于较多应用 PSV 等自主性模式和间断停用呼吸机,可在保障呼吸肌充分休息的基础上,防止呼吸肌的失用性萎缩,促进疾病的康复,这对慢性呼吸衰竭(如 COPD)更有利。

3.总体优点　显著减少医院内交叉感染的发生机会,缩短机械通气时间和住院时间,减少医疗费用和护理工作时间。

二、无创通气的主要缺陷及处理对策

1.主要缺陷

(1)不宜实施无创通气的情况:在一般情况较差、生命体征不稳定、呼吸微弱、呼吸道分泌物引流较差的患者,无创通气难以有效发挥改善引流和生命支持作用,不宜应用。

(2)难以实施无创通气的情况:在生命体征稳定、呼吸较强的患者,无创通气有更多难以觉察和避免的缺陷,但容易被忽视,是导致机械通气失败的重要因素,主要见于下述情况。

1)实施最佳通气策略:如 ARDS 的肺开放通气、ARDS 和危重哮喘的定压通气和允许性高碳酸血症(PHC)通气。前者需要较高的通气压力和较大剂量的镇静剂、肌松剂;后者则需要较大剂量的镇静剂、肌松剂。

2)有效减轻切变力损伤:肺泡的动态陷闭、呼吸增强增快是产生切变力损伤的主要机制,主要见于 ARDS、重症肺炎、急性肺间质疾病、肺水肿。此时常需要较高水平的 PEFP,也常需要较大剂量的镇静剂、肌松剂。

3)有效控制负压性肺水肿:各种肺实质疾病导致的呼吸增强、增快或人机对抗不仅容易发生切变力损伤,也容易同时或单独发生负压性肺水肿,也需要较大剂量的镇静剂、肌松剂。

4)有效控制氧耗量的过度增大:各种肺实质疾病导致的呼吸增强、增快或人机对抗会导致氧耗量的大幅度增加,甚至超过总氧耗量的 30%,导致组织供氧的进一步恶化,也需要较大剂量的镇静剂、肌松剂抑制过度的自主呼吸。

上述情况主要是通气压力或 PEEP 过高,或需要较大剂量的镇静剂、肌松剂,无创通

气患者很难实施，但有创通气很容易做到。

（3）不容易有效保障胃肠营养：在呼吸较强的无创通气患者，插胃管比较困难，保障充足的营养更困难；而人工气道患者则容易实施胃肠营养。

（4）容易丧失建立人工气道的机会：患者自主呼吸能力较强、生命体征和氧合基本稳定是导致无创通气“无节制”实施的主要原因之一。而一旦准备气管插管时，需要的 FiO_2 常超过 80%。此时建立人工气道，不仅操作过程的风险极大，也可能因下述多种原因而导致插管后的氧合功能显著恶化，预后更差。主要原因有：①插管时需要镇静剂或麻醉剂，而此类药物多具有一定的扩血管作用。肺泡病变越严重的部位，缺氧越显著，肺血管收缩越明显。缺氧性肺血管收缩是一种代偿反应，有助于改善低氧血症；扩血管药对收缩的肺血管具有更强的扩张作用，容易导致 V/Q 失调加重和低氧血症恶化；②插管时导致口咽部和气管内分泌物的吸入，使部分小气道阻塞，导致 Qs/Qt 增加和 V/Q 失调加重，低氧血症进一步恶化。

2.处理对策　对不宜无创通气的患者应及早建立人工气道。对呼吸较强或有明显人机对抗的患者，若短时间（一般不超过 2 小时）无创通气后，患者仍需要持续超过 60% 的 FiO_2 或实际 RR 持续超过 30 次/分，应及早建立人工气道。若估计通气时间较短，可进行气管插管；若估计通气时间较长，则应及早行气管切开。建立人工气道后应及早调节通气压力，及早应用镇静剂、肌松剂，及早给予有效的胃肠道营养。

三、避免无创和有创机械通气的疾病状态

在重症肺炎、ARDS 或其他严重肺实质疾病的缓解期，患者对机械通气支持的需求显著降低；肺水肿明显吸收后就失去了对肺泡壁的支架作用；细胞的修复尚未开始或刚开始，特别容易发生气压伤，故患者一旦进入该阶段，就应迅速停机，不应该用无创通气过渡或进行所谓的康复治疗。

四、NIPPV 的适应证和禁忌证

原则上 NIPPV 可用于各种情况的呼吸衰竭，无绝对禁忌证，在不同疾病、不同呼吸机和不同的操作者有不同的要求，但以下情况不适合应用或慎用：①面型与面罩不配，漏气量太大或面罩对面部的压迫过强；②气道分泌物过多或大咯血；③一般情况差；④咳嗽反射较弱；⑤通气量波动大或明显人机对抗；⑥生命体征不稳定，如呼吸停顿或微弱、低血压，高危心律失常；⑦因单纯高碳酸血症导致的神志不清或精神状态明显不稳定；⑧呕吐或有高危吸入倾向者；⑨FiO_2 持续超过 60%。

五、无创通气的问题及处理

1.面罩漏气　面罩特点决定了漏气是必然的，这与人工气道有较大差别。如上述，漏气程度与面罩性能、固定方式、固定程度和气道峰压直接相关。在保障舒适度的基础上可适当增加固定带的拉力。选择定压型或自主性通气模式，降低通气压力，这与有创通气时对通气模式和参数的要求一致，后者主要是防治气压伤和机械通气对循环功能的抑制。

2.面部压迫性损伤　主要与面部结构特点、面罩对面部的压力(实质是压强)和面罩材料有关。鼻梁部和齿龈部的基本结构是骨骼,皮下组织少,容易引起压迫性损伤,应特别注意防护。气垫对面部的压力超过毛细血管静脉端的压力引起淤血,表现为皮肤潮红;超过毛细血管动脉端的压力并持续一定时间可引起缺血性坏死,表现为糜烂。强调选择与面部匹配的面罩;气垫充气以充满且张力不高为原则,尽可能选择硅胶面膜型面罩;间断停用呼吸机。

3.胃胀气　取决于患者状态、通气压力和患者的依从性。一般情况下,食管括约肌是对抗气体咽入和胃胀气的主要结构,其张力大约为30mmHg。昏迷、高龄患者的张力下降,且容易发生咽气和误吸;气道压力过高时发生咽气的机会也增加,故应尽可能降低压力、改善人机配合,必要时放置胃管。一旦发生胃胀气,应迅速放置胃管,给予负压引流;否则一旦胃内气体进入小肠,则处理将非常困难,且显著影响膈肌活动,降低 V_E 和患者的依从性,形成恶性循环。

4.吸入性肺部感染和刺激性结膜炎　也是常见并发症,前者与胃胀气和患者神志状态有关,后者则因面罩漏气引起。防治措施见上述。

(黄种杰)

第二篇　呼吸内科疾病诊治策略

第四章　上呼吸道感染

上呼吸道感染(upper respiratory tract infections,URTIs)是最常见的呼吸道感染性疾病,某些病种或病原体感染如流行性感冒具有较强的传染性。急性呼吸道感染常常由病毒引起,是先前健康的成人和儿童易患的最常见疾病。上呼吸道的解剖范围包括鼻腔-鼻窦、咽(鼻咽、口咽、喉咽)、喉和中耳及隆突以上的气管部分,凡是这些部位的感染都属于 URTIs,因此 URTIs 不是一个疾病诊断,而是一组疾病。由于强调的侧面不一,不同专业关于 URTIs 的含义并不完全一致。

病原体以病毒最常见,而细菌、支原体、衣原体、真菌、螺旋体亦有所见。RNA 病毒和 DNA 病毒均可引起此类感染,所产生的临床症状严重程度可表现为轻至感冒,重至肺炎或致死。每种病毒也可因宿主的年龄和免疫状态的不同,而表现为不同的临床症状。每一种与病毒感染相关的呼吸道症状,也可能由不同的病毒感染所致(表 4-1)。从本专业临床实践需要出发,本章仅讨论鼻炎和鼻窦炎、感冒和流行性感冒。

表 4-1　常见引起病毒呼吸道综合征的病毒种类与对应病症

病毒病原体	临床特征[a]							
	感冒	咽炎	气管-支气管炎	哮喘	毛细支气管炎	儿童	肺炎成人[b]	免疫低下者
流感病毒								
A 型	+	++	+++	++	+	++	++++	+
B 型	+	++	++	+	+	+	++	+
副流感病毒								
1 型	+	++	+	++++	+			
2 型	+	++	+	++	+			
3 型	+	++	+	+++	++	+++	+	+
呼吸道合胞病毒	++	+		++	++++	++++	+	++
人类偏肺病毒	+				++	++		±
麻疹病毒			+	+		++	+	+
鼻病毒	++++	++	+	+	+	+		±
肠道病毒	++	++			+	+		
冠状病毒	++	+		++				±
SARS 冠状病毒							+[c]	
DNA 病毒								
腺病毒		++	+	++	++	++	++	++

（续表）

病毒病原体	临床特征[a]							
	感冒	咽炎	气管-支气管炎	哮喘	毛细支气管炎	儿童	肺炎成人[b]	免疫低下者
单纯疱疹病毒	+				+	+		++
带状疱疹病毒						+	+	+
EB 病毒		++						
巨细胞病毒	+					++		++++

a.病因的相对频率半定量分级如下：+引起一些病例（病例的 1%～5%）；++相对常见原因（病例的 5%～15%）；+++常见原因（病例的 15%～25%）；++++主要原因（>25%病例）；±少有报道，偶尔的病例报道；b.5 岁以下的患者；c.仅在 SARS 暴发期间

第一节　鼻炎、鼻-鼻窦炎

鼻炎即鼻腔炎性疾病，是病毒、细菌、变应原、各种理化因子及某些全身性疾病引起的鼻腔黏膜的炎症。其主要表现为鼻腔黏膜充血、肿胀、渗出、增生、萎缩或坏死等。鼻窦黏膜的黏膜炎性病变，常常与鼻炎同时存在，因此通常也称为鼻-鼻窦炎。根据不同的病因、发病机制及病理改变等因素，鼻炎可分为急性鼻炎、慢性单纯性鼻炎、慢性肥厚性鼻炎、干燥性鼻炎、萎缩性鼻炎、干酪性鼻炎、变应性鼻炎、药物性鼻炎等。本节重点介绍急性鼻炎、慢性鼻炎、变应性鼻炎及急、慢性鼻-鼻窦炎。

一、急性鼻炎

急性鼻炎是由病毒感染引起的鼻黏膜的急性炎性疾病，俗称为感冒、伤风。症状包括鼻塞、流涕、发热等，病程通常为 7～10 天。急性鼻炎是人类最常见的疾病，四季均可发病，冬季更为多见。成人通常平均每年发病 2～6 次，儿童每年可发病 6～8 次（学龄儿童平均高达每年 12 次）。由于免疫系统的退化，老年人每年的发病率有所上升。

1.病因及发病机制　病毒为该病的致病微生物，各种呼吸道病毒均可引致本病，鼻病毒最为常见，其他如副流感病毒、冠状病毒及腺病毒也很常见，此外，尚有肠病毒、呼吸合胞病毒等。其中，由肠病毒引起的潜伏期最短，鼻病毒、呼吸合胞病毒及副流感病毒等潜伏期较长。呼吸合胞病毒、副流感病毒、冠状病毒引起的感染倾向于缺乏免疫性，以致一生中反复感染，鼻病毒、肠病毒、腺病毒可产生较长时期的免疫力。

常见的诱因有以下两方面。

（1）全身因素：受凉，过于劳累，烟酒过度，维生素缺乏，内分泌失调或其他全身性慢性疾病（如心、肝、肾）等。

（2）局部因素：鼻中隔偏曲，慢性鼻炎，鼻息肉等鼻腔慢性疾病；邻近的感染病灶，如慢性化脓性鼻窦炎、慢性扁桃体炎等。

当机体由于各种诱因而致抵抗力下降，鼻黏膜的防御功能遭到破坏时，病毒主要通

过呼吸道传染而侵入机体,原已潜伏于上呼吸道的细菌也生长繁殖,毒力增强,使本病在原发的病毒感染的基础上,合并细菌性继发感染,如链球菌、葡萄球菌、肺炎球菌、流感杆菌和卡他球菌等。

2.病理生理及病理　当病毒侵入鼻黏膜后,与鼻黏膜上皮细胞特异性结合。病毒在呼吸道的上皮细胞及局部淋巴组织中复制,引起细胞病变及炎症反应。病毒感染后释放的炎症递质包括激肽、白三烯、IL-1、IL-6、IL-8 和 TNF 等,导致血管通透性增加,使血浆渗入鼻黏膜,鼻腔腺体分泌物增加,出现流清涕、鼻塞等呼吸道症状,并产生发热、全身疼痛等全身症状。

早期血管痉挛、黏膜缺血、腺体分泌减少,进而血管扩张、黏膜充血、水肿、腺体及杯状细胞分泌增加、黏膜下单核细胞和吞噬细胞浸润。继发细菌感染者,黏膜下中性粒细胞浸润,纤毛及上皮细胞坏死脱落。恢复期,上皮及纤毛细胞新生,纤毛功能与形态逐渐恢复正常。

3.临床表现　整个病程可分为 3 期。

(1)前驱期:数小时或 1~2 天。鼻内有干燥、灼热感或异物感、痒感,少数患者眼结膜亦有异物感,患者畏寒,全身不适。

(2)卡他期:为 2~7 天。此期出现鼻塞,逐渐加重,频频打喷嚏,流清水样鼻涕伴嗅觉减退,说话时有闭塞性鼻音,咽部不适、咽干、咽痛;同时全身症状达高峰,如发热(大多为低热),倦怠,食欲减退及头痛等,如并发急性鼻窦炎则头痛加重。由于大量分泌物刺激和炎性刺激反应,鼻前庭可发生红肿、皲裂。

(3)恢复期:清鼻涕减少,逐渐变为黏液脓性,合并细菌感染时,鼻涕变为脓性,全身症状逐渐减轻。如无并发症,7~10 天后痊愈。而鼻黏膜的纤毛输送功能一般在 8 周左右方能完全恢复。

由于每次致病病毒的种类及其亚型不同,以及机体免疫功能和患者年龄的影响,本病的临床表现轻重不同。全身症状因个体而异,轻重不一,亦可进行性加重。多数表现为全身不适、倦怠、头痛和发热(37~38℃)等。小儿体内缺乏各种致病病毒的相关抗体,易患本病。小儿患病时,全身症状较成人严重,多有发热、倦怠,甚至高热(39℃以上)、惊厥。常伴有较明显的消化道症状,如呕吐、腹泻等。合并腺样体肥大时,鼻塞比一般重,妨碍吮奶,患儿哭闹不已。

4.辅助检查

(1)体格检查:鼻黏膜充血、肿胀,下鼻甲充血、肿大,总鼻道或鼻底有较多分泌物,初期为水样,以后逐渐变为黏液性、黏脓性或脓性,咽腔则表现为轻度充血。

(2)外周血常规:白细胞总数不高或偏低,淋巴细胞比例相对增加,重症患者可有白细胞总数和淋巴细胞数下降。

(3)病毒学检查:临床中开展较少,主要用于流行病学调查。可取呼吸道分泌物标本进行病毒分离或进行病毒特异性抗原及基因检测。

(4)血清检查急性期:发病后 7 天及恢复期后 2~3 周采集双份血清进行病毒抗体测定,后者抗体滴度较前者有 4 倍以上增高。

5.诊断及鉴别诊断　急性鼻炎的诊断主要依靠典型的临床症状，并在排除其他疾病的前提下确诊。

6.治疗及预后　急性鼻炎是一种自限性疾病，病程为7~10天。目前尚没有可直接治愈的药物，主要以对症治疗、缓解症状为主，同时注意休息，适当补充水分，保持室内空气流通，避免继发细菌感染。

(1)一般治疗：大量饮水，饮食清淡，疏通大便，注意休息，避免无根据的盲目静脉补液。静脉补液仅适合于：①因本病导致患者原有基础疾病加重或出现并发症者；②患者严重腹泻、呕吐或高热导致脱水、电解质紊乱者。

(2)药物治疗：药物治疗需根据不同人群的特点及急性鼻炎的不同症状，制订个体化的治疗策略。常用的药物类型有以下几种。

1)减充血剂：可以减轻黏膜充血、肿胀而减轻鼻塞，改善引流，小儿用药浓度适当降低。减充血剂的使用应在1周以内。

2)抗组胺药：有助于消除或减轻患者打喷嚏、流涕等症状，但第一代口服抗组胺药因其不良反应包括嗜睡、疲乏等，因此在特殊人群(如高空作业、车船驾驶或操作精密仪器等)需慎用，目前临床多用第二代口服抗组胺药及鼻用抗组胺药。

3)解热镇痛药：主要针对急性鼻炎患者的发热、咽痛和全身酸痛等症状。

4)抗菌药物：合并细菌感染或有可疑并发症时，全身应用抗菌药物治疗。

除此之外，若患者有相关症状，可适当予镇咳药及祛痰药进行对症治疗。

7.诊治精要

(1)本病致病微生物为病毒，因病毒血清型众多，故尚无特效抗病毒药物及疫苗。

(2)急性鼻炎是一种自限性疾病，病程为7~10天。

(3)小儿及年老体弱者患病时，全身症状通常较严重，预防是关键。

二、慢性鼻炎

慢性鼻炎是鼻黏膜及黏膜下层的慢性炎症。其主要特点是炎症持续3个月以上或反复发作，迁延不愈，间歇期亦不能恢复正常，且无明确的致病微生物，伴有不同程度的鼻塞、分泌物增多、鼻黏膜肿胀或增厚等障碍。根据慢性鼻炎的病理和功能紊乱的程度，可分为慢性单纯性鼻炎和慢性肥厚性鼻炎，前者是以鼻黏膜肿胀、分泌物增多为特征的鼻黏膜慢性炎症，后者是以黏膜、黏膜下层甚至骨质的局限性或弥漫性增生肥厚为特点的鼻腔慢性炎症。

1.病因　致病因素包括：全身因素、局部因素及职业与环境因素三个方面。

(1)全身因素：①慢性鼻炎常为一些全身性疾病的局部表现，如贫血、结核、糖尿病、风湿病、急性传染病后及慢性心、肝、肾疾病等，均可引起鼻黏膜长期淤血或反射性充血；②营养不良，如维生素A、维生素C缺乏，可致鼻黏膜肥厚，腺体退化；③内分泌失调，如甲状腺功能低下可引起鼻黏膜水肿；青春期、月经期和妊娠期鼻黏膜即可发生充血、肿胀，少数可引起鼻黏膜肥厚；④烟酒嗜好或长期过度疲劳，可致鼻黏膜血管舒缩功能障碍；⑤免疫功能障碍，如自身免疫性疾病、艾滋病、脉管炎、囊性纤维化及器官移植或肿瘤患者长期使用免疫抑制剂等。

(2)局部因素:①急性鼻炎反复发作或治疗不彻底,鼻黏膜未恢复正常,而演变成慢性鼻炎;②鼻腔及鼻窦的慢性炎症,或邻近感染灶的影响,如慢性扁桃体炎、腺样体肥大等,鼻黏膜长期受到脓性分泌物的刺激,促使发生慢性鼻炎;③鼻中隔偏曲、鼻腔狭窄、异物及肿瘤妨碍鼻腔通气引流,使病原体容易局部存留,以致反复发生炎症;④鼻腔用药不当或全身用药的影响,如长期滴用血管收缩剂引起鼻黏膜舒缩功能障碍,血管扩张,黏膜肿胀。

(3)职业和环境因素:职业或生活环境中长期吸入各种粉尘,如煤、岩石、水泥、面粉、石灰等可损伤鼻黏膜纤毛功能。各种化学物质及刺激性气体(如二氧化硫、甲醛及乙醇等)均可引起慢性鼻炎。另外环境中温度和湿度的急剧变化也可导致本病。

2.病理生理

(1)慢性单纯性鼻炎:黏膜深层血管慢性扩张,尤以下鼻甲海绵状血窦变化最明显。血管和腺体周围有以淋巴细胞和浆细胞为主的炎性细胞浸润,黏液腺功能活跃,分泌增多。鼻黏膜肿胀,表面光滑、湿润,一般呈暗红色,鼻甲黏膜柔软而富有弹性。若用1%~2%麻黄碱液作鼻黏膜收缩,则鼻甲迅速缩小。

(2)慢性肥厚性鼻炎:鼻腔黏膜固有层的动静脉扩张,静脉及淋巴管周围有淋巴细胞和浆细胞浸润。由于静脉及淋巴管回流受阻,静脉的通透性增高,黏膜固有层水肿,继而纤维组织增生、黏膜肥厚,当病变累及骨膜时,产生成骨细胞从而使下鼻甲骨增生肥大。鼻黏膜上皮纤毛蜕变、脱落,变成假复层立方上皮。下鼻甲明显肥大,或下鼻甲与中鼻甲均肥大,常致鼻腔堵塞。黏膜肿胀,呈粉红色或紫红色,表面不平,或呈结节状或桑葚状,尤以下鼻甲前端及其游离缘为明显。局部用血管收缩剂后黏膜收缩不明显。

3.临床表现与鉴别诊断　因上述两类慢性鼻炎在临床表现、体征及辅助检查上存在共性和差异性。

应注意慢性鼻炎主要是与结构性鼻炎相鉴别。结构性鼻炎是鼻腔存在一种或几种鼻腔结构解剖异常,如鼻中隔偏曲、中鼻甲反向弯曲等结构异常,常常会引起鼻腔通气及功能异常。两者不难通过鼻内镜检查及鼻部轴位及冠状位 CT 检查鉴别。

4.治疗

(1)病因治疗:找出全身、局部和环境等方面的致病原因,积极治疗全身疾病或排除之。

(2)局部治疗

1)局部糖皮质激素鼻喷雾剂:可以在炎症的各个阶段都发挥强大的抗感染、抗水肿效应,并能促进损伤的纤毛上皮修复,是目前治疗鼻黏膜炎症性疾病的一线药物。对于"妊娠期鼻炎"的患者局部慎用糖皮质激素鼻喷雾剂。

2)减充血剂:只有在慢性鼻炎伴发急性感染时才可使用减充血剂滴鼻,1~2次/天,并且一般应用时间不宜超过7天。儿童可短期应用浓度较低的此类药物,孕妇忌用。

3)其他:应用淡盐水或生理海水冲洗鼻腔。

(3)全身药物治疗:如果炎症比较明显并伴有较多的分泌物倒流,可以考虑口服小剂量大环内酯类抗生素。

(4)手术治疗:对于药物及其他治疗无效并伴有明显的持续性鼻塞的肥厚性鼻炎患

者,可考虑行手术治疗。

1)下鼻甲切除术:通过手术切除下鼻甲的一部分,使鼻甲组织变小,可以降低鼻腔阻力,改善鼻腔通气的状态。

2)低温等离子、激光微波下鼻甲手术:可通过消融肥大的下鼻甲黏膜或黏膜下组织,使鼻甲组织变小,从而改善鼻塞的症状。

3)下鼻甲骨折外移术:下鼻甲骨局部肥大或向内过度伸展者可行此手术。该方法一般不损伤下鼻甲黏膜,对鼻腔生理功能也无明显影响,并且术中、术后出血较少,是一种微创的手术。

5.诊治精要

(1)慢性鼻炎:主要特点是炎症持续3个月以上或反复发作,迁延不愈,间歇期亦不能恢复正常。

(2)慢性单纯性鼻炎:鼻黏膜肿胀,表面光滑、湿润,一般呈暗红色,用1%~2%麻黄碱液作鼻黏膜收缩,可使鼻甲迅速缩小;慢性肥厚性鼻炎:黏膜肿胀,呈粉红色或紫红色,表面不平,或呈结节状或桑葚状,弹性差。局部用血管收缩剂后黏膜收缩不明显。

(3)对于药物及其他治疗无效并伴有明显的持续性鼻塞的慢性肥厚性鼻炎患者,若患者有相关治疗意愿,可考虑手术治疗。

三、变应性鼻炎

变应性鼻炎是机体暴露于变应原后主要由IgE介导的鼻黏膜非感染性慢性炎性疾病。国内外大量的流行病学调查显示,近年来变应性鼻炎的患病率明显上升,导致较大的疾病负担。我国大陆地区变应性鼻炎的患病率为4%~38%。变应性鼻炎已成为主要的呼吸道慢性炎性疾病,给患者生活质量和社会经济带来严重影响。

1.病因

(1)变应原刺激:刺激机体产生IgE抗体的抗原物质称为变应原。引起本病的变应原按其进入人体的方式分为吸入性和食物性两大类。

1)吸入性变应原:通过呼吸吸入鼻腔。此类变应原多悬浮于空气中,主要有尘螨、动物皮屑、花粉、真菌、室内尘土等。

2)食入性变应原:由消化道进入人体而引起鼻部症状的变应原物质。其作用于鼻黏膜的方式十分复杂,至今仍不甚清楚,牛奶、蛋类、鱼虾、肉类、水果,甚至某种蔬菜,都可成为变应原。

(2)遗传和环境因素:变应性鼻炎的发病与遗传和环境因素的相互作用有关。目前有研究显示:变应性鼻炎具有基因易感性,个别染色体多个位点的单核苷酸多态性可能与变应性鼻炎相关联。同时,微生物菌群在变应性鼻炎的发病中也起着重要的作用。“卫生假说”认为由于环境卫生过于清洁,使得生命早期暴露于细菌和病毒等微生物的机会减少,日后发生过敏性疾病的风险则随之增高。

(3)鼻黏膜易感性:易感性的产生源于抗原物质的经常刺激,但其易感程度则视鼻黏膜组织中肥大细胞、嗜碱性粒细胞的数量和释放化学介质的能力。有研究显示:变应性鼻炎患者鼻黏膜中上述细胞数量不仅高于正常人,且具有较强释放化学介质的能力。

2.发病机制　变应性鼻炎的发病机制实际上是发生在鼻黏膜的Ⅰ型变态反应。变应原经呼吸道进入人体,经巨噬细胞处理,刺激B淋巴细胞变为浆细胞,后者产生特异性IgE抗体。IgE经血液到达鼻黏膜,附着于鼻黏膜中肥大细胞、嗜碱性粒细胞的细胞膜表面,使鼻黏膜外于致敏状态。当机体再次接触相同的变应原物质时,变应原与肥大细胞和嗜碱性粒细胞表面的IgE相结合,活化肥大细胞和嗜碱性粒细胞,使其细胞膜结构发生变异,释放出多种化学介质,主要为组织胺、激肽、白细胞三烯、嗜酸性粒细胞趋化因子、前列腺素类、血小板活化因子、五羟色胺等。这些介质通过它们各自在鼻黏膜血管壁、腺体和神经末梢上的受体,使小血管扩张,血管通透性增高,渗出增加,炎性细胞浸润(以嗜酸性粒细胞为主),组织水肿,神经末梢兴奋性增强等。从而导致鼻黏膜苍白水肿、鼻腔分泌物增加,引起鼻塞、鼻痒、打喷嚏、清水样涕等临床症状,此过程称为速发相反应。同时,由于组胺等炎性递质的释放可诱导血管内皮细胞、上皮细胞等表达或分泌黏附分子、趋化因子及细胞因子,募集和活化嗜酸性粒细胞及Th2淋巴细胞等免疫细胞,导致炎性递质的进一步释放,Th2免疫应答占优势,炎性反应得以持续和加重,鼻黏膜出现明显组织水肿导致鼻塞,此为迟发相反应(图4-1)。

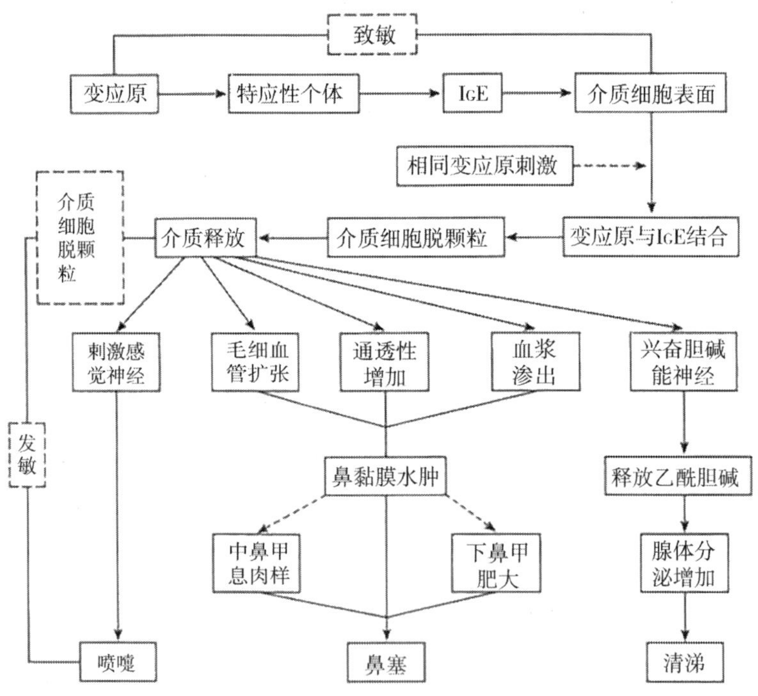

图4-1　变应性鼻炎发病机制示意图

3.病理　本病的基本病理变化为毛细血管扩张、通透性增高和腺体分泌增加,以及嗜酸性粒细胞浸润等。组胺及激肽均可引起毛细血管扩张和管壁通透性增加,同时,组胺还可以促进腺体分泌增加和血浆渗出,大量渗出液在结缔组织内存留,压迫浅表血管,从而黏膜呈现苍白色。胆碱能神经在炎性递质的作用下,释放乙酰胆碱,使腺体分泌大量增加。肥大细胞和嗜碱性粒细胞在释放活性介质的同时还释放出嗜酸性粒细胞趋化因子,在该因子的作用下,大量嗜酸性粒细胞在腺体和血管周围聚集,并可进入鼻腔分泌物内。因此,目前将嗜酸性粒细胞浸润看作使变态反应的一项重要的基本病理变化,同时,其也是变态反应的结果。

上诉病理变化在疾病缓解期可恢复正常,但若反复发作,则黏膜上皮层可出现增生性改变,从而导致黏膜肥厚及息肉样变。如若合并感染,则会表现为黏膜充血、中性粒细胞增多、坏死,临床表现为流脓涕。

4.临床表现

(1)症状:变应性鼻炎的典型症状主要为阵发性喷嚏、清水样涕、鼻痒和鼻塞。部分患者还可伴发眼部症状,如眼痒、流泪、眼红和灼热感等。有文献表明,约40%的变应性鼻炎患者可合并支气管哮喘,即伴发喘息、咳嗽、气紧、胸闷等肺部症状。

1)喷嚏:每天数次阵发性发作(多在晨起、夜晚或接触过敏原后立刻发作),每次多于3个,多者甚至连续数十个。

2)清涕:大量清水样鼻涕,可不自觉即从鼻孔滴下。

3)鼻痒:大多数患者可感鼻内发痒。

4)鼻塞:轻重程度不一,可呈间歇性或持续性,也可表现为单侧、双侧或两侧交替。

(2)体征:变应性鼻炎发作时最主要的体征是双侧鼻黏膜苍白或淡紫色,下鼻甲水肿,鼻腔有大量水样分泌物或黏涕。若伴发感染,则黏膜充血,下鼻甲暗红,分泌物呈脓性。眼部体征主要为结膜充血、水肿。伴有哮喘、湿疹或特应性皮炎的患者有相应的肺部、皮肤体征。

需要特别提出的是.儿童变应性鼻炎患者可能出现某些特殊的体征,如:①“变应性敬礼”,即患儿为缓解鼻痒和鼻塞而用手向上揉鼻的动作;②变应性暗影,即患儿下眼睑肿胀致静脉回流障碍而出现的下眼睑暗影;③变应性皱褶,指外鼻因患儿经常搓揉而出现的皮肤横行皱纹。

5.辅助检查

(1)皮肤试验:变应原皮肤试验是确定IgE介导的Ⅰ型变态反应的重要检查手段,主要方法包括皮肤点刺试验和皮内试验。点刺试验具有高敏感性和较高特异性,其操作简便易行,安全性和顺从性好,且可用于儿童和老年人,在临床中普遍采用该方法。若患者对某种变应原产生超敏反应,则20分钟内在皮肤点刺部位出现直径≥3mm的风团和红斑,判定为点刺试验阳性。但需要注意若患者近期使用抗过敏药可导致假阴性。

(2)血液检查

1)血清总IgE检测:该检测易受机体内多种因素影响,如变应性疾病、寄生虫感染及其他一些因素(如种族)均可使体内总IgE水平增加,故测定血清总IgE不能作为变应性鼻炎的诊断依据。

2)血清特异性IgE检测:即变应原体外检测,适用于任何年龄的患者,不受皮肤条件的限制,其与点刺试验具有相似的诊断性能。通常认为,血清特异性IgE水平大于或等于0.35kU/L即为阳性,提示机体处于致敏状态。

(3)鼻激发试验:将某种变应原直接作用于鼻黏膜,观察是否诱发临床相关症状的方法称为鼻激发试验,但是尤其每次仅能测试一种过敏原,较为费时费钱,多用于科研,临床应用较少。

(4)其他检查:包括鼻分泌物涂片、鼻灌洗液中特异性 IgE 测定等。

6.诊断与鉴别诊断

(1)症状:打喷嚏、清水样涕、鼻痒和鼻塞等症状出现 2 个以上,每天症状持续或累计在 1 小时以上,可伴有眼痒、流泪和眼红等眼部症状。

(2)体征:常见鼻黏膜苍白、水肿,鼻腔清水样分泌物。

(3)变应原检测:至少一种变应原点刺试验和(或)血清特异性 IgE 阳性。

变应性鼻炎的诊断应根据患者典型的过敏病史,临床表现及与其一致的变应原检测结果而做出。

7.治疗及预后　变应性鼻炎的治疗原则包括环境控制、药物治疗、特异性免疫治疗和健康教育。

(1)环境控制:环境控制主要是指避免接触一切可疑或已明确的变应原和各种刺激物,此乃本病防治策略中的一个重要组成部分,但通常很难达到这一目标。对于比较明确的花粉过敏的患者,通常建议尽量避免在空气中花粉浓度较高的季节进行户外活动时,以减少症状发作;同时还可使用口罩、花粉阻隔剂等干预措施减少花粉与鼻腔黏膜的接触。

(2)药物治疗

1)糖皮质激素:因其具有抗感染、抗过敏和抗水肿的作用而被临床运用。其中,鼻用糖皮质激素是目前变应性鼻炎的一线治疗药物。其对变应性鼻炎患者的所有鼻部症状包括喷嚏、流涕、鼻痒和鼻塞均有显著改善作用,是目前治疗变应性鼻炎最有效的药物。轻度和中-重度变应性鼻炎患者,按推荐剂量每天喷鼻 1~2 次,疗程不少于 2 周;对于中-重度持续性变应性鼻炎是首选药物,疗程 4 周以上。鼻用糖皮质激素的安全性和耐受性良好,持续治疗效果优于间断治疗。其局部不良反应主要有鼻腔干燥、刺激感、鼻出血、咽炎和咳嗽等,症状多为轻度。

2)抗组胺药:此类药物可直接阻断组胺与 H_1 受体结合且具有一定的抗感染作用。其起效迅速,作用持续时间较长,按照剂型分类有口服抗组胺药及鼻用抗组胺药。第二代口服抗组胺药和鼻用抗组胺药为变应性鼻炎的一线治疗药物。一般疗程不少于 2 周。鼻用抗组胺药可在病变部位获得更高的药物浓度,起效更快,其疗效相当于或优于第二代口服抗组胺药,尤其是对鼻塞的缓解。第一代抗组胺药因其中枢抑制作用、抗胆碱能作用,以及对认知功能的潜在影响,不推荐给儿童、老年人及从事危险性职业(如司机、高空作业等)人群使用。

3)抗白三烯药:抗白三烯药又称为白三烯调节剂,主要分为 2 类:白三烯受体拮抗剂和白三烯合成抑制剂。口服白三烯受体拮抗剂对鼻塞症状的改善作用优于第二代口服抗组胺药,而且能有效缓解喷嚏和流涕症状,是变应性鼻炎的一线治疗药物。临床可用于变应性鼻炎伴或不伴哮喘的治疗,每天用药 1 次,晚上睡前口服,疗程 4 周以上。儿童患者应注意不同年龄段的用量和用法。白三烯受体拮抗剂的安全性和耐受性良好,不良反应较轻微,主要为头痛、口干、咽炎等,无嗜睡。

4)肥大细胞膜稳定剂:肥大细胞膜稳定剂为变应性鼻炎的二线治疗药物,临床酌情使用。这类药物属于色酮类化合物,包括色甘酸钠、尼多酸钠、四唑色酮、奈多罗米钠、吡嘧司特钾和曲尼司特等。肥大细胞膜稳定剂的安全性和耐受性好,不良反应少,无嗜睡和口干等。

5)减充血剂:鼻用减充血剂为变应性鼻炎的二线治疗药物,对缓解鼻塞作用明显,临床酌情使用。目前常用的药物有0.05%羟甲唑啉和0.05%赛洛唑啉鼻喷剂。鼻用减充血剂应严格控制使用次数及疗程,一般每天喷鼻2次,每侧1~3喷/次,连续用药不超过7天。鼻腔干燥者、萎缩性鼻炎、正接受单胺氧化酶抑制剂(苯乙肼、反苯环丙胺等)治疗的患者及2岁以内的患儿禁用。

6)抗胆碱药:鼻用抗胆碱药为变应性鼻炎的二线治疗药物,主要用于减少鼻分泌物,临床酌情使用,但目前国内尚缺乏相应剂型用于临床治疗。

7)中药:某些中草药成分具有抗过敏、抗感染和免疫调节作用。

8)鼻腔冲洗:使用生理盐水或2%高渗盐水进行鼻腔冲洗,可清除鼻内刺激物、变应原和炎性分泌物等,减轻鼻黏膜水肿,改善黏液纤毛清除功能。其是一种安全、方便、价廉的治疗方法,通常用于鼻腔和鼻窦炎性疾病的辅助治疗。

(3)免疫治疗:变应原特异性免疫治疗即变应原脱敏治疗或称减敏治疗,为变应性鼻炎的一线治疗方法,临床推荐使用。该疗法是针对IgE介导的Ⅰ型变态反应性疾病的对因治疗,即给予患者逐步增加剂量的变应原提取物,以诱导机体产生免疫耐受,当患者再次接触到相应变应原时症状明显减轻,甚至不产生临床症状。目前临床常用的变应原免疫治疗方法有皮下注射法(皮下免疫治疗)和舌下含服法(舌下免疫治疗),分为剂量累加和剂量维持两个阶段,总疗程为3年左右。

(4)健康教育:变应性鼻炎的健康宣教应该达到让患者及家属充分认识到该病目前尚无法根治,当前治疗目标是达到并维持临床控制的目的。健康教育应有针对性,方案实施应个体化,以增强患者的依从性及自信心,改善患者生活质量。

(5)外科治疗:外科手术治疗为变应性鼻炎的辅助治疗方法,临床酌情使用。手术方式包括以改善鼻腔通气功能为目的的下鼻甲成形术和以降低鼻黏膜高反应性为目的的副交感神经切断术。外科手术治疗应在个体化的前提下严格掌握手术的适应证和禁忌证,同时术前还应充分评估疾病的严重程度和患者的心理预期,术中微创操作。

目前,变应性鼻炎的主要治疗方法是药物治疗和变应原特异性免疫治疗。本病虽然目前尚不能彻底治愈,但通过规范化的综合防治,患者的各种症状可得到良好控制,并显著改善生活质量。

8.诊治精要

(1)变应性鼻炎是机体暴露于变应原后主要由IgE介导的发生在鼻黏膜Ⅰ型变态反应性疾病。

(2)引起变应性鼻炎的吸入性变应原主要有尘螨、花粉、动物皮屑、真菌、室内尘土等。

(3)变应性鼻炎的治疗原则包括环境控制、药物治疗、免疫治疗和健康教育。药物治疗和变应原特异性免疫治疗是主要治疗方法。

四、鼻-鼻窦炎

一个或多个鼻窦发生炎症称为鼻窦炎,累及的鼻窦包括:上颌窦、筛窦、额窦和蝶窦,这是一种在人群中发病率较高的疾病,严重影响患者生活质量。因鼻窦黏膜炎症通常与鼻炎同时存在,所以目前也称为鼻-鼻窦炎。鼻-鼻窦炎按症状持续时间可分为急性(12周以内)、慢性鼻-鼻窦炎(超过12周)2种。急性鼻-鼻窦炎多由上呼吸道感染引起,细菌与病毒感染可同时并发。慢性鼻-鼻窦炎较急性者多见,常为多个鼻窦同时受累。

(一)急性鼻-鼻窦炎

急性鼻窦炎是鼻窦黏膜的一种急性化脓性炎症,常继发于急性鼻炎。本病多由上呼吸道感染引起,细菌与病毒感染可同时并发,低龄、年老体弱者更多见。该病影响病患的生活质量,可能会导致下呼吸道感染,严重者有可能引起眼眶、颅内并发症。

1.病因　急性鼻窦炎的致病因素包括患者的体质、环境因素、病菌的毒力,还与患者遗传特质和鼻腔鼻窦的解剖结构异常有关,变应性因素也是重要原因之一。急性鼻-鼻窦炎多由上呼吸道感染引起,细菌与病毒感染可同时并发。其感染常来自于:窦源性感染、鼻腔源性感染、邻近组织源性感染、血源性感染、创伤源性感染,还有全身因素和中毒因素导致的。常见细菌菌群是肺炎链球菌、溶血性链球菌和葡萄球菌等多种化脓性球菌。由牙病引起者多属厌氧菌感染,脓液常带恶臭。真菌及过敏也有可能是致病因素。在各种急性鼻窦炎中,上颌窦炎最多见,其后依次是筛窦、额窦和蝶窦的炎症。上颌窦因窦腔较大,窦底较低,而窦口较高,易于积脓,且居于各鼻窦之下方,易被他处炎症所感染,故上颌窦炎的发病率最高。

2.病理生理和病理　早期为急性卡他期,黏膜短暂贫血,继而血管扩张,渗透性增加,黏膜红肿,上皮肿胀,纤毛运动迟缓,上皮下层有多形核白细胞和淋巴细胞浸润,分泌物为浆液性或黏液性。后即转入化脓期,窦腔黏膜水肿及血管扩张加重,炎性细胞浸润更为明显,分泌物变为黏脓性,时间越久,充血越重,毛细血管可破裂出血,由于水肿压迫,使血液供应不足,可发生纤毛上皮细胞坏死脱落,此时分泌物为黄色脓液。少数病例可发生窦壁骨炎、骨髓炎和其他并发症,一般多见于幼儿。

3.症状

(1)全身症状:常在急性鼻炎病程中患侧症状加重,继而出现畏寒发热、周身不适、精神不振、食欲减退等,以急性牙源性上颌窦炎的全身症状较剧。儿童发热较高,严重者可发生抽搐、呕吐和腹泻等全身症状。

(2)局部症状

1)鼻阻塞:因鼻黏膜充血肿胀和分泌物积存,可出现患侧持续性鼻塞。

2)脓涕及出血:患侧鼻内有较多的黏脓性或脓性分泌物擤出,初起时涕中可能带少许血液,牙源性上颌窦炎者脓涕有臭味。

3）局部疼痛和头痛：急性鼻窦炎除发炎导致鼻部疼痛外常伴有较剧烈的头痛，这是由于窦腔黏膜肿胀和分泌物潴留压迫或分泌物排空后负压引发，刺激三叉神经末梢而引起。急性鼻窦炎疼痛有其时间和部位的规律性。前组鼻窦（上颌窦、额窦）接近头颅表面，其头痛多在前额、内眦及面颊部，后组鼻窦（筛窦、蝶窦）在头颅深处，其头痛多在头顶部、后枕部。急性上颌窦炎常在前额部、面颊部或上列磨牙发生疼痛，晨起轻，午后重。急性额窦炎晨起前额部剧痛，渐渐加重，午后减轻，至晚间全部消失。筛窦炎多头痛较轻，局限于内眦或鼻根部，也可能放射至头顶部。蝶窦炎表现为眼球深处疼痛，可放射到头顶部，还可出现早晨轻、午后重的枕部头痛。但是有些人的疼痛症状不典型，无法单纯根据头痛的特点来确定受累的鼻窦。

4）嗅觉下降：因鼻塞而出现嗅觉减退或缺失，以筛窦或蝶窦病变为明显。嗅觉障碍多为暂时性，当急性炎症消退后通常可改善。

4.辅助检查

（1）前鼻镜及鼻内镜检查：鼻甲肿胀：鼻黏膜急性充血、肿胀，中鼻道变窄；脓性鼻涕：脓性分泌物积聚在中鼻道、鼻底蝶筛隐窝与嗅裂区域；局部压痛及叩痛，受累鼻窦窦壁处明显。

（2）体位引流：如疑为鼻窦炎，鼻道未查见脓液，可行体位引流试验，以助诊断。

（3）影像学检查：鼻部 CT 为最常使用的影像学检查方法，可见鼻窦内液平面或软组织密度影。

5.诊断与鉴别诊断　根据典型症状体征及实验室检查即可做出诊断。

（1）主要症状：鼻塞，脓涕。

（2）次要症状：头面部胀满和压迫感，嗅觉改变。

（3）体征：局部红肿及压痛，前组急性鼻-鼻窦炎由于病变接近头颅表面，其病变部位的皮肤及软组织可能发生红肿，由于炎症波及骨膜，故窦腔在体表投影的相应部位可以有压痛。后组急性鼻-鼻窦炎由于位置较深，表面无红肿或压痛。

急性鼻窦炎主要与引起头痛的其他疾病相鉴别，如偏头痛、颅内肿瘤；因有鼻塞，要与鼻腔鼻窦肿瘤相鉴别，如鼻腔内翻性乳头状瘤、鼻腔鳞癌等，病理诊断可以明确。

6.治疗　急性鼻窦炎的治疗原则以非手术治疗为主，尽快消除病因，促进鼻窦的通气引流，控制感染以预防并发症或转成慢性鼻-鼻窦炎。保守治疗无效时或发生眶、颅内并发症时考虑功能性鼻内镜手术。

（1）全身治疗：采用足量、足疗程抗生素控制感染。对于上呼吸道常见致病菌，美国疾病控制中心推荐的首选药物为阿莫西林-克拉维酸钾、二代头孢抗生素，疗程一般为2 周。若头痛或局部疼痛剧烈，可适当用镇痛剂。一般疗法与急性鼻炎相同。

（2）局部治疗

1）鼻部用药：以改善鼻腔引流为主，1%麻黄碱的药物滴鼻或 0.05%羟甲唑啉喷鼻剂喷鼻，收缩鼻腔，改善引流（需注意上述药物不能长期使用）。局部糖皮质激素是最重要的局部抗感染药物。其效果均优于单独使用阿莫西林，两者联合使用可以提高疗效，缩短病程，使用时间在 12 周以内。

2)黏液促排剂:可以使用黏液促排剂,改善分泌物性状并易于排出。

3)上颌窦穿刺冲洗术:急性上颌窦炎可在全身症状消退、局部急性炎症基本控制后施行。

4)鼻腔盥洗。

7.预后　大多数急性鼻窦炎通过合理的药物治疗都可以在短期内痊愈,个别情况下会转为慢性鼻窦炎,出现眼部或头颅的并发症。

8.诊治精要

(1)急性鼻窦炎疼痛有其时间和部位的规律性。前组鼻窦炎疼痛多在头颅表面,后组鼻窦炎多位于头颅深部。

(2)急性鼻窦炎通常为细菌感染所致,药物治疗是目前的主要治疗方法,若保守治疗无效或出现眶及颅内并发症,应考虑手术治疗。

(二)慢性鼻-鼻窦炎

慢性鼻-鼻窦炎为鼻窦及鼻腔的慢性炎性疾病,病程超过 12 周。临床上将其分为两型:慢性鼻-鼻窦炎不伴鼻息肉(CRSs-NP)、慢性鼻-鼻窦炎伴鼻息肉(CRSw-NP)。

1.病因

(1)感染性因素:急性鼻窦炎反复发作,迁延不愈为本病的首要病因;牙源性感染;致病菌毒力强,如乙型溶血性链球菌所致的急性鼻窦炎,极易转为慢性。

(2)多因素导致的非感染性黏膜炎症

1)变态反应:呼吸道变态反应是鼻窦炎的重要致病因素多年前已被公认,其中多数与 IgE 介导的Ⅰ型变态反应及由嗜酸性粒细胞释放的各种细胞因子有关。

2)真菌、细菌超抗原、细菌生物膜所诱发的变态反应,都可能导致鼻腔黏膜局部的慢性、持续炎症反应。

(3)鼻腔鼻窦解剖因素:由于诸如鼻中隔偏曲、泡性中鼻甲、下鼻甲骨质高拱、钩突肥大或额隐窝解剖变异等因素所导致的窦口鼻道复合体堵塞,通气引流障碍所致的鼻腔鼻窦病变。

(4)其他因素:如纤毛系统功能异常、长期留置胃管、胃食管反流、放射性损伤等。

2.发病机制　窦口鼻道复合体是由上颌窦口、前组筛窦及其开口、筛漏斗、半月裂和中鼻道组成的功能性结构,在鼻窦炎发病机制中占主要地位。其最基本的要素就是保持最佳的鼻腔通气和清洁。窦口的开放能有效地影响黏液的合成和分泌;而且,它使黏液纤毛系统容易清除微粒和细菌。如果窦口鼻道复合体出现堵塞(如变态反应所介导的鼻腔黏膜组织重塑),黏液分泌增加(如上呼吸道感染),或者纤毛功能受损,分泌物淤滞,细菌排出停止,会引起或加剧黏膜的炎症反应,同时黏膜的通气减少,导致纤毛功能障碍。若此恶性循环很难停止,而且情况持续下去,将导致慢性鼻-鼻窦炎。

3.病理生理和病理　慢性鼻窦炎黏膜的病理改变可表现为水肿、增厚、血管增生、淋巴细胞和浆细胞浸润、上皮纤毛脱落或鳞状化生及息肉样变,若分泌腺管堵塞,则可发生囊性改变。此外,黏膜亦可发生纤维组织增生而致血管阻塞和腺体萎缩,进而黏膜萎缩。鼻窦炎性病变严重时,可出现骨膜增厚或骨质被吸收,后者可致窦壁骨质疏松或变薄,炎症可扩散并侵犯邻近组织引起相应组织病理学变化，诱发骨髓炎、眼眶蜂窝织炎、软脑膜炎和脑脓肿等，甚至导致败血症。不伴鼻息肉的慢性鼻窦炎组织以中性粒细胞浸润为主，而绝大多数鼻息肉组织则以大量嗜酸性粒细胞浸润为其主要特征。两者在主观症状方面差别不大，但客观检查显示慢性鼻-鼻窦炎伴鼻息肉的患者有更为严重和广泛的黏膜病变，这可能同黏膜局部更为显著的嗜酸性粒细胞浸润状态有关。

4.临床表现

(1)局部症状

1)脓涕：鼻涕多为脓性或黏脓性，黄色或黄绿色，量多少不定，可倒流向咽部，单侧有臭味者，多见于牙源性上颌窦炎或真菌感染。

2)鼻塞：轻重不等，多因鼻黏膜充血肿胀、息肉形成或分泌物增多所致。

3)嗅觉障碍：鼻塞和炎症反应可导致嗅觉障碍，若病变经久不愈，嗅区黏膜易发生退行性变，可致永久性失嗅。

4)头痛：慢性鼻窦炎一般无明显局部疼痛或头痛。如有头痛，常表现为钝痛或头部沉重感，白天重，夜间轻。此多见于慢性鼻窦炎急性发作时。前组鼻窦炎多表现前额部和鼻根部胀痛或闷痛，后组鼻窦炎的头痛在头顶部、后枕部。患牙源性上颌窦炎时，常伴有同侧上列牙痛。

5)其他：由于脓涕流入咽部和长期用口呼吸，常伴有慢性咽炎症状，如痰多、异物感或咽干痛等。若影响咽鼓管，也可有耳鸣、耳聋等症状。

(2)其他症状：眼部有压迫感，亦可引起视力障碍，但少见。头部沉重压迫感，或仅有钝痛或闷胀痛。

(3)全身症状：较轻缓或不明显，一般可有头昏、易倦、精神抑郁、萎靡不振、食欲缺乏、失眠、记忆力减退、注意力不集中、工作效率降低等症状。极少数病例若已成为病灶，可有持续低热。

5.辅助检查

(1)鼻内窥镜检查：仔细检查鼻腔各部，可根据脓涕来源判断病变所在部位，也可直视下发现病变，如黏膜水肿或息肉。

(2)体位引流：疑有慢性鼻窦炎而中鼻道或嗅裂无脓液存留时，可行体位引流检查。

(3)上颌窦穿刺冲洗术：上颌窦穿刺冲洗既是对上颌窦炎的一种诊断方法，也是一种治疗措施，但目前已很少使用该方法。

(4)影像学检查：鼻窦 CT 有助于明确病变范围，有助于明确局部骨质变化情况，有助于与鼻腔肿瘤相鉴别。CT 由于其较高的分辨率，观察病变较为细致和全面，是目前诊断慢性鼻窦炎的良好指标。常表现为受累窦腔密度增高，黏膜肥厚，窦腔内可见液气平面，有息肉形成时，可见软组织结节。鼻窦 MRI 对鼻窦内软组织和液体有较好的区分度，对术前制订完备的手术方案有益。

6.诊断及鉴别诊断

(1)持续 12 周以上的症状

1)主要症状：鼻塞，向前或向后流黏性或黏脓性鼻涕。

2)次要症状:头面部疼痛或胀压感,伴或不伴嗅觉减退或丧失。

诊断时以上诉两种或两种以上症状,其中主要症状必具其一。

(2)检查

1)鼻内镜检查:来源于中鼻道、嗅裂的黏性或黏脓性分泌物,或者主要表现为中鼻道的黏膜水肿或阻塞。

2)影像学检查:鼻窦 CT 扫描显示窦口鼻道复合体和(或)鼻窦内黏膜的病变。我国的慢性鼻窦炎诊治指南提出对儿童慢性鼻-鼻窦炎诊断时应严格掌握 CT 扫描的指征。

慢性鼻窦炎主要与引起头痛的其他疾病相鉴别,如偏头痛、颅内肿瘤等;因有鼻塞,要与鼻腔鼻窦肿瘤相鉴别,如鼻腔内翻性乳头状瘤、鼻腔鳞癌等,病理诊断可以明确之。

7.治疗　对于一个确诊的慢性鼻窦炎患者,推荐的治疗程序应该是:首先对患者病情进行主客观病情评估,首选药物治疗,在药物治疗无效的情况下,再行鼻内镜手术。

(1)药物治疗

1)糖皮质激素:鼻用糖皮质激素因其具有抗感染、抗水肿且不良反应小的特点,在欧洲慢性鼻窦炎和鼻息肉意见书中被推荐使用,我国的相关指南也将其作为推荐使用药物,一般疗程不少于 12 周。而对于慢性鼻窦炎伴息肉的患者,尤其是复发性息肉患者,可短期减量口服糖皮质激素,但应注意药物使用禁忌证,且在用药过程中警惕不良反应。

2)大环内酯类药物:十四元环大环内酯类药物具有抗感染和免疫调节作用。指南推荐小剂量(常规剂量的 1/2)的该类药物主要用于慢性鼻窦炎不伴息肉、常规药物治疗效果不佳、无嗜酸性粒细胞增多、IgE 正常、变应原检测阴性的非变应性慢性鼻-鼻窦炎患者,疗程不少于 12 周。若鼻内镜术后 4 周以上鼻黏膜仍持续充血、肿胀并伴脓性分泌物,可考虑使用。

3)抗菌药物:当本病伴急性感染时,可根据细菌培养结果和药敏试验结果选择抗菌药物,常规剂量于 2 周疗程内治疗。

4)黏液促排剂:作用机制在于稀化鼻腔和鼻窦分泌物,且可改善鼻黏膜纤毛活动,从而达到促进黏液排出,有利于鼻腔鼻窦生理功能的恢复。

5)抗过敏药物:对伴有变应性鼻炎和(或)哮喘的患者可应用,疗程不少于 4 周。对于伴哮喘的患者,首选口服白三烯受体拮抗剂。

6)中药:中药制剂可作为辅助方法酌情使用。

7)减充血剂:慢性鼻窦炎原则不推荐使用减充血剂,若严重鼻塞者可短期内使用(<7 天)。

8)鼻腔冲洗:是治疗本病的有效手段,能缓解临床症状有用,也是鼻内镜手术后常用的辅助治疗方法。

(2)手术治疗:有以下情况之一者可行手术治疗:①影响窦口鼻道复合体或各鼻窦引流的明显解剖学异常;②影响窦口鼻道复合体或各鼻窦引流的鼻息肉;③经药物治疗症状改善不满意;④出现眶内、颅内等并发症。

对于儿童慢性鼻-鼻窦炎的手术治疗,指南提出应严格限制其适应证,原则上 12 岁以下不宜手术。

(3)术后治疗：术后应定期随访，根据术腔恢复情况进行必要的鼻内镜检查和术腔外科干预。

8.预后　本病的本质是多因素导致的鼻黏膜的复杂的、持续性的、慢性的炎性反应过程，其病理生理学过程复杂。因此，目前在药物、手术治疗干预下，大多数患者能达到临床“控制”，即患者没有相关临床症状，或仅有部分不造成困扰的临床症状。少数伴过敏、哮喘、阿司匹林不耐受等特异体质的患者，疾病常反复发作。

9.诊治精要

(1)慢性鼻-鼻窦炎易由急性鼻窦炎迁延而来，多因对急性鼻窦炎治疗不当，或对其未予彻底治疗以致反复发作所致。

(2)窦口鼻道复合体是由上颌窦口、前组筛窦及其开口、筛漏斗、半月裂和中鼻道组成的功能性结构，在鼻窦炎发病机制中占主要地位。

(3)慢性鼻-鼻窦炎是一个多因素导致的复杂疾病，将原本“治愈”的观念设定为临床“控制”更符合疾病治疗的客观规律，更有利于临床医生的实践掌握。

第二节　普通感冒

“普通感冒”实际上并不是指单一的某种病毒感染，而是很多病毒性呼吸道疾病临床表现的一部分。感冒是一种急性上呼吸道病毒感染中最常见病种，多呈自限性，但发生率高。在感冒高峰季节，成人平均发生6~8例/(千人·天)，每人每年发生感冒2~4次。在儿童，感冒发生率更高，每年6~8次。

一、病原体

感冒有关的病原体包括鼻病毒、腺病毒、呼吸道合胞病毒、流感病毒、副流感病毒、呼肠病毒，肠道病毒的柯萨奇A21、A24、A1~10，ECHO19、20等。

二、流行病学

普通感冒大多为散发性，在全世界范围内分布极普遍，热带地区少见。一般一年四季都可发生，冬春季节发病有增加倾向。气温、降雨量、湿度等气象条件的变化和感冒的发生未证实有显著的关系。但有观点认为气温的急剧变化可以增加呼吸道黏膜的敏感性，是引起感冒的诱因。

理论上，呼吸道病毒主要通过咳嗽和喷嚏为媒介，以呼吸道飞沫气溶胶传播，在人群密集的环境中更易发生感染。也可通过直接接触或间接接触而发生感染。自然条件下人是唯一的宿主，病原体是由人传染人的。在发病前24小时到发病后2天传染性最强，同一个患者鼻黏液的病毒滴度往往比咽部要高10~100倍。鼻黏膜对鼻病毒十分敏感，比下呼吸道敏感性大很多，但在一些无并发症的感冒人群也能在下呼吸道检出病毒。感染症状受宿主生理状况的影响，过劳、抑郁、鼻咽过敏性疾病和月经期等均可加重症状。

三、发病机制和病理

大多数的普通感冒与鼻病毒感染有关,因此发病机制研究多以鼻病毒为主。病毒通过直接接触或飞沫传播,鼻病毒首先黏附于鼻咽部的受体,通常认为是腺样体淋巴上皮区域的M细胞含有的细胞间黏附分子-1(ICAM-1),并借鼻腔的黏液纤毛运动达到后鼻咽部,病毒迅速复制,并向前扩散到鼻道。鼻病毒感染时可能会出现ICAM-1表达上调的情况。用1个$TCID_{50}$(半数组织培养感染浓度)病毒感染人,经24小时,鼻分泌物中可发现少量病毒,48~72小时病毒滴度上升到最高峰,并可持续释放病毒1周以上,之后快速下降,大约感染3周后就无法检出。鼻分泌物的病毒滴度可达300$TCID_{50}$/mL,口咽分泌物和唾液的含量分别为30$TCID_{50}$/mL和10$TCID_{50}$/mL。鼻腔上皮细胞活检及鼻腔分泌物的研究提示,感染大多局限于相对少数的鼻黏膜纤毛上皮细胞。在自然感染感冒的患者,可见鼻黏膜上皮细胞的脱落,但上皮的内层仍然保持完整,细胞边界的结构正常。由于病毒在33℃左右复制最好,因此大部分鼻病毒复制发生在鼻咽部和鼻道。但有研究用原位杂交的方法也能从支气管切片中检测到鼻病毒RNA,这可能与上呼吸道、气管和大支气管的温度与鼻腔相近有关,在机体深部37℃的条件下病毒复制可能受限。鼻病毒感染并不伴有鼻黏膜淋巴细胞数量的显著增加,但在鼻黏膜和分泌物中多形核白细胞数量有明显的增多,可能与被感染细胞分泌的白介素8(IL-8)的作用有关。因此,引起鼻病毒感冒症状的直接原因可能并不是病毒引起的细胞损伤,而是炎症递质在起重要作用。在感染早期,由于血管渗透性的增加,鼻分泌物中可出现高水平的血浆蛋白。在感染后期,以腺体分泌物(乳铁蛋白、溶菌酶和分泌性免疫球蛋白A)为主。在感冒期间鼻分泌物中激肽、白介素1(IL-1)、白介素6(IL-6)和IL-8水平增高,其中激肽和IL-8浓度与症状相关联。中耳内的促炎因子和细胞黏附分子的合成增加也可能参与感冒相关的中耳炎的发病过程。

病理变化与病毒毒力和感染范围有关。一般在呼吸道上皮细胞检测不到明显的病理改变。但仍可出现一些炎症反应,呼吸道黏膜水肿、充血,出现渗液(漏出或渗出),多形核白细胞在感染早期即浸润鼻黏膜上皮细胞,但这种炎症仅在有症状的情况被观察到。修复较为迅速,一般不造成组织损伤。不同病毒可引起不同程度的细胞增生和变性。鼻黏膜纤毛的破坏持续时间可达2~10周。当感染严重时,鼻窦、咽鼓管和中耳道可能被阻塞,造成继发感染。

四、临床表现

潜伏期1~3天不等,随病毒而异,肠病毒较短,腺病毒、呼吸道合胞病毒等较长。感冒大多呈自限性,成年患者病程的中位期大约是7天,大约有四分之一的人持续2周。多数认为普通感冒主要包括鼻咽和不同程度的咽炎症状。大多先有鼻和喉部灼热感,鼻黏膜变红、水肿,出现鼻塞、打喷嚏、流涕、全身不适和肌肉酸痛。症状在48小时达高峰,患者在发病前1天至发病后5天具有传染性。普通感冒通常不发热或仅有低热,尤其是鼻病毒或冠状病毒感染时。可有眼结膜充血、流泪、畏光、眼睑肿胀、咽喉黏膜水肿,频繁的咳嗽并常为阵发性或持续性。鼻腔分泌物初始为大量水样清涕,以后变为黏液性或脓性。黏脓性分泌物不一定表示继发细菌感染。咳嗽通常不剧烈，持续时间可达 2 周。脓性痰或严重的下呼吸道症状提示鼻病毒以外的病毒合并或继发细菌性感染。小儿感冒时，比成人的临床表现严重，发热可达 39℃以上，可出现某些下呼吸道和消化道症状。

普通感冒并发症包括鼻旁窦和中耳的继发细菌感染，以及哮喘、慢性支气管炎、肺气肿的急性加重。感冒也常累及中耳，在成人病例中，感冒者大约有 2%出现有症状的中耳炎，患儿比例更高。在伴渗出的中耳炎儿童病例中，有 20%~40%在中耳液中检测到鼻病毒和其他普通感冒病毒。呼吸道合胞病毒、流感病毒和腺病毒的感染经常伴有中耳炎。

感冒伴有鼻旁窦异常，77%的感冒病例可观察到鼻窦黏膜增厚或鼻窦渗出物。在自然发生的成人感冒病例中，仅在很小比例（0.5%~5%）的患者观察到急性鼻窦炎的临床表现。

鼻病毒还是成人或儿童的哮喘急性发作的主要原因。目前导致敏感性增加的机制仍不清楚，可能与机体对感染的免疫反应发生改变有关。鼻病毒感冒可能通过增强气道的过敏反应，如在受到抗原攻击后组胺的释放和嗜酸性粒细胞的募集，从而增加哮喘的发生。鼻病毒也已被证实为慢性阻塞性肺疾病急性加重的重要原因之一。

五、诊断和鉴别诊断

1.诊断　大多数的普通感冒与鼻病毒或其他微小 RNA 病毒感染有关，其他经常引起感冒的病原体还包括冠状病毒、副流感病毒、呼吸道合胞病毒等，也偶有涉及其他多种病原。但引起感冒的病毒种类繁多，一般临床实验室不易开展病原诊断，因此常根据临床症状特点做出诊断，主要依据为：出现鼻炎、流鼻涕、打喷嚏、鼻塞、轻度咽炎和咳嗽等上呼吸道症状明显而全身症状相对较轻，并排除过敏性鼻炎等非感染性上呼吸道炎，即可做出诊断。

2.鉴别诊断

（1）流行性感冒：流行性感冒感染时，鼻炎症状不明显，全身不适、肌肉痛等症状多见（详细见流感部分）。

（2）鼻腔疾病：①变应性鼻炎产生的症状和普通感冒最相似，而变应性鼻炎是一种非传染性的疾病，有典型的喷嚏、鼻漏和鼻塞症状，而且有明确的过敏史。学龄前儿童变应性鼻炎常与感染性鼻炎相混淆。然而症状持续 2 周以上提示应寻找感染以外的其他病因，除了喷嚏、鼻痒、流涕及鼻塞，中-重度变应性鼻炎的儿童还可能会发展为呼吸音粗、反复清嗓、打鼾及嗅觉、味觉丧失，在病史上充分了解儿童特应症家族史与特应症发展进程亦有助疾病的鉴别；②血管运动性鼻炎（特发性鼻炎）：无过敏史，表现为上呼吸道对非特异性环境诱因如温度和湿度变化、暴露于吸烟和强烈气味时出现高反应性。根据病史及无脓涕和痂皮等可与感染性鼻炎相鉴别；③萎缩性鼻炎：鼻腔异常通畅，黏膜固有层变薄且血管减少，嗅觉减退并有痂皮形成及臭味，容易鉴别；④鼻中隔偏曲、鼻息肉：鼻镜检查即可明确诊断；⑤急性鼻-鼻窦炎或鼻咽炎能较快地出现喉痛，脓性分泌物及白细胞增多。小儿多由链球菌感染引起咽充血，排出稀薄脓性分泌物，而中耳炎常在上呼吸道病毒感染过程中出现。在感冒的恢复期也常常合并有溶血性链球菌、肺炎球菌、流感杆菌等二次感染。

(3)其他上呼吸道感染:通过流行病学调查,与其他呼吸道病毒相鉴别。

(4)某些急性传染病(如麻疹、脑炎、流行性脑脊髓膜炎、脊髓灰质炎、伤寒、斑疹伤寒)和 HIV 感染前驱期的上呼吸道炎症。根据症状病史、动态观察和相关实验室检查,鉴别不难。

(5)对于那些局限于上呼吸道反复发作的情况,需要考虑过敏因素。

六、治疗

治疗普通感冒的主要目的是缓解症状。

1.常用对症治疗药物

(1)伪麻黄碱:作用于呼吸道黏膜 α-肾上腺素能受体,缓解鼻黏膜充血,对心脏和其他外周血管 α-受体作用甚微。减轻鼻塞,改善鼻腔通气,改善睡眠。但不宜长期应用,3~5 天为宜。

(2)抗组胺药:非选择性抗组胺药如溴苯那敏、氯苯那敏和氯马斯汀,能缓解喷嚏和流鼻涕的症状,这些药可能有一些镇静作用。可能是由于这些药物的抗胆碱效能,选择性的 H_1受体拮抗剂治疗是无效的。

(3)解热镇痛药:发热和肌肉酸痛、头痛患者可选择。以对乙酰氨基酚(扑热息痛)最常用。应避免与抗 HIV 药物齐多夫定同时使用,阿司匹林反复应用会增加病毒排出量,而改善症状作用轻微,不予推荐。

(4)镇咳剂:大多数没有在儿童感冒人群中进行过研究,因此可能存在不良反应,为保护咳嗽反射一般也不主张应用。但剧咳影响休息时可酌情应用,以右美沙芬应用较多。

2.可能有用的药物或疗法

(1)维生素 C:作用不肯定。有报道感染第 1 天起服用高剂量维生素 C(8.0g/d)可缩短症状持续的时间,并减轻病情。但多数学者对此持否定态度。

(2)葡萄糖酸锌锭剂:尽管体外实验显示其可抑制鼻病毒复制所需的 3C 蛋白酶,也有临床对照试验表明症状持续时间缩短,但结果很不一致,且含片可能会造成口疮、反胃,鼻内使用可能会造成鼻刺痛和嗅觉丧失等不良反应。

(3)呼吸加热湿化气:因为鼻病毒复制的最适宜温度是 33℃,故提倡呼吸加热湿化气治疗感冒。最初 1994 年的报道主观上迅速有效,但 1998 年进一步的试验显示并无效果。

3.抗病毒药物治疗　利巴韦林对流感和副流感病毒、呼吸道合胞病毒有一定的抑制作用。1986 年,美国 FDA 批准使用气雾化利巴韦林治疗 RSV 感染,仅限于儿童下呼吸道感染时,只有在发病初期使用才有好的效果。但利巴韦林对 RSV 感染儿童的治疗效果尚存争议。目前有一种抗鼻病毒新药普来可那立,主要通过与病毒颗粒的峡谷区域里的口袋结构结合,改变峡谷结构来避免与受体结合,使得病毒衣壳变得稳定而不能脱壳。在一项三期临床试验中,此药口服能使感冒时间缩短 1 天,但是由于其能诱导细胞色素 P450 3A 同工酶,因此尚未在临床正式使用。其他呼吸道病毒目前尚无有效的抗病毒药物。也有广泛报道预防或治疗使用干扰素对鼻病毒感冒效果较好,可一定程度上预防感冒的发生并减轻症状。但是长程大剂量干扰素治疗令人不适。

4.抗生素的应用　一般不需要应用抗生素，尤其在儿童。在有细菌定植，呼吸道分泌物中中性粒细胞增加，出现鼻窦炎、中耳炎等并发症，COPD 基础疾病和感冒病程超过 1 周的患者可适当应用抗生素。

七、预防

避免与感冒患者接触，经常彻底洗手，避免脏手接触口、眼、鼻。良好个人卫生习惯可能可减少鼻病毒感冒的传播。维生素 C 常被提倡用作预防感冒，但严格设计的对照试验并未获得支持证据。

除了流感病毒外，可引起感冒的其他病毒都未有疫苗。虽然已有多种具有较强体外抗鼻病毒活性的药物进行了临床试验，但仅有鼻内给予干扰素预防和口服普来可那立治疗鼻病毒感冒有一些临床上有益的证据。

（梅周芳）

第三节　流行性感冒

流行性感冒（简称流感）是由流行性感冒病毒引起的急性呼吸道传染病，是人类面临的主要公共健康问题之一。人类进入 20 世纪以来，因流感病毒的突变共发生了 4 次全球范围内的流感大流行。第一次为 1918—1919 年的西班牙流感，首发于美国，数月内传遍世界，导致 2 000 万~4 000 万人死亡，估计最低的死亡人数是 2 100 万，近期有关学者估计的死亡人数为 5 000 万~1 亿，但当时全球居民仅为现在的 28%，这是人类历史上最严重的一次流感，其致病毒株为 A（H1N1）；第二次为 1957—1958 年的亚洲流感，首发于我国贵州，然后传播至世界各地，全球 10%~30%的人受影响，但死亡率较西班牙流感低，死亡人数为 100 万~200 万人，其致病毒株为 H2N2；第三次为 1968—1969 年的香港流感，首发于我国香港，全球死亡人数约 70 万，致病毒株为 H3N2；第四次为 1977 年的前苏联流感，首发于我国北部地区，流行毒株为 H1N1。

一、病原学与致病性

流感病毒呈多形性，其中球形直径为 80~120nm，有囊膜。流感病毒属正黏病毒科，流感病毒属，基因组为分节段、单股、负链 RNA。根据病毒颗粒核蛋白（NP）和基质蛋白（M1）抗原及其基因特性的不同，流感病毒分为甲、乙、丙 3 型。

甲型流感病毒基因组由 8 个节段的单链 RNA 组成，负责编码病毒所有结构蛋白和非结构蛋白。甲型流感病毒囊膜上有 3 种突起：H、N 和 M2 蛋白，血凝素（H）和神经氨酸酶（N）为 2 种跨膜糖蛋白，它们突出于脂质包膜表面，分别与病毒吸附于敏感细胞和从受染细胞释放有关。第 3 种跨膜蛋白是 M2 蛋白，这是一种离子通道蛋白，为病毒进入细胞后脱衣壳所必需。根据其表面 H 和 N 抗原的不同，甲型流感病毒又分成许多亚型。甲型流感病毒的血凝素共有 16 个亚型（H1~16），神经氨酸酶则有 9 个亚型（N1~9）。所有

16个亚型的血凝素和9个亚型的神经氨酸酶都在禽类中检测出，但只有H1、H2、H3、H5、H7、H9、N1、N2、N3、N7，可能还有N8亚型引起人类流感流行。

二、流行病学

流感传染源主要为流感患者和隐性感染者。人禽流感的传染源主要是患禽流感或携带禽流感病毒的鸡、鸭、鹅等家禽及其排泄物，特别是鸡；其他途径包括：①环境-人传播；②母-婴间垂直传播；③少数和非持续证据支持人际间的有限传播，对是否还可通过消化道或伤口传播，至今尚缺乏证据。

人对流感病毒普遍易感，新生儿对流感及其病毒的敏感性与成年人相同。青少年发病率高，儿童病情较重。流感流行具有一定的季节性。我国北方常发生于冬季，而南方多发生在冬夏两季，然而流感大流行可发生在任何季节。

三、临床表现

流感的潜伏期一般为1~3天。起病多急骤，症状变化较多，主要以全身症状为主，呼吸道症状轻微或不明显。季节性流感多发于青少年，临床表现和轻重程度差异颇大，病死率通常不高，通常恢复快，不留后遗症，死者多为年迈体衰、年幼体弱或合并有慢性疾病的患者。根据其临床表现可分为单纯型、肺炎型、中毒型、胃肠型。

1.单纯型　最为常见，先有畏寒或寒战、发热，继之全身不适、腰背发酸、四肢疼痛、头昏、头痛。大部分患者有轻重不同的打喷嚏、鼻塞、流涕、咽痛、干咳或伴有少量黏液痰，有时有胸骨后烧灼感、紧压感或疼痛。发热可高达39~40℃，一般持续2~3天渐降。部分患者可出现食欲缺乏、恶心、便秘等消化道症状。年老体弱的患者，症状消失后体力恢复慢，常感软弱无力、多汗，咳嗽可持续1~2周或更长。体格检查：患者可呈重病容，衰弱无力，面部潮红，皮肤上偶有类似麻疹、猩红热、荨麻疹样皮疹，软腭上有时有点状红斑，鼻咽部充血水肿。本型中较轻者病情似一般感冒，全身和呼吸道症状均不显著，病程仅1~2天，单从临床表现难以确诊。

2.肺炎型　本型常发生在两岁以下的小儿，或原有慢性基础疾病，如二尖瓣狭窄、肺心病、免疫力低下及孕妇、年老体弱者。其特点是在发病后24小时内可出现高热、烦躁、呼吸困难、咳血痰和明显发绀。全肺可有呼吸音减低、湿啰音或哮鸣音，但无肺实变体征。胸部X线片可见双肺广泛小结节性浸润，近肺门较多，肺周围较少。上述症状可进行性加重，抗菌药物无效。病程1周至1个月余，大部分患者可逐渐恢复，也可因呼吸循环衰竭在5~10天死亡。

3.中毒型　较少见。肺部体征不明显，具有全身血管系统和神经系统损害表现，有时可有脑炎或脑膜炎表现。临床表现为高热不退、神志不清，成人常有谵妄，儿童可发生抽搐。少数患者由于血管神经系统紊乱或肾上腺出血，导致血压下降或休克。

4.胃肠型　主要表现为恶心、呕吐和严重腹泻，病程为2~3天，恢复迅速。

四、诊断和鉴别诊断

因为流感的临床表现并无特异性，与许多急性发热伴有呼吸道炎症的疾病相似，给临床诊断带来一定困难。因此确诊往往依赖于实验室诊断。

1.临床诊断　本病的典型症状是发病突然，有发热、头痛、恶寒、肌肉疼痛、倦怠、咳嗽、鼻塞、咽炎、颊面潮红、结膜充血症状。这些症状与普通感冒及急性扁桃体炎有类似之处。

2.实验室诊断　病毒学检查能比较准确地确定病原。检查内容包括：①利用细胞培养方法（常用 MDCK 细胞）从患者呼吸道标本（包括鼻咽喉拭子、鼻抽吸物或盥洗液、痰和气管抽吸液）中分离到流感病毒；②从呼吸道标本中检测到流感病毒颗粒特异的病毒蛋白成分，可以在 1~4 小时完成，主要使用免疫荧光、酶免疫测定、放射性免疫测定、时间分辨荧光免疫分析等方法；③利用 RT-PCR 方法，从呼吸道标本中检测流感病毒 RNA；④患者恢复期血清中抗流感病毒抗体滴度比急性期高升高 4 倍或以上。

3.鉴别诊断　需要鉴别诊断的疾病最主要是普通感冒，一般来说，流感的全身症状比普通感冒重；流行病学史有助于鉴别；普通感冒的流感病原学检测阴性，常常可找到相应的感染病原证据。表 4-2 列出两者的鉴别要点。

表 4-2　流感和普通感冒的主要区别与特点

比较项目	流感	普通感冒
致病原	流感病毒	鼻病毒、冠状病毒等
流感病原学检测	阳性	阴性
传染性	强	弱
发病的季节性	有明显季节性	季节性不明显
发热程度	多高热（39~40℃），可伴寒战	不发热或轻、中度热，无寒战
发热持续时间	3~5 天	1~2 天
全身症状	可有头痛、全身肌肉酸痛、乏力	轻或无
病程	5~10 天	5~7 天
并发症	可合并中耳炎、肺炎、心肌炎、脑膜炎或脑炎	少见

其他类型上呼吸道感染，包括急性咽炎、扁桃体炎、鼻炎和鼻窦炎。感染与症状主要限于相应部位。局部分泌物流感病原学检查阴性。

下呼吸道感染，流感有咳嗽症状或合并气管-支气管炎时需与急性气管，支气管炎相鉴别；合并肺炎时需要与其他肺炎，包括细菌性肺炎、衣原体肺炎、支原体肺炎、病毒性肺炎、真菌性肺炎、肺结核等相鉴别。根据临床特征可做出初步判断，病原学检查可资确诊。

其他非感染性疾病，流感还应与伴有发热，特别是伴有肺部阴影的非感染性疾病相鉴别，如结缔组织病、肺栓塞、肺部肿瘤等。

五、治疗

1.基本原则　流感症状的治疗通常包括解热镇痛药，尤其是对乙酰氨基酚或非甾体类抗炎药，用于解热、解痛或其他全身症状。阿司匹林应避免在儿童身上使用，因为它与流感的肝脏和神经系统并发症即雷依综合征相关。镇咳药通常用于减缓咳嗽。抗生素没有证据表明有利于缩短病程或减少并发症的可能性,应仅限于细菌性并发症。

对于那些下呼吸道疾病,治疗低氧血症和支气管痉挛是重要的,通气支持与气道正压压力可以拯救病毒性肺炎患者的生命;在某些病例中体外膜氧合已被使用。皮质类固醇治疗闭塞性细支气管炎机化性肺炎或者病毒性肺炎相关的急性呼吸窘迫综合征的纤维增生活跃期的价值是不确定的。

2.抗病毒药物治疗　目前抗流感病毒的药物主要有两类,即 M2 离子通道抑制剂和神经氨酸酶(NA)抑制剂。M2 离子通道抑制剂金刚烷胺和金刚乙胺用于预防和治疗甲型流感病毒敏感株有效,对于乙型流感病毒和大部分最近流行株亚型(H3N2)无效,并对一些甲型流感亚型(H1N1)也显示出耐药性。这两种药物具有相同的抗病毒谱、作用机制及交叉敏感性或对甲型流感病毒的耐药性。

吸入扎那米韦和口服奥司他韦等 NA 抑制剂,对甲型和乙型流感病毒感染都有预防作用。扎那米韦和奥司他韦对大部分毒株能选择性抑制 NA 活性,包括甲型流感病毒金刚烷胺和金刚乙胺耐药株及自然界所有的 9 个甲型流感病毒的 NA 亚型。口服奥司他韦和吸入扎那米韦在美国和许多其他国家被批准用于流感预防。WHO 存储奥司他韦用于大规模的化学药物预防,以遏制潜在的流感大流行出现。上述两类药物的推荐剂量及疗程见表 4-3。

表 4-3　季节性流感抗病毒药的建议使用剂量

药物	年龄组	治疗	预防
神经氨酸酶抑制剂			
	成人	75mg,每日 2 次,疗程 5 天	75mg,每日 1 次
	儿童≥1 岁,体重		
	≤15kg	60mg/d,每日 2 次	30mg,每日 1 次
	15~23kg	90mg/d,每日 2 次	45mg,每日 1 次
奥司他韦	24~40kg	120mg/d,每日 2 次	60mg,每日 1 次
	>40kg	150mg/d,每日 2 次	75mg,每日 1 次
	6~11 个月	50mg/d,每日 2 次	25mg,每日 1 次
	3~5 个月	40mg/d,每日 2 次	20mg,每日 1 次
	<3 个月	24mg/d,每日 2 次	无推荐剂量
扎那米韦	成人	10mg(5mg/粒)吸入,每日 2 次	10mg(5mg/粒)吸入,每日 1 次
	儿童	10mg(5mg/粒)吸入,每日 2 次(>7 岁)	10mg(5mg/粒)吸入,每日 1 次(>5 岁)

（续表）

药物	年龄组	治疗	预防
M_2离子通道阻滞剂			
金刚乙胺	成人	200mg/d,1 次或分 2 次	同治疗量
	儿童,年龄		
	1~9 岁	5mg/(kg · d),[6.6mg/(kg · d)],1 次或分 2 次	5mg/(kg · d),[6.6mg/(kg · d)],1 次
		不超过 150mg/d	不超过 150mg/d
	≥10 岁	200mg/d,1 次或分 2 次	同治疗量
金刚烷胺	成人	200mg/d,1 次或分 2 次	同治疗量
	儿童,年龄		
	1~9 岁	5~8mg/(kg · d),1 次或分 2 次(不超过 150mg/d),用至症状消失后 24~48 小时	5~8mg/(kg · d),1 次或分 2 次(不超过 150mg/d)
	≥10 岁	200mg/d,1 次或分 2 次	同治疗量

六、预防

1.一般预防措施　各种各样预防流感的非药物方法,如社交距离、手部卫生、咳嗽礼仪和口罩等逐步受到关注。手部卫生在预防流感传播的重要性仍有待证明。及时执行多种公共卫生对策包括关闭学校,取消大规模集会,隔离和自愿检疫,似乎可有效降低对社会的影响。节假日与降低季节性流感发病率有关,延长学校关闭时间预计会减少最高侵袭率及在儿童和成人中累计病例数。国外常考虑将这种干预作为在面对大流行期间高死亡率、社区减灾战略的一部分。

2.药物预防　预防性口服金刚烷胺和金刚乙胺,可防治由甲型流感病毒敏感毒株引起的疾病。在健康的成人和儿童及医院感染、家庭传播和流感大流行中已证明其疗效。低剂量的金刚烷胺和金刚乙胺(100mg/d)对青壮年显示出预防作用,金刚乙胺对学龄儿童的预防作用,能显著降低了患甲型流感疾病的风险,也降低了家庭接触感染流感的风险。

奥司他韦剂量为 75mg/d,每日 1 次,服用 6 周,预防季节性流感的效果对于未接受免疫接种的工作成年人大约为 84%,对免疫过的老人效果为 89%。当用于家庭接触暴露后预防,每天服用一次奥司他韦,服用 7~10 天,可起到 73%~89%的保护作用。吸入扎那米韦剂量为 10mg/d,每日 1 次,对预防流感也有很高的保护作用。有报道,扎那米韦比口服金刚乙胺具有更好的预防流感效果。

3.疫苗预防　目前疫苗是福尔马林灭活的全病毒,去垢剂或化学破坏的裂解病毒(亚病毒粒子)或表面抗原纯化制剂。通过使用表达流行株 HA 和 NA 的高产重组病毒,使灭活疫苗的抗原在鸡胚中大量生产。残留鸡蛋白很少引起那些鸡蛋过敏者的即时过敏反应,但可能产生其他不利影响。疫苗中 HA 的含量已实现标准化(成人每抗原最低 15μg)。根据 WHO 全球流感监测网络的流行的流感病毒抗原性数据,流感病毒疫苗组分每半年会更换一次。

灭活疫苗在青壮年中具有高度免疫原性,但是在老年人、婴幼儿和慢性疾病或者免疫力抑制人群(包括艾滋病患者、固体器官和骨髓移植者,以及那些接受化疗的肿瘤患者)则相对不高。免疫原性在原来流感抗体水平较高的人群中也较低。血清中 HA1 抗体的水平与对流感的预防程度有关。除此之外,肠道免疫能刺激有限的黏膜抗体产生和 CTL 反应。在先前健康的成人,免疫反应诱导的血清 HA1 抗体对同源株的保护水平大概超过 85%。由于 60%或以下的儿童从未接触过抗原,因此需要在 1 个月内最少接种两剂疫苗。保护性的 HA1 抗体反应经常发生在 10 天内免疫应答的成人,包括心肺疾病患者。免疫后的保护期是不确定的,但是对同型病毒一般可以持续 2~3 年。

对疫苗的血清学和 CTL 记忆反应随着年龄增加而下降,在老年人身上经常出现疫苗刺激失败。疫苗的反应能力下降的决定因素是体质虚弱的程度,而不是年龄增长。在老年人中,T 细胞的应答与疫苗保护的关系,比与抗体水平的关系更密切。当晚期刺激不能增加体弱长者的保护水平,第二剂疫苗或许能改善一些高危人群的免疫原性(比如:移植或者化疗患者)。

针对性免疫的人群包括有患与流感相关并发症的高风险人群、与高风险患者密切接触的人群及向他们传播感染的人群,尤其是医护人员。医护人员免疫可降低院内感染及相关的风险。老人、孕妇和 HIV 感染者也是重要的高风险群体。除此之外,免疫接种对于任何希望减少其患流感风险的人群都是有益的。

超过 1/3 的疫苗接种者,可能会出现 1~2 天的局部红肿和硬结。发热和全身症状出现在注射后 6~12 小时并持续数天,一般发生在 1%~5%的成年接种者,更多出现在幼童接种者身上。老年接种者往往是局部和全身反应症状较少。由于可能造成发热反应,只有裂解病毒或表面抗原疫苗适用于儿童季节性免疫接种。严重的过敏反应,包括罕见的过敏性反应,通常是次要鸡蛋蛋白造成的,所以疫苗对蛋或蛋制品有过敏记录的患者应慎用。对这类患者的脱敏疗法已有描述。1977 年猪流感疫苗接种计划时,发现免疫与 6 周内发展为急性感染性多神经炎(CBS)具有关联性,在 4 100 万接种者中大概有 430 例 CBS 患者,比例较预期的高 7 倍。在老年接种者中,流感疫苗在特定的季节与低风险(1/106)的 GBS 是否关联,还有待证明。有关流感疫苗接种与加重哮喘、系统性血管炎、周期性的 GBS 及眼部不良影响关系的报道也有待证明。哮喘加重与灭活疫苗没有关系。

(轩杰)

第五章　下呼吸道感染性疾病

第一节　急性气管-支气管炎

急性气管-支气管炎是由生物、物理、化学刺激等致病因素引起的急性气管-支气管黏膜炎症，临床症状主要为咳嗽和咳痰，秋冬季易发。

一、病因和发病机制

病毒感染是急性气管-支气管炎的常见病因，包括流感病毒 A 和 B、副流感病毒、呼吸道合胞病毒、冠状病毒、腺病毒和鼻病毒，百日咳杆菌、肺炎支原体及肺炎衣原体也是本病的重要病因。细菌可从少部分患者分离，但其致病作用尚不明确。多种因素包括是否处于疾病流行期、季节，以及是否接受流感疫苗接种均会影响急性气管-支气管炎的病原体分布。

非生物因素如冷空气、粉尘、刺激性气体或烟雾的吸入，均可刺激气管、支气管黏膜导致急性损伤和炎症反应。

二、病理

病理改变主要为气管-支气管黏膜充血水肿，纤毛上皮细胞损伤、脱落，上皮基底膜裸露，淋巴细胞和中性粒细胞在炎症部位浸润。病变一般仅限于气管及近端支气管，严重者可蔓延至细支气管和肺泡，引起微血管坏死和出血。炎症消退后，气管、支气管黏膜的结构和功能可恢复正常。

一次急性支气管炎发作对患者远期的肺部健康是否有影响尚不明确。有研究显示 34%的急性支气管炎患者在随后 3 年的随访中被诊断为慢性支气管炎或哮喘。另一项研究也显示有 65%的复发性急性支气管炎患者被诊断为轻度支气管哮喘，但由于这些研究缺乏对照组，所以目前仍不明确急性支气管炎是否可直接导致疾病的慢性化，发展为慢性支气管炎或哮喘。

三、临床表现

咳嗽是急性气管-支气管炎的主要表现，开始为干咳，后出现咳痰，病程后期可出现黏液脓性痰。许多急性支气管炎患者也伴有气管炎，表现为呼吸及咳嗽时胸骨后剧烈疼痛感。咳嗽通常持续 10~20 天，偶尔会延至 4 周甚至更长。不同病因的急性支气管炎临床表现不同。流感病毒感染表现为起病较急，有发热、寒战、头痛及咳嗽，肌痛常见，还可能伴有肌炎、肌红蛋白尿和血清肌酶水平升高；副流感病毒感染常在秋季流行；呼吸道合胞病毒感染常有毛细支气管炎患儿接触病史，常在冬春季节暴发，20%患者有耳痛；冠状病毒感染常导致老年患者严重的呼吸道症状；腺病毒感染与流感病毒症状类似，表现为突起的发热；鼻病毒感染发热少见，症状常常轻微；百日咳杆菌感染潜伏期 1~3 周，常见于青少年，偶见喘鸣，发热少见，以淋巴细胞为主的血白细胞升高常见；肺炎支原体感染的潜伏期为 2~3 周，与流感病毒感染起病急骤不同，2~3 天起病；肺炎衣原体感染的潜伏期为 3 周，首发症状表现为逐步出现的咳嗽前声嘶。

肺部体检可发现两肺呼吸音粗，黏液分泌物在较大支气管时可闻及粗的干、湿啰音，部位不固定，咳嗽后啰音消失。支气管痉挛时可闻及哮鸣音。无并发症者不累及肺实质。胸部 X 线检查无异常或仅有肺纹理加深。

四、诊断及鉴别诊断

根据症状、体征、X 线片表现、血常规检查即可做出临床诊断，详细的病史采集常可提示特定的感染源，如起病急骤常见于病毒感染，相反则非典型病原体感染多见。有毛细支气管炎患儿接触史提示呼吸道合胞病毒感染可能。可将鼻咽拭子或下呼吸道分泌物送检流感病毒、肺炎支原体和百日咳杆菌等，由于这些病原体检查耗费较高，对轻、中度患者不宜常规应用。对重症、继发细菌感染则应及时做细菌学检查和药物敏感试验，指导临床正确选用抗菌药物。有研究显示降钙素原检测对抗菌药物应用有重要意义，血降钙素原<0.1μg/L 可不予以抗菌治疗。

急性气管-支气管炎应与小气道的急性炎症——哮喘及毛细支气管炎相鉴别，后两者常表现为进行性咳嗽并伴有喘息、气急、呼吸窘迫及低氧血症；支气管扩张则表现为慢性咳嗽及支气管的永久扩张；急性支气管炎的病程初期难以同上呼吸道感染鉴别，但前者常表现为咳嗽时间更长（大于 5 天），且肺功能检测显示异常，即 FEV_1 小于预计值的 80%，气道反应性增高，激发试验阳性，但在随后的 5~6 周会恢复正常。大多情况下，如患者的生命体征正常，体检肺部无干、湿啰音，则患肺炎的可能性较小，不需要进一步的检查，但老年患者除外，因为老年性肺炎患者常缺乏特异的症状及体征。其他肺部疾病如肺结核、肺癌、肺脓肿、麻疹、百日咳可表现为类似的咳嗽、咳痰表现，应详细检查，以资鉴别。

五、治疗

剧烈干咳或少痰者，可适当应用镇咳剂，如右美沙芬、喷托维林。咳嗽有痰或痰不易咳出者可用盐酸氨溴索、桃金娘油提取物化痰。若咳嗽持续不缓解，可考虑应用可待因或吸入糖皮质激素缓解症状。伴有支气管痉挛、气流受限时可用 β_2-受体激动剂沙丁胺醇、氨茶碱。有循证医学证据表明天竺葵属提取物 EPs7630 对急性支气管炎有一定的治疗作用。

大多数急性支气管炎患者不需要抗菌治疗，尤其对于未明确病原者，抗生素更不宜常规使用。盲目应用抗生素会导致耐药菌的产生、二重感染等一些严重后果。肺炎支原体、衣原体和百日咳杆菌感染推荐阿奇霉素治疗 5 天（第 1 天 500mg 每日 1 次，第 2~第 5 天 250mg，每日 1 次），流感病毒 A 型感染可予以奥司他韦（75mg，每日 2 次）治疗 5 天。全身不适及发热为主要症状者应卧床休息，多饮水，服用阿司匹林、对乙酰氨基酚等退热剂。

六、预防

积极锻炼，增强体质，避免过度劳累。冬季注意保暖，避免受凉感冒。改善生活卫生环境。对有慢性心、肺疾病等易感者可试用免疫增强剂。

第二节　急性细支气管炎

急性细支气管炎是指管径<2mm的细支气管的急性炎症，可以是特发的，但更常见于感染后、药物反应、结缔组织病、吸入毒气烟雾和器官移植等，临床上也称为细支气管综合征。既往急性细支气管炎的命名与分类非常混乱，目前临床上的急性细支气管炎常特指下呼吸道感染后的细支气管炎。

一、分类

按病因分类可分为以下几种。

1.吸入性损伤　毒气（如氮氧化物）、灰尘、刺激性气体、金属粉尘、有机粉尘、香烟、可卡因、燃烧烟雾。

2.感染后　①急性细支气管炎：是一种以病毒为主的感染性（后）细支气管炎，多发生于1岁以内的婴幼儿，偶见于年长儿童和成人；②闭塞性细支气管炎：单纯疱疹病毒、HIV、巨细胞病毒、风疹病毒、副流感病毒（Ⅲ型）、腺病毒、肺炎衣原体、克雷白杆菌、流感嗜血杆菌、嗜肺军团菌、黏质沙雷菌、百日咳杆菌、B组链球菌、新型隐球菌、卡氏肺孢子虫。

3.药物性　青霉胺、六甲胺、L-色氨酸、白消安、金制剂、头孢菌素、胺碘酮、醋丁洛尔、百草枯中毒。

4.特发性　①无诱因：隐源性缩窄性细支气管炎、呼吸性细支气管炎相关间质性肺病、隐源性机化性肺炎、弥漫性泛细支气管炎、肺神经内分泌细胞原发性弥漫性增生；②有相关诱因：器官移植相关、结缔组织病相关、阻塞性肺炎、溃疡性结肠炎、慢性嗜酸性粒细胞肺炎、放射性肺炎、吸入性肺炎、恶性组织细胞增生症、急性呼吸窘迫综合征、血管炎和慢性甲状腺炎。根据组织病学则可分为增生性和缩窄性细支气管炎两类。

本节重点阐述感染后的急性细支气管炎。

二、流行病学

主要侵犯1岁以内的婴幼儿（最多的是6个月左右）。低社会阶层生活拥挤，热带多雨季节，无母乳喂养或母乳喂养少于1个月，年龄小于12周，奶瓶喂养，母亲妊娠时嗜烟，早产，患心肺疾病或抵抗力低下等均是疾病发生的易患因素。呼吸道合胞病毒感染后的急性细支气管炎在男性患者的发生率较女性稍高。一般感染后的潜伏期为4~6天；而病毒可于症状出现前1~2天至症状出现后1~2周传播，有时甚至可长至1个月。由于感染后自身不能产生永久性免疫抗体，故临床上再感染的发生率极高。

三、病因病理

1.病因　呼吸道合胞病毒是最常见的病原体，其次为副流感病毒1、2和3型。此外还有腺病毒、鼻病毒、肠道病毒、流感病毒和肺炎支原体等。不同地区中，这些病原体所占比例存在一定差异。儿童中急性细支气管炎约55%由呼吸道合胞病毒引起。美国2014年报道病毒感染占50%~75%；国内报道为57.9%~88.2%，住院患儿中则更高。副流感病毒引起的感染约占11%，病情多较凶险，病死率高。少见病原体有冠状病毒、风疹病毒、腮腺炎病毒、带状疱疹病毒、A型流感病毒、鼻病毒和微小病毒。其感染方式多经由打喷嚏或咳嗽的飞沫直接接触到幼儿的脸部，或幼儿接触受到飞沫感染的玩具，再由手经眼睛或鼻腔而传染。成人患者则多于感染肺炎支原体后发生，少数因感染呼吸道合胞病毒或细菌后诱发。

2.发病机制　免疫组织学研究表明，急性细支气管炎是呼吸道合胞病毒感染后诱发Ⅰ型变态反应的结果。初次感染呼吸道合胞病毒后，CD4和CD8淋巴细胞亚群参与和终止病毒的复制过程，以CD8细胞起主要作用。IL-4诱导生成的IgE与急性细支气管炎的发生关系密切。急性细支气管炎时体内产生IL-2和IFN-γ的细胞克隆受抑制，而释放IL-4的细胞克隆优先激活，使IL-4分泌增加，IL-4能特异性地诱导B细胞合成IgE，且通过抑制IFN-γ产生而促进IgE生成。IL-4和其他淋巴因子还通过激活中性粒细胞和巨噬细胞脱颗粒，从而引发变态反应。血清和支气管分泌液中特异性IgG和IgE上升导致气道反应性增高。

3.病理改变　病变主要在细支气管，肺泡也可累及。受累上皮细胞纤毛脱落、坏死，继之细胞增生形成无纤毛的扁平或柱状上皮细胞，杯状细胞增多，黏液分泌增加，管壁内淋巴细胞和单核细胞浸润。管腔内充满由纤维素、炎性细胞和脱落的上皮细胞组成的渗出物，使管腔部分或完全阻塞，并可导致小灶性肺萎陷或急性阻塞性肺气肿。细支气管周围有大量炎症细胞浸润，其中绝大多数为单核细胞。黏膜下层和动脉外膜水肿。如病变并不广泛，且其损伤程度不重，炎症消退后，渗出物可被完全吸收或咳出而痊愈。少数患者可因管壁的瘢痕修复，管腔内渗出物发生机化，使细支气管阻塞，形成纤维闭塞性细支气管炎。由于细支管管壁薄，炎症容易扩展累及周围的肺间质和肺泡，导致间质性炎症和渗出液填充肺泡，还可形成细支气管周围炎。

4.病理生理　小支气管和细支气管发生的炎症与一般的炎症相似，但所引起的病理生理改变则非常严重。炎症和水肿易使婴幼儿患者病灶部位的细支气管分泌物引流不畅。坏死物质和纤维蛋白形成的栓子可使细支气管部分或完全阻塞。部分阻塞的管腔远端区域出现过度充气，完全阻塞则导致肺不张。由于细支气管内腔狭窄，尤其是婴幼儿的小气道较成人的明显狭窄，气流阻力增大，气流速度慢，故吸入的微生物易于沉积，加上婴幼儿的特异性和非特异性免疫反应尚未发育成熟，支气管黏膜上的IgA水平较低，尚不能起到保护作用，因而在感染呼吸道病毒后较成人更易患细支气管炎。这些病变致气流阻力增加、肺顺应性降低、呼吸频率增快、潮气量下降和通气量降低，加上肺内的气体分布不均和通气/灌注比例不匹配，最终引起低氧血症，甚至发生二氧化碳潴留和高碳酸血症。

四、临床表现

患者临床过程的表现差异很大，且呈动态变化，可出现轻微的呼吸暂停或痰液阻塞，也可表现为严重的呼吸窘迫综合征。最常见的表现为起病急骤，以鼻塞、流涕和喷嚏为首发的先兆。几天后出现咳嗽、喘息、呼吸增快、心率增快、发热和胸部紧缩感，伴有激惹、呕吐、食欲减退等表现。由于细支气管内腔狭窄，管壁又无软骨支撑，发炎时易于阻塞或闭塞，因此患儿最突出的症状是喘憋性呼吸困难。与普通肺炎相比，其喘憋症状更严重，且出现更早。病情严重时呼吸浅快，伴有呼气性喘鸣，呼吸频率可高达每分钟 60~80 次或更快。缺氧严重时多数患者有明显的“三凹征”，鼻翼翕动，烦躁不安和发绀，甚至可出现神志模糊、惊厥和昏迷等脑病征象。由于过度换气及液体摄入不足，部分患者有脱水和酸中毒。肺部体检叩诊呈过清音，听诊呼吸音减低，满布哮鸣音或哨笛音，喘憋减轻时可闻及细湿啰音。心力衰竭者较少见，但有时心动过速可成为最显著的症状。如呼吸困难加重，而相应的肺部听诊阳性体征减少时，提示气道阻塞加重、呼吸肌肉疲劳和呼吸衰竭的发生。

五、临床检查

1.实验室检查　血常规检查可出现淋巴细胞升高伴或不伴中性粒细胞升高，C-反应蛋白也可升高，但均对感染诊断的帮助不大。中毒症状明显或体温大于 40℃者，尿液或血液细菌培养对是否合并细菌感染有较高的辅助诊断价值。病情严重、出现脱水的患者可有尿素升高和电解质紊乱。动脉血气可提示低氧血症。鼻咽部分泌物病毒免疫荧光检测或 PCR 检测有助于病因的诊断。

2.影像学表现与肺功能检测　胸部 X 线片表现在患者间存在很大的差异，多表现正常或伴有肺纹理增粗及肺过度充气的征象，也可出现亚段肺实变和不张。少数患者表现为结节、网状结节和磨玻璃影等类似间质性肺炎的影像特征。胸部 CT 对于本疾病的诊断价值不高，主要用来排除其他疾病，尤其是支气管扩张。通气/灌注肺扫描的不匹配对诊断有一定的帮助。肺功能可表现为正常或阻塞性通气功能障碍。由于目前肺功能在婴幼儿中检测的研究很少，其应用价值很受限。

3.病理活检　开胸肺活检是急性细支气管炎诊断的金标准，根据活检的时间，早期多表现为增生性细支气管炎，晚期则多表现为缩窄性细支气管炎或两者并存。

六、诊断与鉴别诊断

主要依据流行病学资料、患儿年龄及临床表现特征等诊断。在呼吸道分泌物，特别是鼻分泌物中分离到病毒，可确诊为病毒引起的急性细支气管炎。起病后 3~7 天可通过组织培养分离出病毒。应用快速病原诊断技术也可在数小时内从呼吸道分泌物中检测出病毒抗原。血清学检查对诊断帮助不大，因为检测恢复期血清需要 2~4 周的时间，且婴幼儿可从母体内获得抗体，对诊断有影响。呼吸窘迫对进食的影响、脱水严重程度及对治疗的反应等均有助于患者病情严重程度的评估。

许多疾病可引起与细支气管炎相似的呼吸困难和喘息表现,不易鉴别。需鉴别的常见疾病有急性喉气管支气管炎、支气管哮喘、喘息性支气管炎和病毒性肺炎。急性喉气管支气管炎主要表现吸气性困难和特征性哮鸣声。支气管哮喘在婴幼儿期不多见,但其临床表现可类似于急性细支气管炎。患儿可有家族过敏史、肾上腺素能受体激动剂或氨茶碱治疗后症状迅速缓解等,可以此鉴别。喘息性支气管炎与轻症急性细支气管炎有时不易区别,鉴别要点为前者无明显的肺气肿存在,咳喘不严重,亦无中毒症状,且可反复发作。腺病毒性肺炎也可有明显的中毒症状,但病程较长,喘憋出现晚,肺炎体征较明显,胸部X线片上可见大片融合灶。此外,喘憋患者尚需与胃液反流、气道异物阻塞、咽后壁脓肿等鉴别。大部分患者可出现发热,但一般为低热,如体温大于40℃时应注意考虑其他诊断的可能。

七、治疗

1.氧疗　急性细支气管炎导致的气道阻塞明显时可发生通气/灌注异常,引起婴幼儿缺氧。如血氧饱和度(SaO_2)低于90%时,应给予低浓度氧疗。可经头罩或氧气帐给予温暖、微湿的氧气,以保持SaO_2在93%~95%甚至以上。

2.注意液体出入量的平衡　因患者呼吸急促使不显性失水增加,故应少量多次喝水。对于奶瓶喂养或不能进食者,先予胃管置入进食;重症者应积极静脉补液。脱水的纠正有利于气道阻塞的改善。

3.抗病毒治疗　尽管目前抗病毒药物利巴韦林已常用于治疗呼吸道合胞病毒引起的细支气管炎,但并没有循证依据的证实,甚至有研究提示对患者可能有害,因此不建议常规使用。临床上常用剂量0.8mg/(kg·h),每天雾化12~18小时,连续3~5天。如通过机械通气给予利巴韦林雾化吸入时,需特别注意避免呼吸阀阻塞。

4.支气管扩张剂　应用支气管扩张剂治疗仍有争议,大多数研究认为患儿气道阻塞的主要原因是病毒感染引起的炎症,而支气管平滑肌收缩对气道阻塞不起主要作用,因此β-肾上腺素能药物等对肺功能的改善无益,因此不建议作为常规治疗。也有少数研究提示口服或雾化吸入支气管舒张剂可减轻气道阻力。但须注意雾化给药时的气体温度,以免造成支气管狭窄加重。

5.抗感染治疗　糖皮质激素对病毒性急性细支气管炎的帮助有限,对住院日数、肺功能及临床表现改善也不大。有关孟鲁司特的研究结果也提示不能改善患者的病情。但近年来有研究认为细支气管炎后持续喘息的患儿雾化吸入肾上腺皮质激素有一定的短期疗效。

6.重症患者的治疗　如患者在高浓度吸氧下仍无法维持SaO_2大于92%,呼吸状态恶化或出现呼吸肌肉疲劳,呼吸暂停发生频率增多时需入住重症监护室,必要时给予机械通气治疗,个别的病情严重患者可考虑肺移植。

八、预后与预防

大多数患者可于病后几天至几周内开始康复,之后是否更易发展为支气管哮喘或COPD尚缺乏相关研究结果。少数感染腺病毒的患者在成年后可发展为Swyer-James

(MacLeod)综合征。通过积极的预防措施可减少该病的发生与传播:①合理的母乳喂养,增强体质和机体对环境适应力;②父母双亲的戒烟;③注意手卫生、定时清洗玩具、用酒精清除污物等可减少和避免病毒的传播,婴幼儿亦应避免与呼吸道患者接触以减少感染的机会;④对于支气管肺发育不全、早产或心功能不全者可给予呼吸道合胞病毒单抗治疗,预防疾病发生。

第三节　病毒性肺炎

病毒性肺炎是由不同种类病毒侵犯肺脏引起的肺部炎症,通常是上呼吸道病毒感染向下呼吸道蔓延所致。临床主要表现为发热、头痛、全身酸痛、干咳等。本病一年四季均可发生,但冬春季更为多见。肺炎的发生除与病毒的毒力、感染途径及感染数量有关外,还与宿主年龄、呼吸道局部和全身免疫功能状态有关。通常小儿发病率高于成人,婴幼儿发病率高于年长儿。据报道在非细菌性肺炎中病毒性肺炎占25%~50%,婴幼儿肺炎中约60%为病毒性肺炎。

一、流行病学

罹患各种病毒感染的患者为主要传染源,通常以空气飞沫传播为主,患者和隐性感染者说话、咳嗽、打喷嚏时可将病毒播散到空气中,易感者吸入后即可被感染。其次通过被污染的食具、玩具及与患者直接接触也可引起传播。粪-口传播仅见于肠道病毒。此外也可以通过输血和器官移植途径传播,在新生儿和婴幼儿中母婴间的垂直传播也是一条重要途径。

病毒性肺炎以婴幼儿和老年人多见,流感病毒性肺炎则好发于原有心肺疾患和慢性消耗性疾病患者。某些免疫功能低下者,如艾滋病患者、器官移植者,肿瘤患者接受大剂量免疫抑制剂、细胞毒药物及放射治疗时,病毒性肺炎的发生率明显升高。据报道骨髓移植患者中约50%可发生弥漫性间质性肺炎,其中约半数为巨细胞病毒(CMV)所致。肾移植患者中约30%发生CMV感染,其中40%为CMV肺炎。

病毒性肺炎一年四季均可发生,但以冬春季节为多,流行方式多表现为散发或暴发。一般认为在引起肺炎的病毒中以流感病毒最多见。根据近年来我国北京、上海、广州、河北、新疆等地区病原学监测,小儿下呼吸道感染中腺病毒和呼吸道合胞病毒引起者分别占第一、第二位。北方地区发病率普遍高于南方,病情也比较严重。此外,近年来随着器官移植的广泛开展,CMV肺炎的发生率有明显增高趋势。

二、病因

1.流感病毒　流感病毒属正黏液病毒科,是单股RNA类病毒,有甲、乙、丙三型,流感病毒性肺炎多由甲型流感病毒引起,由乙型和丙型引起者较少。甲型流感病毒抗原变异比较常见,主要是血凝素和神经氨酸酶的变异。当抗原转变产生新的亚型时可引起大流行。

2.腺病毒　腺病毒为无包膜的双链 DNA 病毒，主要在细胞核内繁殖，耐湿、耐酸、耐脂溶剂能力较强。现已分离出 41 个与人类有关的血清型，其中容易引起肺炎的有 3 型、4 型、7 型、11 型、14 型和 21 型。我国以 3 型、7 型最为多见。

3.呼吸道合胞病毒（RSV）　RSV 是具有包膜的单股 RNA 病毒，为副黏液病毒科肺病毒属，仅 1 个血清型。RSV 极不稳定，室温中两天内效价下降 100 倍，为下呼吸道感染的重要病原体。

4.副流感病毒　副流感病毒属副黏液病毒科，与流感病毒一样表面有血凝素和神经氨酸酶。与人类相关的副流感病毒分为 1、2、3、4 四型，其中 4 型又分为 A、B 两个亚型。在原代猴肾细胞或原代人胚肾细胞培养中可分离出本病毒。近年来在我国北京和南方一些地区调查结果表明引起婴幼儿病毒性肺炎的病原体排序中副流感病毒仅次于合胞病毒和腺病毒，居第 3 位。

5.麻疹病毒　麻疹病毒属副黏液病毒科，仅有 1 个血清型。电镜下呈球形或多形性。外壳小突起中含血凝素，但无神经氨酸酶，故与其他副黏液病毒不同。该病毒在人胚和猴肾细胞中培养 5~10 天后可出现多核巨细胞和核内包涵体。本病毒经上呼吸道和眼结膜侵入人体引起麻疹。肺炎是麻疹最常见的并发症，也是引起麻疹患儿死亡的主要原因。

6.水痘带状疱疹病毒（VZV）　VZV 为双链 DNA 病毒，属疱疹病毒科，仅对人有传染性。其在外界环境中生存力很弱，可被乙醚灭活。该病毒在被感染的细胞核内增生，存在于患者疱疹的疱浆、血液及口腔分泌物中。接种人胚羊膜等组织内可产生特异性细胞病变，在细胞核内形成包涵体。成人水痘患者发生水痘肺炎的较多。

7.鼻病毒　鼻病毒属微小核糖核酸病毒群，为无包膜单股 RNA 病毒，已发现 100 多个血清型。鼻病毒是人类普通感冒的主要病原，亦可引起下呼吸道感染。

8.巨细胞病毒（CMV）　CMV 属疱疹病毒科，系在宿主细胞核内复制的 DNA 病毒。CMV 具有很强的种族特异性。人的 CMV 只感染人。CMV 通常是条件致病原。除可引起肺炎外还可引起全身其他脏器感染。

此外，EB 病毒、冠状病毒及柯萨奇病毒、埃可病毒等也可引起肺炎，只是较少见。

三、发病机制与病理

病毒性肺炎通常是上呼吸道病毒感染向下蔓延累及肺脏的结果。正常人群感染病毒后并不一定发生肺炎，只有在呼吸道局部或全身免疫功能低下时才会发病。上呼吸道发生病毒感染时常损伤上呼吸道黏膜，屏障和防御功能下降，造成下呼吸道感染，甚至引起细菌性肺炎。

单纯病毒性肺炎的主要病理改变为细支气管及其周围炎和间质性肺炎。细支气管病变包括上皮破坏、黏膜下水肿，管壁和管周可见以淋巴细胞为主的炎性细胞浸润，在肺泡壁和肺泡间隔的结缔组织中有单核细胞浸润，肺泡水肿，被覆着含有蛋白和纤维蛋白的透明膜，使肺泡内气体弥散距离增大。严重时出现以细支气管为中心的肺泡组织片状坏死，在坏死组织周边可见包涵体。在由合胞病毒、麻疹病毒、CMV 引起的肺炎患者的肺泡腔内还可见到散在的多核巨细胞。腺病毒性肺炎患者常可出现肺实变，以左下叶最多见,实质以外的肺组织可有明显过度充气。

继发细菌性肺炎时肺泡腔可见大量的以中性粒细胞为主的炎性细胞浸润。严重者可形成小脓肿,或形成纤维条索性、化脓性胸膜炎及广泛性出血。

四、临床表现

病毒性肺炎通常起病缓慢,绝大部分患者开始时均有咽干、咽痛,其后出现打喷嚏、鼻塞、流涕、发热、头痛、食欲减退、全身酸痛等上呼吸道感染症状,病变进一步向下发展累及肺脏发生肺炎时则表现为咳嗽,多为阵发性干咳,并有气急、胸痛、持续高热。此时体征尚不明显,有时可在下肺区闻及细湿啰音。病程多为 2 周左右,病情较轻。婴幼儿及免疫缺陷者罹患病毒性肺炎时病情多比较严重,除肺炎的一般表现外,还多有持续高热、剧烈咳嗽、血痰、气促、呼吸困难、发绀、心悸等。体检可见三凹征和鼻翼翕动。在肺部可闻及广泛的干、湿性啰音和哮鸣音,也可出现急性呼吸窘迫综合征(ARDS)、心力衰竭、急性肾衰竭、休克。胸部 X 线检查主要为间质性肺炎,两肺呈网状阴影,肺纹理增粗、模糊。严重者两肺中下野可见弥漫性结节性浸润,但大叶性实变少见。胸部 X 线片改变多在 2 周后逐渐消退,有时可遗留散在的结节状钙化影。

流感病毒性肺炎多见于流感流行时,慢性心肺疾病患者及孕妇为易感人群。起病前流感症状明显,多有高热,呼吸道症状突出,病情多比较严重,病程达 3~4 周,病死率较高。腺病毒感染所致肺炎表现突然高热,体温达 39~40℃,呈稽留热,热程较长。约半数以上患者出现呕吐、腹胀、腹泻,可能与腺病毒在肠道内繁殖有关。合胞病毒性肺炎绝大部分为 2 岁以内儿童,多有一过性高热,喘憋症状明显。麻疹病毒性肺炎为麻疹并发症,起病初期多有上呼吸道感染症状,典型者表现为起病 2~3 天后,首先在口腔黏膜出现麻疹斑,1~2 天后从耳后发际开始出皮疹,以后迅速扩展到颜面、颈部、躯干、四肢。麻疹肺炎可发生于麻疹的各个病期,但以出疹后 1 周内最多见。因此在患儿发疹期,尤其是疹后期发热持续不退,或退热后又发热,同时呼吸道症状加重,肺部出现干湿性啰音,提示继发肺炎。水痘是由水痘带状疱疹病毒引起的一种以全身皮肤水疱疹为主要表现的急性传染病。成人水痘并发肺炎较为常见。原有慢性疾患和(或)免疫功能低下者水痘并发肺炎的机会多。水痘肺炎多发生于水痘出疹后 1~6 天,高热、咳嗽、血痰,两肺可闻及湿啰音和哮鸣音,很少有肺实变。

五、实验室检查

1.血液及痰液检查　病毒性肺炎患者白细胞总数一般多正常,也可降低,血沉往往正常。继发细菌感染时白细胞总数增多和中性粒细胞增高。痰涂片所见的白细胞以单核细胞为主,痰培养多无致病细菌生长。

2.病原学检查

(1)病毒分离:由于合胞病毒、流感病毒、单纯疱疹病毒等对外界温度特别敏感,故发病后应尽早用鼻咽拭子取材,或收集鼻咽部冲洗液、下呼吸道分泌物,取材后放置冰壶内尽快送到实验室。如有可能最好床边接种标本,通过鸡胚接种、人胚气管培养等方法分离病毒。上述方法可靠、重复性好、特异性强,但操作烦琐费时,对急性期诊断意义不大。

但对流行病学具有重要作用。

(2)血清学检查:血清学诊断技术包括补体结合试验、中和试验和血凝抑制试验等。比较急性期和恢复期双份血清抗体滴度,效价升高4倍或4倍以上即可确诊。本法主要为回顾性诊断,不适合早期诊断。采用急性期单份血清检测合胞病毒、副流感病毒的特异性IgM抗体,其敏感性和特异性比较高,可作为早期诊断指标。

(3)特异性快速诊断

1)电镜技术:用于合胞病毒、副流感病毒、单纯疱疹病毒及腺病毒之诊断。由于检查耗时、技术复杂、费用昂贵,难以推广使用。

2)免疫荧光技术:其敏感性和特异性均与组织培养相近。其合胞病毒抗原检测的诊断准确率达70%~98.9%,具有快速、简便、敏感、特异性高等特点。

3)酶联免疫吸附试验及酶标组化法:广泛用于检测呼吸道病毒抗原,既快速又简便。

(4)包涵体检测:CMV感染时可在呼吸道分泌物,包括支气管肺泡灌洗液和经支气管肺活检标本中发现嗜酸粒细胞核内和胞质内含包涵体的巨细胞,可确诊。

六、诊断与鉴别诊断

1.诊断　病毒性肺炎的诊断主要依据是其临床表现及相关实验室检查。由于各型病毒性肺炎缺乏明显的特征,因而最后确诊往往需要借助于病原学检查结果。当然某些病毒原发感染的典型表现,如麻疹早期颊黏膜上的麻疹斑、水痘时典型皮疹均可为诊断提供重要依据。

2.鉴别诊断　主要需与细菌性肺炎进行鉴别。病毒性肺炎多见于小儿,常有流行,发病前多有上呼吸道感染和全身不适等前驱表现,外周血白细胞总数正常或偏低,分类中性粒细胞不高。而细菌性肺炎以成人多见,无流行性,白细胞总数及中性粒细胞明显增高。X线检查时病毒性肺炎以间质性肺炎为主,肺纹理增粗,而细菌性肺炎多以某一肺叶或肺段病变为主,显示密度均匀的片状阴影。中性粒细胞碱性磷酸酶试验、四唑氮盐还原试验、C-反应蛋白水平测定及疫苗培养和病毒学检查均有助于两种肺炎的鉴别。需要注意的是呼吸道病毒感染基础上容易继发肺部细菌感染,其中以肺炎链球菌、金黄色葡萄球菌、流感嗜血杆菌及溶血性链球菌为多见,通常多发生于原有病毒感染。退热1~4天后患者再度畏寒、发热,呼吸道症状加剧,咳嗽、咳黄痰、全身中毒症状明显。

此外,病毒性肺炎尚需与病毒性上呼吸道感染、急性支气管炎、支原体肺炎、衣原体肺炎和某些传染病的早期进行鉴别。

七、治疗

目前缺少特效抗病毒药物,因而仍以对症治疗为主。

1.一般治疗　退热、止咳、祛痰、维持呼吸道通畅、给氧,纠正水和电解质、酸碱失衡。

2.抗病毒药物　金刚烷胺,成人0.1g,每日2次;小儿酌减,连服3~5天。早期应用对防治甲型流感有一定效果。利巴韦林对合胞病毒、腺病毒及流感病毒性肺炎均有一定疗效,每日用量为10mg/kg,口服或肌内注射。近来提倡气道内给药。小于2岁者每次10mg,2岁以上的每次20~30mg,溶于30mL蒸馏水内雾化吸入,每日2次,连续5~7天。

由 CMV、疱疹病毒引起的肺炎患者可用阿昔洛韦、阿糖腺苷等治疗。

3.中草药　板蓝根、黄芪、金银花、大青叶、连翘、贯众、菊花等可能有一定效果。

4.生物制剂　有报道肌内注射 γ-干扰素治疗小儿呼吸道病毒感染，退热快，体征恢复迅速，缩短疗程，无明显不良反应。雾化吸入从初乳中提取的 SIgA 治疗婴幼儿 RSV 感染也取得良好效果。此外还可试用胸腺素、转移因子等制剂。继发细菌性肺炎时应给予敏感的抗生素。

八、预后

大多数病毒性肺炎预后良好，无后遗症。但是如是流感后发生重症肺炎，或年老体弱、原有慢性病者感染病毒性肺炎后易继发细菌性肺炎，预后较差。另外 CMV 感染者治疗也颇为棘手。

九、预防

接种流感疫苗、水痘疫苗和麻疹疫苗对于预防相应病毒感染有一定效果，但免疫功能低下者禁用麻疹减毒活疫苗。口服 3 型、4 型、7 型腺病毒减毒活疫苗对预防腺病毒性肺炎有一定效果。早期较大剂量注射丙种球蛋白对于麻疹和水痘的发病有一定预防作用。应用含高滴度 CMV 抗体免疫球蛋白被动免疫对预防 CMV 肺炎也有一定作用。对于流感病毒性肺炎、CMV 肺炎、水痘疱疹病毒性肺炎患者应予隔离，减少交叉感染。

第四节　非典型病原体肺炎

一、肺炎支原体肺炎

1.概述　肺炎支原体肺炎过去病因不明称为“原发性非典型肺炎”，也曾被称为“Eaton 因子肺炎”“冷凝集素肺炎”，1964 年正式命名为肺炎支原体肺炎。肺炎支原体（mycoplasma pneumomae，MP）是引起社区获得性肺炎的重要致病原，占所有社区获得性肺炎病原体的 5%～30%，甚至更高。支原体肺炎可呈自限性，大多症状较轻，起病多样，呼吸道症状以干咳最为突出，主要引起间质病变，多见于儿童和青少年，在成年人中也较常见。一般预后较好，其中，约有 10%的支原体肺炎患者需要住院治疗，极少数患者也可因合并其他系统并发症而导致死亡。

2.病因及发病机制　肺炎支原体是介于病毒和细菌之间的一组原核细胞型微生物，是迄今发现的能独立生活的最小微生物。支原体能在有氧和无氧环境中生长，需要胆固醇和葡萄糖，营养要求比细菌高。从临床分离的肺炎支原体一般生长缓慢，需 2～3 周才长成可见的菌落，平皿上菌落呈草莓状，反复传代后呈荷包蛋状。肺炎支原体无细胞壁，仅有 3 层结构的细胞膜，是抗原物质的主要来源，包括糖脂抗原和蛋白质抗原。肺炎支原体主要随飞沫以气溶胶颗粒形式传播，潜伏期为 1～3 周。肺炎支原体感染遍布全球，暴发有家庭聚集性，在人口密集的地区可能因循环感染而延长流行时间。其流行较少受到季节和气候的影响，但我国研究显示多以秋冬季流行为主，可能是与秋冬季室内活动增多、人员密切接触和空气流通差等有关。

人类肺炎支原体肺炎发病机制还不完全清楚，可能是病原体侵入人体后的直接组织反应或者自身免疫介导的过程。支原体是细胞膜表面寄生物，平时牢固吸附于细胞表面，能避免纤毛的清除并逃避吞噬细胞吞噬。一旦机体免疫力下降，其通过释放致病代谢产物至宿主体内引起病变。其中，肺炎支原体细胞膜上的蛋白质抗原在其感染和致病过程中发挥重要作用。P1 蛋白和菌体蛋白作为所有肺炎支原体的共有成分，是肺炎支原体的特异性蛋白，也是目前作为血清学诊断的主要抗原。肺炎支原体入侵呼吸道后，首先借助其细胞膜上的神经酰胺受体吸附于宿主的呼吸道上皮细胞表面，并移动至纤毛的基底部分，抑制纤毛活动和破坏上皮细胞。此外，肺炎支原体还可以释放多种有毒代谢产物，如超氧化物等，进一步引起损伤，包括上皮细胞纤毛脱落、细胞肿胀或溶解、线粒体溶解、细胞质空泡形成、上皮增生和化生等。

肺炎支原体感染和发病除了病原体的直接致病作用外，尚存在复杂的免疫机制。感染后机体血清中产生特异性 IgM、IgG 及 IgA，同时呼吸道产生相应的分泌型抗体，后者具有较强的保护作用。但研究显示大多数成年人体内已有抗体，虽较少发病，但仍可在重复感染时发生肺炎，甚至病变和症状更严重，这说明抗体存在并无完全保护作用。此外，有报道肺炎支原体肺炎合并肾炎者的肾小球检测出含支原体抗原的免疫复合物。细胞免疫可能也参与了肺炎支原体肺炎的发病过程。用支原体抗原给患者皮内注射可见酷似结核菌素反应的迟发型变态反应。还有报道显示患者外周血淋巴细胞与肺炎支原体共同孵育时，其淋巴细胞转化率增加，且此种特异性细胞免疫随年龄增长而上升。另外，免疫抑制和免疫逃逸可能还参与了肺炎支原体肺炎的发病机制，但具体还未完全阐明。

3.病理生理和病理　肺炎支原体感染主要病变为急性气管-支气管炎、细支气管炎、支气管肺炎和间质性肺炎。一般可见支气管黏膜充血、水肿，有多种炎性细胞浸润，细胞坏死及脱落。肺泡内有少量渗出液，也可并发灶性肺不张、肺实变和肺气肿。支气管腔内有多形核白细胞、巨噬细胞、上皮细胞碎片及纤维蛋白束等，重者可见弥漫性肺泡坏死，慢性期可有间质纤维化。除支气管、细支气管黏膜层破坏外，多种炎症细胞（包括中性粒细胞、淋巴细胞及浆细胞）浸润、管腔阻塞，并可累及间质，肺泡壁因此而增厚。此外，肺泡壁和间隔中有中性粒细胞和单核细胞浸润，胸膜也有纤维蛋白渗出和少量渗液。开胸肺活检研究还表明肺炎支原体感染时可引起闭塞性细支气管炎伴机化性肺炎。

4.临床表现及辅助检查

（1）临床表现：①潜伏期为 1～3 周，起病形式多样；②可表现为无症状感染、上呼吸道感染、气管-支气管炎和肺炎；③多数患者可出现乏力、低中热、咽痛、头痛、肌肉酸痛、恶心等全身中毒症状；④呼吸道症状以发作性干咳为主，夜间重，也可有脓痰、高热等，偶有胸闷、胸痛、痰中带血；⑤可伴鼻窦和耳部疼痛。

体格检查很少有阳性体征。常见的阳性体征有咽部充血和鼓膜充血，颈部淋巴结可有肿大。少数患者肺部可闻及干湿啰音，皮肤可见斑丘疹或红斑。

（2）辅助检查

1）外周血白细胞和中性粒细胞计数一般正常，个别患者可升高，血沉可增快。

2)胸部影像学表现变异很大,从微小病变到广泛实变都有可能。病变好发于中下肺野,也可发生于肺上叶,或起始即为多发片状浸润影或磨玻璃影,肺间质受累多见(图5-1)。较为典型的影像学特征包括支气管壁、支气管血管束增厚及少量的胸腔积液。个别患者还可以出现肺结节、节段性肺不张、肺门淋巴结增大等。与普通细菌性肺炎相比,支原体肺炎吸收较慢,治疗后大多需要2~3周才能吸收,部分患者可出现延迟吸收(4~6周)。

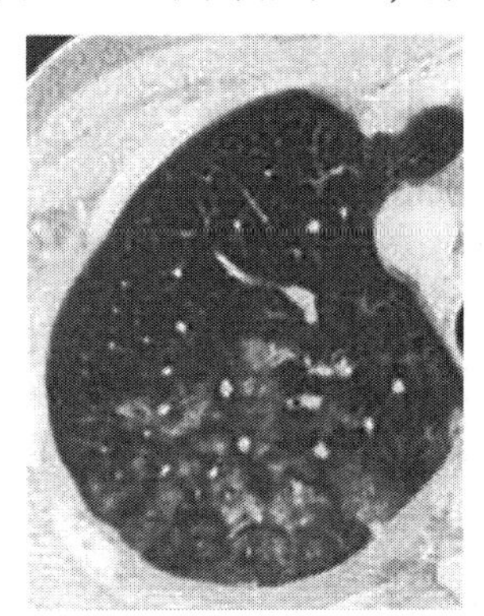

图5-1　肺炎支原体肺炎患者CT示多发片状影

3)因肺炎支原体培养条件要求较高,且生长缓慢,鉴定程序较复杂,一般需要1~3周才有结果,国内医院较少开展。

4)血清学检测是目前诊断肺炎支原体的主要方法,包括冷凝集试验、酶免疫测定试验、免疫荧光法和补体结合试验等。冷凝集试验阳性仅提示肺炎支原体感染,诊断价值有限;免疫荧光法诊断标准:IgM抗体滴度≥1∶16,且IgG抗体滴度呈4倍或4倍以上变化;补体结合试验诊断标准:IgM抗体滴度≥1∶64,且呈4倍或4倍以上变化。

5)PCR技术具有敏感性高、特异性好、快速简便等优点,目前检测肺炎支原体的PCR引物多选自16SrRNA基因或P1蛋白基因。有限的文献报道显示PCR检测结果差异较大,且感染后肺炎支原体的持续存在和无症状肺炎支原体携带者均可能造成假阳性。

5.诊断和鉴别诊断

(1)诊断标准

1)流行性发病时,根据流行病学和临床特征能比较容易做出临床诊断,确诊需实验室资料支持。

2)支原体肺炎诊断标准必须具备下列3项:①呼吸道症状以咳嗽为主,特别是干咳;②胸部影像学提示肺部有炎性病变;③呼吸道标本检出肺炎支原体,或符合血清学诊断标准。

(2)鉴别诊断:肺炎支原体肺炎临床症状、体征及辅助检查结果缺乏特异性,须与各种实质性和间质性肺病相鉴别。

6.治疗及预后

(1)治疗原则:①予以呼吸道隔离,防止再感染和交叉感染;②可采用止咳,祛痰、解痉等药物对症治疗;③由于肺炎支原体缺乏细胞壁,故对作用于细胞壁的抗生素无效,如

β-内酰胺类抗生素。氨基糖苷类在体外虽有作用，但尚无体内应用的系统报告。肺炎支原体感染治疗宜选择大环内酯类抗生素、喹诺酮药物和四环素类抗生素等；④除了积极治疗肺炎、控制肺炎支原体感染外，还要针对不同并发症采用不同的对症处理方法。

(2)治疗方法及具体措施：大环内酯类抗生素及四环素类对肺炎支原体敏感。但近年来肺炎支原体对大环内酯类抗生素耐药问题日趋严重。研究显示我国分离出的肺炎支原体对红霉素耐药率达58.9%~71.7%，对阿奇霉素耐药率为54.9%~60.4%。且由于红霉素有较多不良反应，通常选用新型大环内酯类抗生素，如罗红霉素、克拉霉素等。常规剂量：红霉素0.5g每天2次，疗程10~14天；克拉霉素0.5g每天2次，疗程10~14天。选择药物时需要参考当地流行病学及病原菌耐药情况。

与大环内酯类抗生素日益严峻的耐药形势相比，四环素类抗生素和喹诺酮类药物仍对肺炎支原体保持很好的抗菌活性。其中，呼吸喹诺酮类药物(环丙沙星、左氧氟沙星、莫西沙星等)在肺及支气管分泌物中浓度高，能够穿透细胞壁，半衰期长，对支原体有较好的杀菌作用，通常疗程为2~3周。需要注意的是，四环素类抗生素和喹诺酮类药物可能影响儿童骨骼等，不宜用于治疗儿童。

对于急性期病情发展迅速、严重的肺炎支原体肺炎，或者肺部病变迁延不愈而出现间质纤维化、肺不张、支气管扩张或合并肺外并发症者，可予以糖皮质激素治疗。如氢化可的松每次5~10mg/kg静脉滴注或泼尼松每天口服0.5~2mg/(kg·d)，疗程3~5天。但还没有较为系统的研究评估使用糖皮质激素的优劣，需慎用。

(3)预后：肺炎支原体感染有自限性，不管是否治疗，绝大多数患者都能恢复。抗生素治疗可以缩短病程，加快症状改善。值得注意的是，抗生素治疗并不能完全消除病原体和继发免疫损害，经治疗后患者仍可持续携带病原菌数周。

7.诊治精要

(1)肺炎支原体感染多有自限性，症状主要以干咳为主，伴有全身中毒症状，体征较少。

(2)常规血液检查阳性少见，胸部影像学表现不一，从微小病变到广泛实变都有可能。

(3)血清学检查是目前诊断肺炎支原体感染较为可靠的方法，近年来分子诊断技术不断提高，具有快速且敏感性、特异性高的优点。

(4)大环内酯类抗生素耐药率高，可使用四环素类抗生素和呼吸喹诺酮类药物。

(5)肺炎支原体感染预后较好，但需要注意重者可能合并全身并发症。

二、肺炎衣原体肺炎

1.概述　肺炎衣原体(chlamydia pneumonia，CP)主要引起呼吸道和肺部感染，曾被命名为鹦鹉热衣原体TWAR-TW株，后经深入研究发现其是衣原体的新品种，并命名为肺炎衣原体。人类是肺炎衣原体的唯一宿主，无症状携带者和长期微生物排泄有利于传播。在社区获得性肺炎病原菌中，肺炎衣原体占有重要地位，为5%~15%。肺炎衣原体感染有自限性，通常预后良好。国外研究还发现肺炎衣原体感染可能与COPD急性加重、支气管哮喘发作，甚至冠心病等发病相关。

2.病因及发病机制　肺炎衣原体是介于病毒和细菌之间的一种专性寄生于宿主细胞

内的微生物，其常在儿童和成年人中造成上下呼吸道感染。衣原体是原核生物，形态和结构上与含 3 层外膜的革兰阴性菌相似。衣原体外膜含脂多糖和一些与大肠埃希菌功能和结构类似的膜蛋白。但衣原体缺乏大多数原核生物所具有的肽聚糖，而代之以广泛二硫键，使外膜蛋白与其内部的半胱氨酸残基交互连接。衣原体在宿主细胞内生长、繁殖、形成包涵体，其生长过程具有复杂的两相生活周期。胞外为体积较小无代谢活性但有传染性的原生体，胞内为体积较大有代谢活性无传染性的网状体。原生体通过吸附在敏感细胞表面，利用吞噬作用进入宿主细胞内，成为网状体，并在细胞内大量繁殖引致细胞裂解死亡，释放原生体，完成生活环。

人类肺炎衣原体肺炎的发病机制至今还未完全阐明。有研究表明，肺炎衣原体进入人体后，与呼吸道上皮细胞接触并导致呼吸道黏膜纤毛运动功能丧失，使呼吸道其他病原体穿透能力增加，这也正是肺炎衣原体肺炎患者常合并其他病原菌感染概率较高的原因。肺炎衣原体基因产物可以通过激活 NF-κB 信号通路，引起支气管上皮细胞、内皮细胞、单核巨噬细胞和血管平滑肌细胞等活化，并释放一系列炎性因子，最终导致炎症持续反应和气道重塑。此外，近年来研究发现肺炎衣原体肺炎可以触发肺组织免疫病理过程，并且和持续的慢性气道炎症共同作用还能引起哮喘。

曾经感染过的肺炎支原体可以对再发感染引起的严重临床症状起到保护作用。与继发感染相比，原发性肺炎衣原体感染具有肺炎发生率更高、病情更严重、住院率更高及反复应用抗生素治疗等特点。这些特点并不适用于年龄较大的人群，而在年轻人中较常见。年龄较大人群大多为继发性感染，特别是合并有基础疾病患者，可能会发展为严重感染。

3.病理生理和病理　肺炎衣原体感染患者很少进行活检，因此缺乏病理学资料。动物模型研究显示，肺炎衣原体感染时支气管纤毛上皮细胞早期为多形核白细胞浸润，后期在支气管和血管周围可见巨噬细胞及较多的淋巴细胞、浆细胞浸润。肺组织主要呈间质性肺炎，肺泡腔及支气管周围中性粒细胞浸润，后期可见淋巴细胞、浆细胞浸润。

4.临床表现及辅助检查

（1）临床表现：①肺炎衣原体肺炎症状轻重不一，潜伏期 1~2 周，可长达 4 周；②多隐性起病，病情轻者与流感类似，可表现为咽痛、声嘶、流涕、乏力、低中热、肌肉酸痛等，其中咽痛最为常见；③1~4 周后出现发热、咳嗽，一般痰少或痰中带血，也可有脓痰、高热等；④病程中可出现恶心、呕吐、腹泻等消化道症状及嗜睡、谵妄、抽搐等精神症状。

体格检查常无明显肺部体征，部分患者可闻及干啰音，偶可闻及湿啰音。多数患者可有肝脾大。

（2）辅助检查

1）实验室检查多无异常，部分患者可出现血沉增快，C-反应蛋白、白细胞增高。

2）胸部影像学表现一般无特异性。最常见的影像学改变为单侧下叶肺部片状阴影和网状浸润，也可以出现肺叶大片阴影、胸腔积液等。病灶吸收一般需要 2~4 周。

3）细胞培养是肺炎衣原体分离的最佳方法，标本采集的最佳部位是鼻咽部后部。肺炎衣原体培养要求较高，只能在细胞内生长繁殖，一般培养 3~7 天，直接荧光抗体染色确认。但是培养法技术难度大、步骤烦琐，较少在实验室开展。

4)血清学检测是目前诊断肺炎衣原体的常用方法，包括微量免疫荧光法、直接免疫法、酶联免疫吸附试验和补体结合试验等。目前，微量免疫荧光法被认为是最普遍、敏感、特异的方法，其可以鉴别 IgM 和 IgG，因此可以鉴别原发感染和重复感染。美国胸科协会/美国感染病学会推荐诊断标准：①急性期感染为 2 次效价≥4 倍或单次抗体滴度 IgM≥1：16 或 IgG≥1：512；②再次感染为 IgG 在 1～2 次效价时迅速升高，IgM 不出现或很弱；③既往感染为 IgM<1：16，且 IgG 为 1：16～1：256。近年来，有限的研究显示酶联免疫吸附试验的敏感性和特异性也均较高，且操作简单，易于自动化。

5)由于培养法的困难和血清学方法的滞后，PCR 和直接抗原检测备受关注。目前检测肺炎衣原体常用的靶基因是外膜蛋白(MOMP)的 16SrRNA 基因。文献报道显示 PCR 检测结果差异较大，目前美国 FDA 还没有推荐的商用试剂盒。

6)最近发现快速诊断肺炎衣原体的新方法还有免疫试验，通过检测衣原体特异的 IgM 抗体。少量的研究发现该方法敏感性和特异性均较高，甚至达 95%～100%。但是因仅能检测 IgM 抗体，该方法仅限用于原发感染。

5.诊断和鉴别诊断

(1)诊断标准：肺炎衣原体肺炎缺乏特异性的临床表现，确诊需要特殊实验室检查，临床诊断主要结合症状、影像学、病原学、血清学等检查做出综合判断。

(2)鉴别诊断：因缺乏特异性，主要通过病原学、血清学等与支原体肺炎、病毒性肺炎、Q 热、结核、真菌感染、非感染性疾病(如过敏性肺炎、间质性肺炎)等相鉴别。

(3)诊断流程基本如肺炎支原体肺炎。

6.治疗及预后

(1)治疗原则：①予以呼吸道隔离，防止再感染和交叉感染；②保持呼吸道通畅，可采用止咳、祛痰、解痉等药物对症治疗；③发热、头痛及烦躁不安的患者可加重缺氧，可给予适当镇静；④病情严重、病程长、营养不良者可输注丙种球蛋白或血浆，以提高抵抗力；⑤由于肺炎衣原体属于细胞内寄居，应综合考虑抗生素在体内的药物活性和进入细胞内的能力。对肺炎衣原体有效的抗生素包括四环素类、大环内酯类抗生素和喹诺酮类药物。由于肺炎衣原体缺乏细胞壁，故 β-内酰胺类抗生素无效；⑥除了积极治疗肺炎、控制肺炎衣原体感染外，还要针对不同并发症采用不同的对症处理方法。

(2)治疗方法及具体措施：红霉素及四环素在体内的抗菌活性较好，克拉霉素是活性最高的大环内酯类抗生素。喹诺酮类药物活性也较好，其中左氧氟沙星优于莫西沙星。常规剂量：红霉素每天 2g；四环素 500mg，每天 3 次；疗程 2～3 周。选择药物时需要参考当地流行病学及病原菌耐药情况。

(3)预后：肺炎支原体感染有自限性，绝大多数患者都能完全恢复。抗生素治疗可以缩短病程，加快症状改善，减少社区获得性肺炎死亡率。

7.诊治精要

(1)肺炎衣原体感染有自限性，预后较好。

(2)肺炎衣原体肺炎症状主要以干咳为主，伴有全身中毒症状，体征较少。

(3)常规血液检查阳性少见,胸部影像学无特异性,单侧下叶肺部片状阴影和网状浸润最常见。

(4)血清学检查是目前诊断肺炎衣原体感染较为可靠的方法,此外,PCR 技术的敏感性、特异性也较高。

(5)四环素类、大环内酯类抗生素和喹诺酮类药物是较为有效的治疗药物。

(梅周芳)

第五节　医院获得性肺炎

医院获得性肺炎(hospital acquired pneumonia,HAP)亦称医院肺炎(nosocomial pneumonia,NP)是指在入院≥48 小时后在医院内发生的肺炎,包括在医院内获得感染而于出院后 48 小时内发生的肺炎。HAP 中最常见(80%)和最严重的类型是呼吸机相关肺炎(ventilator-associated pneumonia,VAP),它是指气管插管/切开(人工气道)机械通气(mechanical ventilation,MV)48~72 小时后发生的肺炎。迅速进展的重症 HAP 给予气管插管和机械通气者即使不符合上述界定,亦应按 VAP 处理。接受无创机械通气患者发生的肺炎不是 VAP,但属于 HAP。近年主张采用医疗护理相关性肺炎(healthcare associated pneumonia,HCAP)一词,以"相关"取代"获得"更切合实际,因为"获得"很难明确和界定。美国胸科学会(ATS)和美国感染病学会(IDSA)2005 年 HAP 处理指南将 HCAP、VAP 和 HAP 并列,强调 HCAP 应与 HAP 一样按多耐药菌感染处理。关于 HCAP 在该指南中界定为下列患者的肺炎:①近 90 天内曾住院≥2 次;②长期居住在护理院或慢性病护理机构;③近 30 天内接受过静脉治疗(抗生素、化疗药物)、伤口处理;④在医院或血液透析门诊部接受透析治疗。但是,2007 年 IDSA/ATS 发布的 CAP 指南则认为除了长期居住在护理院或慢性病护理机构的患者外,HCAP 所涵盖的其他患者仍然可以根据其特定病原体按 CAP 处理。

一、流行病学

1.发病率、病死率和社会负担　由于定义和诊断标准不完全一致,加之研究对象和研究方法上不统一或缺少可比性,HAP 的准确发病率不清楚。但 HAP 的发病率、高病死率和高负担,在各项研究中是基本一致的。

HAP 在我国是第一位的医院感染,发病率为 2.33%;沿海大城市综合性医院中医院获得性下呼吸道感染(主要是肺炎)在医院感染构成比中占 33.1%,每例平均增加医疗费用 1.8 万元,平均延长住院时间 31 天。如果按每例增加医疗费用 1.0 万元推算,全国每年因此而增加医疗支出 100 亿元人民币。据欧洲重症监护感染患病率(EPIC)的研究,1 417 间ICU 的 10 038 例患者,1 天感染患病率为 21%,其中 47%为肺炎,而 10%为 HAP。在美国 HAP 发病率(5~10)/1 000,而 MV 患者发病率增加 6~20 倍。HAP 占所有 ICU 感染的 25%左右,所用抗生素占 ICU 所有抗生素用量的 50%以上。HAP 病死率在 30%~70%不等。VAP 的配对研究表明,VAP 的归因病死率估计在 33%~50%。美国医院感染监测(NNIS)系统1995年1月至2001年6月监测资料显示,以呼吸机日(ventilator days,VDs)计算,创伤ICU、烧伤ICU、神经外科ICU和外科ICU患者VAP发病率分别为16.2/1 000VDs、15.9/1 000VDs、14.9/1 000VDs和13.2/1 000VDs,远高于心脏ICU(8.4/1 000VDs)、内科ICU(7.3/1 000VDs)、儿科ICU(4.9/1 000VDs)和呼吸ICU(4.3/1 000VDs);与其他导管(导尿管、中心静脉导管)相关感染发病率(2.9/1 000~9.7/1 000导管日)比较,VAP显然更常见一些。多中心研究表明,由于HAP延长住院时间平均7~10天,VAP患者MV时间和留住ICU时间均延长。VAP每例耗费10 000~40 000美元。早年曾有估计称美国HAP每年导致直接经济损失20亿美元。

关于VAP呼吸机应用时间与VAP发生率关系的研究结果颇不一致。20世纪80年代的研究揭示,MV第1天VAP发病率为5%,而超过30天则升至69%;第10天累计发病率为7%,第20天为19%。有人计算MV每延长1天,VAP危险度增加1%。但1998年Cook等对1 014例MV患者的研究显示,VAP发病率为18%,虽然随着MV时间延长发生VAP的累积危险度上升,但在5天以后每天的危险度则在下降,如第2天危险度为3.3%,第10天为3.0%,第15天则为1.5%。

在呼吸机广泛应用前,HAP主要见于外科手术患者。近年来非VAP研究甚少。一些资料显示在高危住院患者HAP发病率大体是胸腹部手术占3.2%~17.5%,免疫受损患者占19.5%~20%,老年人占0.7%~1.7%。少数调查表明,在普通病房的HAP的发病率明显要低,为0.18%~1.8%。

2.流行环节

(1)感染来源及途径

1)内源性感染:①原发性内源性感染:是由潜在性病原微生物(potent pathogen microbial,PPMs)所致,这些微生物常存在于有肺损伤或气管插管MV患者的口咽部和胃肠道。它主要发生在MV最初4天内。引起原发性内源性肺炎的微生物种类因人而异。在原来健康患者(如创伤、中毒等)常由肺炎链球菌、金葡菌、流感嗜血杆菌、卡他莫拉菌、大肠埃希菌等所致。一般认为短期使用相对窄谱的抗生素可望预防这种感染。然而存在基础疾病患者(糖尿病、COPD等),在其喉部、直肠常有肺炎克雷白杆菌存在,易引起下呼吸道感染;②继发性内源性感染:在入院前患者并不携带这类细菌,但住院期间它们继发定植于口咽部或胃肠道,并在此快速过度生长,主要为G-PPMs和金葡菌。入住ICU 1周内患者唾液或胃内容物PPMs细菌浓度高达10^8cfu/mL。经过医务人员的手,将患者或携带者的病原菌传给新患者。尽管微生物是外源性的,但微生物在感染之前常在口咽部、胃肠道定植和增生,随后被误吸入下呼吸道。未经口咽、胃肠道继发定植的假单胞菌属细菌所致肺炎仍称为外源性感染;③血源途径:定植于支气管肺的微生物极少来源于血液,偶尔因金葡菌败血症导致多发性肺炎和肺脓肿。

2)外源性感染:①接触传播:这是最常见的一种传播方式。有直接或间接接触传播,前者是由患者之间或患者与工作人员之间身体接触所致;后者大多因医疗器械、监测设备被污染,或未严格消毒,或患者之间共用器械所致。所传播的病原体以假单胞菌属、窄食单胞菌属及军团菌属的细菌为主。纤支镜在ICU患者中的诊断、治疗应用已很普遍,它可能是医院肺炎的独立危险因素，属间接接触性传播；②空气传播：空气中的尘粒可带有病原菌，并可移动而导致病原菌的传播，如结核杆菌、曲菌。病毒经飞沫传播亦归于这一类。

一种病原体可通过一种方式传播也可经两种或两种以上方式传播。了解感染的途径有助于追溯感染源及制订控制措施。

(2)易感人群和危险因素：免疫防御机制受损者是HAP的易感人群。具体说即具有危险因素的患者容易罹患HAP。由于HAP的诊断标准不一，确定危险因素的统计学方法不一(如多元分析、单因素相关分析)等方面原因，对于各种危险因素的作用评价亦不一致。目前公认的最显著危险因素是气管插管机械通气，它可使发生医院肺炎的危险因素增加3~21倍。HAP的危险因素列于表5-1。

表5-1　医院肺炎的危险因素

宿主相关因素	医疗(诊疗措施)相关因素
年龄≥60岁	交叉感染(呼吸器械、手)
慢性肺部疾病	病室空气或供水系统污染
免疫功能低下	ICU
营养不良	长时间住院
意识障碍	先期抗生素治疗
先前感染	外科手术(头、胸、上腹部)
休克	制酸药及H_2拮抗药
神经-肌肉疾病	气管插管及再插管
	鼻胃管
	颅内压监测
	平卧位
	频繁更换呼吸机管道

二、病原体和发病机制

HAP病原体以细菌最常见，占90%。在免疫抑制特别是造血干细胞移植和实体器官移植受体真菌、病毒、结核分枝杆菌等是重要病原体。呼吸道病毒致HAP偶尔见于儿科病房。近年来美国报道HAP病原谱构成比的变化是金黄色葡萄球菌明显上升，从20世纪90年代初期的20%左右上升至近年的40%以上，其中MRSA超过半数。G^-杆菌比例有所下降，但其中铜绿假单胞菌仍居首位，约20%。我国20世纪90年代HAP论文荟萃分析显示，铜绿假单胞菌占20.6%，克雷伯菌属占10.1%，大肠埃希菌占5.9%，肠杆菌属占4.6%，不动杆菌占4.6%，嗜麦芽窄食单胞菌占1.7%，流感嗜血杆菌占0.8%，金黄色葡萄球菌占5.9%，肠球菌占1.4%，肺炎链球菌占1.0%。由于缺少新的系统性资料，不能确定其演变趋势，部分医院报道不动杆菌感染趋于增加甚至跃居首位。

HAP的发生与其他肺炎一样,病原体到达支气管远端或肺组织,克服宿主的防御机制后繁殖并引起侵入性损害。呼吸系统的防御机制包括上呼吸道对空气滤过、加温、湿化及咳嗽反射;呼吸道上皮纤毛的运动;肺巨噬细胞的吞噬调理作用;体液及细胞免疫功能。医院肺炎的感染方式主要为吸入,血液传播和潜在感染的激活(如结核、巨细胞病毒感染等)相对少见。借助于分子生物学分型技术发现,从肺炎患者下呼吸道分泌物中分离到的菌株与发病前就定植于患者口咽部或胃的菌株具有同源性,表明肺炎病原体来源于口咽部菌群的误吸。有研究提示,口咽部 G^- 杆菌定植者有23%患者发生HAP,无定植者仅3.3%。

正常人口咽部菌群常包括不少可引起肺炎的致病菌如肺炎链球菌、流感嗜血杆菌、金葡菌及厌氧菌,但肠杆菌科细菌和假单胞菌等非发酵 G^- 杆菌分离率少于5%。住院后患者口咽部菌群常发生变化,最突出的变化是 G^- 菌定植比例明显升高。这种定植随住院时间延长其增加更加显著。口咽部 G^- 杆菌定植增加的相关因素还有先期抗生素应用、胃液反流、大手术、严重的基础疾病及内环境的紊乱如糖尿病、酒精中毒、低血压、缺氧、酸中毒、氮质血症等。G^- 杆菌在住院患者口咽部定植并作为医院内肺炎的主要致病菌来源,形成的机制尚不十分清楚,但应激可以是一个重要的原因。通常认为口咽部上皮细胞表面能与 G^- 菌结合的受体为纤维连接素所覆盖,使受体免予暴露而不易与细菌结合。应激时唾液中蛋白水解酶分泌增加,受体表面纤维连接素被清除,受体暴露增多,促进了上皮细胞与细菌的结合,从而使 G^- 杆菌在口咽部黏附,定植概率增加。实验已证实颊黏膜上皮细胞短暂暴露于胰蛋白酶,可使铜绿假单胞菌黏附性增加10倍。

正常胃液呈酸性,当因药物或“胃外分泌衰竭”(如应激)时,胃液pH升至4以上。在这种情况下,胃内细菌特别是 G^- 杆菌过度生长,经食管、咽部可移行至下呼吸道致肺部感染。另外受污染器械设备表面及被污染呼吸机管道内冷凝水中的病原体,均可直接吸入或借气溶胶颗粒吸入下呼吸道,引起HAP。

MV患者最可能的吸入途径是沿气管导管外呼吸道分泌物的吸入,即使用带低压或高压气囊的气管导管,口咽部分泌物的吸入或漏入仍是很常见的。据研究高压气囊气管导管患者中有56%、低压气管导管中20%有微吸入。这主要是气管插管破坏了口咽部与气管间的屏障,损害了对口腔分泌物有效清除功能,气管局部损伤及干燥使气管黏膜纤毛清除功能降低,加剧了微吸入。昏迷、全身麻醉、鼻饲管、支气管镜检查、食管疾病等亦促使微吸入的发生。吸入的口咽部病原体可以来自胃或鼻窦等处。半卧位可减少胃内容物的吸入,但对口咽部分泌物吸入无影响。

近来研究发现气管插管患者声门下导管球囊上穹隆区积液是细菌增生的场所,细菌浓度可达 10^8 cfu/mL。X线检查证实50%以上患者存在积液,这种污染积液无疑增加微吸入。目前已证实气管导管内外表面有由一种不定型的糖蛋白组成的生物膜存在,经培养及电镜观察73%的生物膜内含有细菌,浓度达 10^5 cfu/mL。生物膜使抗生素不易渗入,中和或破坏抗生素,从而保护细菌生长。这些微生物经移位或吸痰时的导入容易进入远端支气管和肺泡,引起肺实质感染。

机体借助于抗体、补体的调理作用、肺泡巨噬细胞和中性粒细胞吞噬消灭进入下呼吸道的病原体。然而机体在疾病状态下（如休克、外伤等），患者肺内常有过多的炎症递质如 TNF、IL-6、IL-8 等引起炎症性肺损伤，致病微生物可隐藏于局部坏死组织内，逃避正常的清除机制。

概言之，病原微生物在上呼吸道黏附定植，继而吸入下呼吸道，突破机体的免疫防御机制，引起肺炎。因此医院肺炎的发生是病原体与机体相互作用的结果。

三、病理

肺炎的病理形态学改变是各种各样的，取决于病原体、感染发生至组织学检查的时间、宿主的基础免疫状态及抗菌治疗等。自 1988 年 Johanson 等从猩猩 VAP 模型的组织病理学研究发表以来，对动物模型和人的 HAP 或 VAP 已有不少研究，从各个不同角度进行描述和界定如下。

1.HAP/VAP 的病理学分级

（1）细支气管炎：细支气管腔内多形核白细胞大量聚集和增生，伴脓性黏液栓和支气管壁的改变。

（2）灶性支气管肺炎：终末细支气管和肺泡周围种性粒细胞散在性浸润。

（3）融合性支气管肺炎：上述改变扩展至若干毗邻的肺小叶。

（4）肺脓肿：支气管肺炎融合并伴随组织坏死，正常肺结构破坏。

2.HAP/VAP 病理严重性分度

（1）轻度：终末细支气管及某些周围肺泡散在中性粒细胞浸润。

（2）中度：毗邻小叶间病变大片融合，细支气管内出现脓性黏液栓。

（3）重度：炎症广泛融合，偶见组织坏死。

3.HAP/VAP 病理学分期

（1）早期(0~2 天)：毛细血管充血伴多形核白细胞数量增加，肺泡腔可见纤维素渗出。

（2）中期(3~4 天)：肺泡腔内出现纤维素，少量红细胞和若干多形核白细胞。

（3）后期(5~7 天)：大多数肺泡内充满多形核白细胞、吞噬细胞、吞噬细胞脱屑。

（4）消散期(>7 天)：由于单核巨噬细胞的吞噬或许，炎性渗出消散。

对于 HAP/VAP 病理学的研究有助于对本病的理解和认识。但由于方法学上的限制和影响因素众多，病理和临床相关性很难确定，如对 VAP 患者死后的研究表明，VAP 病理上炎症程度与细菌负荷之间并不平行；而病理上 VAP 的早期病变临床上很难发现和诊断。

四、临床类型

由于视角不同和概念的演变，目前尚无 HAP 的统一分类。下列 3 种分类方法可供参考。

1.美国 CDC 下属医院感染控制实施顾问委员会（HICPAC）分类　医疗护理相关肺炎（HCAP）：医院相关（获得性）肺炎、护理院相关获得性肺炎（NHAP）、其他所有与医疗护理活动相关的肺炎。

2.美国 ATS/IDSA 为代表的分类　医院获得性肺炎：①呼吸机相关肺炎；②非呼吸机相关肺炎，包括医疗护理相关肺炎（HCAP）、手术后肺炎、卒中相关肺炎等。

3.西班牙 Sabria M 等提倡的分类(适用于非呼吸机相关肺炎) 虽然不少学者认为 HAP 的抗菌治疗和预后不依赖于病情严重程度,而主要取决于发病时间,ATS/IDSA 过去指南中对 HAP 有轻度、中度和重度之分,2005 年指南认为缺少前瞻性研究,取消了这种区分。但是仍有人坚持病情严重程度是分类的重要参考因素。据此,Sabria M 等提倡以下分类(表 5-2)。

表 5-2 HAP 的分类

严重程度	危险因素	发病时间	分类
非重症	有		HAP 伴危险因素
	无	早发	早发性 HAP
		晚发	晚发性 HAP
重症			重症肺炎

这里,病情严重的标准规定为具有下述征象之一者。①胸部 X 线片上显示广泛或进展性病变;②脓毒血症(低血压、严重器官功能紊乱)。危险因素包括:①宿主本身因素:老年人、基础疾病及其程度、营养不良、意识水平下降;②治疗性因素:胸部或上腹部手术、鼻胃管留置、免疫抑制治疗、先期抗菌药物应用和住院时间延长。早发抑或晚发仅在非重症和无危险因素时才对治疗和预后具有决定性因素。

五、临床表现

由于严重基础疾病、免疫状态低下及治疗措施(药物、机械通气等)干扰等,HAP 的临床表现常常很不典型,概括起来有下列特点。

1.症状变化不定 激素、免疫抑制药等药物使医院肺炎的症状被干扰或掩盖;尚有患者严重的基础疾病削弱机体反应性,故 HAP 起病较隐匿,发热和呼吸道症状常不典型。在机械通气患者可以仅表现为发绀加重、气道阻力上升或肺顺应性下降等。但也有部分患者突发起病,呈暴发性进程,迅速陷入呼吸衰竭,或使原已处于呼吸衰竭状态的患者其病程迅速演进而难以逆转。

2.X 线片表现多变 HAP 一般表现为支气管肺炎,但常常变化多端。在严重脱水、粒细胞缺乏患者并发 HAP 和肺孢子菌肺炎可以在 X 线片上无异常表现。而在机械通气患者可以仅显示肺不张,或者因为肺过度充气使浸润和实变阴影变得难以辨认。也有的因为合并存在的药物性肺损伤、肺水肿、肺栓塞等而使肺炎无法鉴别。

3.并发症多 医院内肺炎极易并发肺损伤和急性呼吸窘迫综合征,以及左心衰竭、肺栓塞等。在接受机械通气患者一旦发生肺炎极易并发间质性肺气肿、气胸。

六、诊断和病情评估

由于出发点和目标不同,HAP(包括 VAP)诊断标准宽严差异很大,譬如为控制耐药菌传播,在 ICU 气管插管患者只要气管吸出物出现病原菌特别是易耐药菌或高耐药菌株,即使临床尚未肯定肺炎,就应按 VAP 采取控制措施;若为确定或比较发病率,则需要在较长时间内保持相对稳定、适用于所有患者、并能使监控人员包括临床医师根据通常的临床表现和实验室所见便可做出诊断的标准；倘若为治疗目的，则需要诊断标准具有高度特异性。诊断肺炎的“金标准”是组织病理学和组织标本发现或培养分离到病原体，或影像学确认肺脓肿且穿刺物培养分离到病原体。但肺组织标本难以获取，即使获得也难以在肺炎发病时，抗菌或其他治疗常影响微生物的分离甚至组织学表现。因此尽管严格的科学定义应当如此要求，但 HAP 特别是 VAP 患者的病情使其生前一般不可能实施活组织检查技术。“影像学上确定为肺脓肿”在 MV 患者床旁摄片是不敏感的，应当优选 CT，而这需要搬动和运送患者，也是不实际的。

1.临床诊断　一般提倡的 HAP、VAP 临床诊断标准是：发热、白细胞增高和脓痰气道分泌物 3 项中具备 2 项，另加在 X 线上肺部浸润性病变。此标准敏感性高，但特异性很低。即使临床 3 项和 X 线异常同时存在，其特异性仍低于 50%，因此为临床不能接受。但必须强调临床表现仍是 HAP、VAP 诊断的基础，而且目前普遍认为只有重视临床诊断而不是等待或依靠病原学诊断选择抗菌治疗，才可能改善 HAP、VAP 的治疗结果。

2.X 线诊断　X 线诊断 VAP 的研究提示，肺泡浸润敏感性为 87%～100%，支气管充气征 58%～83%，新的或进展性浸润 58%～78%。但其特异性不清楚。呼吸机治疗尚可以合并其他类似肺炎的 X 线异常表现（肺不张、肺栓塞、心力衰竭等），没有任何一种特异性影像学异常能够提高 VAP 诊断的准确性。

关于影像学技术对 HAP、VAP 诊断的影响缺少研究，但一项在腹部手术后非气管插管患者的研究表明手提式床边摄片与 CT 比较，对肺底部浸润的诊断敏感率仅为 33%。不同正压通气模式对肺部浸润程度和气腔病变数量可以产生影响。研究不同阅片医师间对 VAP 解释的差异，发现其诊断重复性处于边缘界线。VAP 的 X 线误诊对临床的影响（过诊和过治）仅是理论上和临床印象中的，缺少评估。据认为在肺栓塞伴梗死、反复吸入或者可能尚有纤维增生性 ARDS 误诊 VAP 应用抗生素治疗可引起高耐药菌定植或增加其后感染的危险。

目前胸部 X 线仍是作为诊断 VAP 的必备检查。尽管费用/效益比缺少研究。机械通气患者可以出现脓性气道分泌物而 X 线阴性，此常被认为是化脓性气管-支气管炎或医院内气管-支气管炎（nosocomial tracheo-bronchitis，NTB），而非 VAP。尸检研究表明它存在肺炎的组织学改变，是肺炎的临床前征象。最终是否可能发展为肺炎，尚有待临床进一步通过研究确认。

3.病原学诊断　临床和 X 线诊断 HAP、VAP 特异性低，需要联合其他诊断技术以提高诊断特异性。而从感染性疾病本身的诊断和抗菌治疗来说，HAP、VAP 亦需要特异性的病原学诊断。但是目前由于肺炎病原学诊断的现实困难，抗菌治疗发展和面临的种种问题，VAP 病原学诊断存在不少争议。

（1）病原学诊断的临床价值：与社区获得性肺炎相比，仅依据临床和 X 线异常，VAP 的诊断特异性更低。迅速确定病原学诊断，选择合理的抗菌治疗，防止求助广谱抗菌药物覆盖所有可疑病原体经验性治疗方法的滥用，最大限度地减少耐药，是 VAP 临床处理的基本原则和追求的理想目标。影响 VAP 预后危险因素的分析表明，6 项独立危险因素（老年、临终或迅速加重的致死性基础疾病、高危病原菌、X 线上双肺浸润、呼吸衰竭和不恰当抗菌治疗)中以不恰当抗菌治疗最为重要。恰当或合理抗菌治疗的选择仅在一种或多种特异性病原体被确诊的情况下才有可能。有报道借助纤支镜侵袭性诊断有43%患者更改了初始抗菌治疗,其中27%初始治疗属于无效药物,9%为不合理治疗,7%不需要抗菌治疗。流行病学研究证明非感染而应用广谱抗生素治疗促进多耐药菌的定植和二重感染,在MV患者应用防污染样本毛刷采样诊断下呼吸道甲氧西林敏感和耐药金葡菌(MSSA和MRSA)感染的研究显示,所有MRSA感染者先期均接受过抗菌治疗,而MSSA感染患者仅26%曾接受抗菌治疗。

在理论上要求VAP具备精确的病原学诊断无疑是正确的,但实践中存在若干难以满意解决的问题,主要有病原学诊断假阴性(包括已接受抗菌药物治疗所带来的影响)、治疗延误影响预后、侵袭性诊断技术本身尚待解决的技术问题(如标准化与可重复性)和诊断标准(细菌浓度阈值)、操作风险及增加医疗费用支出等。此外,近年来研究还表明初始经验性治疗是否足够(以后来获得的病原菌及其药敏测试结果与初始治疗方案对照,有一种抗菌药物敏感即属足够)是决定VAP病死率的最重要因素,而非病原菌培养阳性抑或阴性。初始经验性治疗不足或延误较初始经验性治疗不准确对其预后的影响更大。针对侵袭性诊断技术可以获得生态学(减少耐药菌)和经济学效益的观点,以病死率为终点,应用决策分析方法研究表明,只要临床诊断可能性超过50%,侵袭性诊断的敏感性低于80%,则经验性治疗病死率为50%,而不治疗病死率高达100%。有的临床研究结果也支持这样的观点,即侵袭性诊断技术即使改变了治疗,但是并不降低病死率。

上述围绕VAP病原学诊断价值的争论,其实焦点并不是诊断价值本身,而是侵袭诊断技术的应用价值和临床指征。正方强调侵袭性诊断技术具有很高特异性,在VAP诊断中应尽可能采用,但也同意尽快完成侵袭性技术后在危重者立即开始经验性抗菌治疗。反方主张在VAP可以采用较简单的采样技术如气管内吸引标本作病原学检查,而不需要普遍应用侵袭性技术,但赞同在免疫受损、初始经验治疗无效等选择性病例采用侵袭性诊断技术,并且认为侵袭性诊断技术的结果可能有助于指导抗菌治疗临床疗程的确定。

(2)目前常用病原学诊断采样技术

1)气管内吸引:气管内吸引分泌物定量培养常被用来代替侵袭性诊断。其结果随细菌负荷量、机械通气持续时间长短和有无先期抗菌治疗等因素而异。敏感性较高(38%~100%),而特异性可以很低(14%~100%)。文献中定为阳性诊断的细菌浓度10^5cfu/mL至10^6cfu/mL不等。在长期MV患者气道防御机制损伤,定植菌显著增加,气管内吸引分泌物培养特异性降低。涂片和培养联合检测可能有助于VAP的诊断。

2)支气管肺泡灌洗(bronchial alveolar lavage,BAL):BAL液定量培养诊断肺炎的敏感性为42%~93%(平均73%),特异性为45%~100%(平均82%)。其变化除受研究对象及先期抗生素治疗影响外,还与定量培养的阳性标准有关,通常以10^4cfu/mL划定为阳性,但文献中的界定为10^3~10^5cfu/mL。据研究BAL对细胞内病原体诊断特异性高达89%~100%,阳性预测值亦高,但敏感性低(37%~100%)。在肺炎急性肺损伤患者应用BLA一般是安全的,主要危险是氧合降低。一度强调BAL定量培养的诊断价值,但新的研究表明气管内吸引定性培养与BAL液定量培养在28天病死率、目标抗菌药物使用比率、不用抗菌药物天数等指标上均无显著性差异。

3)防污染样本刷(protected special brush,PSB):诊断敏感性 33%~100%(中位数67%),特异性 50%~100%(中位数 95%);1984—1995 年 18 篇研究报告除 1 篇外,与诊断 VAP 的似然比均>1。大多数报告 VAP 阳性诊断未强调细菌浓度界限。PSB 采样技术未标准化,多数研究报告未说明标本的性状和采样前是否经支气管吸引和清除分泌物。有 1 篇报道 PSB 采样的可重复性,显示有 5%的病例单次采样可能导致假阳性或假阴性。目前倾向性意见是 PSB 诊断 VAP 可能更特异。除纤支镜检查的危险性外,PSB 是否增加额外的危险性尚不清楚。

4)盲式微侵袭性操作:包括 3 种技术。

①盲式支气管采样(blinded bronchial sampling,BBS):导管盲插和嵌至远端支气管,吸引其分泌物而不灌注液体。该技术敏感性和特异性均达 74%~97%。

②微量 BAL(mini-BAL):以长度 50cm、灭菌、单鞘、带塞的套筒式导管盲插入支气管,灌注液体量 20~150mL,吸引采集回收液。敏感性为 66%~100%,特异性为 66%~99%。

③盲式 PSB 采样(blinded sampling with PSB,BPSB):不同于直视下 PSB 技术,该法以防污染样本毛刷盲检而不用纤支镜。其敏感性为 58%~86%,特异性为 71%~100%。盲式采样技术敏感性和特异性类似于 BAL 和 PSB,但更方便经济,危险性可能会低于纤支镜检查。同样的问题是这些技术缺乏标准化。

5)血液和胸腔积液培养:血培养应常规进行,要求从两处同时抽血,每处采血量不少于 10mL 以提高阳性率,便于区分皮肤污染菌(当分离出皮肤寄居菌如凝固酶阴性葡萄球菌或棒状杆菌时)。胸腔积液视实际情况而定,如有足够抽吸的胸液时,应尽可能行诊断性穿刺抽液。

4.诊断标准 如前所述 HAP 诊断标准差异很大。无论从监测还是从临床角度来看,NNIS 提倡的标准可能是目前各种标准中比较严格而适用的(表 5-3)。

表 5-3 NNIS 诊断 HAP 的临床标准

X 线
≥2 次连续性胸部 X 线片显示新的或进展性的和持续性的肺部浸润、空洞或实变(无心肺基础疾病患者 1 次胸部 X 线片即可)
临床
下列条款之一:
①发热>38℃而无其他明确原因;
②WBC 计数<4×10^9/L 或>12×10^9/L;
③对于≥70 岁老年人,出现意识状态改变而无其他明确原因
另加下列条款≥2 条:
①新出现脓痰或痰性状改变,或呼吸道分泌物增加或需要吸引次数增加;
②新出现或加重的咳嗽,呼吸困难或呼吸频率增加;

（续表）

③肺部啰音或支气管呼吸音;
④气体交换恶化,吸氧需要增加或需要通气支持
微生物学(任选)
阳性培养(1种):血液(无其他相关原因),胸腔积液,BAL或PSB定量培养,BAL含胞内菌细胞数≥5%

5.HAP(VAP)临床病情评估　关系治疗的选择和预后的预测,可参考下列因素。

(1)基础疾病:心肺基础疾病、免疫功能低下、神经基础疾病等不仅是HAP(VAP)的发病危险因素,而且也是影响预后的重要因素。

(2)发病时间和病情:早发性与晚发性HAP(VAP)病原体分布差异显著,前者病原体相对简单,对抗菌药物大多敏感,后者则相反,预示治疗困难,预后不佳。关于病情严重程度及分度方法缺少前瞻性研究,2007年IDSA/ATS指南认为可以参考CAP的重症肺炎诊断标准,包括呼吸(呼吸频率>30次/分、$PaO_2/FiO_2 \leq 250$)、循环(收缩压<90mmHg或舒张压<60mmHg,需要使用血管升压素的时间>4小时,急性肾衰竭)、意识模糊或定向障碍、多肺叶浸润或48小时内病变范围扩大>50%等。

七、治疗

1.初始经验性治疗

(1)参考因素:对于临床怀疑或诊断HAP的患者,在完成病原学诊断采样和临床评估后应立即开始经验抗菌治疗。药物选择和方案拟订应参考下列因素,①发病时间、先期抗菌药物治疗及药物种类、器械和环境污染情况和ICU内流行菌株;②当地或所在医院(甚至所在ICU)耐药情况;③基础疾病或影响抗菌治疗的因素(如肝肾功能、肥胖、极度消瘦或严重低蛋白血症);④其他侵袭性技术;⑤患者免疫状态。

(2)推荐用药:ATS1996年指南按患者临床情况(发病时间、发病危险因素、病情严重程度)分3组,分别推荐不同抗菌治疗药物。因为发病危险因素与病原体的相关性不如发病时间密切,病情严重程度过去参考社区获得性肺炎的标准,在HAP缺少前瞻性评估,而目前细菌耐药问题日趋严重,故2005年指南改变分组依据,主要参考发病时间和多耐药(mutiple drug resistance,MDR)危险因素分为两组,其分组和抗菌治疗推荐意见如表5-4所示。

表5-4　ATS/IDSA关于VAP经验性抗菌治疗的推荐

Ⅰ.早发性、无MDR危险因素、任何严重程度	
可能病原菌	肺炎链球菌、流感嗜血杆菌、甲氧西林敏感金葡菌(MSSA)、抗菌药物敏感革兰阴性肠杆菌:大肠埃希菌、肺炎克雷白杆菌、肠杆菌属(以阴沟肠杆菌为代表)、变形杆菌属、沙雷菌
推荐抗菌药物	头孢曲松,或左氧氟沙星、莫西沙星、环丙沙星,或氨苄西林/舒巴坦,或厄他培南
Ⅱ.晚发性、存在MDR危险因素、所有重度	

（续表）

可能病原菌	上述病原菌+MDR 病原菌［铜绿假单胞菌、产 ESBL 肺炎克雷白杆菌、不动杆菌属、甲氧西林耐药金葡菌（MRSA）］、嗜肺军团菌
推荐抗菌药物	联合抗菌治疗
	抗假单胞菌头孢菌素（头孢吡肟・头孢他啶）或抗假单胞菌碳青霉烯（亚胺培南或美罗培南）或 β-内酰胺/β-内酰胺酶抑制药
	+
	抗假单胞菌喹诺酮（环丙沙星或左氧氟沙星）
	或
	氨基糖苷（阿米卡星，庆大霉素或妥布霉素）
	或
	利奈唑胺或万古霉素（怀疑 MRSA）、大环内酯或喹诺酮（怀疑军团菌）

MDR 危险因素包括近 90 天内接受过抗菌药物治疗或住院，本次住院≥5 天，MV≥7 天，定期到医院静脉点注药物或接受透析治疗，居住在护理院或长期护理机构，免疫抑制疾病或治疗，所在社区或 ICU 存在高频率耐药菌。后 4 项危险因素主要见于 HCAP，此类患者不分早发或晚发，一律按 MDR 菌感染处理。

（3）抗菌治疗策略：VAP 初始经验性治疗需要高效广谱抗菌药物联合使用，但又应避免过度和过长时间应用广谱抗菌药物，需要在改善疗效和防止耐药之间寻找结合点和平衡点。建议按下列程序和策略进行合理抗菌治疗。

（4）运用抗菌药物 PK/PD 原理和 Monte Carlo 模型优化抗菌治疗：十余年来普遍认为应用抗菌药物的 PK/PD 原理指导临床用药较单纯参照体外药敏测试 MIC 结果更有价值。但是在不同个体和不同状态（健康和疾病）血药浓度存在差异，而细菌的 MIC 则因菌株和敏感性不同可以有更多的变化，且不呈正态分布，因此 PK/PD 的研究如何应用于临床具体患者存在颇多困难。此外目前药敏试验折点存在的问题和争议使人莫衷一是。

近年来在 PK/PD 理论基础发展起来的 Monte Carlo 模型为解决这些困惑提供了可能。该模型系根据抗菌药物血药浓度变化和对细菌的 MIC 分布的变化及其总的积集数据，应用计算机对 1 000～10 000 例血药浓度和 MIC 变化进行模拟，并将其进行各种组合，计算出获得抗菌药物有效性的条件，例如获得 T>MIC%达到某种设定和希望值的概率，为该药物及其给药方法的有效性进行预估。根据 MYSTIC 耐药监测资料和 Monte Carlo 模型给出治疗 HAP 常用抗菌药物对不同状况下 HAP 各类病原菌的有效治疗的概率如表 5-5 所示。Monte Carlo 模型不仅为获得临床有效治疗提供剂量和给药间歇时间的参考，而且也为产 ESBLs 菌株能否使用头孢菌素的争议展示了可能的解决途径，即选药依据应当是根据其 MIC 及所选药物剂量方案能否达到有效的 T>MIC%设定值，而不是仅仅依据是否产 ESBLs。此外对于高 MIC 耐药株亦可以通过增加给药次数、延长静脉滴注时间或提高剂量而得到有效的 PK/PD 参数，从而为临床治疗提供所希望的预计疗效。例如当洋葱伯克霍尔德菌对美罗培南耐药，MIC 达到 16mg/L 时，应用美罗培南 2.0g 每

8 小时给药一次，且静脉滴注时间延长至 3 小时，其 T>MIC%仍能达到有效水平 40%。在 VAP 的研究亦显示美罗培南按此方案给药在 3 小时血药浓度达到 30mg/L 以上，而与疗效最为相关的肺泡上皮衬液（ELF）的药物浓度也接近 20mg/L，高于 MIC 值。

表 5-5　HAP 常用抗菌治疗方案达到有效 PK/PD[1]的概率

方案		达到有效 PK/PD 目标的概率（%）（95%CI）		
药品	剂量	Ⅰ组[2]	Ⅱ组[3]	Ⅲ组[4]
美罗培南	1.0g，每 8 小时 1 次	97.6（97.2～97.6）	97.8（97.5～98.1）	95.0（94.5～95.4）
亚胺培南	1.0g，每 8 小时 1 次	98.2（97.8～98.5）	99.7（99.6～99.8）	96.0（95.6～96.3）
头孢他啶	1.0g，每 8 小时 1 次	67.9（66.9～68.8）	63.9（63,0～64.9）	74.1（73.2～74.9）
头孢吡肟	2.0g，每 8 小时 1 次	92.5（92.0～93.0）	92.4（91.8～92.8）	88.5（87.9～89.2）
哌拉西林/他唑巴坦	1.0g，每 12 小时 1 次	90.3（89.7～90.9）	91.0（90.5～91.6）	79.8（79.0～80.6）
环丙沙星	2.0g，每 12 小时 1 次	95.0（94.6～95.4）	94.5（94.1～95.0）	88.2（87.5～88.5）
	2.0g，每 8 小时 1 次	99.9（99.9～100）	99.9（99.8～99.9）	99.8（99.7～99.9）
	3.375g，每 6 小时 1 次	91.3（90.7～91.8）	92.4（91.9～92.8）	83.1（82.3～83.8）
	4.5g，每 6 小时 1 次	92.3（91.7～92.8）	93.1（92.5～93.5）	84.5（83.8～85.2）
	400mg，每 8 小时 1 次	54.7（53.7～55.7）	42.8（41.9～43.8）	54.0（53.0～55.0）
	400mg，每 12 小时 1 次	12.0（11.3～12.6）	9.3（8.8～9.9）	11.8（11.2～12.4）

注：1.T>MIC%：碳青霉烯类>40%，头孢菌素和青霉素类>50%；AUIC：环丙沙星>125；2.Ⅰ组：根据 2000 年 SETRY 药敏监测资料计算；3.Ⅱ组：VAP-气管插管<7 天，先前未应用抗菌药物；4.Ⅲ组：VAP-气管插管>7 天，且先前应用过抗菌药物。

ATS 指南强调，在 VAP 治疗中抗菌药物剂量必须是临床试验证明有效的。在一般情况下，肾功能正常时主要抗菌药物的推荐剂量如表 5-6 所示。这其中氨基糖苷类剂量是否适合国人尚缺少研究。但至少可以认为现在中国临床所应用剂量过低，需要有计划地开展国人抗菌药物合理剂量的研究。

表 5-6　治疗 VAP 抗菌药物剂量推荐（ATS）

药物	剂量	药物	剂量
头孢吡肟	1～2g，每 8～12 小时 1 次	庆大霉素	7mg/（kg·d）
头孢他啶	2g，每 8 小时 1 次	妥布霉素	7mg/（kg·d）
亚胺培南	0.5g，每 6～8 小时 1 次	阿米卡星	20mg/（kg·d）
美罗培南	1.0g，每 8 小时 1 次	左氧氟沙星	750mg/（kg·d）
哌拉西林/他唑巴坦	4.5g，每 6 小时 1 次	环丙沙星	400mg，每 8 小时 1 次
		万古霉素	15mg/kg，每 12 小时 1 次
		利奈唑胺	600mg，每 12 小时 1 次

(5)抗菌药物联合治疗:尽管抗菌药物联合治疗迄今尚有争论。临床研究表明广谱抗菌药物单药治疗与联合一样有效,也就是说联合治疗并不优于单药治疗。目前并无充分证据证明,联合治疗可以减少或防止耐药。而关于铜绿假单胞菌败血症的6篇研究除1篇外均显示联合治疗疗效优于单药治疗,有1篇达到统计学上的显著性差异。因此面对耐药日趋严重,特别在难治性肺炎或MDR-HAP仍然主张联合治疗,以改善治疗方案的有效覆盖。ATS推荐在存在耐药危险因素的患者应当联合抗菌治疗,直至下呼吸道病原菌培养结果确认可以单一用药时。针对G^-杆菌传统的联合抗菌治疗方案是β-内酰胺类+氨基糖苷类,后者如果有效,应在5~7天停用,以减少其不良反应和不必要的过多抗生素暴露。β-内酰胺类+氟喹诺酮类亦是被推荐的方案。

(6)关于给药途径和疗程:初始经验性治疗均应静脉给药。一旦临床症状改善,即可转换为口服治疗。口服药物宜选择同类或抗菌谱相近的药物。关于疗程应当区别对待。欧洲一项多中心随机对照研究表明,401例VAP中,除铜绿假单胞菌等非发酵菌外,多种病原菌VAP抗菌药物8天疗程与16天疗程比较,病死率分别为18.8%和17.2%,复发率分别为28.8%和26.0%,两者比较差异无显著性;而短程治疗组无抗菌药物日显著多于长程治疗组(分别是13.1天和8.7天,$P<0.001$),且其后出现多耐药G-杆菌感染频率显著减少(分别为42.5%和62.0%,$P=0.04$)。另一项27例VAP临床和气管吸引物培养的研究显示,在足够适合的最初经验抗菌治疗下,所有临床指标均在开始治疗后6天内显著改善,流感嗜血杆菌和肺炎链球菌全部清除。继续治疗第2周则出现新的定植菌,特别是铜绿假单胞菌和肠杆菌科细菌,并成为复发的前奏。因此,有理由认为在早发性HAP(包括VAP)有可能将抗菌治疗缩短至1周,以减少抗菌药物暴露时间,减少耐药。晚发性HAP和多重耐药肺炎抗菌治疗疗程需要进一步研究。

(7)抗菌药物的调整或更换:在经验性治疗48~72小时后,应对病原学检测结果的临床意义及初始经验性治疗的临床反应进行一次新的评估,可采取以下程序①病原学检测结果特异性较高,初始经验性治疗有效,则减少联合用药,改为有针对性的、相对窄谱的抗生素继续治疗;②病原学检测结果特异性不高或阴性,而初始治疗临床有效,可继续用原方案治疗24~48小时再作评估和定夺,亦可以首先停用联合方案中的氨基糖苷类药物;③病原学检测特异性不高或阴性,或所分离到的病原体虽然特异性不高,但属于原方案未覆盖者,且临床治疗反应不佳,则需要对诊断重新评价,或采用侵袭性诊断技术以获取特异性病原学诊断。在由于种种原因无法获得病原学确诊的患者,更换或调整抗菌治疗是一个十分困难的问题。应当从对可能病原菌的估计、抗菌药物不同作用机制和不同耐药机制等几方面选择先前没有使用过和不同机制的药物。Wunderink等的推荐方案可供参考。如果原治疗为联合治疗调整方案必须保持联合方案的完整性,即不要随意仅更换其中一种,数天再更换另一种,如此名义为联合治疗,而实际上变成单药治疗。

2.特异性抗菌治疗

(1)铜绿假单胞菌:尽管目前具有抗铜绿假单胞菌活性的抗菌药有多种,但是耐药问题是困扰临床的最突出问题。因此药物选择需要参考药敏试验结果。尚不能充分证明联合抗菌治疗可以减少耐药或改善预后,然而多数人仍主张联合用药。传统的联合抗菌方案是抗假单胞菌β-内酰胺类(包括不典型β-内酰胺类)联合氨基糖苷类,但后者的剂量不足可能是影响结果的因素之一。另一种联合用药是抗假单胞菌β-内酰胺类联合抗假单胞菌喹诺酮类(环丙沙星、左氧氟沙星)。环丙沙星体外抗铜绿假单胞菌活性优于或相当于左氧氟沙星,但体内左氧氟沙星在肺泡上皮衬液中的浓度高于环丙沙星的近20倍。

(2)不动杆菌:常呈现多耐药甚至泛耐药,比较有效的抗菌药物是亚胺培南、美罗培南、含舒巴坦的氨苄西林/舒巴坦、头孢哌酮/舒巴坦复方制剂和多黏菌属或黏菌属。目前虽然亚胺培南、美罗培南总体上仍然保持敏感,但部分地区或医院不动杆菌分离株对碳青霉烯的耐药率显著增加。对于耐亚胺培南耐药或泛耐药不动杆菌所致VAP可选择含舒巴坦制剂联合氨基糖苷类或环丙沙星治疗;或选择多黏菌素,后者需要警惕其肾毒性,在全身应用受限时亦可经呼吸道雾化吸入。

(3)产ESBL肠杆菌科细菌:最有效的治疗药物是碳青霉烯类(包括无抗假单胞菌的帕尼培南和厄他培南),头孢霉素类亦有一定作用。由于产ESBL细菌对氨基糖苷类和喹诺酮类也可能存在耐药,碳青霉烯或头霉素联合这些药物的抗菌治疗方案是否更加有效不能肯定。目前最具争议的是第3、第4代头孢菌素和哌拉西林/他唑巴唑(P/T)单药治疗。国内对此问题争议更甚,因为国内ESBL分型主要为CTX-M型,对头孢噻肟和头孢曲松普遍耐药,而对头孢他啶和头孢吡肟、P/T仍旧敏感,部分学者主张可以使用。但另一部分学者认为即使体外敏感,临床仍然不宜使用,因为第3代头孢菌素过度或不适当使用是产ESBL的最主要危险因素,头孢他啶耐药突变的积累最终导致高水平耐药。目前倾向性意见是第3、第4代头孢菌素和P/T可以用于治疗产ESBLs菌HAP/VAP,但必须是体外敏感且给药剂量要高。一般不作常规推荐。阴沟肠杆菌等肠杆菌属是主要的高产AmpC酶细菌,可使用第4代头孢菌素和头孢吡肟。倘若同时产AmpC酶和ESBL,则需要选择碳青霉烯类。

(4)MRSA:MRSA对万古霉素耐药目前很少,仍被一些指南和专家推荐为治疗MRSA感染的基本治疗或“标准”治疗。但是万古霉素存在组织穿透力差、肺组织药物浓度低等缺点。此外近年来发现万古霉素MIC“爬坡”现象,现已将其敏感性折点从≤4μg/mL改为≤2μg/mL,即便如此,在敏感范围内处于上界(即1μg/mL或2μg/mL)的MRSA感染应用万古霉素治疗的失败率也较高,因为这其中存在所谓异质性万古霉素中介金葡菌(hVISA),其细胞壁增厚,对万古霉素的作用存在抵抗,而且前临床微生物实验室常规技术难以检测和发现hVISA。万古霉素“标准”剂量(1g每12小时1次)治疗MRSA肺炎其失败率在40%以上。万古霉素联合利福平、磷霉素、氨基糖苷(阿贝卡星)和夫西地酸是否能改善疗效虽然缺少有说服力的研究证据,但仍是临床上一种可能的选择。目前主张:①MRSA对万古霉素MIC≤0.5μg/mL时万古霉素可以常规使用,24小时剂量不少于2.0g;②MIC为1或2μg/mL时应联合用药;③选用利奈唑胺等新药。替考拉宁治疗MRSA-VAP的研究较少,但该药的肾毒性较万古霉素为低,或许在使用剂量方面有较大调整余地,从而提高疗效。新药利奈唑胺治疗MRSA-HAP/VAP效果初步研究认为较万古霉素为优,可能与其渗透性较高,容易进入肺泡上皮衬液有关。该药尤其适用于:①万古霉素耐药或MIC值偏高的MRSA感染;②已有或潜在肾功能损害(如老年人);③需要或预计有可能需要与氨基糖苷类、两性霉素 B 等肾毒性药物联合应用时；④休克或其他危重病情伴体液分布改变，如胸腔积液及肺灌注减少，可能影响药物在肺内分布时。

3.抗菌治疗无反应及其处理　HAP、VAP 抗菌治疗无反应的原因大致包括：①覆盖不足；②细菌耐药；③并发症，包括二重感染和急性肺损伤；④少见病原体；⑤类似肺炎表现的非感染性肺病。应当搜集临床资料（病史、体征、影像学和实验室检查），综合分析，推测可能的原因，寻求解决办法，而不是反复频繁更换抗菌药物。若为覆盖不足，则应参考流行病学资料和病原学检测，经过临床评估，审慎地调整或增加抗菌谱覆盖；细菌耐药则需要对病原菌及其药敏检测结果进行仔细评价，参考当地的耐药资料，运用 PK/PD 原理评估原有抗菌治疗方案，选择可能有效的和未曾使用过的药物或调整原方案的用药剂量与给药间歇时间。HAP、VAP 的并发症常有肺炎旁胸腔积液、脓胸、菌血症、远隔部位迁徙性病灶、二重感染和急性肺损伤等。前几种并发症借助影像学和细菌学方法诊断尚不特别困难，处理主要是加强或调整抗菌治疗并给以必要的局部处理（引流等）。后两种并发症诊断比较困难。机械通气和广谱抗菌药物应用是真菌感染的重要危险因素，但另一方面真菌感染的确诊很困难，下呼吸道吸引标本即使培养到真菌，并不能确诊肺部真菌二重感染，特别是念珠菌。可以借助 PSB 采样技术或 BAL 采集远端支气管分泌物标本以获取相对比较特异的病原学诊断，从而调整抗菌治疗或加用抗真菌治疗。

肺炎合并急性肺损伤或急性呼吸窘迫综合征与肺炎本身之间很难鉴别，目前亦无特异性实验室指标可以应用。一般说 VAP 绝大多数由细菌所致，细菌性肺炎在影像学上大多呈现局部的肺浸润，有时有坏死和空洞形成，尽管可以是多肺叶病变，但很少出现弥漫性或间质性病变。而急性肺损伤和急性呼吸窘迫综合征大多为弥漫性、间质性病变，本身不会出现坏死和空洞。因此 CT 肺扫描所见影像学特征，结合临床，可以做出大致的判断。VAP 并发急性肺损伤或急性呼吸窘迫综合征时积极有效的抗菌治疗仍是基础。如果临床病情急骤，且无明确禁忌证，激素或可一试，以中等剂量 3~5 天为宜。非免疫抑制患者 VAP 由于特殊病原体所引起者甚为罕见，如有怀疑则需通过病原学检测以确诊。影像学上类似肺炎的非感染性疾病在 ICU 中需要警惕的是心源性肺水肿和肺栓塞，它们虽然类似肺炎，但影像学上前者多呈现近肺门为重的弥漫性渗出影，对利尿药治疗有良好反应；后者呈底边贴近胸膜的楔形阴影，不同于感染性肺炎，CT 或 CT 肺动脉造影更有诊断价值。

八、预防和控制

1.普遍措施

（1）强化医院感染控制措施：①教育与培训，使所有医务工作者特别是 ICU 工作的医务人员认识实施感染控制的重要性，掌握相关控制技术；②手卫生，凡接触黏膜、呼吸道分泌物及其污染物品之后，或接触人工气道和呼吸治疗器械前后，不论戴手套与否都应该洗手。戴手套不能代替洗手。处理任何患者呼吸道分泌物或分泌物污染的物品时应戴手套。下列情形应当更换手套并洗手；接触患者之后；接触呼吸道分泌物或其污染物品之后与另一患者、物品或环境表面之前；接触同一患者污染的身体部位与呼吸道或呼吸治疗器械之间。为方便洗手可配备快速干洗消毒液;③对高(多)耐药菌感染患者适当隔离。

(2)开展ICU医院感染监测:包括耐药菌和器械(如气管导管及呼吸机、静脉导管、导尿管)相关性感染的监测,以指导防控措施的推行。

2.减少口咽部和上消化道细菌定植

(1)做好口腔护理,保持口腔卫生。

(2)选择性消化道脱污染(selective decontamination of the digestive tract,SDD):20世纪80年代早期Stoutenbeek等提出和应用肠道不吸收且不影响肠道厌氧菌抗菌药物(黏菌素、氨基糖苷类和两性霉素B)口服,配合短期全身性应用头孢噻肟以减少肠道和口咽部G杆菌,显著降低了VAP的发病率。此后大量的研究证明SDD确能减少VAP。但有两点长期存在争议,其一是否能降低病死率,其二是这种局部预防性应用抗菌药物是否增加耐药率。最近的研究和Meta分析已对前者做出回答,即它能降低ICU患者病死率。但对原已有的多耐药菌存在高选择的可能,所以仅在耐药水平很低的病房可以使用。

(3)避免经鼻气管插管:经鼻气管插管虽然耐受性好,易于固定,但是影响鼻旁窦引流,导致鼻旁窦炎甚至败血症,也增加下呼吸道感染的机会。只要没有反指征,均提倡经口插管代替经鼻插管,特别是需要长时间MV的患者。

3.防止口咽部分泌物吸入

(1)半卧位:为预防与胃管喂食相关的吸入,主张患者半卧位(30°~45°)。一组研究报道仰卧位患者VAP发生率为23%,而半卧位仅5%。

(2)常规校正胃管位置:应定时检查胃管放置位置是否正确,并通过听诊肠鸣音以判断胃内容物有无滞留,调整喂食量和速度,避免反流。如果需要长期经导管给食,可选用鼻十二指肠管或鼻腔肠管。

(3)声门下分泌物引流(subglottic secretion drainage,SSD):使用一种特殊的气管导管(气囊上方有开孔和可供吸引导管),引流气囊上方积聚的黏液湖,可减少吸入,降低VAP的发生率。这一技术的效果目前已得到确认。但同时强调必须使气囊压力保持在20cmH_2O以上,减少细菌随分泌物经气囊周围渗漏到下呼吸道的可能性。

4.维护胃肠黏膜的完整性

(1)尽可能采用肠内营养。

(2)应用胃黏膜保护药预防消化道应激性溃疡:既往的研究认为硫糖铝保护胃黏膜而不改变胃液pH,避免肠道细菌在胃内生长繁殖,进而逆行移位至口咽部和吸入下呼吸道,可以预防消化道应激性溃疡出血,并减少VAP的发生率。但近年大系列研究否定上述观点,它没有减少VAP发生率或仅轻微减少,更不能证明其降低ICU患者病死率的作用,而且预防应激性溃疡效果不若H_2受体拮抗药。

(3)治疗休克和低氧血症。

5.减少外源性污染

(1)手卫生:已如前述。

(2)防止和减少气道污染:气管切开应在无菌环境下进行,更换气管套管应遵守无菌操作，重复使用的气管套管要灭菌或高水平消毒处理。吸痰时如果预计会有呼吸道分泌物污染，应穿隔离衣，在处理下一个患者前更换隔离衣。

(3)呼吸机和其他呼吸治疗器械的消毒灭菌与维护：呼吸机主机不必消毒。同一患者使用的呼吸机气路管道包括接管、呼气活瓣及湿化器更换时间不要短于 48 小时，除非有可见的分泌物污染。频繁更换反而增加污染机会。不同患者之间使用时气路管道要经过高水平消毒。湿化器和雾化器液体必须用无菌水。连接呼吸机管道上的冷凝水要定时倾倒，并于操作后洗手；患者翻身或其他护理操作时要防止冷凝液倒流进入患者气道。不要在吸气管与湿化器之间放置滤菌器。推荐用人工鼻(湿热交换器)代替加热式湿化器。吸入治疗用雾化器在不同患者之间或同一患者使用超过 24 小时，要进行灭菌或高水平消毒处理。所有需要灭菌消毒的呼吸治疗装置或物品，均须灭菌或高水平消毒。经化学消毒药处理后要用无菌水淋洗。手压式呼吸囊在不同患者之间使用时要灭菌或高水平消毒。

(4)吸引系统：呼吸道分泌物吸引系统曾推荐采用闭合式吸引系统，但新的研究表明该系统并不能降低 VAP 的发生率。传统的开放系统仍可使用，强调使用一次性无菌吸引管，去除时吸引管上分泌物时要用无菌水，不同患者之间使用时要更换引流瓶和引流管。

6.合理使用抗菌药物　一般说气管插管和 MV 期间预防性应用抗菌药物是没有指征的。除特殊情况下细菌直接接种至肺内引起肺炎发病外，肺炎包括 VAP 的发病大体有 3 步：定植、急性气管支气管炎(可以历时很短或没有)、肺炎。定植虽然不应使用抗菌药物，而气管插管患者的气管支气管炎使用抗菌药物问题尽管尚有争议，但倾向于使用，这已属于治疗性应用。近年来关于 ICU 内合理使用抗菌药物提出循环用药、抗菌药物干预、降阶梯和短程治疗等策略，可能有助于减少耐药菌的出现及其传播，但仍待更严格和更深入的随机对照研究证据的支持。

7.控制高血糖、合理输血　应保持患者血糖在 80~110mg/dL，可降低医院内感染概率，缩短 MV 和留住 ICU 的时间。在有指征者输注红细胞较输全血其 VAP 发生率降低。

近年来主张采用组合式或“集束化”策略预防 VAP，主要包括床头抬高 30°~45°，每天间断停用镇静药并评价拔除气管插管的可能性，应激性溃疡用药应避免胃液 pH 升高，预防深静脉血栓和肺栓塞(除非有禁忌)等，部分研究显示组合策略使 VAP 发病率显著降低。

(轩杰)

第六节　新型冠状病毒肺炎

2019 年 12 月以来，湖北省武汉市陆续发现了多例新型冠状病毒肺炎病例，随着疫情的蔓延，全国相继出现确诊病例，将该病纳入《中华人民共和国传染病防治法》规定的乙类传染病，并采取甲类传染病的预防、控制措施。2020 年 2 月 11 日 WHO 将该病命名为 COVID-19，引发该肺炎的冠状病毒与引发 SARS 的冠状病毒具有高度亲缘性，将该冠状病毒命名为 SARS-CoV-2。

一、病原学特点

新型冠状病毒属于β属的新型冠状病毒，有包膜，颗粒呈圆形或椭圆形，常为多形性，直径60~140nm。其基因特征与SARS-CoV和MERS-CoV有明显区别。目前研究显示，与蝙蝠SARS样冠状病毒(bat-SL-CoVZC45)同源性达85%以上。体外分离培养时，2019-nCoV 96个小时左右即可在人呼吸道上皮细胞内发现，而在VeroE6和Huh-7细胞系中分离培养需约6天。对冠状病毒理化特性的认识多来自对SARS-CoV和MERS-CoV的研究。病毒对紫外线和热敏感，56℃30分钟、乙醚、75%乙醇、含氯消毒剂、过氧乙酸和氯仿等脂溶剂均可有效灭活病毒，氯己定不能有效灭活病毒。

二、流行病学特点

1.传染源　目前所见传染源主要是新型冠状病毒感染的患者。无症状感染者也可成为传染源。

2.传播途径　经呼吸道飞沫和密切接触传播是主要的传播途径，在相对封闭的环境中长时间暴露于高浓度气溶胶情况下存在经气溶胶传播的可能。其他传播途径有待尚待明确。

3.易感人群　人群普遍易感。

三、临床特点

1.临床表现　基于目前的流行病学调查，潜伏期1~14天，多为3~7天。以发热、干咳、乏力为主要表现。少数患者伴有鼻塞、流涕、咽痛、肌痛和腹泻等症状。重型病例多在一周后出现呼吸困难和(或)低氧血症，严重者快速进展为急性呼吸窘迫综合征、脓毒症休克、难以纠正的代谢性酸中毒和出凝血功能障碍。重型、危重型患者病程中可为中低热，甚至无明显发热。轻症患者仅表现为低热、轻微乏力等，无肺炎表现。部分儿童及新生儿病例症状可不典型，表现为呕吐、腹泻等消化道症状或仅表现为精神弱、呼吸急促。患有新冠肺炎的孕产妇临床过程与同龄患者相近。多数患者预后良好，少数患者病情危重。老年人和有慢性基础疾病者预后较差。儿童病例症状相对较轻。

2.实验室检查

(1)一般检查：发病早期外周血白细胞总数正常或减少，淋巴细胞计数减少，部分患者出现肝酶、乳酸脱氢酶(LDH)、肌酶和肌红蛋白增高；部分危重者见肌钙蛋白增高。多数患者C-反应蛋白(CRP)和血沉升高，降钙素原(PCT)正常。严重者D-二聚体升高、外周血淋巴细胞进行性减少。重症、危重症患者常有炎症因子升高。

(2)核酸检查：在鼻咽拭子、痰和其他下呼吸道分泌物、血液、粪便、尿液等标本中可检测出新型冠状病毒核酸。为提高核酸检测阳性率，建议尽可能留取痰液，实施气管插管患者采集下呼吸道分泌物，如诊断需要支气管灌洗液标本则在负压病房采集，标本采集后尽快送检。

(3)抗体检测：新冠病毒特异性IgM抗体多在发病3~5天后开始出现阳性，IgG抗体滴度恢复期较急性期有4倍及以上增高。

3.胸部影像学　早期呈现多发小斑片影及间质改变，以肺外带明显。进而发展为双肺多发磨玻璃影、浸润影，严重者可出现肺实变，胸腔积液少见。在体温正常和全身中毒症状好转后仍然可出现胸部影像学病变进展。

四、诊断标准

1.疑似病例　结合下述流行病学史和临床表现综合分析。

(1)流行病学史：①发病前14天内境内其他有病例报告社区，或境外疫情严重国家或地区(如意大利、伊朗、韩国、西班牙等)的旅行史或居住史；②发病前14天内与新型冠状病毒感染者(核酸检测阳性者)有接触史；③发病前14天内曾接触过来自境内其他有病例报告社区，或境外疫情严重国家或地区(如意大利、伊朗、韩国、西班牙等)的发热或有呼吸道症状的患者；④有聚集性发病。14天内在小范围(如家庭、办公室、学校班级、车间等场所)，出现2例及以上发热和(或)呼吸道症状的病例。

(2)临床表现：①发热和(或)呼吸道症状；②具有上述新型冠状病毒肺炎影像学特征；③发病早期白细胞总数正常或降低，淋巴细胞计数正常或减少。有流行病学史中的任何一条，符合临床表现中任意2条。无明确流行病学史的，符合临床表现中的3条。

2.确诊病例　疑似病例，具备以下病原学或血清学证据之一者。

(1)实时荧光RT-PCR检测新型冠状病毒核酸阳性。

(2)病毒基因测序，与已知的新型冠状病毒高度同源。

(3)血清新型冠状病毒特异性IgM抗体和IgG抗体阳性；血清新型冠状病毒特异性IgG抗体由阴性转为阳性或恢复期较急性期4倍及以上升高。

五、临床分型

新型冠状病毒感染可表现为无症状感染者、轻型、普通型、重型和危重型。无症状感染者：也称为单纯性感染，感染者核酸阳性，无症状及影像学未见肺炎改变；轻度：临床症状轻微，影像学未见肺炎改变。普通型、重型和危重型具有肺炎表现，本节阐述的新型冠状病毒肺炎指具有肺炎表现的普通型、重型和危重型。

1.普通型　具有发热和(或)呼吸道症状，影像学可见肺炎表现，未达到重型诊断标准。

2.重型　符合下列任何一条：①出现气促，RR≥30次/分；②静息状态下，指氧饱和度≤93%；③动脉血氧分压(PaO_2)/吸氧浓度(FiO_2)≤300mmHg(1mmHg=0.133kPa)。高海拔(海拔超过1 000米)地区应根据以下公式对PaO_2/FiO_2进行校正：PaO_2/FiO_2×[大气压(mmHg/760)]。

肺部影像学显示24~48小时病灶明显进展>50%按重症管理。

儿童符合下列任何一条：①出现气促(5岁，RR≥30次/分)，除外发热和哭闹的影响；②静息状态下，指氧饱和度≤92%；③辅助呼吸(呻吟、鼻翼翕动、三凹征)，发绀，间歇性呼吸暂停；④出现嗜睡、惊厥；⑤拒食或喂养困难，有脱水征。

3.危重型　符合下列任一条：①出现呼吸衰竭，且需要机械通气；②出现休克；③合并其他器官衰竭需ICU监护治疗。

六、重型、危重型临床预警指标

1.成人　①外周血淋巴细胞进行性下降；②外周血炎性因子如 IL-6、C 反应蛋白进行性上升；③乳酸进行性升高；④肺内病变在短期内迅速进展；⑤血液病毒 RNA 阳性。此外，高龄、合并糖尿病、高血压、心血管疾患、使用免疫抑制剂和肿瘤患者发生重症风险明显增高。

2.儿童　①呼吸频率增快；②精神反应差、嗜睡；③乳酸进行性升高；④影像学显示双侧或多肺叶浸润、胸腔积液或短期内病变快速进展；⑤3 月龄以下的婴儿或有基础疾病（先天性心脏病、支气管肺发育不良、呼吸道畸形、异常血红蛋白、重度营养不良等）、有免疫缺陷或低下（长期使用免疫抑制剂）。

七、鉴别诊断

1.新型冠状病毒感染轻型表现需与其他病毒引起的上呼吸道感染相鉴别。

2.新型冠状病毒肺炎主要应与流感病毒、腺病毒、呼吸道合胞病毒等其他已知病毒性肺炎及肺炎支原体感染鉴别，尤其是对疑似病例要尽可能采取包括快速抗原检测和多重 PCR 核酸检测等方法，对常见呼吸道病原体进行检测，需要时进行呼吸道十三项病原菌核酸检测。

3.还要与非感染性疾病，如血管炎、皮肌炎和机化性肺炎等鉴别。

八、常规检查及病情监测

1.入院时筛查　鼻咽拭子、痰液、血液、大便新型冠状病毒核酸检测，必要时肛拭子，甲流+乙流核酸检测，必要时做呼吸道 13 项核酸检测，新冠病毒特异性抗体 IgM 和 IgG 检测。血常规、胸部 CT、尿常规、CRP、IL-6、血沉、生化指标（肝肾功能、LDH、肌酶等）、肌钙蛋白、凝血功能、D-二聚体、PCT、输血全套、动脉血气分析。

2.确诊患者检查

（1）住院后第 3、第 5、第 7 天及出院时依据病情，可检查血细胞、肝肾功能、肌酶+肌红蛋白、肌钙蛋白、凝血功能、D-二聚体、C 反应蛋白、细胞因子（IL-6 等）、降钙素原，第 5~第 7天可复查 T 淋巴细胞亚群。

（2）留观后 3~5 天均需复查胸部 CT，以后视病情决定，但复查时间不超过 5 天。

（3）出院前应复查血常规、胸部 CT、肝肾功能及入院时所有异常检查，核酸检查，新冠病毒特异性抗体 IgM 和 IgG。

九、治疗

根据病情严重程度确定治疗场所，采取同质化、个体化、分层治疗方案。疑似病例应单人单间隔离治疗；确诊病例可收治在同一病室；危重症病例应尽早收入 ICU 治疗。无症状感染者和轻型患者管理，因无症状或症状轻微，作为传染源具有重要意义，在防控方面与新型冠状病毒肺炎患者同样管理。采取隔离观察治疗，注意休息和营养，保证充分热量；每日监测 3 次体温，观察呼吸道症状、消化道症状和全身症状。给予院内制剂虎杖解毒颗粒 10g 每日 3 次。

1.普通型患者治疗

(1)一般治疗:卧床休息,支持治疗,保证充分热量;注意水、电解质及酸碱平衡平衡,维持内环境稳定;监测生命体征、指氧饱和度等。

(2)氧疗:存在低氧血症者立即进行氧疗,血氧饱和度维持目标:非怀孕成年患者≥93%,怀孕患者 92%~95%。轻症患者初始给予普通鼻导管吸氧,以 5L/min 开始。

(3)抗病毒治疗:可试用 α-干扰素雾化吸入(成人 500MU 或相当剂量,加入灭菌注射用水 2mL,2 次/日雾化吸入);洛匹那韦/利托那韦,(成人 200mg/50mg/粒,每次 2 粒,2 次/日,疗程不超过 10 天);利巴韦林(与干扰素或洛匹那韦/利托那韦联合应用,成人每次 500mg,每日 2~3 次静脉输注,疗程不超过 10 天);磷酸氯喹(18~65 岁成人,体重大于 50kg 者,每次 500mg,每日 2 次;体重小于 50kg 者第 1、第 2 天每次 500mg,每日 2 次,第 3~第 7 天每次 500mg,每日 1 次)。

注意上述药物的不良反应、禁忌证(如患有心脏疾病者禁用氯喹)和其他药物的相互作用。不建议同时应用 3 种及以上抗病毒药物;出现不可耐受的不良反应时应停止使用相关药物。对孕产妇患者的治疗应考虑妊娠周数,尽可能选择对胎儿影响较小的药物,以及是否终止妊娠后再进行治疗的问题,并知情告知。

(4)抗菌药物治疗:根据患者临床和影像学表现,如不能除外合并细菌感染,可酌情使用抗菌药物。避免盲目或不恰当使用抗菌药物,尤其是联合使用广谱抗菌药物。

(5)中药治疗:中医辨证给予中药汤剂,或院内制剂如虎杖解毒颗粒 10g 每日 3 次或贯众口服液。

(6)免疫治疗:酌情给予胸腺素免疫调节治疗。

(7)心理治疗:患者常存在焦虑恐惧情绪,应加强心理疏导。

2.重型患者治疗　治疗原则:在普通型治疗的基础上,积极防治并发症,治疗基础疾病,预防继发感染,进行器官功能支持。

(1)呼吸支持

1)氧疗:重型患者应接受鼻导管或面罩吸氧,并及时评估呼吸窘迫和(或)低氧血症是否缓解。

2)高流量鼻导管氧疗:经接受标准氧疗后呼吸窘迫和(或)低氧血症无法缓解时,氧合指数在 200~300mmHg 时,可考虑使用经鼻高流量氧疗。

3)无创呼吸机:高流量鼻导管吸氧期间,若氧合指数进行性下降,或血氧饱和度 30 次/分,可转为无创通气;若重症患者氧合指数在 150~200mmHg,初始可选择无创通气治疗。

4)有创机械通气:①对氧合指数小于 150mmHg 的患者应尽早采取有创机械通气治疗;②若采用无创通气 1~2 小时病情无改善甚至恶化,或伴有意识障碍、严重心律失常、休克、急性呼吸性酸中毒或气道引流障碍,应及时进行气管插管和有创机械通气。

采用肺保护性通气策略,即小潮气量(6~8mL/kg 理想体重)和低吸气压力(平台压≤35cmH$_2$O)时,可适当采用高 PEEP,保持气道温化湿化,避免长时间镇静,早期唤醒患者并进行肺康复治疗。较多患者存在人机不同步,应及时使用镇静剂及肌松剂。根据气道分泌物情况,选择密闭式吸痰,必要时行支气管镜检查采取相应治疗。

(2)康复者血浆治疗:适用于病情进展较快、重型和危重型患者。

(3)肾衰竭和肾替代治疗:危重症患者的肾功能损伤应积极寻找导致肾功能损伤的原因,如低灌注和药物等因素。对于肾衰竭患者的治疗应注重体液平衡、酸碱平衡和电解质平衡。重症患者可选择 CRRT。CRRT 指征包括:①高钾血症,血钾≥6.5mmol/L;②酸中毒;③肺水肿或水负荷过重;④多器官功能不全时的液体管理。

(4)细胞炎症因子清除和免疫治疗

1)血液净化治疗:血液净化系统包括血浆置换、吸附、灌流、血液/血浆滤过等,能清除炎症因子,阻断"细胞因子风暴",从而减轻炎症反应对机体的损伤,可用于重型、危重型患者细胞因子风暴早中期的救治。

2)免疫治疗:对于双肺广泛病变者及重型患者,且实验室检测 IL-6 水平升高者,可试用托珠单抗治疗。首剂 4~8mg/kg,推荐剂量为 400mg、0.9%生理盐水稀释至 100mL,输注时间大于 1 小时;首次用药疗效不佳者,可在 12 小时内追加应用一次,累计给药次数最多为 2 次,单次最大剂量不超过 800mg,注意过敏反应,有结核等活动性感染者禁用。

3)糖皮质激素:对于氧合指标进行性恶化、影像学进展迅速、机体炎症反应过度激活状态的患者,酌情短期内(3~5 天)使用糖皮质激素,建议剂量不超过相当于甲泼尼龙 1~2mg/(kg·d)。注意糖皮质激素不良反应,较大剂量糖皮质激素由于免疫抑制作用,会延缓对冠状病毒的清除。

(5)人免疫球蛋白:重症患者依据病情可酌情早期给予静脉免疫球蛋白 0.25~0.5g/(kg·d),疗程 3~5 天。

(6)血必净:重症患者可静脉给予血必净 100mL/d,每日 2 次治疗。

(7)肠道微生态调节剂:可使用肠道微生态调节剂,维持肠道微生态平衡,预防继发细菌感染。

3.危重型患者治疗　治疗原则:在重症治疗的基础上,给予积极呼吸、循环支持治疗。

(1)挽救治疗:对于严重 ARDS 患者,采取俯卧位通气,在人力资源充足的情况下,每天应进行 12 小时以上的俯卧位通气。进行俯卧位通气时,需注意固定气管插管及深静脉导管,警惕导管脱出;同时关注压疮等并发症。俯卧位机械通气体效果不佳者,应尽快考虑外膜肺氧合(ECMO),符合以下条件之一时,应尽早评估启动体外膜肺氧合:①FiO_2>90%时,氧合指数小于 80mmHg,持续 3~4 小时甚至以上;②气道平台压≥35mmH_2O;③高碳酸血症:血气分析提示 pH 35 次/分;④合并心源性休克或者心搏骤停。单纯呼吸衰竭患者,首选 VV-ECMO 模式;若需要循环支持,则选择 VA-ECMO 模式在基础疾病得以控制,心肺功能有恢复迹象时,可开始撤机试验。

(2)循环支持:充分液体复苏的基础上,改善微循环,使用血管活性药物,密切监测患者血压、心率和尿量的变化,以及动脉血气分析中乳酸和碱剩余,必要时进行血流动力学监测。在救治过程中,注意液体平衡策略,避免过量和不足。如果发现患者心率突发增加大于基础值的 20%或者血压下降大约基础值的 20%以上时,应密切观察患者是否存在脓毒症休克、消化道出血或心力衰竭等情况。

(黄种杰)

第六章　呼吸机相关性肺炎

呼吸机相关性肺炎（ventilation associated pneumonia，VAP）是机械通气效应的一部分，但其和机械通气相关性肺损伤、机械通气对循环功能的影响有明显不同，前者不一定和机械通气明显相关，后两者则必然存在，只是程度不同，故单独将 VAP 列为一章。

第一节　基本概况和问题

VAP 传统英文名为 ventilator associated pneumonia，是医院获得性肺炎（hospital acquired pneumonia，HAP）的最常见类型，而 HAP 是我国第一位的医院内感染。20 世纪 90 年代国内文献 Meta 分析显示 HAP 发病率为 2.33%；大城市综合性医院中医院获得性下呼吸道感染（主要是肺炎）占医院内感染的 33.1%，远高于国外报道的 13%～18%，由此造成住院时间延长 31 日，直接医疗费用增加 18 386.1 元。随着机械通气时间延长，VAP 的发病率升高，在机械通气≥3 日的患者，发病率为对照组的 16.7 倍。

一、VAP 的定义

VAP 包括入院后、非院外感染潜伏期发生的肺炎；或院内已经感染，但出院后发病的肺炎。一般认为，入院 48 小时后发生的肺炎为 HAP，其中最初 4 日发生者为早发性 HAP，5 日或以上者为晚发性 HAP；经气管插管或气管切开机械通气 48 小时后，直至撤机拔管后 48 小时内所发生的肺炎为 VAP。目前相对认可的 VAP 的诊断标准为：①机械通气 48 小时后发生的肺炎；②与机械通气前胸部 X 线片比较，出现肺内浸润性阴影或显示新的炎症病灶；③肺实变征和（或）湿啰音，并具备以下条件之一者：血白细胞$>10.0\times10^9$/L 或$<4.0\times10^9$/L，伴或不伴核左移；体温>37.5℃，呼吸道分泌物增多且呈脓性；起病后从支气管分泌物中分离到新病原体。VAP 是人工气道（气管插管和气管切开）和机械通气的并发症，非创伤性机械通气并发肺炎亦属于 HAP，但不足 VAP。

二、VAP 的命名是否恰当

呼吸机只是静态仪器，和肺没有直接关系，只有应用于机体，进行通气后才能发挥作用，因此称为呼吸机相关性肺炎（VAP）不合适。再者，呼吸机并不一定是导致感染的真正原因，比如无创机械通气患者，HAP 的发病率低；而人工气道机械通气患者，HAP 的发病率要高得多，核心是人工气道的建立直接破坏机体的防御系统和免疫功能，而不足呼吸机。机械通气的合理实施可以改善气管、各级支气管和肺泡的引流，有一定的预防和治疗肺部感染的作用；当然呼吸机应用不当，包括呼吸机的连接管路管理不当，皆可以增加肺部感染的机会，因此命名为人工气道相关性肺炎或机械通气相关性肺炎更确切。由于 VAP 已经应用了很多年，且为大家所熟悉，因此可继续应用，但必须明确其本质已有明显变化。

三、VAP 诊断中的基本问题

除确定发病的时间比较一致外,临床表现、影像学变化和病原体诊断方面皆有较多问题。在机械通气患者,特别是通气时间较长的患者,即使没有 VAP,下述“所谓 VAP 表现”也普遍存在。

1.呼吸道症状　建立人工气道后,由于导管刺激,患者常有一定程度的咳嗽和咳白痰,也容易出现鼻、咽、喉部和气管的感染而咳黄色脓痰,故呼吸道症状缺乏特异性。

2.发热　患者容易合并其他部位的感染性或非感染性发热,如普通感冒或流行性感冒、导管相关性感染、各种体内置管引起的反应性发热、输液反应、药物热、成人 Still 病、肿瘤热等,故发热缺乏特异性。

3.定植菌　若为住院时间较长的患者,无论是否有 VAP,呼吸道分泌物中皆容易分离到多种病原体,定植菌的比例非常高,也有一定比例的污染菌,特别是不动杆菌、铜绿假单胞菌、耐甲氧西林金黄色葡萄球菌(MRSA)等。

4.影像学　机械通气患者特别容易出现误诊为“肺炎”的多种影像学异常,包括直接与机械通气相关的改变,如机械通气相关性肺损伤、肺水肿;也有其他病灶,如慢性或陈旧性病灶、肺梗死、肺不张、心源性肺水肿、增大心脏压迫导致的肺膨胀不全;还有肺外病灶,如胸腔积液、胸膜增厚、心脏旁脂肪垫等。即使是急性肺炎也不一定是细菌或真菌感染,故患者的影像学异常多见,且缺乏特异性。

5.血炎症标志物　如白细胞、红细胞沉降率、C-反应蛋白升高在多种感染或非感染件炎症很常见,皆缺乏特异性。

将上述几种情况组合非常容易误诊为 VAP,然后根据痰培养结果治疗而失败。临床研究也发现上述问题普遍存在,如 Andrews 等对 ARDS 患者进行的尸检结果显示:在没有肺炎的情况下,80%的患者有发热,80%的患者出现白细胞计数升高或降低,70%的患者痰中分离到细菌;Chastre 对气管插管患者的研究也有相似结果,62%同时有发热、呼吸道脓性分泌物和胸部 X 线片渗出病灶的患者没有肺炎。发热、心率增快和白细胞计数升高等肺炎的全身表现皆没有特异性,可以由任何释放 IL-1、IL-6、TNF-α 和 γ 干扰素(IFN-γ)的病理状态引起。

因此,若患者出现上述表现的组合,表面上符合 VAP 的诊断标准时,应首先进行合理的生理学分析和生物学分析,判断是否为肺炎,或肺炎与肺内非感染性病灶、肺外疾病等同时存在。若同时存在,还需要分析哪种情况是导致病情恶化的主要原因,以及疾病的动态变化。

第二节　发病机制和危险因素

在 VAP 的发生过程中,病原体侵入下呼吸道并到达肺泡的主要途径是误吸;其他途径,如吸入、血行播散和直接接触,较少见。

病原微生物的毒力及数量与宿主免疫防御机制的相互作用是感染发病的决定性因素，而宿主的炎症反应和抗炎反应之间的平衡则是决定病情严重程度的最重要因素，如果炎症反应过剧，抗炎反应不足以相抗衡时则引发器官损伤，出现病情加重，导致 ARDS，甚至多器官衰竭；反之，炎症反应过弱或抗炎反应过强则不利于病原微生物的清除。

VAP 的发病危险因素可分为宿主和医源性两类。由于研究对象、时间、诊断方法、危险因素暴露时间、定植微生物类型的不同，危险因素可以有较大差异。

一、危险因素的分类

大致分宿主因素和医源性因素。

1.宿主因素　低白蛋白血症、高龄、ARDS、COPD、支气管扩张症或其他慢性肺部疾病、糖尿病、昏迷或意识障碍、烧伤和创伤、器官功能障碍或衰竭、大量胃液吸入、胃内细菌定植、上呼吸道细菌定植、鼻窦炎等。

2.医源性因素　H_2受体拮抗药和其他抗酸剂、糖皮质激素（激素）的应用，持续静脉应用镇静剂和肌松剂或麻醉剂，颅内压监测，机械通气 2 日以上，频繁更换呼吸机气路管道，重复气管插管，留置鼻胃管，仰卧位，转出或转入 ICU，前期使用广谱抗菌药物治疗等。

尽管 VAP 是 HAP 的一种类型，但除人工气道和机械通气因素外，VAP 和非机械通气 HAP 患者的其他危险因素也并不完全一致。有些是共同的，也有不少因素为各自所独有的，临床往往不重视这些区分。事实上区分危险因素对于采取不同的预治措施非常重要。

二、危险因素的合理评价

上述情况是 VAP 发生的基本因素，对 VAP 的评价非常重要，但也很笼统，未能区别基本诱发因素和直接诱发因素，尤其是缺乏对后者的分析，不同诱发因素在不同疾病状态下的价值可以有很大不同。多数情况下，不同情况的人工气道和机械通气导致的肺部异常或感染可以有较大差异，在缺乏充分机械通气知识的情况下，理解和治疗 VAP 是困难的，简述如下。

1.人工气道的作用　气管插管不仅有破坏呼吸道防御屏障的一般作用，更主要的是破坏会厌和声门的防御功能，导致口咽部分泌物和胃内容物的吸入机会和 VAP 的发生机会显著增加；气管切开则充分保留会厌、声门的防御功能，发生 VAP 的机会显著减少。若人工气道导管选择合适，导管和气管匹配良好，则呼吸平稳，引流通畅，发生 VAP 的机会显著减少；若导管太细，气囊不容易充分封闭气道，则吸入的机会增加，更主要的是吸气时导致两侧主支气管内产生高速的喷射性气流，从而对双上肺支气管产生负压吸引，导致双上肺特别是右上肺通气差，引流更差，故右上肺、左上肺发生肺炎的机会显著增加。

2.人工气道的管理　不仅要注意一般管理，还应重视某些特殊情况的管理，如“临床上为防止吸入性肺炎的发生，经常在停机后仍给予气囊充气，封闭气道”，结果导致气囊上分泌物潴留和吸入的反复发生，并显著削弱咳嗽反射的敏感性和咳嗽的效率。充分抽光气囊内的气体，则引流显著改善，发生 VAP 的机会也显著减少，但这被严重忽视。

3.机械通气　在肺外疾病患者，如药物和毒物中毒、颅脑疾病、神经-肌肉疾病、麻醉、外科手术后，发病初期患者气道阻力和肺容积接近正常，但其呼吸能力显著减弱，随着机械通气时间延长，肺下部和底部容易发生淤血和肺泡陷闭，容易发生感染。大 V_T通气促进肺泡开放，显著改善肺泡引流，对预防和治疗 VAP 皆有重要作用。低水平 PEEP 有助于预防肺泡陷闭，但感染一旦发生，低水平 PEEP 就不能开放陷闭肺泡，反而可能促进部分肺泡陷闭，同时部分肺泡过度扩张。此时若用高水平 PEEP，则有助于陷闭肺泡的开放，但也导致部分肺泡持续过度扩张，故用大 V_T通气开放肺泡可能更好。适当应用 PEEP 改善 COPD 的气道陷闭和急性期 ARDS 的肺泡陷闭，有助于气体交换的改善，也有助于肺感染的防治。过低、过高的 PFEP 皆不合适。

4.药物治疗　以激素为例说明，大部分情况下，对防治感染不利，但若患者存在严重的气道痉挛和水肿，则周边气道引流困难，发生感染的机会显著增多。若适当应用激素，则气道阻塞迅速改善，感染的机会显著减少。若为病毒性肺炎导致的 ARDS，在感染早期，炎症反应虽然损伤组织，但也在清除病毒，应用激素抑制炎症反应则是不利的；在严重期，大量炎症递质和炎症细胞的释放或浸润导致严重肺组织损伤，而过度的炎症反应也清除了大量的致病微生物，并有助于对抗新微生物的侵入，此时激素的应用可抑制过度的炎症反应，改善气体交换，也有助于肺损伤的迅速修复，可能并不增加感染的机会；若进入恢复期，则机体免疫功能减退，炎症反应受抑制，合成代谢增强，对能量的需求增加，应用激素有弊有利。

三、直接诱发因素的确定

HAP、VAP、机体真菌感染的发病因素总体差别不大。根据这些因素进行适当防治有一定价值，但缺乏针对性。很多情况下，VAP 的发生常有直接但又难以识别的 1 种或 2~3 种诱发因素，需结合呼吸生理和机械通气知识综合分析。例如，上叶肺炎的最常见诱发因素是人工气道导管太细，患者呼吸过强、过快；双下肺叶、段肺炎的主要发生因素是 V_T太小，部分与 FiO_2过高有关。

第三节　传统呼吸机相关性肺炎诊断中的问题

本节重点阐述容易误诊为肺炎的几个重要问题，即误诊为肺炎的影像学改变，误诊为肺炎的发热，误诊为肺炎的痰菌阳性，误诊为肺炎的炎症指标异常。

一、胸部 X 线片发现的肺部病灶

1.VAP 影像学的诊断现状　较早的报道显示，用胸部 X 线片诊断 VAP，肺泡浸润的敏感性为 87%~100%，支气管充气征为 58%~83%，新的或进展性浸润为 50%~78%，但其特异性不清楚。关于影像学检查对 VAP 诊断的影响缺少研究，也很难进行研究。一项对腹部手术后非气管插管患者的研究结果显示，与 CT 比较，床边摄片对肺底部浸润的诊断敏感性仅为 33%。不同机械通气模式和策略对肺部浸润部位、性质、程度可以产生明显影响，但缺乏生理学分析和诊断依据。X 线误诊 VAP 导致的过度诊断是常见的，继而

导致的过度治疗的花费是巨大的，但缺乏客观依据。最近10余年来，诊断方法虽有进展，但根本态势并没有明显改变，仍主要是临床经验上的判断。

2.肺内感染性病灶

(1)肺内细菌或真菌感染性病灶：一般而言，一旦怀疑VAP，首先考虑为细菌感染，其次是真菌感染。其影像学表现多有一定特点，除非严重免疫抑制患者，皆主要表现为肺实质炎症，其中细菌感染主要表现为大叶性肺炎和小叶性（支气管）肺炎，数日内变化较快。该类感染对应的病原体也有一定特点，如革兰阳性球菌以侵袭力致病为主，主要表现为局限性感染；而医院内球菌感染又以MRSA最多见，且容易出现坏死和空洞，痰细菌涂片常阳性（临床检查少），培养应该为阴性（常规检查）。若培养结果为铜绿假单胞菌、不动杆菌，则经人工气道污染的可能性大。若为革兰阴性杆菌感染，则以内毒素致病为主，病灶多散在分布，且可出现内毒素血症的全身表现。再如不动杆菌的致病力非常低，若肺内出现广泛性病灶，而痰培养结果为鲍曼不动杆菌时，应首先考虑为非感染性病灶，不动杆菌为定植菌的可能性大或在感染中发挥次要作用。肺部真菌感染以白念珠菌和曲霉为主，多为支气管肺炎的表现，常有黏液痰或黏液脓性痰；后者还常出现肺内多发性结节灶或片状影，以周边部位为主，常有坏死、空洞形成，部分患者有咯血。

(2)非细菌、非真菌感染性病灶：如上述，一旦考虑为VAP，习惯上诊断为细菌感染或真菌感染；但病毒感染、非典型病原体感染等并不少见，且又难以确诊。后者的主要特点为间质性肺炎，以发热、干咳或进行性气急为主，白细胞计数不高。病毒感染常无特效药，部分早期应用抗病毒药物有效；对非典型病原体而言，大环内酯类、氟喹诺酮类、四环素类抗生素有效，且部分常用药物已出现明显耐药性，对其他种类的抗生素几乎无效。因此，习惯上对VAP的抗菌治疗实质上就是抗细菌治疗，有时兼顾抗真菌治疗。而这些治疗对病毒无效，在绝大部分情况下对非典型病原体也无效，也就意味着没有抗病毒、抗非典型病原体治疗。临床上更为严重的是，在一般抗细菌治疗无效的情况下，不断增加抗细菌和抗真菌药物的数量和级别，常导致更多问题的出现。

(3)人工气道或机械通气不当导致的肺部感染病灶：人工气道建立和机械通气可通过多种因素间接诱发肺部感染，在某些情况下却是导致感染的直接原因和主要原因，并影响影像学的特点，但容易被忽视，分析如下。

1)细导管导致上肺部感染：临床常用7~9号导管，但因操作问题，实际上倾向于用偏细导管。粗导管的呼吸气流多以层流为主；细导管则以湍流为主。在层流状态下，导管阻力小且恒定，其大小与导管半径的4次方呈反比；在湍流状态下，其阻力显著增大，与半径的5次方呈反比，且随呼吸流量的增大进一步增大，故导管内径1~2mm的减小可导致气道阻力的大幅度增大。双下肺叶、段支气管是双侧主支气管的自然延伸，与气管或人工气道的夹角小，通气好，引流更好；双上肺叶、段支气管与双侧主支气管接近垂直，通气差，引流更差（图6-1~图6-3）。

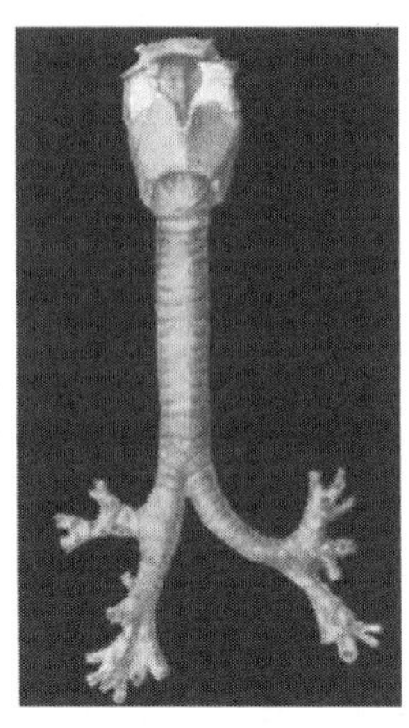

图 6-1 气管、叶支气管的结构特点

健康人自主呼吸时,通过神经-体液调节和膈肌收缩的代偿作用,各肺区气流量和气体分布的差别不大。若选择内径≤7mm 的细导管或与患者气管内径不匹配的细导管,而患者的呼吸较强,则在射流效应的作用下,双上肺支气管的通气和引流进一步变差,导致上肺一侧或双侧萎陷不张或感染(图 6-2B、图 6-3B)。其处理原则是更换较粗的导管,使之与患者匹配;调整机械通气,改善人机配合。其后随着上肺通气和引流的改善,肺部感染自然好转。在此基础上可适当应用抗菌药物。

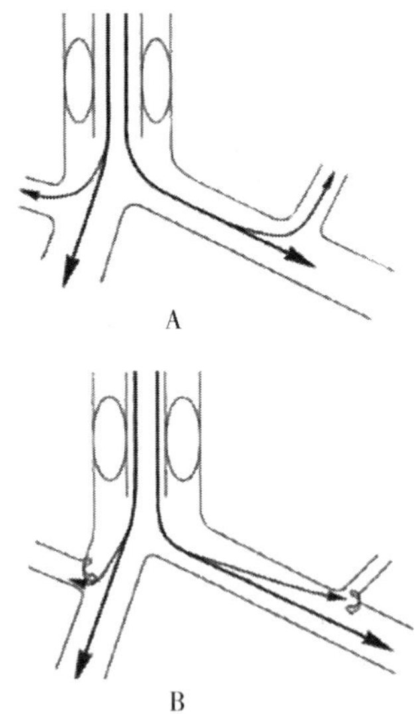

图 6-2 内径不同的人工气道的气流分布模式图

A.人工气道,与气管匹配,呈理想的气流分布,气流量在不同肺叶分布较均匀;B.细导管,与气管不匹配,气流分布严重不均匀,双下肺气流量大,双上肺非常小,甚至产生负压抽吸作用。

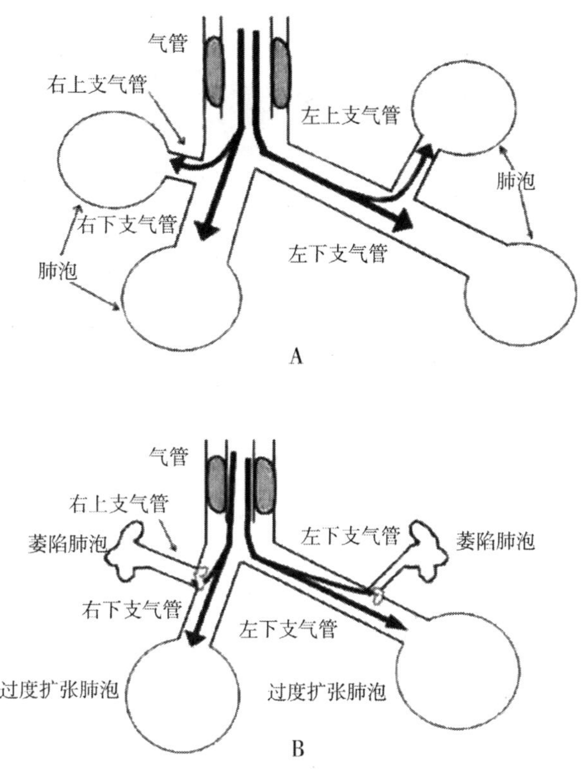

图 6-3　人工气道导管内径对气体分布和引流影响的模式图

A.内径较粗的导管，与气管匹配，上叶和下叶的肺泡通气均匀；B.内径太细的导管，产生高速气流，在双上肺叶导管开口处产生喷射效应，通气量减少，双上肺叶的肺泡萎陷；双下肺通气量增大，肺泡过度扩张。

2）潮气量偏低导致的下肺部或背部感染：在多数肺外疾病或手术后患者的初始阶段，气道阻力和肺弹性阻力增加不明显，P-V 曲线陡直段的容积大，一般在 2 000mL 以上，因此理论上可用小、常规或大 V_T通气，但临床上倾向于将治疗危重哮喘和 ARDS 的“小 V_T通气”不加区分地用于该类患者。通常情况下，由于重力作用，上肺区含气量多，血流量少，肺泡周围毛细血管呈陷闭倾向；下肺区血流量多，含气量少，终末细支气管-肺泡呈陷闭倾向。健康人自主呼吸时，通过神经的调节作用和膈肌收缩的代偿作用，上肺区血流增加，下肺区通气增加，从而防止上肺区血管和下肺区肺泡陷闭，维持 V/Q 正常（图 6-4A）。但若用较小 V_T通气，而自主呼吸又较弱或消失，则自主呼吸的代偿作用显著减弱或消失，膈肌上抬；加之机械通气的正压作用，将发生重力依赖性的肺泡陷闭（图 6-4B），不仅导致 V/Q 失调，也将使分泌物和病原体包绕其中，形成感染灶，故表现为肺底部或背部的叶、段性炎症，且肺容积减小。发热、白细胞计数升高、C-反应蛋白升高等皆不明显。治疗原则是使用大 V_T、慢 RR 呼吸或通气，并间断进行叹气样呼吸或更大 V_T通气。在此基础上可适当应用抗菌药物。

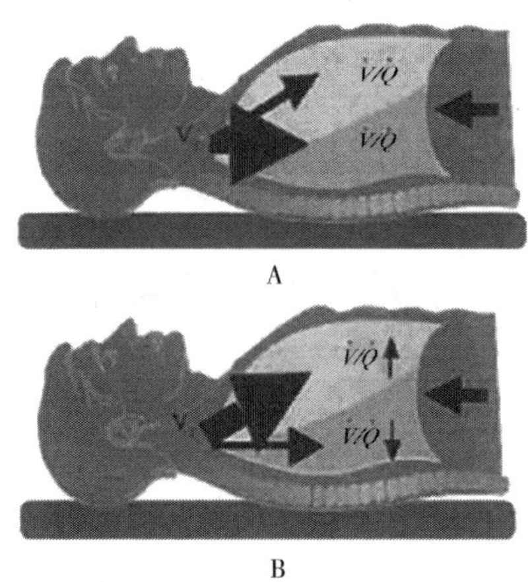

A

B

图 6-4　自主呼吸和控制通气时横膈、肺容积及通气/血流变化

A.健康人自主呼吸，前、上肺区通气量少，血流量少；下肺区血流量大，通气量也大，各肺区 V/Q 匹配；B.控制通气时，前上肺区通气量大，血流量少；下肺区血流量大，通气量少，各肺区 V/Q 严重不匹配。

3.容易误诊为肺炎的胸部病灶　主要包括胸腔内病灶和肺内非感染性病灶。

(1)胸腔内病灶：主要为胸腔积液，特别是包裹性积液、叶间积液和包裹性脓胸等，在胸部手术或初始发生社区获得性肺炎(CAP)的患者更常见。床旁胸部 X 线片很难鉴别，需根据手术部位、手术特点、临床表现、病灶的细微特点综合分析，必要时尽可能进行胸部 CT 检查。局部评价和治疗特别重要。

(2)肺内非感染性急性病灶：常误诊为“肺炎”的病灶为各种原因造成的肺损伤和肺水肿，包括呼吸机相关性肺水肿和呼吸机相关性肺损伤。

1)机械通气相关性肺损伤或肺水肿：若机械通气不当，人机配合不良，导致持续呼吸增强、增快，可出现负压性肺水肿，影像学表现为双肺弥漫性、渗出性改变，周边部位更明显，常有低白蛋白血症。容易误诊为新发性肺炎或肺炎加重，导致不停地加用或换用抗菌药物治疗；出现 4~5 种抗菌药物静脉点滴的情况并不少见；也常加用其他制剂，导致输液量过多、过快，使肺水肿反复加重。呼吸增强、增快或频繁的人机对抗也导致高切变力和高跨肺压，出现肺组织的弥漫性或广泛性损伤，常合并负压性肺水肿，胸部 X 线片表现为弥漫性或广泛性片状影，临床上也常误诊为重症 VAP。但合理分析也比较容易鉴别，如患者呼吸窘迫更明显，除呼吸增强、增快外，常有大汗、三凹征阳性、张口呼吸、频繁人机对抗，需反复应用镇静剂、肌松剂抑制过强的自主呼吸，吸痰量不多，心率轻度增快，血压多正常或轻度升高。

若患者长时间卧床、麻醉、肥胖，以指令通气为主或 V_T偏低、呼吸较弱等容易引起肺底部或背部的淤血而误诊为肺炎，或以淤血为主同时合并感染，其治疗的主要措施是改变体位、大 V_T通气，而不是抗菌药物治疗。

2)其他病灶：最常见左心功能不全、肺水肿，多见于外科手术、老年、低蛋白血症患者，因术中、术后或其他辅助治疗时输液过多、过快而诱发，但在机械通气导致的肺泡高压作用下，明显的肺泡水肿较少发生，故临床表现不典型，极少出现大量泡沫样痰和肺底部大量湿啰音。该类患者除上述病史特点外，常有血压明显升高、心率异常增快（即比一般感染的反应性心率增快更明显）或心律失常，肺底部新出现湿啰音。胸部X线片或CT片显示肺门影增大，肺血管影增粗；肺间质渗出性改变，以肺门部位和背部更明显；部分可出现比较典型的“蝴蝶翼样”改变。若病情明显加重，则出现血压下降和肺泡水肿的表现。

隐源性机化性肺炎也不少见，最初多为急性上呼吸道或下呼吸道感染，但逐渐出现肺内叶、段性病灶，而患者的一般情况相对较好。此肺炎为非感染性疾病，首选激素治疗。上述情况表明，机械通气患者在治疗过程中出现的弥漫性或广泛性肺部病变多不是肺部感染的表现，而局灶性渗出或实变则常为肺部感染。比如在临床肺部感染评分（CPIS）中，弥漫性（或片状）浸润的评分仅为1分，而局部浸润则为2分，也与上述情况符合。

（3）肺内慢性或陈旧性病灶：因机械通气患者以摄床旁片为主，对比度较差，故慢性或陈旧性病灶容易被误诊为急性肺炎，需临床医师结合临床表现及病灶特点分析、鉴别，如肺内病灶的轻重和临床表现不符合，动态随访无变化为慢性或陈旧灶，必要时进行胸部CT检查。床旁摄片也经常发现上述的其他类型病灶，不赘述。

4.肺内病灶的动态演变　危重症患者的主要特点就是病情重、变化快，并发症多，各种介入性操作、治疗措施多，特别是机械通气本身导致的问题多且复杂，需动态随访，强调鉴别第一诊断和其他继发性问题。临床上比较常见的、与VAP容易混淆的问题是：初始为CAP（重症）或早发性HAP，后并发VAP；CAP或VAP并发心源性肺水肿，CAP并发负压性肺水肿或机械通气相关性肺损伤。除先后出现的动态演变外，多种病变混合存在的情况也常见。在急性渗出性病灶中，心源性肺水肿、负压性肺水肿、机械通气导致的弥漫性或广泛性肺损伤与VAP同时存在的情况比较多见，且前者常常是病情恶化的主要原因，而临床医师重视后者的诊断和治疗，结果静脉用抗菌药物越来越多，伴随补液量增多，导致肺部病变持续存在或反复加重，最终失败。

二、发热的原因

1.发热　大体可分为感染性发热和非感染性发热。

（1）非感染性发热：大体可分为一般非感染性发热和感染相关性发热（即与感染或感染治疗有关，但不是感染本身所致），前者如外科手术、创伤、介入治疗、消化道出血等引起的发热，其特点是以中低热为主，个别为高热，如介入治疗后；后者如输液反应，药物热，成人Still病，各种静脉、气管、胸腔、腹腔、头颅放置导管引起的异物反应，可以是高热，也可以是中低热，其中各种导管引起的异物反应以低热为主，容易被忽视。

（2）感染性发热：常见于HAP、导管相关性感染、上呼吸道病毒感染和其他部位的感染。

2.医院内高热　主要见于导管相关性感染、药物热、病毒感染（包括单纯病毒感染和引起间质性肺炎的病毒感染两种基本类型）、成人Still病、早发性HAP。在晚发性HAP患者中极少有高热；或者说，在该类患者中，一旦出现高热，应考虑其他并发症的可能，而不是肺炎本身。几种常见导致高热且容易与VAP误诊的疾病简述如下。

（1）病毒感染：主要包括普通病毒感染和免疫抑制患者的病毒感染。普通病毒感染又分为两种情况:①一般病毒感染,主要是流感,以高热为主要表现,持续时间较短;可出现全身中毒症状;白细胞计数不高;②病毒感染引起的间质性肺炎有以下特点:在高热的过程中逐渐出现进行性气急和低氧血症,咳嗽常不明显,影像学表现为急性肺间质渗出,白细胞计数不高,常有淋巴细胞计数下降。免疫抑制患者的病毒感染以巨细胞病毒多见,容易导致重症间质性肺炎。但需注意,一般病毒感染可与 VAP 或非 VAP 的肺内病灶同时存在,并常因后者而忽视病毒感染;在病毒感染过程中,容易继发细菌感染,常见急性支气管炎,少部分为急性支气管肺炎。

(2)导管相关性感染:主要见于各种深静脉留置导管,静脉导管植入是导致医院内感染的常见外在因素,有两个发病高峰:①插管后的 1~2 日,多因消毒不严所致;②插管后 2 周左右,在这段时间内,发生率随插管时间的延长而增加。临床表现以高热、寒战为主;若持续时间较长,容易出现感染性休克、微循环障碍、脏器功能损害、其他部位的感染灶等。多与 VAP 或非感染肺部病灶并存,常因后者而忽视导管感染的存在。不同位置的置管,病原体差别较大,上腔静脉以凝固酶阴性葡萄球菌、白念珠菌为主,下腔静脉则以肠杆菌科细菌为主,这与皮肤病原菌的分布特点一致。若为长时间住院患者,则皮肤上可出现 ICU 内的各种优势定植菌,此时抗感染用药应兼顾上述病原菌。其处理原则为:即刻查血培养,拔除或更换导管,进行导管和血培养,尽可能进行皮肤表面的细菌、真菌培养或涂片。在此基础上结合目前的病原菌流行情况进行经验性抗菌药物治疗。

(3)早发性 HAP:根据发病时间,HAP 大体可分为早发性和晚发性两种基本类型。前者特点与 CAP 的表现差不多。外科术后患者多见,其中消化道手术多为肺炎克雷白杆菌或其他肠杆菌科感染,以大叶性肺炎为主要表现。

(4)成人 Still 病:多为高热,以弛张热为主,常于 1~2 周后消退,然后反复发作;全身中毒症状不明显或退热后一般情况非常好;出现反复多发性、多形性皮疹;可逆性关节症状;淋巴结肿大;白细胞和中性粒细胞计数升高;用地塞米松 5mg 后,体温降至正常,并持续较长时间(常超过 24 小时);红细胞沉降率(ESR)、C-反应蛋白(CRP)、球蛋白、铁蛋白升高,降钙素原(PCT)不高或非常低,G 试验、GM 试验阴性等。但真正的典型病例并不多见,其主要特点是高热,一般情况较好,各种抗感染治疗无效,对激素特别敏感且退热时间持续较长。

(5)药物热:绝大多数见于静脉用药,其特点为寒战、高热,不用药时体温较低,输液后体温明显升高,一般情况相对较好;白细胞和中性粒细胞计数升高;ESR、C-反应蛋白、球蛋白、铁蛋白升高,PCT 不高或呈下降趋势,G 试验、GM 试验阴性等。常与轻度 VAP 或其他肺内问题同时存在,且常因重视肺感染或误诊的肺感染而忽视药物热的诊断和治疗。其处理原则是停药,且一般不少于 3 日。停药后体温逐渐下降,约 3 日降至正常;加用激素可促进降温。还有一种情况的药物热,即用药初期不发热,用药过程中或停药后发热,常伴有皮疹,为典型变态反应;此时不仅需要停药,还需加用激素。

(6)输液反应:其特点是输液时发热,体温迅速升高,伴寒战,停止输液后体温迅速降至正常。不仅需要立即停药,还需要加用激素和其他抗过敏药物治疗。

三、痰细菌或真菌培养阳性

1.基本状况　无论是社区还是医院获得性细菌感染，下呼吸道感染最常见，故在国内，痰细菌培养（广义上包括痰、呼吸道分泌物、灌洗液）是最多的细菌培养类型。但问题是，在社区或可疑社区感染、早发性 HAP，病原菌的阳性率不高，而污染率不低；较长时间的住院患者，无论是否存在肺部感染，痰菌阳性率太高，且变异度大，故首先要判断痰菌是否为真正的病原菌。一般可根据下列情况判断：肺炎发生的早晚，人工气道建立时间的长短，细菌定量或半定量培养的种类和浓度，痰菌的稳定性，目前 ICU 内的定植菌类型，病原菌的生物学特性，肺内病变的解剖和生理学特点。总体而言，在 VAP 患者中，痰培养的污染菌较多见，定植菌的比例更高，在国内，细菌培养及药敏结果更多的是提供一种变化趋势，指导临床用药的总体框架，大部分个体是否用药必须结合临床特点。

2.痰培养结果价值较高的情况　对指导用药可能有较高价值的情况有：早发性 HAP；人工气道建立后即刻采样；细菌定量培养为致病力比较强、浓度比较高的细菌，如大肠埃希菌、肺炎克雷白杆菌、铜绿假单胞菌，而不是不动杆菌、嗜麦芽窄食假单胞菌，以后连续培养为同一种细菌，非目前 ICU 内的常见菌；肺内病变特点与病原菌的生物学特性吻合，如肺炎链球菌、肺炎克雷白杆菌感染常表现为大叶性肺炎，金黄色葡萄球菌感染表现为局限化脓性病灶。除非是免疫功能严重受抑制的患者，不动杆菌感染不可能出现肺内大片状病灶。一般而言，革兰阴性杆菌致病以内毒素为主，病灶一般不会局限，表现为散在性病灶。革兰阳性球菌主要依靠侵袭力致病，病灶常有明确的叶或段界限；坏死病灶的“痰菌培养”应该为阴性，若为阳性则多为呼吸道或人工气道的定植菌污染，同时进行涂片检查可能更有价值。

3.痰培养为多重或泛耐药菌的评价和处理对策　近年来，ICU 中铜绿假单胞菌和不动杆菌等多重耐药（multidrug resistance，MDR）和泛耐药（pan-drug resistance，PDR）菌株增多，部分医院因过度滥用抗生素，MDR 的肺炎克雷白杆菌也明显增多，且清除困难。MDR 一般是指细菌对包括头孢菌素类、青霉素类、喹诺酮类、氨基糖苷类、碳青霉烯类、单环类、其他类（如四环素、氯霉素、利福平）等在内的 7 类抗生素中的至少 5 类耐药；PDR 是指细菌除对多黏菌素、舒巴坦可能敏感外，对临床上常用的 7 类抗生素均有不同程度的耐药，PDR 是 MDR 中的特殊类型。在该类患者，由于抗菌药物选择困难，故判断细菌是定植菌还是致病菌及其致病力的强弱非常重要。需强调病原菌清除困难与疾病治疗困难在很多情况下不是一回事。与社区耐药菌的致病力多增强不同，医院内耐药菌的致病力多减弱，故出现定植的机会大；高度耐药菌的致病力更是显著下降，定植机会更高，故总体上判断，医院内细菌的致病性降低，包括产超广谱 β-内酰胺酶（FSBL）的肺炎克雷白杆菌、耐甲氧西林金黄色葡萄球菌（MRSA），而 MDR、PDR 的不动杆菌、嗜麦芽窄食假单胞菌的致病力更低，绝大部分以定植菌出现。即使是致病菌，肺内病灶也多较轻，体温多为中低热。或者说，一旦出现高热或肺内大片状阴影，应考虑其他并发症，或病原菌不是分泌物中培养到的细菌。即使考虑为肺部感染，抗菌药物的选择也非常困难，此时可选用个别敏感或可能有效的药物，但更主要的是采取以下措施：①适当停用抗生素。抗生素过度应用是导致 MDR/PDR 的主要因素；随着抗生素的停用，致病力强的肠杆菌科细菌或正常菌群出现，前者较容易选择敏感的抗生素，后者根本不需要抗生素；②促进菌群失调的改善，如停用抗生素后，口服乳酸杆菌等制剂有助于改善胃肠道菌群失调，减少内源性感染；③采用非抗生素治疗手段，如加强呼吸系统的引流，包括肺泡-支气管-气管的引流；改善患者的一般情况，在此基础上适当应用提高免疫功能的药物。这是迟发型 HAP 的最主要治疗手段。

4.痰培养为阳性球菌的几种情况　上述情况主要是指革兰阴性杆菌中的非发酵菌，少部分为肠杆菌科细菌。革兰阳性球菌也有一定程度的相似性，发现细菌也不一定就需要抗菌药物治疗，其中耐甲氧西林凝固酶阴性葡萄球菌（MRSE）和万古霉素耐药肠球菌（VRE）的分离率高，但真正导致肺炎的情况少，故目前不推荐做药物敏感试验。MRSA 的致病力也普遍降低，是呼吸道定植菌中最主要的阳性球菌。

5.痰真菌阳性的价值　痰培养发现白念珠菌并不少见，但其致病力低，大部分为定植菌，故常规情况下，也不做药物敏感试验，是否治疗也需结合临床特点。相对而言，曲霉的致病力较强，若连续发现菌丝，且肺内病灶有一定特点，则必须抗真菌治疗。

四、白细胞和中性粒细胞计数升高

1.感染　VAP 中，革兰阳性球菌多通过本身的侵袭力致病，故可引起白细胞和中性粒细胞计数升高；革兰阴性杆菌主要通过内毒素致病，内毒素引起白细胞和中性粒细胞计数降低，而炎症反应则引起白细胞和中性粒细胞计数升高，故最终结果可以是升高、正常或降低。其他部位的感染也有类似表现。在肺内或肺外真菌感染，由于真菌的致病力低，白细胞和中性粒细胞计数多变化不大或轻度升高。在病毒感染、非典型病原体感染，白细胞和中性粒细胞计数多正常，甚至降低。

2.非感染　在上述引起高热的非感染性疾病，如输液反应、药物热、成人 Still 病，白细胞和中性粒细胞计数几乎皆升高。在各种导管导致的异物反应中，白细胞和中性粒细胞计数也常有所升高。

3.激素应用　在机械通气患者，经常应用激素，而后者可导致白细胞和中性粒细胞计数升高，容易和感染导致的细胞计数升高混淆，但合理分析其特点，鉴别也不困难。激素作用的特点是白细胞和中性粒细胞计数逐渐升高，数日后有所下降，若持续存在较大幅度的升高，则合并感染的可能性大；随着激素用量的下降，白细胞和中性粒细胞计数下降，若仍持续升高，则合并感染的可能性大。反之，在应用激素或增大激素用量的过程中，白细胞和中性粒细胞计数下降则是感染好转的表现。

五、炎症指标和感染指标

除白细胞总数（WBC）和中性粒细胞（N）外，还有多项与炎症密切相关的指标，合理组合、分析和评价这些指标有重要价值。

1.急性反应指标　主要是白细胞和中性粒细胞、C-反应蛋白。任何类型的炎症反应，包括感染、创伤、上述多种非感染性疾病皆可升高。当然 TNF-α、IL 等炎症递质和细胞因子是更敏感的指标，但检查费用稍高、影响因素较多，临床应用不多。

2.亚急性或慢性反应指标　主要是淋巴细胞(L)、ESR、铁蛋白。在重症炎症患者、急性炎症慢性化的过程中,慢性炎症反应常明显升高,与是否感染无直接关系;ESR 升高也可以是白/球蛋白比值倒置的表现,需注意鉴别;若淋巴细胞计数下降(或同时有乳酸脱氢酶升高)常常是严重感染的表现,特别是病毒性感染。

3.过敏性炎症反应或寄生虫感染的指标　主要是嗜酸性粒细胞和 IgE,前者变化较快;后者升高慢,下降更慢。

4.微循环损伤的指标　主要是 D-二聚体、纤维蛋白降解产物(FDP)、纤维蛋白原、血小板。在急性、重症炎症反应,常有纤维蛋白原、血小板的反应性升高。若有严重微循环障碍,常同时有 D-二聚体、FDP 的明显升高;严重感染或损伤常明显升高,成人 Still 病不升高或仅轻微升高。动态随访价值更大,重症感染早期,纤维蛋白原、血小板明显升高,D-二聚体、FDP 基本正常或有所升高;若纤维蛋白原、血小板下降(仍较正常值高),D-二聚体、FDP 明显升高则是感染明显加重或早期 DIC 的表现;若纤维蛋白原、血小板下降,D-二聚体、FDP 升高不明显则是感染好转的表现,其中前者是应激反应缓解、消耗的纤维蛋白原和血小板尚未恢复的表现;后者则是微循环改善的表现。

5.感染性指标　除病原菌涂片、培养等检查外,主要是 PCT、T- SPOT、隐球菌乳胶凝集试验、G 试验、GM 试验。这些指标对判断感染、感染类型、感染严重度的价值较大。PCT 升高常提示细菌感染,升高越明显,感染越重。但在 VAP 患者,PCT 特异性下降,有些非感染或轻度感染患者,PCT 可显著升高(事实上 PCT 显著升高多是非感染因素所致),需结合患者的整体情况,综合判断。T - SPOT 对结核杆菌感染有一定的辅助诊断价值,其中阴性对排除结核诊断的价值可能更高。后三种检查针对真菌,其中隐球菌乳胶凝集试验特异性较高,GM 误差较大,G 试验的特异性非常差。

将上述几类指标有机组合对感染、非感染性炎症的鉴别诊断,感染类型的判断,感染或炎症严重度的评价有重要价值。

第四节　呼吸机相关性肺炎的合理诊断

由于出发点和目标不同,VAP 诊断时的标准有很大差异。若为控制耐药菌传播,在气管插管或切开患者,只要气管吸出物中出现病原菌,特别是易耐药菌或高耐药菌株,即使临床尚未确定为肺炎,也应按 VAP 采取控制措施;若为统计或比较发病率,则诊断标准比较严格,该标准在较长时间内保持相对稳定,适用于各种患者,能使监控人员、临床医师等根据临床表现和实验室检查做出诊断;若为治疗目的,诊断标准则需要具有高度特异性。诊断肺炎的金标准是肺组织出现病理学改变,组织标本发现或培养分离到病原体,且病原体与病理学变化一致;或影像学确认肺脓肿,穿刺物培养分离到病原体,且病原体与病理学变化一致。由于肺组织标本难以获取,至少难以在肺炎发病早期获取;而经验性抗菌治疗或其他治疗常影响微生物的分离,甚至是组织学表现,故追求金标准对治疗的价值不大。尽管严格 VAP 定义的要求很高,但通过肺组织活检确诊的较少,所谓“影像学确定的肺脓肿”一般通过床旁摄片获得,是不敏感的,故应首选胸部 CT 检查,而这需要搬动和运送患者,多数情况下不容易实施,根据人工气道和机械通气的生理学特点,以及病原体的生物学特性合理分析对诊断和治疗皆是必要的。

一、临床诊断

一般推荐的临床诊断标准是:发热、白细胞计数升高(或降低)和脓性气道分泌物3项中具备2项,加上胸部X线片或CT显示肺部浸润性病变。该标准的敏感性高,但特异性很低。即使上述3项临床标准和影像学异常同时存在,其特异性仍低于50%,难以被ICU医师所接受。尽管如此,临床表现仍是诊断VAP的基础,而且普遍认为重视临床诊断而不是等待或依靠病原学诊断选择抗菌治疗才可能有效改善VAP患者的预后。有人在上述4项标准的基础上,增加氧合指数、痰培养和涂片所见共6项指标,并根据其变化幅度设计为临床肺部感染评分(clinical pulmonary infection score,CPIS)。与侵袭性技术——BAL定量培养结果比较,多指标综合判断可使VAP临床诊断的准确性明显提高,其中氧合指数在ARDS等严重影响氧合的肺实质疾病合并VAP时失去诊断价值;以吸引次数界定气管分泌物的量,人为影响因素太大。故各种新标准出现后,仍需要进行合理的生理学和生物学分析。

二、X线诊断

如上述,用胸部X线片诊断VAP的敏感性高、特异性低,受上述许多非感染疾病或胸腔疾病变化的影响,因此在不能充分理解机械通气特性的基础上,直接判断浸润影为肺感染性病变是不合适的。

X线检查误诊VAP导致的过度诊断是普遍存在的,由此引起的过度治疗是巨大的,但缺乏客观的统计依据,仅仅是理论上和临床经验上的判断。尽管如此,胸部X线检查对VAP的诊断仍是必要的。

还需注意,若机械通气患者出现脓性气道分泌物而X线检查阴性,常被认为是化脓性气管支气管炎,而非VAP,但也可能是肺炎早期的表现。

三、病原学诊断

临床诊断和X线诊断VAP的特异性皆较低,“理论上”需联合其他诊断方法(主要是病原学检查)以提高特异性;从抗菌治疗的角度来说,VAP亦需要特异性的病原学诊断。由于多数从事微生物研究和临床肺部感染研究的医师缺乏呼吸生理学和机械通气知识,可靠的无菌检查技术也有较多欠缺,因此肺炎的病原学诊断有较大的问题,总体上对临床治疗的价值有限。

1.病原学诊断的临床价值　无论是CAP还是HAP,迅速确定感染的病原体,选择合理的抗菌药物治疗,避免滥用多种药物或广谱抗菌药物的联合治疗,改善因不懂呼吸生理和机械通气知识而采用的“覆盖所有可疑病原体”的所谓“经验性治疗”,最大限度地减少病原体耐药,是VAP临床处理的基本原则和追求的理想目标。但恰当或合理的抗菌治疗仅在一种或多种特异性病原体被确诊的情况下才有可能,有报道显示:借助纤维支气管镜侵袭性诊断后,有43%的患者更改了初始抗菌治疗,其中27%的初始治疗属于无效治疗,9%为不合理治疗,7%不需要抗菌治疗。在机械通气患者中,应用防污染样本毛刷采样诊断下呼吸道MSSA和MRSA感染的研究显示,所有MRSA感染者先期均接受过抗菌药物治疗,而MSSA感染者则仅为26%。

2.经验性治疗的临床价值 理论上,具备准确的病原学结果对诊断VAP无疑是正确的,但实际操作时则存在难以满意解决的问题,主要有病原学诊断的假阴性(包括早期抗菌药物治疗者)、治疗延误对预后的影响、侵袭性诊断技术本身的可靠性(如标准化与重复性)和诊断标准(细菌浓度阈值)、操作风险及医疗费用支出的增加等。多年研究表明,初始经验性治疗是否合适(以后来获得的病原菌及其药物敏感测试结果与初始治疗方案对照,有一种抗菌药物敏感即属合适)是决定真正VAP(注意不是根据目前指南推荐的有较高假阳性率的标准)病死率的最重要因素,而非病原菌培养阳性或阴性。对侵袭性诊断技术而言,细菌阴性者停用抗菌药物可以获得生态学(减少耐药菌)和经济学效益;若以病死率为终点,只要临床诊断的可靠性超过50%,侵袭性诊断的敏感性低于80%,经验性治疗的病死率为50%,而不治疗的病死率可高达100%,也就是说侵袭性诊断技术即使改变了治疗,也不能降低病死率。

3.侵袭性诊断技术的价值 上述围绕VAP病原学诊断价值的争论,焦点并不在诊断本身,而是侵袭诊断技术的应用价值和临床指征。支持者强调侵袭性诊断技术具有很高的特异性,在VAP诊断中应尽可能采用,但也同意尽快完成侵袭性技术,然后对危重患者立即开始经验性抗菌治疗。反对者主张在VAP可以采用较简单的采样技术,如气管内吸引物做病原学检查,而不需要普遍应用侵袭性技术,但赞同在免疫受损、初始经验治疗无效的病例采用侵袭性诊断技术,并且认为侵袭性诊断结果可能有助于指导抗菌治疗的疗程。

4.病原学诊断的采样技术 主要有气管内吸引、支气管肺泡灌洗(bronchial alveolar lavage,BAL)、防污染样本刷(protected specimen brush,PSB)和盲式微侵袭性操作等。

(1)气管内吸引:气管内吸引分泌物定量或半定量培养常被用来代替侵袭性诊断技术。其结果随细菌负荷量、人工气道建立的早晚、机械通气时间长短、有无先期抗菌治疗等而异,总体诊断的敏感性和特异性差异较大,其中敏感性相对较高(38%~100%),特异性可以很低(14%~100%)。文献报道的阳性诊断:细菌浓度为10^5~10^6CFU/mL。在长时间机械通气患者,定植菌出现的机会明显增多,定植菌的负荷增加,故诊断的特异性降低。严格讲,很多情况下,该类培养不是下呼吸道分泌物培养,而是人工气道导管或气管定植菌的培养。同时进行分泌物的涂片和培养可能有助于提高VAP诊断的准确性。

(2)支气管肺泡灌洗:在不同研究中,支气管肺泡灌洗(BALF)定量培养诊断的敏感性和特异性也有较大差异,前者为42%~93%(平均73%),后者为45%~100%(平均82%)。其结果除受研究对象、先期抗菌药物治疗的影响外,还与定量培养的阳性标准有关。与气管内吸引不同,通常以10^4CFU/mL划定为阳性,但文献中报道的标准差异较大,为10^3~10^5CFU/mL。有研究报道显示,BAL对细胞内病原体诊断的特异性高,可达89%~100%。在肺炎急性期患者,应用BAL是安全的,主要风险是氧合降低,但注意操作,实际风险是可控的。

(3)防污染样本刷:诊断的敏感性为33%~100%(中位数为67%),特异性为50%~

100%(中位数为95%)。但PSB采样技术未标准化,多数研究报告未说明标本的性状、采样前是否经过支气管吸引并清除分泌物。有一篇报道进行了可重复性研究,显示有5%的病例单次采样可能导致假阳性或假阴性。总体倾向性意见是PSB诊断VAP的特异性更高、敏感性较低,除纤维支气管镜检查的危险性外,PSB是否增加额外危险尚不清楚。但随着临床应用的增加,其问题也逐渐显现,对临床治疗的指导价值也有所降低。

(4)盲式微侵袭性操作:包括3种基本技术:①盲式支气管采样(blinded bronchial sampling,BBS),即将吸引导管自插送至远端支气管,吸引分泌物而不灌注液体。该技术的敏感性和特异性均可达74%~97%;②微量BAL(mini BAL),即以长50cm、灭菌、单鞘、带塞的套筒式导管方法插入支气管,灌注液体量为20~150mL,吸引采集回收液。该技术诊断的敏感性为66%~100%,特异性为66%~99%;③盲式PSB采样(blinded sampling with PSB,BPSB),即以防污染样本毛刷盲检而不用纤维支气管镜,故与PSB的直视下操作不同。诊断的敏感性为58%~86%,特异性为71%~100%,故与BAL和PSB相似,但更方便经济,危险性可能低于纤维支气管镜检查,但问题也是缺乏标准化。随着临床应用的增加,其问题也同样逐渐显现,指导价值也有所降低。

(5)血液和胸腔积液培养:血培养应常规进行,要求从机体的两个部位同时抽血,充分皮肤消毒,每处采血量不少于10mL,以提高阳性率,减少皮肤寄生菌的污染机会;若分离出皮肤寄居菌,如凝固酶阴性葡萄球菌或棒状杆菌时,则诊断的价值不大。胸腔穿刺视实际情况而定,若有足够的胸腔积液时,应尽可能行诊断性穿刺。

5.早发性和晚发性HAP　有关HAP发生早晚的分类较乱,有些分为早、晚两种情况,有些则分为早、中、晚三种情况,人为因素很强,但结合其他因素对推断可能的致病菌仍有较大价值。

(1)早发性HAP:一般发生于住院5日内,其感染的病原菌和临床表现与CAP相似,外科术后更多见,尤其是消化道手术后,肺炎克雷白杆菌和其他肠杆菌科细菌(如大肠埃希菌)引发的大叶性肺炎或支气管肺炎多见,且病原菌为ESBL的可能性较大。

(2)晚发性HAP:即于住院5日后发生者,其病原体的特点为高耐药性、低致病力,临床或实验室常过分强调病原体的耐药性,但忽视致病力的显著下降,故特别容易发生抗生素的滥用,而忽视非抗菌药物治疗手段的实施。由于致病力降低,临床表现较轻且不典型,患者早期表现为食欲下降、精神差、心跳呼吸加快,一般表现为咳嗽更频繁,痰量增多或变黄,肺内出现湿啰音,呼吸、心率增快,发热多为中低热,极少高热,影像学表现轻,以小片状渗出影为主,白细胞和中性粒细胞正常或轻度升高,CRP轻、中度升高,PCT轻度升高或正常。

由于两种类型肺炎的特点不同,因此适当划分对经验性抗菌药物治疗、呼吸系统的引流、支持治疗都有重要的指导作用。

(陈伟云)

第七章　肺结核

第一节　肺结核

结核病是由结核分枝杆菌感染而引起的慢性传染病，是由单一致病菌导致死亡最多的疾病，已成为重要的公共卫生问题。WHO已将其列为重点控制的传染病之一，我国也将肺结核列为乙类传染病。

一、病原学

1882年Koch首先发现结核分枝杆菌是结核病的病原菌。1896年Lehmann及Neumann首先将其命名为结核分枝杆菌（简称结核杆菌）。在结核分枝杆菌复合群中，结核杆菌是人类主要致病菌，牛分枝杆菌仅占2%~5%。

1.形态及特性　结核杆菌细长、微弯，(0.3~0.6)μm×(1~4)μm，无荚膜、无鞭毛、无芽孢，不能活动，有分枝生长的倾向，不易被染色，革兰染色呈弱阳性，品红染料着色后，对酸性酒精的脱色有很强的抵抗，镜下检查呈红色杆菌，故被命名为抗酸杆菌，是结核分枝杆菌的特征，也是非结核分枝杆菌的特征，奴卡菌、短棒杆菌属也有不同程度的抗酸染色的特性。抗酸染色阳性的物质基础是分枝杆菌细胞壁中含70~90个碳原子的分枝菌酸。但是结核杆菌的抗酸染色性也可发生变异，当处于不良环境中，结核杆菌可失去其抗酸染色特性而不易被检测到。L型结核杆菌则属细胞壁缺陷型，也丧失其抗酸染色特性。

2.培养和生长　结核杆菌是需氧菌，在固体培养基上生长缓慢，约需4周才能形成1mm左右的菌落，菌落致密、较干燥，常呈淡黄色或黄色，表面粗糙有皱纹，边缘不整齐，培养时如供氧充分，可促其生长，在液体培养基上生长较快，尤其在培养早期。结核杆菌的增生周期，又称代期平均为24小时，而大肠埃希菌为0.5小时。生长缓慢是由一系列遗传基因决定的，包括结核杆菌基因组DNA复制时间为10~11小时，而大肠埃希菌为0.9~1.0小时，RNA转录时间为0.12小时，而大肠埃希菌为0.013小时，结核杆菌的rRNA操纵子数仅为大肠埃希菌的1/7，核糖体数仅为大肠埃希菌的1/10。

3.致病性　多年研究并未发现结核杆菌有明确的外毒素、侵袭酶类和内毒素的证据。结核杆菌的致病力与某些菌体成分有关，如索状因子、双分枝菌酸海藻糖脂、硫苷脂、脂阿拉伯甘露糖、磷脂及25kDa蛋白等。1998年Cole等完成了结核分枝杆菌H37RV基因组的测序工作，其基因组共含4.4×10^{6}碱基对，约有4 000个编码基因，已明确功能的基因共2 441个。随着研究的深入其治病性将会在分子生物学水平上获得更多的证据。

4.耐药性产生机制　结核杆菌在复制过程中极少数菌株可发生自发的染色体突变，而使其对抗结核杆菌药物产生耐药，即自然突变株，这种自发突变的耐药株产生概率分别为异烟肼：3.6×10^{-6}，利福平：3.5×10^{-8}，链霉素：3.8×10^{-6}，乙胺丁醇：0.5×10^{-4}。在治疗过程中如单一用药，病变内绝大多数敏感菌群被杀死，而少数自然耐药株得以继续生长、繁殖而成为优势菌群，使抗结核药物难以奏效而成为耐药结核病，这就是当前普遍接受的选择性突变学说。其他关于耐药性产生机制的学说还有适应学说及药物通透性降低学说等。随着分子生物学技术的迅速发展，业已确定，结核杆菌对抗结核药物的耐药性主要是染色体突变所引起。较多研究结果表明：结核杆菌对异烟肼的耐药性与 kat G、inh A、ahp C 及调节 katG 和 ahpC 基因的 oxyR 基因的变异有关；对利福平的耐药性与细菌 RNA 聚合酶的 β 亚基的编码基因 rpoB 的突变有关；链霉素的耐药性与编码 16s rRNA (rrs)和核糖体蛋白 S12(rpsL)基因的突变有关；乙胺丁醇耐药株则与 embA 和 embB 基因突变有关；喹诺酮类耐药性的产生与 gyrA 与 gyrB 突变有关。而吡嗪酰胺的耐药机制尚未完全阐明，据报道 72%耐药株编码 PZA 酶的 pncA 基因有突变。

二、流行病学

据 WHO 报告，全球现有肺结核患者约 2 000 万，每年新发病例 800 万～1 000 万，每年死于结核病者约 300 万，全球有 1/3 人口已被结核杆菌感染，值得注意的是，全球 90%的结核患者在发展中国家。获得性免疫缺陷综合征世界性的流行不仅增加结核病内源性复燃的发病机会，也增加了外源性再染的危险，加速了结核病疫情的恶化。据报道结核病是 HIV(+)者的第一杀手(32%)。此外，耐药及耐多药结核病(至少同时耐异烟肼、利福平两种或以上)也已成为当前结核病控制工作中的重大威胁，2006 年 WHO 估算，全球耐多药结核病病例(下称 MDR-TB)有 100 万，每年 MDR-TB 新病例有 30 万～60 万。尤为严重的是在 MDR-TB 病例中 4%～19%病例为严重耐多药结核病(Extensively-resistant to second-line drugs，XDR-TB)，即同时还对二线抗结核药物中的一种新氨基糖苷类和一种喹诺酮类药物耐药，无疑 MDR-TB、XDR-TB 将严重威胁全球结核病控制规划的实施。我国是世界上结核病高疫情国家，是全球 22 个结核病高负担国家之一，结核患者总数仅低于印度而居世界第 2 位。据 2000 年全国结核病流行病学抽样调查报告，活动性肺结核患病率为 367/10 万，涂阳肺结核患病率为 122/10 万，菌阳肺结核患病率为 160/10 万，估算全国有 450 万活动性肺结核患者。2003 年我国 6 个省的耐药监测结果表明，在新发病例中 MDR-TB 占 2.1%～10.4%，在复治病例中则占 17.5%～36.6%，表明我国结核病疫情是十分严峻的。

三、发病机制和病理

1.传染源与传播途径　痰结核杆菌阳性尤其是痰涂片结核杆菌阳性的肺结核患者是最重要的传染源。经呼吸道传染是最主要的传播途径，当患者咳嗽、咳痰、打喷嚏、大声说话时，可产生大量的含结核杆菌的微滴，1～5μm 大小的微滴可较长时间悬浮于空气中，在空气不流通的室内可达 4～5 小时之久，患者的密切接触者则可能吸入而感染。进食患结核病奶牛的牛奶或奶制品，结核杆菌可寄居于宿主肠壁或扁桃体内形成原发感染而分别导致肠系膜淋巴结增大、颈淋巴结增大。通过皮肤损伤或切口直接接种的传播途径极少见，仅发生于直接接触结核杆菌等特殊工种的工作人员，故此种皮肤感染被称之为解剖者疣。此外，偶有通过胎盘而发生胎内感染的报告。

2.发病机制

(1)结核杆菌感染:当结核杆菌经呼吸道被吸入抵达近胸膜的远端呼吸性细支气管或肺泡内,能否引起感染取决于吸入结核杆菌的数量、结核杆菌的毒力和宿主肺泡巨噬细胞(alveolar macrophage,AM)固有的杀菌能力等。结核杆菌如能克服AM的防御作用,则可在AM内缓慢繁殖(每25~32小时繁殖一次),2~12周后结核杆菌繁殖至10^3~10^4时,则可诱导机体产生相应的细胞免疫反应。结核菌素纯蛋白衍生物(purified protein derivative of tuberculin,PPD)皮肤试验阳转,提示机体已感染了结核杆菌,在细胞介导免疫反应(cell-mediated immunity,CMI)形成前,结核杆菌可通过淋巴管、肺门、纵隔淋巴结乃至通过血液循环形成早期菌血症而播散至身体各处。最易受累及的是氧分压较高的脑、长骨骨骺、肾、脊柱椎体、淋巴结和肺上叶,感染局部可愈合形成静止的纤维钙化灶(Simon灶),成为以后再活动的根源。宿主受结核杆菌感染后近期内发病乃至以后发病者占10%左右,发病者中近半数在感染后半年至两年内发病,其余则在机体抵抗力低下时发病,而90%感染者可保持终身不发病。

(2)原发综合征的发生及发展:被吸入的结核杆菌在肺内沉积,结核杆菌繁殖,在局部形成病变(原发灶——恭氏灶,Gohn′s灶)的同时,结核杆菌被未活化的AM吞噬并在AM内繁殖,并经淋巴管运送至相应的肺门及纵隔淋巴结形成病变。形成包括原发灶、淋巴管、淋巴结病变组成的原发综合征。被感染的AM可释放趋化因子,使更多的AM及循环单核细胞趋化至患处,AM内结核杆菌继续繁殖呈对数生长,AM死亡破裂释放出更多的结核杆菌和细胞碎片,招致更多的单核细胞浸润。感染结核杆菌3周后,宿主的细胞介导免疫反应及迟发超敏反应(DTH)开始启动,宿主PPD皮肤试验阳转。致敏T淋巴细胞的细胞因子活化巨噬细胞使其杀伤细胞内结核杆菌的能力增强,结核杆菌停止对数生长,病变局部结核结节、肉芽肿形成。在机体DTH的影响下,肺内及淋巴结病变可呈干酪样坏死,形成空洞,形成支气管播散灶——卫星灶。也可直接经淋巴-血液循环播散至全身,甚至发生威胁生命的粟粒性结核病或结核性脑膜炎。

(3)继发性肺结核的发生和发展:可发生在初次感染结核杆菌后的任何时期。早期菌血症播散形成的潜在病灶在机体抵抗力低下时而活动进展、发病——内源性"复燃"。结核杆菌也可再次侵入引起新的感染而导致发病——外源性再染。继发性肺结核的两种发病学说争议多年。随着分子生物学技术的发展,尤其是DNA指纹技术的发展,直接为外源性再染提供了证据。

由于机体已产生了一定的免疫力,继发性肺结核时,病变常较局限且发展较缓慢,较少发生全身播散,但局部病变易于渗出、干酪样坏死乃至空洞形成。

(4)宿主的免疫应答:机体的抗结核免疫反应主要是通过T淋巴细胞介导的巨噬细胞的细胞免疫反应。细胞免疫功能低下者为结核病的高危人群,实验证明,去除了$CD4^+$ T细胞的小鼠难以抵抗和控制牛分枝杆菌的感染,而将另一已致敏小鼠的$CD4^+$T细胞注入后又可重获保护性免疫力。HIV(+)的结核患者随着$CD4^+$细胞数的降低而增加结核病的严重性,肺外结核、分枝杆菌菌血症的发生频率亦随之增加,充分证明$CD4^+$T细胞在结核免疫反应中的重要性。当然,T淋巴细胞介导的免疫反应是由多种细胞参与完成的,免疫细胞间通过细胞因子介导、完成信息的相互传递而发挥作用。巨噬细胞既是结核杆菌的栖居地，又是抗原递呈细胞(APC)和效应细胞，被AM吞噬的结核杆菌经溶酶体酶等加工处理后产生抗原肽片段再与机体自身的MHCⅡ类因子结合形成复合物，至AM细胞表面，递呈给$CD4^+T$细胞的抗原识别受体，使之致敏、增生，当抗原再次进入，致敏$CD4^+T$细胞活化，产生各种细胞因子如IL-2、IL-4、IL-6、IL-8、IL-10、IFN-γ等，从而导致单核巨噬细胞向患处趋化、聚集，发挥其抗微生物活性。至于$CD8^+T$细胞则可能通过发挥其细胞毒作用与$CD4^+T$细胞协同介导细胞免疫保护作用。Orme等发现，$CD8^+$敲除小鼠肺内结核杆菌繁殖增加，提示其确有一定的免疫保护作用。

(5)潜伏性、休眠性和持留性是结核分枝杆菌的基本特性。潜伏性乃是指人体感染了结核杆菌后除了结核菌素皮肤试验阳性外，可不发病，无任何临床表现，但在机体免疫功能低下时发病，或稳定、治愈病灶的重新活动。休眠性乃是指结核杆菌的代谢和所致的病理学改变的静止状态，表明潜伏感染的宿主和病原菌相互间相对平衡和静止的亚临床状态。持留性乃是指结核杆菌在不利环境下，在细胞内、组织内保持稳定，对环境"无反应性"的特性。这些特性可能部分解释结核病的慢性、易复发、需较长期治疗的原因。

(6)结核病的高发人群：如前所述，感染结核杆菌后其发病、发展受多方面因素的影响，结核病的高发人群包括排菌患者的密切接触者、PPD皮肤反应近期转阳者、HIV感染/AIDS患者、儿童、青少年结核杆菌反应强阳性者、糖尿病患者、矽肺患者、白血病患者、肾功能不全者患者、营养不良等各种基础性疾病患者及老年人、因治疗疾病而长期使用糖皮质激素及(或)其他免疫抑制药者、贫穷者、无家可归者、流动人口及既往患结核病未经彻底治疗者。

四、病理

结核病有三种基本病变。

1.渗出性病变　其表现为组织充血、水肿，中性粒细胞、淋巴细胞、单核细胞浸润，纤维蛋白渗出，还可有少量上皮样细胞、多核巨细胞，抗酸染色可发现结核杆菌。常发生于结核杆菌量多、机体DTH反应较强的情况，渗出性病变的转归可完全吸收或向增生性病变转化，也可继续恶化，向干酪化坏死发展。

2.增生性病变　典型表现为结核结节，其中央是巨噬细胞衍生而来的多核巨细胞(郎汉斯巨细胞)，是多个细胞核呈环形或蹄形排列于细胞一端或两端的巨大细胞，周围则由巨噬细胞转化来的上皮样细胞包围呈层状排列，其最外围则有散在分布的淋巴细胞和浆细胞，单个结核结节可相互融合。结核肉芽肿是一种弥漫性增生性病变，由郎汉斯巨细胞、上皮样细胞、淋巴细胞及少量中性粒细胞组成，其中可有干酪样坏死。抗酸染色可含有少量结核杆菌，是结核病的典型病理改变，常发生于机体CMI占主导地位，病变局限的状况。

3.干酪样坏死　渗出病变进一步发展恶化的阶段，常呈黄色或黄白色乳酪样的固体或半固体状的组织坏死，坏死组织周围可有肉芽组织增生乃至纤维包裹成纤维干酪灶，干酪样坏死组织液化经支气管排出而形成空洞及支气管播散灶。空洞内壁常含有10^8～

10^9代谢旺盛的结核杆菌。

由于机体的免疫及超敏感状态、入侵菌量、毒力及感染途径的不同及对治疗的反应不同，上述三种病理改变可各占优势，以某种病理改变为主，也可相互转化，交错存在。消散吸收时，结核病变纤维化而形成纤维瘢痕或纤维干酪灶。也可钙化和骨化，病变稳定。因此，从某种意义上说，临床结核病是一个 T 淋巴细胞介导的保护性免疫反应与病理性免疫反应调控失衡的免疫性疾病。

五、临床表现

1.肺结核的临床表现　复杂多样，轻重缓急不一，部分患者发病十分隐蔽，约 20% 患者可无症状或症状轻微而易被忽视，这取决于宿主状况、入侵的细菌、传播途径、病理变化、被侵及器官及其范围，是否伴有各种基础性疾病，患者常有发热、盗汗、疲乏、消瘦等结核中毒症状及咳嗽、咳痰等呼吸道症状。当肺部病变接近胸膜时则可有钝性或锐性胸痛，病变广泛时，可出现呼吸困难。

可无阳性体征，也可在患处闻及湿啰音，当伴有支气管结核、管腔狭窄时可闻及局限性哮鸣音，肺实变时可闻及支气管呼吸音或支气管肺泡呼吸音。值得注意的是结核超敏综合征，即患者有疱疹性角膜炎、结膜炎和(或)结节性红斑和(或)结核超敏性关节肿痛，和(或)伴有 PPD 皮肤反应阳性或强阳性的既往史或现病史，常提示机体有活动性结核病存在的可能。

肺结核患者尤其是早期、轻症患者血常规无明显变化。慢性肺结核患者、老年患者则因长期消耗、营养障碍，可有贫血、低白蛋白血症、低钠血症等改变。粟粒性结核病患者周围血白细胞总数常偏低，有时还伴有血小板减少，活动性结核病时偶呈白血病样反应。重症肺结核肺组织破坏较重，且常伴纤维组织增生、大片胸膜增厚，结核性支气管扩张、肺不张、自发性气胸、咯血、慢性肺源性心脏病、呼吸衰竭及肺部继发感染等。

2.胸部影像学检查　胸部 X 线检查是肺结核诊断的重要手段之一，其检出率高于细菌学检查，但特异性远远低于细菌性检查。随着各种先进技术的发展，如计算机 X 线摄影(CR)、数字性 X 线摄影(DR)及各类型的 CT 扫描，无疑提高了其诊断水平。2001 年卫生部批准的《结核病分类》共包括原发性肺结核、血行播散性肺结核、继发性肺结核、结核性胸膜炎及其他肺外结核五型。各类型肺结核可呈现各种影像学表现。

(1)原发性肺结核：原发病灶多在上叶下部或下叶上部近胸膜下，随后沿淋巴管侵入相应的肺门及(或)纵隔淋巴结，形成原发综合征。多数患者可自愈，残留原发灶及淋巴结的钙化。有时原发病灶已吸收，仅表现为肺门纵隔淋巴结肿大，还可导致肺不张、支气管播散等。

(2)血行播散性肺结核：肺内原发灶及肺门纵隔淋巴结结核内的结核杆菌通过淋巴-血行，引起血行播散性肺结核乃至全身血行播散性结核。胸部 X 线片表现为“三均匀”，1～3mm 大小的粟粒样结节，病变继续发展可融合成片絮状，也可以表现为上中肺野分布为主的亚急性或慢性血行播散性肺结核。

(3)继发性肺结核：肺部病变好发于上叶尖后段、下叶尖段，常呈多形态混合病变即肺内可同时有增生、纤维病变、干酪渗出病变乃至空洞,常伴有钙化灶及局限性胸膜增厚等改变。结核性空洞根据其干酪坏死组织层、肉芽组织层及纤维组织层的构成不同,可表现为蜂窝样空洞、薄壁空洞、干酪厚壁空洞乃至纤维空洞、纤维厚壁空洞,空洞的邻近和同侧和(或)对侧下肺野常有支气管播散灶。最为严重顽固的是慢性纤维空洞性肺结核,病变广泛,以破坏性、不可逆性病变为主。并发支气管结核时可显示肺部反复感染、肺不张等表现。

(4)其他:并发气管、支气管结核,可发现支气管管腔狭窄、肺部反复继发感染,乃至肺不张、全肺不张等表现。

特殊人群的肺结核包括糖尿病合并肺结核、矽肺结核、HIV(+)/AIDS 合并结核病及老年人肺结核可呈现下叶肺结核、下叶空洞不典型的表现等。

六、实验室检查

1.痰结核杆菌检查

(1)痰涂片法:传统的染色方法为萋尼抗酸染色法。一般说,涂片(+)需 5 000~10 000个结核杆菌/mL 痰。而荧光染色法可提高检出率和工作效率,但有时因脱色不充分,假阳性率较高。故国际防痨联盟(IUAT)细菌免疫学委员会规定,萋尼抗酸染色法全片检到 2~3 条抗酸杆菌则为阳性,而荧光染色法则需检到 9~10 条才可报告阳性。

(2)痰结核杆菌培养:培养法检出率约比涂片法高 2 倍。培养物可保留,供进一步菌种鉴定、药物敏感性测定及研究用。但传统的改良罗氏培养基法(L-J)需 4~6 周之久,难以满足临床需要。近年来含各种指示剂的液体培养基问世,共包括分枝杆菌生长指示管(mycobacteria growth indicator tube, MGIT),以荧光素代替^{14}C 的 Bactec-960MGIT 及 BacT/Alert 3D 等。近年来又再次受到关注的 MODS 技术,即显微镜观察下的药物敏感试验,乃是利用液体培养基有利于分枝杆菌早期生长,又可在显微镜下观察到索状形成并同时进行药敏试验,不啻为快速简易的方法,但防止污染是关键的问题。分枝杆菌噬菌体生物扩增法在检测结核杆菌及耐药性测定方面也已受到国内外研究者的关注。

2.血清学检查　血清学诊断已有百年历史,但至今无实质性进展,仅作为辅助性诊断方法。

3.聚合酶链反应技术　随着分子生物学技术的迅猛发展,在结核病诊断及研究方法上也取得显著的进步,其中 PCR 技术研究最多,但经临床广泛的研究,仍存在假阴性和假阳性问题,不少研究显示 PCR 与核酸探针结合、扩增结核杆菌特异性 rRNA、定量 PCR 等均显示有较良好的发展前途。

七、诊断与鉴别诊断

1.诊断　肺结核的诊断主要依据病史与临床表现、胸部 X 线检查所见、痰结核杆菌检查,一般诊断不难,但对临床及 X 线片表现不典型、痰菌检查多次阴性者,则需辅以分子生物学、结核菌素皮肤试验、血清学诊断、纤维支气管镜检查,必要时还需进行活体组织检查,诊断仍难确立时,必要时可进行诊断性治疗。

(1)病史及临床表现:肺结核患者常缺乏特征性症状,有下述情况时应考虑有肺结核可能性,宜进行进一步检查。

1)咳嗽、咳痰超过3周,亦可伴有咯血、胸痛等症状,抗感染治疗无效。

2)原因不明的长期低热、伴盗汗、乏力、消瘦、体重减轻,女性患者可月经失调。

3)曾有结核病接触史。发病前或发病期间有结节性红斑、关节肿痛、疱疹性角膜炎等症状;PPD皮试阳性或强阳性。

4)曾有肺外结核病史如胸膜炎、颈淋巴结增大、肛瘘等。

5)结核病易感人群,如糖尿病患者、矽肺患者、HIV(+)/AIDS及长期使用免疫抑制药者、肾功能不全、胃大部分切除术后、营养不良、酗酒、肝硬化、甲状腺功能低下、精神病患者等。

(2)胸部X线检查:胸部X线检查较易发现肺内异常阴影,但缺乏特异性,还需密切结合临床及实验室诊断,注意与其他肺部疾病鉴别。

(3)痰结核杆菌检查:痰结核杆菌阳性对肺结核有确诊意义,但其阳性率较低,仅为30%~50%。痰涂片抗酸杆菌阳性还需考虑有非结核分枝杆菌的可能性。

(4)纤维支气管镜检查:纤支镜检查是呼吸系统疾病诊疗工作的重要检查手段,对肺结核、支气管结核的诊断也是不可缺少的。它有助于支气管结核、淋巴结支气管瘘、支气管淋巴结结核的明确诊断,对肺不张的病因确定也具有重要意义;有助于肺结核、支气管结核与中心型肺癌、支气管腺瘤的鉴别;协助判断咯血的原因及出血部位,对确定排菌来源也有一定的帮助;值得注意的是痰结核杆菌阳性者不应行支气管肺泡灌洗,以免引起支气管播散。通过纤支镜可对支气管结核、淋巴结支气管瘘进行局部治疗,因咯血或术后引起的肺不张可吸取血块、痰块,使肺复张。不少报告结果显示,支气管镜检查后连续查痰可提高结核杆菌或细胞学的检出率,起到"激惹作用"。

(5)结核菌素皮肤试验(PPD试验):结核菌素皮肤试验常作为结核感染率指标,也常用于BCG接种后免疫效果的考核,对儿童结核病的诊断有一定的辅助意义,对成人结核病则诊断意义不大,尤其我国是结核病高发国家,结核感染率高约80%,而且又是普种BCG的国家。皮内注射PPD 51U后48~72小时注射部位出现红润或硬结,硬结≥5mm者为阳性,在美国及非结核分枝杆菌感染较多的地区,硬结≥10mm为阳性,硬结≥20mm或有水疱、坏死者为+++或++++,属强阳性,提示机体对结核杆菌抗原处于超敏状态,但难以借此判断是发病、活动或恶化。PPD皮试强阳性同时伴有低热、消瘦、关节痛、血沉增快等临床表现者则对诊断有一定提示作用,应进一步检查。

PPD皮肤试验有其局限性:①有0%~20%的活动性结核患者包括感染早期(4~8周)变态反应尚未形成,皮肤试验可呈阴性反应;②免疫化学研究PPD含有多种抗原,其中多数与非结核分枝杆菌及BCG有交叉。

(6)活体组织检查:包括浅表淋巴结、经胸壁或经支气管镜的肺活检、胸膜活检及开胸肺活检,可为诊断不明的病例提供可靠的组织学证据。除了结核病组织学特点外,组织切片中的抗酸杆菌检查也十分重要。还可采用免疫组化及原位杂交等技术。

(7)细胞因子检测:近年来最受关注的是以ELISA技术检测患者周围血单个核细胞

经特异性抗原(如 ESAT-6 或 CFP-10 或 ESAT-6-CFP-10 融合蛋白)刺激后的 IFN-γ 释放试验及以 ELISPOT 技术检测 IFN-γ 分泌细胞。

(8)诊断性治疗:由于痰、胸腔积液、腹腔积液、心包积液、脑脊液的结核杆菌检出率均欠满意,因此对菌阴结核病包括菌阴肺结核在严格适应证的条件下,临床上可采用诊断性治疗,以达到治疗及“投石问路”的诊断目的,但在诊断性治疗过程中需进行严密的随访,理论上说,治疗方案最好不含有对其他病原菌也有抗菌活性的药物如氨基糖苷类、喹诺酮类药物,以免发生误导,做出错误结论。至于诊断性治疗的疗程,一般认为接受2~4 周抗结核治疗,肺内结核病变虽不可能有明显的吸收,但可获发热,咳嗽、咳痰等临床症状的缓解。但诊断性治疗的判定需进行综合慎重的分析。

总之,肺结核的诊断是综合性诊断,但应坚持病原学诊断及病理学诊断,要注意其隐蔽性、多样性及特殊人群的不典型表现,注意与其他疾病鉴别。

2.鉴别诊断　肺结核的临床症状及胸部 X 线片表现复杂多样,缺乏特异性,易与其他肺部疾病混淆,因此,必须全面调查包括现病史、既往史、结核病接触史、胸部 X 线检查及痰结核杆菌和其他实验室检查,然后综合分析、排除各种其他可能的支气管肺部疾病。痰抗酸杆菌阳性还需注意非结核分枝杆菌感染的可能性,必要时需行菌种鉴定。现根据肺结核常见 X 线片表现分别讨论需进行鉴别的主要疾病。

(1)肺门、纵隔淋巴结肿大:是原发性肺结核最常见的表现,需与恶性淋巴瘤、结节病、中心型肺癌、肿瘤转移性淋巴结肿大鉴别。结核病接触史、发热、盗汗、疲乏、消瘦等慢性结核中毒症状,PPD 强阳性或阳性是其特点,多组淋巴结受侵、周围常有浸润影,且易于融合、液化或部分钙化,尤其增强 CT 显示环形增强对结核病诊断有助。有时,还需经纤支镜、纵隔镜活检及浅表淋巴结活检,才能明确诊断。

(2)双肺弥漫性点状结节阴影:是血行播散性肺结核常有的表现,患者常呈急重症经过.有高热、呼吸困难,有时还伴有脑膜刺激征、肝脾大、胸腔积液、腹腔积液、心包积液等,PPD 常(-),痰结核杆菌(-),因此需与各种感染性疾病、弥漫型细支气管肺泡癌、转移性肺癌、尘肺、特发性肺间质纤维化及结缔组织病的肺部表现鉴别。

(3)肺部空洞性病变:当肺部结核性渗出性病变进一步干酪样坏死、液化,常可形成空洞。因此需与肺脓肿、癌性空洞、坏死性肉芽肿、支气管肺囊肿合并感染等鉴别。

(4)肺部球形病变:结核球可由肺部干酪渗出病变逐渐吸收好转、局限化、纤维包膜而逐渐形成,也可由干酪厚壁空洞阻塞愈合形成。因含有大量干酪样病灶,又有纤维包膜,胸部 X 线片上常呈现境界清晰、密度较高的球形阴影,其内可有钙化,近心端有小溶解区,周围可有卫星灶及胸膜粘连,常借此与周围型肺癌、炎性假瘤、错构瘤、慢性肺化脓等鉴别。

(5)肺部炎性渗出性病变:活动性肺结核时,肺部病变常以炎性渗出性病变为主,此时应与各种感染性疾病鉴别,其中,嗜肺军团菌肺炎尤须注意。患者也可低热、疲乏、咯血,肺部疾病也可发生于结核病好发部位,有时可有空洞形成,病程也较迁延,可 1~2 个月或更长,病变才见消散。血军团菌抗体检测,尤其是动态变化对诊断有意义。还需注意除外肺炎型肺癌的可能。

八、治疗

肺结核的化学治疗不仅是治疗和控制疾病的有力手段，而且也是结核病防治规划的重要组成部分。化学治疗的目标是治愈疾病，达到杀菌灭菌的目的，从而阻断传播，防止复发，防止耐药性产生。

1.抗结核药物的种类　目前国际上通用的抗结核药物有十余种，一般可分为基本抗结核药物（即一线药物）及次要抗结核药（即二线抗结核药物，复治用药）两大类，随着耐多药结核病的增多，还有新药类（三线药物）在研究和观察中（表7-1）。

表7-1　常用抗结核药物剂量、用法及主要不良反应（成人）

药名	每日剂量/（g/d）		间歇疗法（3/周）		主要不良反应
	<50kg	≥50kg	<50kg	≥50kg	
异烟肼	0.3	0.3	0.5	0.6	肝毒性、末梢神经炎
利福平	0.45	0.6	0.6	0.6	肝毒性、胃肠反应、过敏反应
利福喷汀	—	—	0.45～0.6（每周1～2次）		肝毒性、胃肠反应、过敏反应
吡嗪酰胺	1.5	1.5	2.0	2.0	肝毒性、胃肠反应、痛风样关节炎、血尿酸增高
链霉素	0.75	0.75	0.75	0.75	听力障碍、前庭功能障碍、肾功能障碍、过敏反应
乙胺丁醇	0.75	0.75～1.0	1.0	1.0	视力障碍、视野缩小
丙硫异烟胺	0.6	0.6	—	—	肝毒性、胃肠反应
对氨柳酸（静脉用）	8.0	8.0～10.0	—	—	肝毒性、胃肠反应、过敏反应

（1）基本抗结核药物：WHO倡用的基本药物有异烟肼、利福平、吡嗪酰胺、链霉素、乙胺丁醇及氨硫脲，但氨硫脲不良反应较多，尤其是并发AIDS者，目前已很少应用。

（2）二线抗结核药物：包括卡那霉素、阿米卡星、卷曲霉素、喹诺酮类、对氨柳酸、乙硫异烟胺、丙硫异烟胺、环丝氨酸。

2006年WHO根据MDR-TB治疗的需要，将目前已有的抗结核药物分为五大类，第一类：一线抗结核药物，包括异烟肼、利福平、吡嗪酰胺及乙胺丁醇；第二类：注射药物，包括链霉素、卡那霉素、阿米卡星、卷曲霉素及紫霉素；第三类：喹诺酮类，包括莫西沙星、加替沙星、左氧氟沙星、氧氟沙星及环丙沙星；第四类：口服抑菌药，包括乙硫异烟胺、丙硫异烟胺、对氨柳酸及环丝氨酸；第五类为疗效不确定类，包括羟氨苄西林-棒酸复合剂、利奈唑胺及氯法齐明。

2.结核病的化疗原则　早期、联合、规律、全程、足量。

3.制订化疗方案的依据和常用化疗方案

（1）要依据病情，尤其是痰结核杆菌检查结果。一般应包括2个月、含3～4种抗结核药物的强化期及4~7个月、含2~3种药物的持续期。

(2)要依据系初治病例抑或复治病例而制订方案。初治者即既往未曾接受过任何治疗或用药不足一个月者宜采用一线药物,复治病例即初治失败或治疗后复发者则应依据既往用药史,考虑耐药性存在的可能而定。可选用一线药和(或)二线药。

(3)制订方案时,在力求保证化疗疗效的同时,还需考虑患者的安全性、耐受性和可接受性。

常用化疗方案如下。

1)初治涂阳肺结核 2HR2/4HR *;2HRZ/4HR3 * *;2HRZE(S)/4HR;2HRZE(S)/4HR3;2SHRE/7HR;2HRE/7HR;6HRE3 * * *。

注:*即2个月强化期服用HRZ,4个月持续期服用HR;* *即2个月强化期服用HRZ,4个月持续期每周3次服用HR;* * *即6个月全程每周3次的间歇治疗。

2)初治涂阴肺结核:2HR2/4HR;2HRZ/4HR3;2HR23/4HR3。

3)复治涂阳肺结核:2HRZES/6HRE;2HRZES/6HRE3;2HRZES3/1HRZE3/6HRE3。

4)既往接受多种抗结核药物治疗而失败者推测或业经药物敏感性测定证明耐药者,则可选用未使用过的或敏感的一线药物与二线药物联合。

4.加强化学治疗的管理　还需注意观察可能发生的不良反应及做出相应的处理。

5.耐多药结核病

(1)耐多药结核病的治疗原则为以化疗为中心的综合治疗,免疫治疗、介入治疗及外科治疗也是耐多药结核病综合治疗的重要组成部分。

(2)加大力度开发研制新药也是十分重要的。目前正在研究或已用于临床的有利福拉吉、利福布汀、莫西沙星、加替沙星等。此外,颇受关注的二芳基喹诺啉、唑烷酮类化合物及硝基咪唑并哌嗪等也颇有发展前景。

免疫治疗、介入治疗及外科治疗也是耐多药结核病综合治疗的重要组成部分。化疗一般需18~24个月。

九、预防

1.建立、加强全国防治系统,实施国家结核病防治工作规划(national tuberculosis programme,NTP)。

2.早期发现和彻底治疗患者本身就是预防。推行直视下的短程化疗策略,保证合理的化疗方案,保证患者按时、全程服药。

3.卡介苗接种 BCG(bacillus of Calmette Guerin vaccine)　BCG接种后使未感染机体产生一次轻微的无临床发病危险的原发感染,从而产生特异性免疫力。但BCG是活菌苗,因此HIV(+)/AIDS的患者及其他免疫缺陷者接种后有引起BCG全身播散性感染的危险。目前新疫苗的研究正受大力开展。

4.化学预防　PPD强阳性反应者,有密切结核病接触史,PPD近期阳转者(结核病发病率较高),是化学预防的对象,防止发病。已证明口服INH[成人300mg/d,儿童8~10mg/(kg·d)]6~12个月可有效预防感染者的发病。为了缩短疗程,有研究表明异烟肼与利福喷汀（一周 1~2 次）的 3~4 个月治疗也可取得同样的化学预防效果。但应权衡化学预防的效果与可能发生不良反应的利弊。

（轩杰）

第二节　支气管结核

支气管结核（bronchial tuberculosis，BTB）是肺结核的一种特殊类型，其定义为发生在气管支气树的结核病，曾称支气管内膜结核（endobronchial tuberculosis，EBTB）。多发生于中青年人，女性发病率是男性的 2~3 倍。肺结核患者 10%~40%合并支气管结核，5%~10%患者为单纯支气管结核。由于痰涂片阳性率低、临床及影像学缺乏特异性，易被漏诊或误诊。诊断主要靠医生的高警惕性及纤维支气管镜检查，治疗的两大目标是结核分枝杆菌的清除及预防气道狭窄，联合化疗特点为疗程长（12~18 个月），早期可用结核药局部雾化治疗，对已有狭窄者可进行镜下治疗以改善狭窄的气道。其预后常不可预测，易进展到支气管狭窄，需要定期随访、早期治疗。

一、病因及发病机制

其病原菌同前述肺结核；发病机制尚未完全明了，成人最常见的感染途径是肺内病灶中结核分枝杆菌直接侵入支气管黏膜；感染痰液中结核分枝杆菌的支气管植入；也可经血行播散和淋巴管引流侵及支气管黏膜下层，然后累及黏膜层。儿童多因邻近纵隔淋巴结核侵蚀支气管，引起结核性支气管炎。

二、病理生理和病理

同前述肺结核外，左主支气管、双肺上叶、中叶、舌叶支气管为好发部位。依据支气管镜下观察到的主要大体改变及组织病理学特征，分为 6 个类型，详见临床分型。

三、临床表现及辅助检查

1.临床表现

（1）全身症状：结核中毒症状轻重不等，可伴有变态反应性关节炎、结膜炎等变态反应表现。

（2）气道黏膜炎症刺激症状：咳嗽多为刺激性干咳，可伴咳痰、咯血。

（3）气道阻塞症状：呼吸困难，胸闷，痰不易咳出，呼吸时局部可有哮鸣音，多在胸骨旁出现，用支气管扩张剂无效。胸骨后疼痛或压迫感。淋巴结干酪坏死物突然破溃进入支气管内，可造成支气管播散或肺不张，甚至可致窒息。

2.辅助检查　同肺结核。

四、诊断和鉴别诊断

1.诊断要点

（1）典型症状：阵发性剧咳，气管及大气道狭窄时，咳嗽声如“犬吠”，反复持久咯血、喘鸣、胸骨后闷痛和呼吸困难等。

(2)胸部影像学检查:一般为肺结核改变,也可无明显异常。支气管结核合并气道狭窄时可表现为阻塞性肺炎、肺充气不良、肺不张或局限性肺气肿等。高分辨率CT、多维重建等影像学技术,对气管、支气管病变部位、范围、合并气道狭窄与否、狭窄程度及狭窄原因等诊断均有帮助。

(3)痰抗酸杆菌阳性或Mtb培养或Xpert MTB/RIF阳性。痰菌阴性,尤其是伴有结核病典型临床表现者,不能除外支气管结核的存在。

(4)支气管镜检查:是诊断支气管结核的重要方法,它可直接观察到气管、支气管内的病变情况,明确支气管结核的临床分期,以指导临床治疗。同时可对病变部位获取标本进行涂片及Mtb培养及病理检查,以明确诊断。

支气管镜检查适应证:临床上高度怀疑支气管结核存在,应及时进行支气管镜检查。其适应证如下。

1)肺结核患者咳嗽、气促、呼吸困难等临床症状与肺部病灶范围、严重程度不相符者。

2)肺结核患者抗结核化学治疗后,肺内病变吸收好转,但咳嗽等症状仍无明显改善者。

3)肺结核患者治疗过程中出现患侧病灶增多、增大,出现支气管播散病灶、张力性空洞者。

4)胸部X线片等影像学检查提示阻塞性肺炎、肺充气不良、肺不张、局限性肺气肿及多叶段广泛病灶者。

5)CT平扫、高分辨率CT、气管及支气管多维重建技术等提示气管、支气管内壁粗糙、不光滑或伴有叶、段支气管狭窄及闭塞者。

6)不明原因慢性持续性咳嗽、咳痰、咯血、喘鸣、声嘶及呼吸困难,尤其是痰抗酸杆菌阳性而肺部无结核病灶者。

2.诊断标准

(1)结核病临床表现及临床治疗反应。

(2)痰涂片抗酸杆菌阳性,最好是培养Mtb阳性。

(3)影像学改变。

(4)PPD试验阳性。

(5)支气管镜下直视的气管、支气管典型病变。

(6)支气管刷片或支气管冲洗液抗酸杆菌阳性。

(7)经支气管镜活检组织提示结核性病理改变。

具备上述(5)+(6)、(5)+(7)、(5)+(2)为确诊标准,(1)+(2)+(3)、(1)+(3)+(4)、(2)+(3)、(3)+(4)、(5)、(6)、(7)为高度疑诊标准。

3.临床分型　由于结核病的病理特点可同时表现为渗出、增生及变性坏死等不同阶段改变,支气管镜下有时可以表现为2种以上不同病理类型特征,随着疾病转归其镜下改变也可大不相同,依据支气管镜下观察到的主要大体改变及组织病理学特征,分为以下类型。

(1)Ⅰ型(炎症浸润型):病变以充血及水肿为主,可见灰白色粟粒状结节,有较高的抗酸杆菌检出率，属早期组织学改变。

（2）Ⅱ型（溃疡坏死型）：病变以局部地区溃疡及坏死为主，表面常有灰白色干酪样坏死物覆盖，病变累及组织可浅可深，可导致下气道软骨的破坏，病变区域触之易出血。

（3）Ⅲ型（肉芽增生型）：病变以局部肉芽组织增生为主，可致管腔部分阻塞。组织学处于结核病变损伤向修复期的过渡阶段，病理可见到较典型的类上皮细胞、多核巨细胞及朗汉斯巨细胞。

（4）Ⅳ型（瘢痕狭窄型）：以瘢痕形成、管腔狭窄或闭塞为主。结核趋于稳定或痊愈，刷检查找抗酸杆菌多为阴性，组织活检也多无异常发现。

（5）Ⅴ型（管壁软化型）：受累的下气道软骨环因破坏而缺失或断裂，导致气道管腔塌陷，并形成不同程度的阻塞，尤以呼气相及胸膜腔内压增高时明显。本型结核病变多已稳定或痊愈。

（6）Ⅵ型（淋巴结瘘型）：纵隔或肺门淋巴结结核破溃入气道形成支气管淋巴结瘘。

4.鉴别诊断

（1）支气管哮喘：主要见于青中年女性患者，临床常表现为反复发作性喘息、胸闷及咳嗽等症状，易与支气管结核混淆，可通过肺功能检查（呼气流速、支气管激发试验或运动试验、支气管舒张试验等）、外周血及痰嗜酸性粒细胞计数及支气管镜检查刷检、冲洗标本发现 Mtb 或活检组织病理学等加以鉴别。

（2）支气管扩张症：详见肺结核部分。

（3）COPD：多发生老年患者，咳嗽、咳痰、喘息多每年冬春季易发生，一般不伴咯血，多有肺气肿体征，两肺可闻及散在干湿性啰音，痰液多为白色黏痰，感染时可呈脓性，结核病相关检查如痰菌等阴性。

（4）下气道真菌感染：气道真菌感染多发生于体弱多病者，多有长期使用抗生素或抗菌药物、免疫抑制剂史，经支气管镜获取的活体组织、保护性刷检及冲洗液标本真菌及 Mtb 检查有助于鉴别诊断。

（5）下气道肿瘤：气道良性肿瘤有非结核性肉芽肿、平滑肌瘤、息肉、软骨瘤、错构瘤等；恶性肿瘤有原发性支气管肺癌、腺样囊性癌、淋巴瘤、类癌等，经支气管镜活检组织病理学等可鉴别。

（6）下气道其他病变：非结核性病因引起的下气道疾病有结节病、淀粉样变、复发性多软骨炎、骨化性气管、支气管病、先天性气管、支气管软化症等疾病。依据病史、临床表现及必要的相关化验检查（如血液中血管紧张素转化酶测定），主要结合支气管镜检查（取得活检标本进行组织病理学、刚果红染色等，BALF 及冲洗液标本进行 T 细胞亚群测定）与支气管结核相鉴别。

五、治疗

1.抗结核药物治疗　抗结核药物的选择及组合与肺结核的治疗相同，绝大部分病例在化疗 3 个月后痰菌培养阴转，疗程要适当延长，以 12～18 个月为宜。抗结核药物应用的原则和方案见详见肺结核部分。

2.局部治疗　雾化吸入:链霉素 0.5g(或其他氨基糖苷类药)加异烟肼 0.2g(根据病情可酌情考虑加入适量激素)溶于 20~30mL 生理盐水或蒸馏水中雾化吸入,每天 2 次,1~2 个月为 1 个疗程,一般 2~3 个疗程。

3.纤维支气管镜镜下介入及综合治疗

(1)Ⅰ型:经支气管镜清除气道分泌物,局部给予抗结核药物,如异烟肼、利福平、阿米卡星等。

(2)Ⅱ型:同上外,冷冻术去除坏死物及促进溃疡修复。

(3)Ⅲ型:同上外,冷冻消融或冷冻切除消除增生肉芽组织,热消融疗法应用消除较大的增生肉芽组织。

(4)Ⅳ型:球囊扩张术为首选及主要手段。中心气道等较大气道狭窄处瘢痕严重者,可视情况,慎重选用热消融疗法予以切割消除狭窄或为球囊扩张创造条件。

(5)Ⅴ型:对于中心气道管壁软化,可考虑硅酮支架置入术。

(6)Ⅵ型:淋巴结瘘破溃前期及破溃期可经支气管镜局部给予抗结核药物、冷冻术及热消融疗法;破溃后期若存在瘘口肉芽肿形成,则给予冷冻术,若瘘口愈合闭塞仅局部遗留炭末沉着则无须特殊处理。

4.预后　是否早期诊断、是否早期治疗及是否耐药是决定预后的关键。早期炎性浸润、渗出,疗效明显;中晚期出现肉芽肿增生和纤维瘢痕,疗效不佳。发病 4~6 个月支气管狭窄发生率可达一半以上,且随时间延长进一步提高。严重狭窄和阻塞引起的肺不张、反复感染、呼吸衰竭和窒息,是死亡的主要原因。

(李红梅)

第八章　支气管哮喘

支气管哮喘(简称哮喘)是一种常见病、多发病。近年来发病有增加趋势,在我国支气管哮喘的患病率为0.5%~6%。该病严重危害人类的健康,给社会造成了巨大的经济负担,是全世界共同面临的主要公共卫生问题之一。

由于对哮喘发病机制认识的不断深入,目前认为哮喘是由多种细胞(如嗜酸性粒细胞、肥大细胞、T淋巴细胞、嗜中性粒细胞、气道上皮细胞等)和细胞组分参与的气道慢性炎症性疾患。这种慢性炎症导致气道反应性的增加,通常出现广泛多变的可逆性气流受限,并引起反复发作性的喘息、气急、胸闷或咳嗽等症状,常在夜间和(或)清晨发作、加剧,多数患者可自行缓解或经治疗缓解。治疗不当,也可产生气流不可逆性受限,因此,合理的防治至关重要。

第一节　病因与发病机制

一、病因

哮喘的病因还不十分清楚,大多认为是与多基因遗传有关的疾病,同时受遗传因素和环境因素的双重影响。

许多调查资料表明,哮喘的亲属患病率高于群体患病率,并且亲缘关系越近,患病率越高。哮喘患儿双亲大多存在不同程度气道反应性增高。目前,哮喘的相关基因尚未完全明确,但有研究表明存在有与气道高反应性,IgE调节和特应性反应相关的基因,这些基因在哮喘的发病中起着重要的作用。

环境因素中主要包括某些激发因素,包括吸入物,如尘螨、花粉、真菌、动物毛屑、二氧化硫、氨气等各种特异和非特异性吸入物;感染,如细菌、病毒、原虫、寄生虫等;食物,如鱼、虾、蟹、蛋类、牛奶等;药物,如普萘洛尔、阿司匹林等;气候变化、运动、妊娠等都可能是哮喘的激发因素。

二、发病机制

哮喘的发病机制尚不完全清楚。多数人认为哮喘与变态反应、气道炎症、气道反应性增高及神经机制等因素相互作用有关。

1.变态反应　当变应原进入具有特应性体质的机体后,可刺激机体通过T淋巴细胞的传递,由B淋巴细胞合成特异性IgE,并结合于肥大细胞和嗜碱性粒细胞表面的高亲和性的IgE受体($Fc_{\varepsilon}R1$);IgE也能结合于某些B细胞、巨噬细胞、单核细胞、嗜酸性粒细胞、NK细胞及血小板表面的低亲和性Fca受体($Fc_{\varepsilon}R2$),但是$Fc_{\varepsilon}R2$与IgE的亲和力比$Fc_{\varepsilon}R1$低10~100倍。若变应原再次进入体内,可与结合在$Fc_{\varepsilon}R$上的IgE交联,使该细胞合成并释放多种活性介质导致平滑肌收缩、黏液分泌增加、血管通透性增高和炎症细胞浸润等。炎症细胞在介质的作用下又可分泌多种介质,使气道病变加重,炎症反应增加,产生哮喘的临床症状。

根据变应原吸入后哮喘发生的时间,可分为速发型哮喘反应(IAR)、迟发型哮喘反应(LAR)和双相型哮喘反应(OAR)。IAR 几乎在吸入变应原的同时立即发生反应,15~30 分钟达高峰,2 小时后逐渐恢复正常。LAR 6 小时左右发病,持续时间长,可达数天。而且临床症状重,常呈持续性哮喘表现,肺功能损害严重而持久。LAR 的发病机制较复杂,不仅与 IgE 介导的肥大细胞脱颗粒有关,而且主要是气道炎症所致。现在认为哮喘是一种涉及多种炎症细胞和结构细胞相互作用,许多介质和细胞因子参与的一种慢性炎症疾病。LAR 是由于慢性炎症反应的结果。

2.气道炎症　气道慢性炎症被认为是哮喘的本质。表现为多种炎症细胞特别是肥大细胞、嗜酸性粒细胞和 T 淋巴细胞等多种炎症细胞在气道的浸润和聚集。这些细胞相互作用可以分泌出多种炎症递质和细胞因子,这些递质、细胞因子与炎症细胞和结构细胞相互作用构成复杂的网络,使气道反应性增高,气道收缩,黏液分泌增加,血管渗出增多。已知肥大细胞、嗜酸性粒细胞、中性粒细胞、上皮细胞、巨噬细胞和内皮细胞都可产生炎症递质。

3.气道高反应性(AHR)　表现为气道对各种刺激因子出现过强或过早的收缩反应,是哮喘患者发生和发展的另外一个重要因素。目前普遍认为气道炎症是导致气道高反应性的重要机制之一,当气道受到变应原或其他刺激后,由于多种炎症细胞、炎症递质和细胞因子的参与,气道上皮和上皮内神经的损害等而导致气道高反应性。AHR 常有家族倾向,受遗传因素的影响,AHR 为支气管哮喘患者的共同病理生理特征,然而出现 AHR 者并非都是支气管哮喘,如长期吸烟、接触臭氧、病毒性上呼吸道感染、慢性阻塞性肺疾病(COPD)等也可出现 AHR。

4.神经机制　神经因素也被认为是哮喘发病的重要环节。支气管受复杂的自主神经支配。除胆碱能神经、肾上腺素能神经外,还有非肾上腺素能非胆碱能(NANC)神经系统。支气管哮喘与 β-肾上腺素受体功能低下和迷走神经张力亢进有关,并可能存在有 α-肾上腺素神经的反应性增加。NANC 能释放舒张支气管平滑肌的神经介质如血管活性肠肽(VIP)、一氧化氮(NO),及收缩支气管平滑肌的介质如 P 物质、神经激肽,两者平衡失调,则可引起支气管平滑肌收缩。

三、病理

显微镜下可见纤毛上皮剥离、气道上皮下有肥大细胞、嗜酸性粒细胞、淋巴细胞与中性粒细胞浸润。气道黏膜下组织水肿,微血管通透性增加,杯状细胞增生及支气管分泌物增加,支气管平滑肌痉挛等病理改变。若哮喘长期反复发作,表现为支气管平滑肌肌层肥厚,气道上皮细胞下纤维化、黏液腺增生和新生血管形成等,导致气道重构。

第二节　临床表现

几乎所有的支气管哮喘患者都有长期性和反复发作性的特点，哮喘的发作与季节、周围环境、饮食、职业、精神心理因素、运动和服用某种药物有密切关系。

一、主要临床表现

1.前驱症状　在变应原引起的急性哮喘发作前往往有打喷嚏、流鼻涕、眼痒、流泪、干咳或胸闷等前驱症状。

2.喘息和呼吸困难　是哮喘的典型症状，喘息的发作往往较突然。呼吸困难呈呼气性，表现为吸气时间短，呼气时间长，患者感到呼气费力，但有些患者感到呼气和吸气都费力。

当呼吸肌收缩克服气道狭窄产生的过高支气管阻力负荷时，患者即可感到呼吸困难。一般来说，呼吸困难的严重程度和气道阻力增高的程度呈正比。但有15%的患者当FEV_1下降到正常值的50%时仍然察觉不到气流受限，表明这部分患者产生了颈动脉窦的适应，即对持续的刺激反应性降低。这说明单纯依靠症状的严重程度来评估病情有低估的危险，需要结合其他的客观检查手段来正确评价哮喘病情的严重程度。

3.咳嗽、咳痰　咳嗽是哮喘的常见症状，由于气道的炎症和支气管痉挛引起。干咳常是哮喘的前兆，哮喘发作时，咳嗽、咳痰症状反而减轻，以喘息为主。哮喘发作接近尾声时，支气管痉挛和气道狭窄减轻，大量气道分泌物需要排出时，咳嗽、咳痰可能加重，咳出大量的白色泡沫痰。有一部分哮喘患者，以刺激性干咳为主要表现，无明显的喘息症状，这部分哮喘称为咳嗽变异性哮喘。

4.胸闷和胸痛　哮喘发作时，患者可有胸闷和胸部发紧的感觉。如果哮喘发作较重，可能与呼吸肌过度疲劳和拉伤有关。突发的胸痛要考虑自发性气胸的可能。

5.体征　哮喘的体征与哮喘的发作有密切的关系，在哮喘缓解期可无任何阳性体征。在哮喘发作期，根据病情严重程度的不同可有不同的体征。哮喘发作时支气管和细支气管进行性的气流受限可引起肺部动力学、气体交换和心血管系统一系列的变化。为了维持气道的正常功能，肺出现膨胀，伴有残气容积和肺总量的明显增加。由于肺的过度膨胀使肺内压力增加，产生胸腔内负压所需要的呼吸肌收缩力也明显增加。呼吸肌负荷增加的体征是呼吸困难、呼吸加快和辅助呼吸肌运动。在呼气时，肺弹性回缩压降低和气道炎症可引起显著的气道狭窄，在临床上可观察到喘息、呼气延长和呼气流速减慢。这些临床表现一般和第1秒用力呼气容积（FEV_1）和呼气高峰流量（PEF）的降低相关。由于哮喘患者气流受限并不均匀，通气的分布也不均匀，可引起肺通气/血流比值的失调，发生低氧血症，出现发绀等缺氧表现。在吸气期间肺过度膨胀和胸腔负压的增加对心血管系统有很大的影响。右心室受胸腔负压的牵拉使静脉回流增加，可引起肺动脉高压和室间隔的偏移。在这种情况下，受压的左心室需要将血液从负压明显增高的胸腔射到体循环，产生吸气期间的收缩压下降，称为奇脉。

（1）一般体征：哮喘患者在发作时，精神一般比较紧张，呼吸加快、端坐呼吸，严重时可出现口唇和指(趾)发绀。

(2)呼气延长和双肺哮鸣音:在胸部听诊时可听到呼气时间延长而吸气时间缩短,伴有双肺如笛声的高音调,称为哮鸣音。这是小气道梗阻的特征。两肺满布的哮鸣音在呼气时较明显,称呼气性哮鸣音。很多哮喘患者在吸气和呼气都可闻及哮鸣音。单侧哮鸣音突然消失要考虑发生自发性气胸的可能。在哮喘严重发作,支气管发生极度狭窄,出现呼吸肌疲劳时,喘鸣音反而消失,称为寂静肺,是病情危重的表现。

(3)肺过度膨胀体征:即肺气肿体征。表现为胸腔的前后径扩大,肋间隙增宽,叩诊呈过清音,肺肝浊音界下降,心浊音界缩小。长期哮喘的患者可有桶状胸,儿童可有鸡胸。

(4)奇脉:重症哮喘患者发生奇脉是吸气期间收缩压下降幅度(一般不超过 1.33kPa 即 10mmHg)增大的结果。这种吸气期收缩压下降的程度和气流受限的程度相关,它反映呼吸肌对胸腔压波动的影响的程度明显增加。呼吸肌疲劳的患者不再产生较大的胸腔压波动,奇脉消失。严重的奇脉(≥3.33kPa,即 25mmHg)是重症哮喘的可靠指征。

(5)呼吸肌疲劳的表现:表现为呼吸肌的动用,肋间肌和胸锁乳突肌的收缩,还表现为反常呼吸,即吸气时下胸壁和腹壁向内收。

(6)重症哮喘的体征:随着气流受限的加重,患者变得更窘迫,说话不连贯,皮肤潮湿,呼吸和心率增加,并出现奇脉和呼吸肌疲劳表现。呼吸频率≥25 次/分,心率≥110 次/分,奇脉≥25mmHg 是重症哮喘的指征。患者垂危状态时可出现寂静肺或呼吸乏力、发绀、心动过缓、意识恍惚或昏迷等表现。

二、重症哮喘的表现

1.哮喘持续状态　是指哮喘严重发作并持续 24 小时以上,通常被称为“哮喘持续状态”。这是指发作的情况而言,并不代表该患者的基本病情,但这种情况往往发生于重症的哮喘患者,而且与预后有关,是哮喘本身的一种最常见的急症。许多危重哮喘病例的病情常常在一段时间内逐渐加剧,所有重症哮喘患者在某种因素的激发下都有随时发生严重致命性急性发作的可能,而无特定的时间因素。其中一部分患者可能在哮喘急性发作过程中,虽经一段时间的治疗,但病情仍然逐渐加重。

2.哮喘猝死　有一部分哮喘患者在经过一段相对缓解的时期后,突然出现严重急性发作,如果救治不及时,可在数分钟到数小时内死亡,称为哮喘猝死。哮喘猝死的定义为:哮喘突然急性严重发作,患者在 2 小时内死亡。哮喘猝死的原因可能与哮喘突然发作或加重,引起严重气流受限或其他心肺并发症导致心跳和呼吸骤停有关。

3.潜在性致死性哮喘　包括以下几种情况:①长期口服糖皮质激素类药物治疗;②以往曾因严重哮喘发作住院抢救治疗;③曾因哮喘严重发作而行气管切开、机械通气治疗;④既往曾有气胸或纵隔气肿病史;⑤本次发病过程中需不断超常规剂量使用支气管扩张药,但效果不明显。在哮喘发作过程中,还有一些征象值得高度警惕,如喘息症状频发,持续甚至迅速加重,气促(呼吸频率>30 次/分),心率超过 140 次/分,体力活动和言语受限,夜间呼吸困难显著,取前倾位,极度焦虑、烦躁、大汗淋漓,甚至出现嗜睡和意识障碍,口唇、指甲发绀等。患者的肺部一般可以听到广泛哮鸣音,但若哮鸣音减弱,甚至消失,而全身情况不见好转,呼吸浅快,甚至神志淡漠和嗜睡,则意味着病情危重,随时可能发生心跳和呼吸骤停。此时的血气分析对病情和预后判断有重要参考价值。若动脉血氧分压(PaO_2)<8.0kPa(60mmHg)和(或)动脉二氧化碳分压($PaCO_2$)>6.0kPa(45mmHg),动脉血氧饱和度(SaO_2)<90%,pH<7.35,则意味患者处于危险状态,应加强监护和治疗。

4.脆性哮喘(brittle asthma,BA)　正常人的支气管舒缩状态呈现轻度生理性波动,第1秒用力呼气容积(FEV_1)和高峰呼气流量(PEF)在晨间降至最低(波谷),午后达最大值(波峰)。哮喘患者这种变化尤其明显。有一类哮喘患者 FEV_1 和 PEF 在治疗前后或一段时间内大幅度地波动,称为"脆性哮喘"。Ayres 在综合各种观点的基础上提出 BA 的定义和分型如下。

(1)Ⅰ型 BA:尽管采取了正规、有力的治疗措施,包括吸入糖皮质激素(如吸入二丙酸倍氯米松 1 500μg/d 以上),或口服相当剂量糖皮质激素,同时联合吸入支气管舒张药,连续观察至少 150 天,半数以上观察日的 PEF 变异率>40%。

(2)Ⅱ型 BA:在基础肺功能正常或良好控制的背景下,无明显诱因突然急性发作的支气管痉挛,3 小时内哮喘严重发作伴高碳酸血症,可危及生命,常需机械通气治疗。月经期前发作的哮喘往往属于此类。

三、特殊类型的哮喘

1.运动诱发性哮喘　也称为运动性哮喘,是指达到一定的运动量后,出现支气管痉挛而产生的哮喘。其发作大多是急性的、短暂的,而且大多能自行缓解。运动性哮喘并非说明运动即可引起哮喘,实际上短暂的运动可兴奋呼吸,使支气管有短暂的舒张,其后随着运动时间的延长,强度增加,支气管发生收缩。运动性哮喘特点为:①发病均发生在运动后;②有明显的自限性,发作后经一定时间的休息后即可逐渐恢复正常;③一般无过敏性因素参与,特异性变应原皮试阴性,血清 IgE 水平不高。

但有些学者认为,运动性哮喘常与过敏性哮喘共存,说明两者之间存在一些联系。临床上可进行运动诱发性试验来判断是否存在运动性哮喘。如果运动后 FEV_1 下降 20%~40%,即可诊断为轻度运动性哮喘;FEV_1 下降 40%~65%,即可诊断为中度运动性哮喘;FEV_1 下降 65%以上可诊断为重度运动性哮喘。有严重心肺或其他影响运动疾病的患者不宜进行运动诱发性试验。

2.药物性哮喘　由于使用某种药物导致的哮喘发作。常见的可能引起哮喘发作的药物有阿司匹林、β 受体阻滞药、血管紧张素转换酶抑制药(ACEI)、局部麻醉药、添加剂(如酒石黄)、医用气雾剂中的杀菌复合物等。个别患者吸入支气管舒张药时,偶尔也可引起支气管收缩,可能与其中的氟利昂或表面活性剂有关。免疫血清、含碘造影剂也可引起哮喘发作。这些药物通常是以抗原、半抗原或佐剂的形式参与机体的变态反应过程,但并非所有的药物性哮喘都是机体直接对药物产生过敏反应引起。例如 β 受体阻滞药,它是通过阻断 β 受体,使 β_2-受体激动药不能在支气管平滑肌的效应器上起作用,从而导致支气管痉挛。

阿司匹林是诱发药物性哮喘最常见的药物,某些患者可在服用阿司匹林或其他非甾体抗炎药数分钟或数小时内发生剧烈支气管痉挛。此类哮喘多发生于中年人,在临床上可分为药物作用相和非药物作用相。药物作用相是指服用阿司匹林等解热镇痛药后引起哮喘持续发作的一段时间,潜伏期可为5分钟至2小时,患者的症状一般很重,常见明显的呼吸困难和发绀,甚至意识丧失,血压下降,休克等。药物作用相的持续时间不等,从2~3小时至1~2天。非药物作用相阿司匹林性哮喘指药物作用时间之外的时间,患者可因各种不同的原因发作哮喘。阿司匹林性哮喘的发病可能与其抑制呼吸道花生四烯酸的环氧酶途径,使花生四烯酸的脂氧酶代谢途径增强,产生过多的白三烯有关。白三烯具有很强的支气管平滑肌收缩能力。近年来研制的白三烯受体拮抗药,如扎鲁斯特和孟鲁斯特可以很好地抑制口服阿司匹林导致的哮喘发作。

3.职业性哮喘　从广义上讲,凡是由职业性致喘物引起的哮喘统称为“职业性哮喘”。但从职业病学的角度,职业性哮喘应该有严格的定义和范围。我国在20世纪80年代末制订了职业性哮喘诊断标准,致喘物规定为:异氰酸酯类、苯酐类、多胺类固化剂、铂复合盐、剑麻和青霉素。职业性哮喘的发生率往往与工业的发展水平有关,发达的工业国家,职业性哮喘的发病率较高,美国的职业性哮喘的发病率估计为15%。职业性哮喘的病史有如下特点:①有明确的职业史,本病只限于与致喘物直接接触的劳动者;②既往(从事该职业前)无哮喘史;③自开始从事该职业至哮喘首次发作的“潜伏期”最少半年;④哮喘发作与致喘物的接触关系非常密切,接触则发病,脱离则缓解。

还有一些患者在吸入氯气、二氧化硫等刺激性气体时,出现急性刺激性干咳症状、咳黏痰、气急等症状,称为反应性气道功能不全综合征,可持续3个月以上。

第三节　实验室和其他检查

一、胸部X线检查

哮喘患者常常需要进行胸部X线检查,特别是初诊时。胸部检查除一般的胸部X线片以外,有时还需要进行胸部CT检查,这些检查对哮喘的诊断、鉴别诊断和估计哮喘病情的严重度有帮助。

哮喘患者的胸部X线片表现并没有更多的特异性,常见为肺纹理增多,紊乱和肺气肿(或肺通气过度)征,有些患者可见肺大疱,有时可见气胸、纵隔气肿或肺动脉高压等并发症。但胸部X线检查在哮喘的鉴别诊断方面应最为基本,而且最为重要。胸部X线检查也是长期皮质激素治疗安全性的重要保障之一,特别是对患有肺结核的患者,因此皮质激素治疗前和治疗过程的定期胸部X线检查极为重要。

二、肺功能检查

哮喘患者的气道处于不稳定状态,气道平滑肌的收缩性增加,黏膜和黏膜下层增厚,管腔分泌液增多都可能使气道的功能状态恶化,引起气流阻塞。支气管有效通气管径的缩小可使患者出现喘鸣和呼吸困难,而反映在肺功能上的改变就是通气功能的损害。因此哮喘患者的肺功能检查对于哮喘的诊断和治疗都很重要:①气道激发试验和(或)支气管扩张试验(气道可逆试验)有助于确立哮喘的诊断并与单纯慢性支气管炎鉴别;②支气管扩张试验还有助于估计 β_2受体激动剂的可能疗效,为药物选择提供参考;③以第一秒用力呼气容积(FEV_1)和最大呼气流速(PEF,也称呼气峰流速)为主要指标结合肺总量和残气量,以及临床症状,特别是夜间哮喘的发作情况等估计哮喘患者病情的严重程度,结合血气分析的结果,尤其是动脉血氧分压(PaO_2)、氧饱和度(SaO_2)和二氧化碳分压($PaCO_2$)等参数估计哮喘急性发作期病情的严重程度;④客观评价药物的临床疗效。

哮喘患者的肺功能测定通常包括通气功能、肺动力学和血液气体分析。

1.通气功能的测定

(1)哮喘患者呼气流速、气道阻力和静态肺容量测定:喘息症状发作时累及大、小气道,但最主要的病变部位在小支气管,而且是弥漫性的。小支气管的横截面积又远远大于大气道,再加上吸气过程是主动的,呼气过程是被动的,因此呼气阻力一般大于吸气阻力,FEV_1,最大呼气流速(PEF)、用力肺活量(FVC)均明显下降。最大呼气流速-容积曲线(F-V 环)测定是哮喘肺功能检查中极为常用也是最重要的部分,因为呼出的气量和相应的瞬间流量形成用力呼气流速-容积曲线,它能反映气流在气道里通过的情况和小气道功能状态。

正常人第 1 秒用力呼气容积和用力肺活量之比(FEV_1/FVC)应大于 75%,而哮喘患者在哮喘发作时一般小于 70%。这些参数的检测较为简易,无创伤性,如果操作正确,重复性也比较好,基本设备容易满足,因此在许多医院,包括基层医院都可以进行检查。通过这些检查可以帮助判断急性哮喘发作的严重程度,了解哮喘病情的"可逆性"(实际为处于收缩状态的支气管的可扩张性),以及平喘药物的治疗效果。采用袖珍的呼气流速仪,在家庭中和工作岗位上进行连续多日的昼夜检查,记录最大呼气流速变异的动态变化,对于发现哮喘急性发作的早期征兆和及时治疗有很大的帮助。

哮喘发作时呼吸阻力明显增加,有过多的气体潴留在肺内,所以肺残气量和肺总量增加。闭合气量在哮喘发作时不易测量,但在缓解期仍高于正常。静态肺容量测定有助于鉴别阻塞性通气功能障碍抑或限制性通气功能障碍,而且可从肺功能的角度了解肺气肿的程度,因此它对中重度哮喘的肺功能评价尤其重要。

近年来又根据脉冲振荡原理研制、开发、生产出新一代肺功能机。脉冲振荡技术也称强迫振荡技术,其主要意义在于比较精确地测定气道阻力,与传统的肺功能机比较,脉冲振荡技术能够更全面、确实地反映呼吸力学的变化,更符合生理,而且不需患者的合作,可用于儿童、老年人和呼吸功能较差的患者。运动心肺功能测定也可有助于早期哮喘的诊断,而且可了解哮喘患者对运动的耐受性,指导患者的运动耐量训练,提高健康水平。

(2)肺动态顺应性测定:顺应性系弹性物体的共同属性,是一个物理学概念。用一句通俗的话来说,肺顺应性就是肺组织顺应呼吸活动而变化的特性,即吸气时肺泡充气,体积增大,呼气时肺泡排气,肺体积出现适度的回缩,这种功能活动与肺组织的弹性关系非常密切,因此肺顺应性实际反映了肺的弹性。在吸气末高肺容积(肺总量位)时肺顺应性最低,而当呼气末肺容积接近残气量位时肺顺应性最高。肺顺应性即为单位压力改变时所引起的容积改变，通常包含肺顺应性、胸壁顺应性和总顺应性。

$$顺应性(C)=\frac{容积改变(\Delta V)}{压力改变(\Delta P)}L/kPa$$

$$肺顺应性(CL)=\frac{肺容积改变}{经肺压}L/kPa$$

肺顺应性可分为静态肺顺应性(Clst)和动态肺顺应性(Cldyn)两种。静态肺顺应性是指在呼吸周期中，气流暂时阻断(1~2秒)时所测得的肺顺应性，相当于肺组织的弹力(实际还包含肺泡表面张力)。动态肺顺应性是指在呼吸周期中气流未阻塞时所测得的肺顺应性，受肺组织弹力和气道阻力的双重影响。当哮喘患者作快速呼吸时，与已狭窄的各级支气管相连的肺泡不能及时充气，肺容积相对减少，故动态顺应性下降，而静态顺应性仍可正常。

(3)通气分布不均匀：哮喘发作时吸入的气体在肺部的分布极不均匀，存在着明显的呼气延缓和减低区。这种情况在哮喘缓解期和慢性阻塞性肺疾病患者也同样存在。通气不均的现象对于吸入疗法的影响比较大，因为临床医师让患者进行吸入治疗时总是希望有比较多的药物能到达病变部位，结果适得其反，药物到达通气功能正常部位反而多于通气差的部位，通气越差，药物分布越少。

综上所述，哮喘患者肺功能检查时的常用指标是肺活量(VC，实际临床上更多测量用力呼吸肺活量，即FVC)、FEV_1和PEF。FEV_1和PEF是用于观测用力呼气流量的两个最常用的参数。每日不同时间测定的PEF之间的变异率提供了一个评价哮喘稳定性和(或)严重度的合理指数，其测定设备简单、操作方便，患者可自行操作，而且与FEV_1有良好的相关性，测定结果的重复性也好，因此使用广泛。但评判气流阻塞严重度的最佳单一指标是FEV_1。FEV_1/VC的值是一个观测早期气流阻塞的敏感指标，由于该值能区别限制性和阻塞性气道疾病，因此更多用于诊断。

PEF最好每日2~3次定时测定，其意义为：①根据最大呼气流速的绝对值评估气流阻塞的程度，其值越低，气流阻塞就越严重；②根据每日监测并计算出的最大呼气流速的变异率估计哮喘病情的稳定性，一般来说，变异率越小，病情越稳定；③根据使用某种药(如吸入药)前后最大呼气流速绝对值和变异率的变化，评估该药的疗效。因此实际测定时应计算最大呼气流速占预计值的百分率和最大呼气流速的变异率，其计算公式如下。

$$\frac{正常(预计)值-实测值}{正常(预计)值}\times100，即为实测值相当正常(预计)值的百分数$$

每日最大呼气流速变异率由下列公式计算。

$$\frac{每日最高值-最低值}{最高值}\times100，即为当天最大呼气流速变异率$$

2.弥散功能　常用一氧化碳弥散量来表示。单纯哮喘，无并发症的患者的肺弥散功能一般是正常的，但严重哮喘患者可降低。

3.动脉血气体分析　哮喘发作后，通过动脉血气分析可对哮喘急性发作的严重程度进行判断。在轻度或中度发作时，动脉血二氧化碳分压接近正常或略有下降，甚至表现呼吸性碱中毒,而氧分压则下降,此主要由于肺内通气/血流比例异常所致。当病情继续加重时,缺氧更严重,而且可出现动脉血二氧化碳分压升高,这时就需要采用急救措施以挽救生命。

4.气道激发试验　气道激发试验是检验气道对某种外加刺激因素引起收缩反应的敏感性,并根据其敏感性间接判断是否存在气道高反应性。气道激发试验分特异性气道激发试验和非特异性气道激发试验两类,特异性气道激发试验时吸入的是不同浓度的变应原溶液,非特异性气道激发试验则吸入不同浓度的气道收缩剂。它们的共同特点都是在吸入前后,做肺通气功能检查或观察气道阻力的变化,以寻找或确定变应原,并评估气道(主要为支气管)对某种特异性变应原或非特异性刺激物的反应性(即敏感程度)。其中,主要观察指标仍然为表示肺通气功能状态的 FEV_1或 PEF。

(1)特异性气道激发试验:可根据需要选择变应原,但变应原溶液必须新鲜配制。在临床上可采用鼻黏膜激发试验和气管内激发试验两种方法。鼻黏膜激发试验又有鼻吸入试验,即将抗原经由鼻内吸入以激发呼吸道过敏症状;鼻内抗原滴入法和抗原滤纸片鼻黏膜敷贴的激发试验,后者约有 60%的阳性反应。气管内激发试验也分气管内抗原滴入及气管内抗原吸入两种。气管内滴入法目前已很少用,因为操作不便,且抗原分布不均匀。当今主要采用抗原气雾吸入法,即每次试验时让患者吸入定量抗原,然后定时检查肺哮鸣音出现,同时进行 FEV_1测定,如激发后 FEV_1下降 15%以上,即可认为有阳性反应。目前常用的激发抗原有蒿属花粉、屋内尘土、尘螨等。大约有 70%的哮喘患者有阳性反应,其中约有 2/3 与皮试结果相符,而且皮试反应越强,则激发的阳性率越高,症状也明显。痰中有时还可出现大量的嗜酸性粒细胞。

特异性气道激发试验可能引起较明显的哮喘发作,甚至严重发作,因此必须在严密监护下进行,而且适应证必须严格限制。因此,特异性气道激发试验目前只用于研究以前不认识的职业性哮喘,或用于确定工作环境中的变应原,即特定环境的过敏性疾病的病因物质,或做医学鉴定。一般认为吸入特异性变应原溶液后,患者的 FEV_1或 PEF 下降 20%以上,才能做出基本肯定的诊断,但阴性结果并不排除职业性哮喘的存在。此外,应该注意有些变应原在特定的工作环境中有致敏作用,而在实验室里却不一定能够引出相似的反应,因为特异性气道激发试验的结果可受吸入变应原的特异性、吸入浓度、吸入量、试验场所及检测指标等的影响。此外还应指出,特异性气道激发试验可表现早期(速发)、晚期(迟发)和双相哮喘反应。因此试验时应严密观察比较长的时间,以免由于晚期(迟发)反应而引起严重哮喘的发作。

(2)非特异性气道激发试验:常用的气道收缩剂有组胺和醋甲胆碱,也有人用高张盐水、蒸馏水、普萘洛尔。运动激发试验或过度通气激发试验也属于非特异性气道激发试验。但目前临床上应用最多的非特异性气道激发试验仍然为吸入组胺或醋甲胆碱,试验时所用的吸入气道收缩剂浓度从低浓度开始,由低至高,倍倍递增,例如由每 1mL 含 0.25mg、0.5mg、1mg 起逐渐增加。

目前国际上所用的药物吸入非特异性气道激发试验有两种不同的方法,一种为平静吸入经雾化器产生的雾化液,其浓度从最低起,逐步提高,以使 FEV_1或 PEF 比试验前降低 20%时为止，所用药液的累积量即表示气道对该刺激物的反应性。累积量越少，表明气道对该刺激物的敏感性越高，反应性越强。累积量越大，表示气道对该刺激物的刺激越不敏感，反应性越弱。试验时每次吸入某浓度的雾化液 2 分钟，若吸入后测定的 FEV_1 或 PEF 的减少不足试验前的 20%，则再吸入浓度大 1 倍的溶液，进行同样的试验，直至 FEV_1 或 PEF 降至基础值(试验前的测定值)的 20%为止。另一种方法在日本及澳大利亚较广泛应用，即将不同浓度的气道收缩剂放入一种由电脑控制的容器里，该仪器能全自动地转换浓度并记录气道阻力。受检者含住接口器作平静呼吸，当气道阻力成角上升时即可终止，从记录曲线即可计算出气道反应性。这种方法患者操作较为方便和省力，但曲线稳定性稍差，仪器费用较贵。非特异性气道激发试验诱发哮喘发作的程度较轻，持续时间较短，但仍须严密监护。用日本气道高反应仪进行气道激发试验时，最后一管装有支气管扩张剂，在试验结束后，让患者吸入即可解除支气管痉挛状态。

组胺或醋甲胆碱吸入激发试验时的气道反应性阳性的判断指标是：使 FEV_1 或 PEF 降低 20%时，组胺的累积量为小于 7.8mol，醋甲胆碱累积量为小于 12.8mol。

(3)运动激发试验：对于运动性哮喘的患者可采用运动激发试验，如登梯试验、原地跑步试验、蹲起试验、蹬自行车试验、仰卧起坐试验等。只要达到一定的运动量，患者即可有喘息。同时肺功能试验显示 FEV_1、最大呼气中期流速(MMEF)、PEF、气道阻力(Raw)、功能残气量(FRC)及用力肺活量(FVC)等均有一定的变化。

5.支气管舒张试验　支气管舒张试验也称支气管扩张试验或气道阻塞可逆性试验，是哮喘的重要诊断手段之一，因此在临床上得到广泛的应用，但应该指出，支气管舒张试验阴性不能作为否定哮喘诊断的依据，特别是重症哮喘患者或哮喘合并慢性支气管炎的患者。另外，10%的慢性阻塞性肺疾病(COPD)患者的支气管舒张试验也可为阳性。由于支气管舒张试验所用的是 β_2 受体激动剂，因此从另一角度来说，支气管舒张试验也是检验收缩或痉挛的支气管对 β_2 受体激动剂的效应，如果吸入 β_2 受体激动剂以后，FEV_1 明显增加，这就表明患者的支气管平滑肌对 β_2 受体激动剂有着良好的效应，在治疗过程中可比较重用这类药物。

支气管舒张试验的适应证是 FEV_1 的基础值小于 70%的预计值。试验时先测定基础的 FEV_1 或 PEF，然后用定量雾化吸入器(MDI)吸入 β_2 受体激动剂(如沙丁胺醇的制剂喘乐宁，喘宁碟)200~400g，吸入 15~20 分钟后，再次测定 FEV_1 或 PEF(北京协和医院呼吸科通常以吸入喘宁碟 400g，20 分钟后再测定 FEV_1)，其后按下列公式计算 FEV_1 或 PEF 的改善率。

$$FEV_1(\text{或 PEF})\text{改善率}(\%)=\frac{\text{吸药后 }FEV_1(\text{或 PEF})-\text{吸药前 }FEV_1(\text{或 PEF})}{\text{吸药前 }FEV_1(\text{或 PEF})}\times 100\%$$

如果改善率≥15%，则为试验阳性，即表明原来处于收缩状态的支气管可能重新舒张。

对于 FEV_1 的基础值大于预计值 70%者，一般先进行支气管激发试验，阳性者再进行支气管舒张试验，如果均为阳性，则表明气道处于高反应状态。

对于支气管舒张试验阴性者，有时为了进一步确定气道阻塞是否真的是不可逆的，可进一步进行口服泼尼松试验，即每日口服泼尼松20～30mg，连服1周，其后复查FEV_1或PEF，如1周后它们的改善率为15%，仍可认为支气管舒张试验阳性。对于基础FEV_1过低者，吸入β_2受体激动剂后，除计算其改善率外，还应考虑FEV_1改善的绝对值，当改善率达到15%，FEV_1的绝对值增加超过200mL时，支气管舒张试验才是真正的阳性，如果只有改善率达到15%，而增加的绝对值不足200mL，这时的支气管舒张试验可能为假阳性，因为肺通气功能差的患者，只要FEV_1稍微有所增加，其改善率就可达到15%。这时FEV_1的这一点点增加对通气功能的改善并无太大的帮助。

6.动脉血气分析　哮喘急性发作，特别是严重发作时应当进行动脉血气分析以分析血液中的酸碱度和PaO_2、$PaCO_2$和HCO_3^-及机体氧合状态（即了解机体有没有缺氧）。这对了解哮喘患者的通气功能状态是极为重要的，而且可指导危重患者的抢救。

三、变应原检查

1.特异性变应原的体内诊断　鉴于大部分支气管哮喘是抗原抗体作用的结果，而过敏性抗体IgE对于皮肤及黏膜下组织的肥大细胞有极强的亲和力，故可利用患者的皮肤或黏膜进行特异性变应原的检查以明确病因。

皮肤试验包括斑贴试验、抓伤试验、点刺或挑刺试验、皮内试验等。目前在国外多用点刺试验，其优点为疼痛比皮内试验轻，方法较简便，容易得到儿童的合作，结果也相当可靠，但所用抗原的浓度要比皮内试验者高出100倍。各种试验均应用0.9%氯化钠溶液或抗原的溶媒作阴性对照，同时用0.1mg/mL的磷酸组胺作阳性对照。但部分患者仍然可以出现假阴性或假阳性。

2.阿司匹林耐受性试验　对高度怀疑、但一时不能确诊的阿司匹林不耐受性哮喘的患者，可以在备好必要的急救条件的情况下进行口服激发试验，即口服阿司匹林从15mg开始，依次逐渐增加口服剂量，如37.5mg、75mg、150mg、225mg等，各剂量间隔3小时。如果肺功能检查FEV_1下降20%～25%，其结果即可判定为试验阳性，对阿司匹林性哮喘的诊断有价值。一般敏感者常在口服阿司匹林30mg以下即表现为阳性。

3.食物激发试验　由食物过敏引起哮喘者较少，但部分患者食物诱因与吸入性诱因同时并存。在致敏食物中容易引起哮喘者有牛奶、葱、蒜、香菜、韭菜、酒、醋、鱼、虾、螃蟹、蛤蚌、牛肉、羊肉、辣椒、胡椒等。此类食物往往带有一定的异味，故它的致敏可能兼有食入和吸入双重性质。由于食物抗原的皮肤试验灵敏度较差，必要时也可进行食物激发试验。即令患者空腹4小时以上，而且就试前48小时停用一切可疑致敏的食物及种种平喘药、激素、抗组胺药物等。激发前先为患者测量脉搏、呼吸、肺部听诊及肺功能测定，然后令患者食用激发性食物，例如生蒜2～3瓣，或饮酒20～30mL。然后定时观测患者呼吸、脉搏、肺部体征及肺功能，对比激发前后的变化以做出判断。一般食物激发的阳性症状出现较慢，维持时间则较长。

4.职业性激发试验　适用于职业性哮喘患者，根据患者工作中可疑的致敏诱因，采用不同的职业性变应原，让患者模拟职业性操作，进行试验。常用的职业性致敏原有甲苯二异氰酸酯、特弗隆、粮食粉尘、鱼粉、脱粒机粉尘、洗涤剂粉尘、油漆涂料等。也可令患者进入工作现场，操作一段时间然后观察患者的临床表现及肺功能变化。

5.特异性变应原的体外诊断　由于特异性变应原的体内诊断受许多因素的影响，故近年来趋于将体内试验改为体外试验，以期一次采血即可完成多种微量的特异性体外试验。既能节省患者时间，又可减少患者痛苦及危险性，也不受抗原品种的限制。现有的特异性体外诊断方法有：①特异性免疫沉淀反应——琼脂单相或双相扩散试验；②肥大细胞脱颗粒试验；③特异性荧光免疫反应；④特异性酶标免疫吸附试验；⑤特异性体外白细胞组胺释放试验；⑥特异性淋巴细胞转化试验；⑦特异性放射变应原吸附试验等。上述诸法需要有特殊的仪器设备和技术，且其灵敏度、特异性、重复性未必完善，而我国近年引进了瑞典 Pharmacia Diagnostics 的变态反应体外诊断仪器，即用酶标荧光免疫方法检测总 IgE、Phadiatop(可用于常见变应原的筛选)、嗜酸性粒细胞阳离子蛋白(ECP)和用于各种特异性 IgE。经 400 多例的检测，笔者认为确有较好的灵敏度与特异性，器械的自动化性能也较高。

第四节　诊断与鉴别诊断

一、诊断标准

1.反复发作喘息、气急、胸闷或咳嗽，多与接触变应原、冷空气、物理、化学性刺激及病毒性上呼吸道感染、运动等有关。

2.发作时在双肺可闻及散在或弥漫性、以呼气相为主的哮鸣音，呼气相延长。

3.上述症状和体征可经治疗缓解或自行缓解。

4.除外其他疾病所引起的喘息、气急、胸闷和咳嗽。

5.临床表现不典型者(如无明显喘息或体征)，应至少具备以下 1 项试验阳性：①支气管激发试验或运动激发试验阳性；②支气管舒张试验阳性 FEV_1 增加≥12%，且 FEV_1 增加绝对值≥200mL；③呼气流量峰值(PEF)日内(或 2 周)变异率≥20%。

符合 1~4 条或 4、5 条者，可以诊断为哮喘。

二、分期

根据临床表现支气管哮喘可分为急性发作期、慢性持续期和临床缓解期。慢性持续期是指每周均不同频度和(或)不同程度地出现症状(喘息、气急、胸闷、咳嗽等)；临床缓解期是指经过治疗或未经治疗症状、体征消失，肺功能恢复到急性发作前水平，并维持 3 个月以上。

三、病情严重程度分级

1.病情严重程度的分级　主要用于治疗前或初始治疗时严重程度的判断，在临床研究中更有其应用价值(表 8-1)。

表 8-1　哮喘病情严重程度的分级

分级	临床特点
间歇状态（第 1 级）	症状<每周 1 次 短暂出现 夜间哮喘症状≤每个月 2 次 FEV_1 占预计值%≥80%或 PEF≥80%个人最佳值，PEF 或 FEV_1 变异率<20%
轻度持续（第 2 级）	症状≥每周 1 次，但<每日 1 次 可能影响活动和睡眠 夜间哮喘症状>每个月 2 次，但<每周 1 次 FEV_1 占预计值%≥80%或 PEF≥80%个人最佳值，PEF 或 FEV_1 变异率 20%～30%
中度持续（第 3 级）	每日有症状 影响活动和睡眠 夜间哮喘症状≥每周 1 次 FEV_1 占预计值%60%～79%或 PEF60%～79%个人最佳值，PEF 或 FEV_1 变异率>30%
重度持续（第 4 级）	每日有症状 频繁出现 经常出现夜间哮喘症状 体力活动受限 FEV_1 占预计值%<60%或 PEF<60%个人最佳值，PEF 或 FEV_1 变异率>30%

2.控制水平的分级　这种分级方法更容易被临床医师掌握，有助于指导临床治疗，以取得更好的哮喘控制（表 8-2）。

表 8-2　哮喘控制水平分级

	完全控制（满足以下所有条件）	部分控制（在任何 1 周内出现以下 1～2 项特征）	未控制（在任何 1 周内）
白天症状	无（或≤2 次/周）	>2 次/周	
活动受限	无	有	
夜间症状/憋醒	无	有	出现≥3 项部分控制特征
需要使用缓解药的次数	无（或≤2 次/周）	>2 次/周	
肺功能（PEF 或 FEV_1）	正常或≥正常预计值/本人最佳值的 80%	<正常预计值（或本人最佳值）的 80%	
急性发作	无	≥每年 1 次	在任何 1 周内出现 1 次

3.哮喘急性发作时的分级　哮喘急性发作是指喘息、气促、咳嗽、胸闷等症状突然发生,或原有症状急剧加重,常有呼吸困难,以呼气流量降低为其特征,常因接触变应原、刺激物或呼吸道感染诱发。其程度轻重不一,病情加重,可在数小时或数天内出现,偶尔可在数分钟内即危及生命,故应对病情做出正确评估,以便给予及时有效的紧急治疗。哮喘急性发作时病情严重程度的分级,见表 8-3。

表 8-3　哮喘急性发作时病情严重程度的分级

临床特点	轻度	中度	重度	危重
气短	步行、上楼时	稍事活动	休息时	
体位	可平卧	喜坐位	端坐呼吸	
讲话方式	连续成句	单词	单字	不能讲话
精神状态	可有焦虑,尚安静	时有焦虑或烦躁	常有焦虑、烦躁	嗜睡或意识模糊
出汗	无	有	大汗淋漓	
呼吸频率	轻度增加	增加	常>30 次/分	
辅助呼吸肌活动及三凹征	常无	可有	常有	胸腹矛盾运动
哮鸣音	散在,呼吸末期	响亮、弥漫	响亮、弥漫	减弱,乃至无
脉率(次/分)	<100	100~120	>120	脉率变慢或不规则
奇脉	无,<10mmHg	可有,10~25mmHg	常有,25mmHg(成人)<60%或100L/min	无,提示呼吸肌疲劳
最初支气管扩张药治疗后 PEF 占预计值或个人最佳值%	>80%	60%~80%	或作用持续时间<2 小时	
PaO_2(吸空气,mmHg)	正常	≥60	<60	<60
$PaCO_2$(mmHg)		<45	≤45	>45
SaO_2(吸空气,%)	>95	91~95	≤90	≤90
pH				降低

注:只要符合某一严重程度的某些指标,而不需满足全部指标,即可提示为该级别的急性发作;1mmHg=0.098kPa。

四、鉴别诊断

1.心源性哮喘　心源性哮喘常见于左心衰竭，发作时的症状与哮喘相似，但心源性哮喘多有高血压、冠状动脉粥样硬化性心脏病、风湿性心脏病和二尖瓣狭窄等病史和体征。阵发性咳嗽，常咳出粉红色泡沫痰，两肺可闻及广泛的湿啰音和哮鸣音，左心界扩大，心率增快，心尖部可闻及奔马律。病情许可行胸部 X 线检查时，可见心脏增大、肺淤血征，有助于鉴别。若一时难以鉴别，可雾化吸入 β_2 肾上腺素受体激动药或静脉注射氨茶碱缓解症状后，进一步检查，忌用肾上腺素或咖啡，以免造成危险。

2.喘息型慢性支气管炎　实际上为慢性支气管炎合并哮喘，多见于中老年人，有慢性咳嗽史，喘息长年存在，有加重期。有肺气肿体征，两肺可闻及湿啰音。

3.支气管肺癌　中央型肺癌由于肿瘤压迫导致支气管狭窄或伴发感染时，可出现喘鸣音或类似哮喘样呼吸困难、肺部可闻及哮鸣音。但肺癌的呼吸困难及喘鸣症状进行性加重，常无诱因，咳嗽可有血痰，痰中可找到癌细胞，胸部 X 线片、CT 或 MRI 检查或支气管镜检查常可明确诊断。

4.肺嗜酸性粒细胞浸润症　见于热带性嗜酸细胞增多症、肺嗜酸性粒细胞增多性浸润、外源性变态反应性肺泡炎等。致病原为寄生虫、花粉、化学药品、职业粉尘等，多有接触史，症状较轻，患者常有发热，胸部 X 线检查可见多发性、此起彼伏的淡薄斑片浸润阴影，可自行消失或再发。肺组织活检也有助于鉴别。

5.变态反应性支气管肺曲菌病　本病是一种由烟曲菌等致病真菌在具有特应性个体中引起的一种变态反应性疾病。其与哮喘的鉴别要点如下：①典型者咳出棕褐色痰块，内含多量嗜酸性粒细胞；②胸部 X 线片呈现游走性或固定性浸润病灶；③支气管造影可以显示出近端支气管呈囊状或柱状扩张；④痰镜检或培养发现烟曲菌；⑤曲菌抗原皮试呈速发反应阳性；⑥曲菌抗原特异性沉淀抗体（IgG）测定阳性；⑦烟曲菌抗原皮试出现 Arthus 现象；⑧烟曲菌特异性 IgE 水平增高。

6.气管、支气管软化及复发性多软骨炎　由于气管支气管软骨软化，气道不能维持原来正常状态，患者呼气或咳嗽时胸膜腔内压升高，可引起气道狭窄，甚至闭塞，临床表现为呼气性喘息，其特点：①剧烈持续性甚至犬吠样咳嗽；②气道断层摄影或 CT 显示气管、大气管狭窄；③支气管镜检查时可见气道呈扁平状，呼气或咳嗽时气道狭窄。

7.变应性肉芽肿性血管炎（又称 Churg-Strauss 综合征）　本病主要侵犯小动脉和小静脉，常侵犯细小动脉，主要累及多器官和脏器，以肺部浸润和周围血管嗜酸性粒细胞浸润增多为特征。本病患者绝大多数可出现喘息症状，其与哮喘的鉴别要点如下：①除喘息症状外，常伴有副鼻窦炎（88%）、变应性鼻炎（69%）、多发性神经炎（66%～98%）；②病理检查特征有嗜酸性粒细胞浸润、肉芽肿病变、坏死性血管炎。

第五节　临床治疗

一、脱离变应原

部分患者能找到引起哮喘发作的变应原或其他非特异刺激因素，应立即使患者脱离变应原的接触。

二、药物治疗

治疗哮喘的药物可以分为控制药物和缓解药物。①控制药物：是指需要长期每日使用的药物。这些药物主要通过抗炎作用使哮喘维持临床控制，其中包括吸入糖皮质激素（简称激素）、全身用激素、白三烯调节药、长效 $β_2$受体激动药（LABA，须与吸入激素联合应用）、缓释茶碱、色甘酸钠、抗 IgE 抗体及其他有助于减少全身激素剂量的药物等；②缓解药物：是指按需使用的药物。这些药物通过迅速解除支气管痉挛从而缓解哮喘症状，其中包括速效吸入 $β_2$受体激动药、全身用激素、吸入性抗胆碱能药物、短效茶碱及短效口服 $β_2$受体激动药等。

1.激素　激素是最有效的控制气道炎症的药物。给药途径包括吸入、口服和静脉应用等，吸入为首选途径。

（1）吸入给药：吸入激素的局部抗炎作用强；通过吸气过程给药，药物直接作用于呼吸道，所需剂量较小。通过消化道和呼吸道进入血液药物的大部分被肝灭活，因此全身性不良反应较少。研究结果证明吸入激素可以有效减轻哮喘症状，提高生命质量，改善肺功能，降低气道高反应性，控制气道炎症，减少哮喘发作的频率和减轻发作的严重程度，降低病死率。当使用不同的吸入装置时，可能产生不同的治疗效果。多数成人哮喘患者吸入小剂量激素即可较好地控制哮喘。过多增加吸入激素剂量对控制哮喘的获益较小而不良反应增加。由于吸烟可以降低激素的效果，故吸烟患者须戒烟并给予较高剂量的吸入激素。吸入激素的剂量与预防哮喘严重急性发作的作用之间有非常明确的关系，所以，严重哮喘患者长期大剂量吸入激素是有益的。

吸入激素在口咽部局部的不良反应包括声音嘶哑、咽部不适和念珠菌感染。吸药后及时用清水含漱口咽部，选用干粉吸入剂或加用储雾器可减少上述不良反应。吸入激素的全身不良反应的大小与药物剂量、药物的生物利用度、在肠道的吸收、肝首关代谢率及全身吸收药物的半衰期等因素有关。已上市的吸入激素中丙酸氟替卡松和布地奈德的全身不良反应较少。目前有证据表明成人哮喘患者每日吸入低至中剂量激素，不会出现明显的全身不良反应。长期高剂量吸入激素后可能出现的全身不良反应包括皮肤瘀斑、肾上腺功能抑制和骨密度降低等。已有研究证据表明吸入激素可能与白内障和青光眼的发生有关，但前瞻性研究没有证据表明与后囊下白内障的发生有明确关系。目前没有证据表明吸入激素可以增加肺部感染（包括肺结核）的发生率，因此伴有活动性肺结核的哮喘患者可以在抗结核治疗的同时给予吸入激素治疗。

1）气雾剂给药：临床上常用的吸入激素有 4 种。包括二丙酸倍氯米松、布地奈德、丙酸氟替卡松等。一般而言，使用干粉吸入装置比普通定量气雾剂方便，吸入下呼吸道的药物量较多。

2）溶液给药：布地奈德溶液经以压缩空气为动力的射流装置雾化吸入，对患者吸气配合的要求不高，起效较快，适用于轻–中度哮喘急性发作时的治疗。

吸入激素是长期治疗哮喘的首选药物。国际上推荐的每日吸入激素剂量见表 8–4。我国哮喘患者所需吸入激素剂量比该表中推荐的剂量要小一些。

表 8–4　常用吸入型糖皮质激素的每日剂量与互换关系

药物	低剂量（μg）	中剂量（μg）	高剂量（μg）
二丙酸倍氯米松	200～500	500～1000	1000～2000
布地奈德	200～400	400～800	800～1600
丙酸氟替卡松	100～250	250～500	500～1000
环索奈德	80～160	160～320	320～1280

（2）口服给药：适用于中度哮喘发作、慢性持续哮喘吸入大剂量激素联合治疗无效的患者和作为静脉应用激素治疗后的序贯治疗。一般使用半衰期较短的激素（如泼尼松、泼尼松龙或甲泼尼龙等）。对于激素依赖型哮喘，可采用每日或隔天清晨顿服给药的方式，以减少外源性激素对下丘脑–垂体–肾上腺轴的抑制作用。泼尼松的维持剂量最好每日≤10mg。

长期口服激素可以引起骨质疏松症、高血压、糖尿病、下丘脑–垂体–肾上腺轴的抑制、肥胖症、白内障、青光眼、皮肤菲薄导致皮纹和瘀斑、肌无力。对于伴有结核病、寄生虫感染、骨质疏松、青光眼、糖尿病、严重忧郁或消化性溃疡的哮喘患者，全身给予激素治疗时应慎重并应密切随访。长期甚至短期全身使用激素的哮喘患者可感染致命的疱疹病毒应引起重视，尽量避免这些患者暴露于疱疹病毒是必要的。尽管全身使用激素不是一种经常使用的缓解哮喘症状的方法，但是对于严重的急性哮喘是需要的，因为它可以预防哮喘的恶化，减少因哮喘而急诊或住院的机会，预防早期复发，降低病死率。推荐剂量：泼尼松龙 30～50mg/d，5～10 天。具体使用要根据病情的严重程度，当症状缓解或其肺功能已经达到个人最佳值，可以考虑停药或减量。地塞米松因对垂体–肾上腺的抑制作用大，不推荐长期使用。

（3）静脉给药：严重急性哮喘发作时，应经静脉及时给予琥珀酸氢化可的松（400～1 000mg/d）或甲泼尼龙（80～160mg/d）。无激素依赖倾向者，可在短期（3～5 天）内停药；有激素依赖倾向者应延长给药时间，控制哮喘症状后改为口服给药，并逐步减少激素用量。

2.β_2受体激动药　通过对气道平滑肌和肥大细胞等细胞膜表面的 β_2受体的作用，舒张气道平滑肌，减少肥大细胞和嗜碱性粒细胞脱颗粒和介质的释放，降低微血管的通透性，增加气道上皮纤毛的摆动等，缓解哮喘症状。此类药物较多，可分为短效（作用维持 4～6 小时）和长效（维持 12 小时）β_2受体激动药。后者又可分为速效（数分钟起效）和缓慢起效（30 分钟起效）两种。

(1)短效 β_2受体激动药(简称 SABA):常用的药物如沙丁胺醇和特布他林等。

1)吸入给药:可供吸入的短效 β_2受体激动药包括气雾剂、干粉剂和溶液等。这类药物松弛气道平滑肌作用强,通常在数分钟内起效,疗效可维持数小时,是缓解轻至中度急性哮喘症状的首选药物,也可用于运动性哮喘。如每次吸入 100~200μg 沙丁胺醇或 250~500μg 特布他林,必要时每 20 分钟重复 1 次。1 小时后疗效不满意者应向医生咨询或去急诊。这类药物应按需间歇使用,不宜长期、单一使用,也不宜过量应用,否则可引起骨骼肌震颤、低血钾、心律失常等不良反应。压力型定量手控气雾剂(pMDI)和干粉吸入装置吸入短效 β_2受体激动药不适用于重度哮喘发作;其溶液(如沙丁胺醇、特布他林、非诺特罗及其复方制剂)经雾化泵吸入适用于轻至重度哮喘发作。

2)口服给药:如沙丁胺醇、特布他林、丙卡特罗片等,通常在服药后 15~30 分钟起效,疗效维持 4~6 小时。如沙丁胺醇 2~4mg,特布他林 1.25~2.5mg,每日 3 次;丙卡特罗 25~50μg,每日 2 次。使用虽较方便,但心悸、骨骼肌震颤等不良反应比吸入给药时明显。缓释剂型和控释剂型的平喘作用维持时间可达 8~12 小时,特布他林的前体药班布特罗的作用可维持 24 小时,可减少用药次数,适用于夜间哮喘患者的预防和治疗。长期、单一应用 β_2受体激动药可造成细胞膜 β_2受体的向下调节,表现为临床耐药现象,故应予避免。

3)注射给药:虽然平喘作用较为迅速,但因全身不良反应的发生率较高,国内较少使用。

4)贴剂给药:为透皮吸收剂型。现有产品有妥洛特罗,分为 0.5mg、1mg、2mg 三种剂量。由于采用结晶储存系统来控制药物的释放,药物经过皮肤吸收,因此可以减轻全身不良反应,每日只需贴敷 1 次,效果可维持 24 小时。对预防晨降有效,使用方法简单。

(2)长效 β_2受体激动药(简称 LABA):这类 β_2受体激动药的分子结构中具有较长的侧链,舒张支气管平滑肌的作用可维持 12 小时以上。目前在我国临床使用的吸入型 LABA 有 2 种。沙美特罗:经气雾剂或碟剂装置给药,给药后 30 分钟起效,平喘作用维持 12 小时以上。推荐剂量 50μg,每日 2 次吸入。福莫特罗:经吸入装置给药,给药后 3~5 分钟起效,平喘作用维持 8~12 小时。平喘作用具有一定的剂量依赖性,推荐剂量 4.5~9μg,每日 2 次吸入。吸入 LABA 适用于哮喘(尤其是夜间哮喘和运动诱发哮喘)的预防和治疗。福莫特罗因起效相对较快,也可按需用于哮喘急性发作时的治疗。

近年来推荐联合吸入激素和 LABA 治疗哮喘。这两者具有协同的抗炎和平喘作用,可获得相当于(或优于)应用加倍剂量吸入激素时的疗效,并可增加患者的依从性,减少较大剂量吸入激素引起的不良反应,尤其适合于中至重度持续哮喘患者的长期治疗。不推荐长期单独使用 LABA,应该在医生指导下与吸入激素联合使用。

3.白三烯调节药　包括半胱氨酰白三烯受体拮抗药和 5-脂氧化酶抑制药。除吸入激素外,是唯一可单独应用的长效控制药,可作为轻度哮喘的替代治疗药物和中重度哮喘的联合治疗用药。目前在国内应用主要是半胱氨酰白三烯受体拮抗药,通过对气道平滑肌和其他细胞表面白三烯受体的拮抗抑制肥大细胞和嗜酸粒细胞释放出的半胱氨酰白三烯的致喘和致炎作用,产生轻度支气管舒张和减轻变应原、运动和二氧化硫(SO_2)诱发的支气管痉挛等作用,并具有一定程度的抗感染作用。本品可减轻哮喘症状,改善肺功能，减少哮喘的恶化。但其作用不如吸入激素，也不能取代激素。作为联合治疗中的一种药物，本品可减少中至重度哮喘患者每日吸入激素的剂量，并可提高吸入激素治疗的临床疗效，联用本品与吸入激素的疗效比联用吸入 LABA 与吸入激素的疗效稍差。但本品服用方便，尤其适用于阿司匹林哮喘、运动性哮喘和伴有过敏性鼻炎哮喘患者的治疗。本品使用较为安全。虽然有文献报道接受这类药物治疗的患者可出现 Churg－Strauss 综合征，但其与白三烯调节剂的因果关系尚未肯定，可能与减少全身应用激素的剂量有关。5－脂氧化酶抑制药齐留通可能引起肝损害，需监测肝功能。通常口服给药。白三烯受体拮抗药扎鲁司特 20mg，每日 2 次；孟鲁司特 10mg，每日 1 次；异丁司特 10mg，每日 2 次。

4.茶碱　具有舒张支气管平滑肌作用，并具有强心、利尿、扩张冠状动脉、兴奋呼吸中枢和呼吸肌等作用。有研究资料显示，低浓度茶碱具有抗感染和免疫调节作用。作为症状缓解药，尽管现在临床上在治疗重症哮喘时仍然静脉使用茶碱，但短效茶碱治疗哮喘发作或恶化还存在争议，因为它在舒张支气管，与足量使用的快速 β_2受体激动药对比，没有任何优势，但是它可能改善呼吸驱动力。不推荐已经长期服用缓释型茶碱的患者使用短效茶碱，除非该患者的血清中茶碱浓度较低或者可以进行血清茶碱浓度监测。

（1）口服给药：包括氨茶碱和控（缓）释型茶碱。用于轻至中度哮喘发作和维持治疗。一般剂量为每日 6～10mg/kg。口服控（缓）释型茶碱后昼夜血药浓度平稳，平喘作用可维持 12～24 小时，尤其适用于夜间哮喘症状的控制。联合应用茶碱、激素和抗胆碱药物具有协同作用。但本品与 β_2受体激动药联合应用时，易出现心率增快和心律失常，应慎用并适当减少剂量。

（2）静脉给药：氨茶碱加入葡萄糖溶液中，缓慢静脉注射[注射速度不宜超过0.25mg/(kg·min)]或静脉滴注，适用于哮喘急性发作且近 24 小时内未用过茶碱类药物的患者。负荷剂量为 4～6mg/kg，维持剂量为 0.6～0.8mg/(kg·h)。由于茶碱的"治疗窗"窄，以及茶碱代谢存在较大的个体差异，可引起心律失常、血压下降甚至死亡，在有条件的情况下应监测其血药浓度，及时调整浓度和滴速。茶碱有效、安全的血药浓度范围应在 6～15mg/L。影响茶碱代谢的因素较多，如发热性疾病、妊娠，抗结核治疗可以降低茶碱的血药浓度；而肝脏疾患、充血性心力衰竭及合用西咪替丁或喹诺酮类、大环内酯类等药物均可影响茶碱代谢而使其排泄减慢，增加茶碱的毒性作用，应引起临床医师的重视，并酌情调整剂量。多索茶碱的作用与氨茶碱相同，但不良反应较轻。双羟丙茶碱的作用较弱，不良反应也较少。

5.抗胆碱药物　吸入抗胆碱药物如溴化异丙托品、溴化氧托品和溴化泰乌托品等，可阻断节后迷走神经传出支，通过降低迷走神经张力而舒张支气管。其舒张支气管的作用比 β_2受体激动药弱，起效也较慢，但长期应用不易产生耐药，对老年人的疗效不低于年轻人。

本品有气雾剂和雾化溶液两种剂型。经 pMDI 吸入溴化异丙托品气雾剂，常用剂量为 20～40μg，每日 3～4 次；经雾化泵吸入溴化异丙托品溶液的常用剂量为 50～125μg，每日 3～4 次。溴化泰乌托品系新近上市的长效抗胆碱药物，对 M1 和 M3 受体具有选择性抑制作用，仅需每日 1 次吸入给药。本品与 β_2受体激动药联合应用具有协同、互补作用。

本品对有吸烟史的老年哮喘患者较为适宜,但对妊娠早期妇女和患有青光眼或前列腺肥大的患者应慎用。尽管溴化异丙托品被用在一些因不能耐受 β_2受体激动药的哮喘患者,但是到目前为止尚没有证据表明它对哮喘长期管理方面有显著效果。

6.抗 IgE 治疗　抗 IgE 单克隆抗体可应用于血清 IgE 水平增高的哮喘患者。目前它主要用于经过吸入糖皮质激素和 LABA 联合治疗后症状仍未控制的严重哮喘患者。目前在 11~50 岁的哮喘患者的治疗研究中尚没有发现抗 IgE 治疗有明显不良反应,但因该药临床使用的时间尚短,其远期疗效与安全性有待进一步观察。价格昂贵也使其临床应用受到限制。

7.变应原特异性免疫疗法(SIT)　通过皮下给予常见吸入变应原提取液(如尘螨、猫毛、豚草等),可减轻哮喘症状和降低气道高反应性,适用于变应原明确但难以避免的哮喘患者。其远期疗效和安全性尚待进一步研究与评价。变应原制备的标准化也有待加强。哮喘患者应用此疗法应严格在医师指导下进行。目前已试用舌下给药的变应原免疫疗法。SIT 应该是在严格的环境隔离和药物干预无效(包括吸入激素)情况下考虑的治疗方法。现在没有研究比较其和药物干预的疗效差异。现在还没有证据支持使用复合变应原进行免疫治疗的价值。

8.其他治疗哮喘药物

(1)抗组胺药物:口服第二代抗组胺药物(H_1受体拮抗药)如酮替芬、氯雷他定、阿司咪唑、氮䓬司汀、特非那丁等具有抗变态反应作用,在哮喘治疗中的作用较弱。可用于伴有变应性鼻炎哮喘患者的治疗。这类药物的不良反应主要是嗜睡。阿司咪唑和特非那丁可引起严重的心血管不良反应,应谨慎使用。

(2)其他口服抗变态反应药物:如曲尼司特、瑞吡司特等可应用于轻至中度哮喘的治疗。其主要不良反应是嗜睡。

(3)可能减少口服糖皮质激素剂量的药物:包括口服免疫调节药(甲氨蝶呤、环孢素、金制剂等)、某些大环内酯类抗生素和静脉应用免疫球蛋白等。其疗效尚待进一步研究。

(4)中医中药:采用辨证施治,有助于慢性缓解期哮喘的治疗。有必要对临床疗效较为确切的中(成)药或方剂开展多中心随机双盲的临床研究。

三、急性发作期的治疗

喘急性发作的治疗取决于发作的严重程度及对治疗的反应。治疗的目的在于尽快缓解症状、解除气流受限和低氧血症,同时还需要制订长期治疗方案以预防再次急性发作。

对于具有哮喘相关死亡高危因素的患者,需要给予高度重视,这些患者应当尽早到医疗机构就诊。高危患者包括:①曾经有过气管插管和机械通气的濒于致死性哮喘的病史;②在过去 1 年中因为哮喘而住院或看急诊;③正在使用或最近刚刚停用口服激素;④目前未使用吸入激素;⑤过分依赖速效 β_2受体激动药,特别是每月使用沙丁胺醇(或等效药物)超过 1 支的患者;⑥有心理疾病或社会心理问题,包括使用镇静药;⑦有对哮喘治疗计划不依从的历史。

轻度和部分中度急性发作可以在家庭中或社区中治疗。家庭或社区中的治疗措施主要为重复吸入速效 β_2受体激动药，在第 1 小时每 20 分钟吸入 2～4 喷。随后根据治疗反应，轻度急性发作可调整为每 3～4 小时 2～4 喷，中度急性发作每 1～2 小时 6～10 喷。如果对吸入性 β_2受体激动药反应良好（呼吸困难显著缓解，PEF 占预计值>80%或个人最佳值，且疗效维持 3～4 小时），通常不需要使用其他的药物。如果治疗反应不完全，尤其是在控制性治疗的基础上发生的急性发作，应尽早口服激素（泼尼松龙 0.5～1mg/kg 或等效剂量的其他激素），必要时到医院就诊。

部分中度和所有重度急性发作均应到急诊室或医院治疗。除氧疗外，应重复使用速效 β_2受体激动药，可通过压力定量气雾剂的储雾器给药，也可通过射流雾化装置给药。推荐在初始治疗时连续雾化给药，随后根据需要间断给药（每 4 小时 1 次）。目前尚无证据支持常规静脉使用 β_2受体激动药。联合使用 β_2受体激动药和抗胆碱能制剂（如异丙托溴铵）能够取得更好的支气管舒张作用。茶碱的支气管舒张作用弱于 SABA，不良反应较大应谨慎使用。对规则服用茶碱缓释制剂的患者，静脉使用茶碱应尽可能监测茶碱血药浓度。中重度哮喘急性发作应尽早使用全身激素，特别是对速效 β_2受体激动药初始治疗反应不完全或疗效不能维持，以及在口服激素基础上仍然出现急性发作的患者。口服激素与静脉给药疗效相当，不良反应小。

推荐用法：泼尼松龙 30～50mg 或等效的其他激素，每日单次给药。严重的急性发作或口服激素不能耐受时，可采用静脉注射或滴注，如甲基泼尼松龙 80～160mg，或氢化可的松 400～1 000mg 分次给药。地塞米松因半衰期较长，对肾上腺皮质功能抑制作用较强，一般不推荐使用。静脉给药和口服给药的序贯疗法有可能减少激素用量和不良反应，如静脉使用激素 2～3 天，继之以口服激素 3～5 天。不推荐常规使用镁制剂，可用于重度急性发作（FEV_1 25%～30%）或对初始治疗反应不良者。

重度和危重哮喘急性发作经过上述药物治疗，临床症状和肺功能无改善甚至继续恶化者，应及时给予机械通气治疗，其指征主要包括：意识改变、呼吸肌疲劳、$PaCO_2$ ≥45mmHg 等。可先采用经鼻（面）罩无创机械通气，若无效应及早行气管插管机械通气。哮喘急性发作机械通气需要较高的吸气压，可使用适当水平的呼气末正压（PEEP）治疗。如果需要过高的气道峰压和平台压才能维持正常通气容积，可试用允许性高碳酸血症通气策略以减少呼吸机相关肺损伤。

初始治疗症状显著改善，PEF 或 FEV_1 占预计值的百分比恢复到或个人最佳值 60%者以上可回家继续治疗，PEF 或 FEV_1为 40%～60%者应在监护下回到家庭或社区继续治疗，治疗前 PEF 或 FEV_1<25%或治疗后<40%者应入院治疗。在出院时或近期的随访时，应当为患者制订一个详细的行动计划，审核患者是否正确使用药物、吸入装置和峰流速仪，找到急性发作的诱因并制订避免接触的措施，调整控制性治疗方案。严重的哮喘急性发作意味着哮喘管理的失败，这些患者应当给予密切监护、长期随访，并进行长期哮喘教育。

大多数哮喘急性发作并非由细菌感染引起，应严格控制抗菌药物的使用指征，除非有细菌感染的证据，或属于重度或危重哮喘急性发作。

四、慢性持续期的治疗

哮喘的治疗应以患者的病情严重程度为基础，根据其控制水平类别选择适当的治疗方案。哮喘药物的选择既要考虑药物的疗效及其安全性，也要考虑患者的实际状况，如经济收入和当地的医疗资源等。要为每个初诊患者制订哮喘防治计划，定期随访、监测，改善患者的依从性，并根据患者病情变化及时修订治疗方案。哮喘患者长期治疗方案分为 5 级(表 8-5)。

表 8-5　根据哮喘病情控制分级制订治疗方案

降　级 ←　治疗级别　→ 升　级

第 1 级	第 2 级	第 3 级	第 4 级	第 5 级
哮喘教育、环境控制				
按需使用短效 β_2受体激动药	按需使用短效 β_2受体激动药			
	选用 1 种	选用 1 种	加用 1 种或以上	加用 1 种或 2 种
	低剂量的 ICS	低剂量的 ICS 加 LABA	中高剂量的 ICS 加 LABA	口服最小剂量的糖皮质激素
控制性药物	白三烯调节药	中高剂量的 ICS	白三烯调节药	抗 IgE 治疗
		低剂量的 ICS 加白三烯调节药	缓释茶碱	
		低剂量的 ICS 加缓释茶碱		

ICS：吸入糖皮质激素。

如果使用该分级治疗方案不能够使哮喘得到控制，治疗方案应该升级直至达到哮喘控制为止。当哮喘控制并维持至少 3 个月后，治疗方案可考虑降级。建议减量方案：①单独使用中至高剂量吸入激素的患者，将吸入激素剂量减少 50%；②单独使用低剂量激素的患者，可改为每日 1 次用药；③联合吸入激素和 LABA 的患者，将吸入激素剂量减少约 50%，仍继续使用 LABA 联合治疗。当达到低剂量联合治疗时，可选择改为每日1 次联合用药或停用 LABA，单用吸入激素治疗。若患者使用最低剂量控制药物达到哮喘控制 1 年，并且哮喘症状不再发作，可考虑停用药物治疗。上述减量方案尚待进一步验证。通常情况下，患者在初诊后 2~4 周回访，以后每 1~3 个月随访 1 次。出现哮喘发作时应及时就诊，哮喘发作后 2 周至 1 个月内进行回访。

对于我国贫困地区或低经济收入的哮喘患者，视其病情严重度不同，长期控制哮喘的药物推荐使用：①吸入低剂量激素；②口服缓释茶碱；③吸入激素联合口服缓释茶碱；④口服激素和缓释茶碱。这些治疗方案的疗效与安全性需要进一步临床研究，尤其要监测长期口服激素可能引起的全身不良反应。

对以往未经规范治疗的初诊哮喘患者可选择第 2 级治疗方案，哮喘患者症状明显，应直接选择第 3 级治疗方案。从第 2 级到第 5 级的治疗方案中都有不同的哮喘控制药物可供选择。而在每一级中都应按需使用缓解药物，以迅速缓解哮喘症状。如果使用含有福莫特罗和布地奈德单一吸入装置进行联合治疗时，可作为控制和缓解药物应用。

（蔡金文）

第九章 呼吸衰竭

第一节 概 述

呼吸衰竭是指各种原因引起的肺通气和(或)换气功能严重障碍,以致在静息状态下亦不能维持足够的气体交换,导致低氧血症伴(或不伴)高碳酸血症,进而引起一系列病理生理改变和代谢紊乱,并有相应临床表现的综合征。其临床表现缺乏特异性,明确诊断有赖于动脉血气分析,在海平面、静息状态、呼吸空气条件下,动脉血氧分压(PaO_2)<60mmHg,伴或不伴动脉血二氧化碳分压($PaCO_2$)>50mmHg,并排除心内解剖分流和原发于心排出量降低等因素,可诊为呼吸衰竭。

一、病因

完整的呼吸过程由相互衔接并同时进行的外呼吸、气体运输和内呼吸三个环节来完成。参与外呼吸即肺通气和肺换气的任何一个环节的严重病变,都可导致呼吸衰竭。

1.气道阻塞性病变　气管-支气管的炎症、痉挛、肿瘤、异物、纤维化瘢痕,如慢性阻塞性肺疾病(慢阻肺)、重症哮喘等引起气道阻塞和肺通气不足,或伴有通气/血流比例失调,导致缺氧和 CO_2潴留,发生呼吸衰竭。

2.肺组织病变　各种累及肺泡和(或)肺间质的病变,如肺炎、肺气肿、严重肺结核、弥漫性肺纤维化、肺水肿、硅肺等,均致肺泡减少、有效弥散面积减少、肺顺应性减低、通气/血流比例失调,导致缺氧或合并 CO_2潴留。

3.肺血管疾病　肺栓塞、肺血管炎等可引起通气/血流比例失调,或部分静脉血未经过氧合直接流入肺静脉,导致呼吸衰竭。

4.胸廓与胸膜病变　胸部外伤造成连枷胸、严重的自发性或外伤性气胸、脊柱畸形、大量胸腔积液或伴有胸膜肥厚与粘连、强直性脊柱炎、类风湿性脊柱炎等,均可影响胸廓活动和肺脏扩张,造成通气减少及吸入气体分布不均,导致呼吸衰竭。

5.神经肌肉疾病　脑血管疾病、颅脑外伤、脑炎及镇静催眠剂中毒,可直接或间接抑制呼吸中枢。脊髓颈段或高位胸段损伤(肿瘤或外伤)、脊髓灰质炎、多发性神经炎、重症肌无力、有机磷中毒、破伤风及严重的钾代谢紊乱,均可累及呼吸肌,造成呼吸肌无力、疲劳、麻痹,导致呼吸动力下降而引起肺通气不足。

二、分类

在临床实践中,通常按动脉血气分析、发病急缓及病理生理的改变进行分类。

1.按照动脉血气分析分类

(1)Ⅰ型呼吸衰竭:即低氧性呼吸衰竭,血气分析特点是 PaO_2<60mmHg,$PaCO_2$降低

或正常。主要见于肺换气障碍(通气/血流比例失调、弥散功能损害和肺动-静脉分流)疾病,如严重肺部感染性疾病、间质性肺疾病、急性肺栓塞等。

(2)Ⅱ型呼吸衰竭:即高碳酸性呼吸衰竭,血气分析特点是 $PaO_2<60mmHg$,同时伴有 $PaCO_2>50mmHg$。是肺泡通气不足所致。单纯通气不足,低氧血症和高碳酸血症的程度是平行的,若伴有换气功能障碍,则低氧血症更为严重,如慢阻肺。

吸 O_2 条件下,若 $PaCO_2>50mmHg$,$PaO_2>60mmHg$,可判断为吸 O_2 条件下Ⅱ型呼吸衰竭;若 $PaCO_2<50mmHg$,$PaO_2>60mmHg$,可计算氧合指数,氧合指数 = PaO_2/FiO_2,若 $<300mmHg$,提示呼吸衰竭。

也有学者将手术后肺不张所致呼吸衰竭称为Ⅲ型呼吸衰竭,将休克状态下呼吸肌灌注障碍所致呼吸衰竭称为Ⅳ型呼吸衰竭。关于血气标准,有学者以 $PaCO_2>45mmHg$ 作为高碳酸性呼吸衰竭的标准,以吸氧浓度>60%而 $PaO_2<55mmHg$ 作为低氧性呼吸衰竭的标准。

2.按照发病急缓分类

(1)急性呼吸衰竭:由于某些突发的致病因素,如严重肺疾患、创伤、休克、电击、急性气道阻塞等,使肺通气和(或)换气功能迅速出现严重障碍,在数分钟至数小时内引起呼吸衰竭。因机体不能很快代偿,若不及时抢救,会危及患者生命。

(2)慢性呼吸衰竭:指一些慢性疾病,如慢阻肺、肺结核、间质性肺疾病、神经肌肉病变等,其中以慢阻肺最常见,造成呼吸功能的损害逐渐加重,经过数天或更长时间发展为呼吸衰竭。早期虽有低氧血症或伴高碳酸血症,但机体通过代偿适应,生理功能障碍和代谢紊乱较轻,仍保持一定的生活活动能力,动脉血气分析 pH 在正常范围(7.35~7.45)。另一种临床较常见的情况是在慢性呼吸衰竭的基础上,因合并呼吸系统感染、气道痉挛或并发气胸等情况,病情急性加重,在短时间内出现 PaO_2 显著下降和 $PaCO_2$ 显著升高,仍称为急性呼吸衰竭,其病理生理学改变和临床情况兼有慢性呼吸衰竭的特点。

3.按照发病机制分类 可分为通气性呼吸衰竭和换气性呼吸衰竭,也可分为泵衰竭和肺衰竭,驱动或制约呼吸运动的中枢神经系统、外周神经系统、神经肌肉组织(包括神经-肌肉接头和呼吸肌)及胸廓统称为呼吸泵,这些部位的功能障碍引起的呼吸衰竭称为泵衰竭。通常泵衰竭主要引起通气功能障碍,表现为Ⅱ型呼吸衰竭。肺组织、气道阻塞和肺血管病变造成的呼吸衰竭,称为肺衰竭。肺组织和肺血管病变常引起换气功能障碍,表现为Ⅰ型呼吸衰竭。严重的气道阻塞性疾病(如慢阻肺)影响通气功能,造成Ⅱ型呼吸衰竭。

三、低氧血症和高碳酸血症对机体的影响

呼吸衰竭时发生的低氧血症和高碳酸血症,能够影响全身各系统器官的代谢、功能甚至使组织结构发生变化。通常先引起各系统器官的功能和代谢发生一系列代偿适应反应,以改善组织的供氧,调节酸碱平衡和适应改变了的内环境。当呼吸衰竭进入严重阶段时,则出现代偿不全,表现为各系统器官严重的功能和代谢紊乱直至衰竭。

1.对中枢神经系统的影响 脑组织耗氧量大,占全身耗氧量的1/5~1/4。中枢皮质神经元细胞对缺氧最为敏感。通常完全停止供氧4~5分钟即可引起不可逆的脑损害。

对中枢神经影响的程度与缺氧的程度和发生速度有关。当 PaO_2降至 60mmHg 时，可以出现注意力不集中、智力和视力轻度减退；当 PaO_2迅速降至 40mmHg 以下时，会引起一系列神经精神症状，如头痛、不安、定向与记忆力障碍、精神错乱、嗜睡；低于 30mmHg 时，神志丧失乃至昏迷；PaO_2低于 20mmHg 时，只需数分钟即可造成神经细胞不可逆性损伤。

CO_2潴留使脑脊液 H^+浓度增加，影响脑细胞代谢，降低脑细胞兴奋性，抑制皮质活动；但轻度的 CO_2增加，对皮质下层刺激加强，间接引起皮质兴奋。CO_2潴留可引起头痛、头晕、烦躁不安、言语不清、精神错乱、扑翼样震颤、嗜睡、昏迷、抽搐和呼吸抑制，这种由缺氧和 CO_2潴留导致的神经精神障碍综合征称为肺性脑病，又称 CO_2麻醉。肺性脑病早期，往往有失眠、兴奋、烦躁不安等症状。除上述神经精神症状外，患者还可表现出木僵、视力障碍、球结膜水肿及发绀等。肺性脑病的发病机制尚未完全阐明，但目前认为低氧血症、CO_2潴留和酸中毒三个因素共同损伤脑血管和脑细胞是最根本的发病机制。

缺氧和 CO_2潴留均会使脑血管扩张，血流阻力降低，血流量增加以代偿脑缺氧。缺氧和酸中毒还能损伤血管内皮细胞使其通透性增高，导致脑间质水肿；缺氧使红细胞 ATP 生成减少，造成 Na^+-K^+泵功能障碍，引起细胞内 Na^+及水增多，形成脑细胞水肿。以上情况均可引起脑组织充血、水肿和颅内压增高，压迫脑血管，进一步加重脑缺血、缺氧，形成恶性循环，严重时出现脑疝。另外，神经细胞内的酸中毒可引起抑制性神经递质 γ-氨基丁酸生成增多，加重中枢神经系统的功能和代谢障碍，也成为肺性脑病及缺氧、休克等病理生理改变难以恢复的原因。

2.对循环系统的影响　一定程度的 PaO_2降低和 $PaCO_2$升高，可以引起反射性心率加快、心肌收缩力增强，使心排出量增加；缺氧和 CO_2潴留时，交感神经兴奋引起皮肤和腹腔器官血管收缩，而冠状血管主要受局部代谢产物的影响而扩张，血流量增加。严重的缺氧和 CO_2潴留可直接抑制心血管中枢，造成心脏活动受抑和血管扩张、血压下降和心律失常等严重后果。心肌对缺氧十分敏感，早期轻度缺氧即在心电图上显示出来。急性严重缺氧可导致心室颤动或心搏骤停。长期慢性缺氧可导致心肌纤维化、心肌硬化。在呼吸衰竭的发病过程中，缺氧、肺动脉高压及心肌受损等多种病理变化导致肺源性心脏病。

3.对呼吸系统的影响　呼吸衰竭患者的呼吸变化受到 PaO_2降低和 $PaCO_2$升高所引起的反射活动及原发疾病的影响，因此实际的呼吸活动需要视诸多因素综合而定。

低氧血症对呼吸的影响远较 CO_2潴留的影响为小。低 PaO_2(<60mmHg)作用于颈动脉体和主动脉体化学感受器，可反射性兴奋呼吸中枢，增强呼吸运动，甚至出现呼吸窘迫。当缺氧程度缓慢加重时，这种反射性兴奋呼吸中枢的作用迟钝。缺氧对呼吸中枢的直接作用是抑制作用，当 $PaO_2<30$mmHg 时，此作用可大于反射性兴奋作用而使呼吸抑制。

CO_2是强有力的呼吸中枢兴奋剂，$PaCO_2$急骤升高，呼吸加深加快；长时间严重的 CO_2潴留，会造成中枢化学感受器对 CO_2的刺激作用发生适应；当 $PaCO_2>80$mmHg 时，会对呼吸中枢产生抑制和麻醉效应，此时呼吸运动主要靠 PaO_2降低对外周化学感受器的刺激作用得以维持。因此对这种患者进行氧疗时，如吸入高浓度氧，由于解除了低氧对呼吸的刺激作用，可造成呼吸抑制，应注意避免。

4.对肾功能的影响　呼吸衰竭的患者常常合并肾功能不全，若及时治疗，随着外呼吸功能的好转,肾功能可以恢复。

5.对消化系统的影响　呼吸衰竭的患者常合并消化道功能障碍,表现为消化不良、食欲缺乏,甚至出现胃肠黏膜糜烂、坏死、溃疡和出血。缺氧可直接或间接损害肝细胞使丙氨酸氨基转移酶上升,若缺氧能够得到及时纠正,肝功能可逐渐恢复正常。

6.呼吸性酸中毒及电解质紊乱　肺通气、弥散和肺循环功能障碍引起肺泡换气减少,血 $PaCO_2$增高(>40mmHg),pH 下降(<7.35),H^+浓度升高(>45mmol/L),导致呼吸性酸中毒。早期可出现血压增高,中枢神经系统受累,如躁动、嗜睡、精神错乱、扑翼样震颤等。由于 pH 取决于 HCO_3^-与 H_2CO_3的比值,前者靠肾脏调节(需 1~3 天),而 H_2CO_3的调节靠呼吸(仅需数小时),因此急性呼吸衰竭时 CO_2潴留可使 pH 迅速下降。在缺氧持续或严重的患者体内,组织细胞能量代谢的中间过程如三羧酸循环、氧化磷酸化作用和有关酶的活动受到抑制,能量生成减少,导致体内乳酸和无机磷产生增多而引起代谢性酸中毒(实际碳酸氢盐 AB<22mmol/L)。此时患者出现呼吸性酸中毒合并代谢性酸中毒,可引起意识障碍、血压下降、心律失常,乃至心脏停搏。由于能量不足,体内转运离子的钠泵功能障碍,使细胞内 K^+转移至血液,而 Na^+和 H^+进入细胞,造成细胞内酸中毒和高钾血症。

慢性呼吸衰竭时因 CO_2潴留发展缓慢,肾减少 HCO_3^-排出以维持 pH 的恒定。但当体内 CO_2长期增高时,HCO_3^-也持续维持在较高水平,导致呼吸性酸中毒合并代谢性碱中毒。此时 pH 可处于正常范围,称为代偿性呼吸性酸中毒合并代谢性碱中毒。因血中主要阴离子 HCO_3^-和 Cl^-之和相对恒定(电中性原理),当 HCO_3^-持续增加时血中 Cl^-相应降低,产生低氯血症。当呼吸衰竭恶化,CO_2潴留进一步加重时,HCO_3^-已不能代偿,pH 低于 7.35 则呈现失代偿性呼吸性酸中毒合并代谢性碱中毒。

第二节　急性呼吸衰竭

急性呼吸衰竭是指原有呼吸功能正常,由于各种突发的致病因素,在短时间内(数分钟至数小时)内发生的肺通气和(或)换气功能障碍,不能进行有效的气体交换,导致缺氧伴(或不伴)高碳酸血症,引起一系列的生理功能障碍和代谢紊乱的临床综合征。

一、病因

1.急性Ⅰ型呼吸衰竭　主要由各种导致急性换气功能障碍的疾病所致。包括各种病原微生物及误吸所致急性重症肺炎、心源性肺水肿、急性呼吸窘迫综合征、急性高原病、急性肺栓塞、大量胸腔积液、张力性气胸、胸外伤等。

2.急性Ⅱ型呼吸衰竭　主要由通气功能障碍所致。呼吸道感染、呼吸道灼伤、气道异物、喉头水肿引起呼吸道急性阻塞是引起急性Ⅱ型呼吸衰竭的常见病因。由于呼吸中枢调控受损或呼吸肌功能减退造成肺泡通气不足,引起Ⅱ型呼吸衰竭。包括脑血管病、颅脑外伤、中枢神经系统感染、CO 中毒、药物中毒致呼吸中枢受抑制等;重症肌无力、有机磷农药中毒、多发性肌炎、低钾血症、周期性瘫痪等致呼吸肌受累。

Ⅰ型呼吸衰竭晚期严重阶段可出现Ⅱ型呼吸衰竭，而Ⅱ型呼吸衰竭经治疗好转后，可经Ⅰ型呼吸衰竭阶段痊愈。

二、临床表现

急性呼吸衰竭的临床表现主要是低氧血症所致的呼吸困难和多器官功能障碍。

1.呼吸困难　呼吸困难是呼吸衰竭最早出现的症状。多数患者有明显的呼吸困难，可表现为频率、节律和幅度的改变。较早表现为呼吸频率增快，病情加重时出现呼吸困难，辅助呼吸肌活动加强，如三凹征。中枢性疾病或中枢神经抑制性药物所致的呼吸衰竭，表现为呼吸节律改变，如潮式呼吸、比奥呼吸等。

2.发绀　发绀是缺氧的典型表现。当动脉血氧饱和度持续低于80%时，可出现皮肤发绀，在口唇、指甲等处明显。发绀的程度与还原型血红蛋白含量相关，红细胞增多者发绀更明显，贫血者则发绀可不明显。呼吸衰竭导致动脉血氧饱和度降低引起的发绀为中央性发绀。

3.精神神经症状　急性缺氧可出现精神错乱，躁狂、昏迷、抽搐等症状。如合并急性二氧化碳潴留，可出现嗜睡、淡漠、扑翼样震颤，以致呼吸骤停。

4.循环系统表现　多数患者有心动过速；严重低氧血症、酸中毒可引起心肌损害，亦可引起周围循环衰竭、血压下降、心律失常、心搏停止。

5.肝脏和泌尿系统表现　严重呼吸衰竭对肝、肾功能都有影响，部分病例可出现丙氨酸氨基转移酶与血浆尿素氮升高；个别病例可出现蛋白尿、血尿、管型尿。因胃肠道黏膜屏障功能损伤，导致胃肠道黏膜充血水肿、糜烂渗血或应激性溃疡，引起上消化道出血。

三、诊断

除原发疾病和低氧血症及CO_2潴留导致的临床表现外，呼吸衰竭的诊断主要依靠血气分析。而结合肺功能、胸部影像学和纤维支气管镜等检查对于明确呼吸衰竭的原因至为重要。

1.动脉血气分析　对于判断呼吸衰竭和酸碱失衡的严重程度及指导治疗具有重要意义。pH可反映机体的代偿状况，有助于对急性或慢性呼吸衰竭加以鉴别。当$PaCO_2$升高、pH正常时，称为代偿性呼吸性酸中毒；若$PaCO_2$升高、pH<7.35，则称为失代偿性呼吸性酸中毒。需要指出，由于血气受年龄、海拔高度、氧疗等多种因素的影响，在具体分析时一定要结合临床情况。

2.肺功能检测　尽管在某些危重症患者，肺功能检测受到限制，但通过肺功能的检测能判断通气功能障碍的性质（阻塞性、限制性或混合性）及是否合并有换气功能障碍，并对通气和换气功能障碍的严重程度进行判断。而呼吸肌功能测试能够提示呼吸肌无力的原因和严重程度。

3.胸部影像学检查　包括普通胸部X线片、胸部CT和放射性核素肺通气/灌注扫描、肺血管造影等，用于辅助诊断查明导致呼吸衰竭的病因。

4.纤维支气管镜检查　对于明确大气道情况，获取呼吸道标本进行病原学和病理学检查具有重要意义。

5.诊断原则　动脉血气分析是急性呼吸衰竭的确诊指标；而根据病史、体格检查及肺功能检查、胸部影像学检查、纤维支气管镜检查等结果，综合分析判断急性呼吸衰竭的病因有助于呼吸衰竭的治疗。

四、治疗

对主要脏器功能的支持，防治其他脏器功能障碍，病因治疗，是各种器官功能障碍所致主要病理生理损害的治疗原则。对于急性呼吸衰竭来说，其治疗原则是加强呼吸支持，包括保持呼吸道通畅、纠正缺氧和改善通气等；呼吸衰竭病因和诱发因素的治疗；加强一般支持治疗和对其他重要脏器功能的监测与支持。

1.保持呼吸道通　对任何类型的呼吸衰竭，保持呼吸道通畅是最基本、最重要的治疗措施。气道不畅使呼吸阻力增加，呼吸功消耗增多，会加重呼吸肌疲劳；气道阻塞致分泌物排出困难将加重感染，同时也可能发生肺不张，使气体交换面积减少；气道如发生急性完全阻塞，会发生窒息，在短时间内导致患者死亡。

保持气道通畅的方法主要有：①若患者昏迷应使其处于仰卧位，头后仰，托起下颌并将口打开；②清除气道内分泌物及异物；③若以上方法不能奏效，必要时应建立人工气道。人工气道的建立一般有三种方法，即简便人工气道、气管插管及气管切开，后两者属气管内导管。简便人工气道主要有口咽通气道、鼻咽通气道和喉罩，是气管内导管的临时替代方式，在病情危重不具备插管条件时应用，待病情允许后再行气管插管或切开。气管内导管是重建呼吸通道最可靠的方法。

若患者有支气管痉挛，需积极使用支气管扩张药物，可选用 β_2 肾上腺素受体激动剂、抗胆碱药、糖皮质激素或茶碱类药物等。在急性呼吸衰竭时，主要经静脉给药。

2.氧疗　通过增加吸入氧浓度来纠正患者缺氧状态的治疗方法即为氧疗。对于急性呼吸衰竭患者，应给予氧疗。

（1）吸氧浓度：确定吸氧浓度的原则是保证 PaO_2 迅速提高到 60mmHg 或脉搏容积血氧饱和度（SpO_2）达 90%以上的前提下，尽量减低吸氧浓度。Ⅰ型呼吸衰竭的主要问题为氧合功能障碍而通气功能基本正常，较高浓度（>35%）给氧可以迅速缓解低氧血症而不会引起 CO_2 潴留。对于伴有高碳酸血症的急性呼吸衰竭，往往需要低浓度给氧。

（2）吸氧装置

1）鼻导管或鼻塞：主要优点为简单、方便；不影响患者咳痰、进食。缺点为氧浓度不恒定，易受患者呼吸的影响；高流量时对局部黏膜有刺激，氧流量不能大于 7L/min。吸入氧浓度与氧流量的关系：吸入氧浓度（%）= 21+4×氧流量（L/min）。

2）面罩：主要包括简单面罩、带储气囊无重复呼吸面罩和文丘里（Venturi）面罩，主要优点为吸氧浓度相对稳定，可按需调节，该方法对于鼻黏膜刺激小，缺点为在一定程度上影响患者咳痰、进食。

3.增加通气量，纠正高碳酸血症

（1）机械通气：呼吸衰竭时应用机械通气能维持必要的肺泡通气量，降低 $PaCO_2$；改善肺的气体交换效能;使呼吸肌得以休息,有利于恢复呼吸肌功能。

无创正压通气(non-invasive positive pressure ventilation,NPPV 或 NIPPV)用于急性呼吸衰竭的治疗可取得良好效果。经鼻/面罩行无创正压通气,无须建立有创人工气道,简便易行,与传统的有创机械通气相关的严重并发症的发生率低。但患者应具备以下基本条件:①清醒能够合作;②血流动力学稳定;③不需要气管插管保护(即患者无误吸、严重消化道出血、气道分泌物过多且排痰不利等情况);④无影响使用鼻/面罩的面部创伤;⑤能够耐受鼻/面罩。

有创机械通气需要建立人工气道,包括气管插管和气管切开。根据患者疾病和病情预计有创机械通气时间短于 12 天者原则上选择气管插管,而大于 12 天者原则上选择气管切开。急性呼吸衰竭患者昏迷逐渐加深,呼吸不规则或出现暂停,呼吸道分泌物增多,咳嗽和吞咽反射明显减弱或消失时,应行气管插管使用机械通气。机械通气过程中应根据血气分析和临床资料调整呼吸机参数。机械通气的主要并发症;通气过度,造成呼吸性碱中毒;通气不足,加重原有的呼吸性酸中毒和低氧血症;出现血压下降、心排血量下降、脉搏增快等循环功能障碍;气道压力过高或潮气量过大可致气压伤,如气胸、纵隔气肿或间质性肺气肿;人工气道长期存在,可并发呼吸机相关肺炎(ventilator-associated pneumonia,VAP)。

(2)呼吸兴奋剂:从呼吸衰竭的发病机制来看,使用呼吸兴奋剂治疗呼吸衰竭有利有弊。有利的是可以在一定程度上增加肺泡通气量,不利的是增加机体耗氧量。当患者具备机械通气条件时可不使用呼吸兴奋剂。

必须在保持气道通畅、患者呼吸肌功能基本正常的前提下使用呼吸兴奋剂,否则会促发呼吸肌疲劳,进而加重 CO_2潴留。此外,脑缺氧、脑水肿未纠正而出现频繁抽搐者慎用;不可突然停药。临床上主要适用于以中枢抑制为主、通气量不足引起的呼吸衰竭,对以肺换气功能障碍为主所导致的呼吸衰竭患者,不宜使用。常用的药物有尼可刹米和洛贝林,不良反应较多。多沙普仑对于镇静催眠药过量引起的呼吸抑制和慢阻肺并发急性呼吸衰竭有显著的呼吸兴奋效果。

4.病因治疗　引起急性呼吸衰竭的原发疾病多种多样,在解决呼吸衰竭本身造成危害的前提下,针对不同病因采取适当的治疗措施十分必要,也是治疗呼吸衰竭的根本所在。同时,病因治疗决定患者的预后。

5.一般支持治疗　电解质紊乱和酸碱平衡失调的存在可以进一步加重呼吸系统乃至其他系统器官的功能障碍,并可干扰呼吸衰竭的治疗效果,因此应及时加以纠正。加强液体管理,防止血容量不足和液体负荷过大,保证血细胞比容(Hct)在一定水平,对于维持氧输送能力和防止肺水过多具有重要意义。呼吸衰竭患者由于摄入不足或代谢失衡,往往存在营养不良,需保证充足的营养及热量供给。

6.其他重要脏器功能的监测与支持　呼吸衰竭往往会累及其他重要脏器,因此应及时将重症患者转入 ICU,加强对重要脏器功能的监测与支持,预防和治疗肺动脉高压、肺源性心脏病、肺性脑病、肾功能不全、消化道功能障碍和弥散性血管内凝血(DIC)等。特别要注意防治多器官功能障碍综合征(MODS)。

第三节　急性呼吸窘迫综合征

急性呼吸窘迫综合征(acute respiratory distress syndrome,ARDS)是指短时间(1周)内由心源性以外的各种肺内外的急性致病因素导致的急性、进行性缺氧性呼吸衰竭。主要的致病因素为严重感染、创伤、休克等。基本特征为弥漫性肺泡上皮和肺泡毛细血管损伤。主要病理特征是肺微血管通透性增高,肺泡腔渗出富含蛋白质的液体,导致肺水肿和透明膜形成,常伴有肺泡出血。主要病理生理改变是肺容积减少、肺顺应性降低和严重通气/血流比例失调。主要临床特征为呼吸频数和呼吸窘迫、顽固性低氧血症,胸部X线片显示双肺弥漫性渗出浸润性病变。

自1967年Ashbaugh等首先报道ARDS以来,ARDS的定义和诊断标准等经过1994年、2012年两次大的讨论和修订,虽然通过50多年大量的基础和临床研究,ARDS的病死率也有下降趋势,但仍为36%~44%。预后不容乐观,应予以高度重视。

一、病因

引起ARDS的原发疾病有很多种,根据对肺损伤作用途径的不同,可分为直接引起肺损伤的因素(肺源性ARDS)和间接肺损伤因素(外源性ARDS)。肺源性ARDS病因包括急性重症肺炎,细菌、病毒、真菌及肺囊虫感染等,胃内容物误吸、肺挫伤、淹溺、肺栓塞、放射性肺损伤氧中毒等。外源性ARDS的病因包括严重肺外感染及感染性休克、严重胸部以外的多发性创伤,以及重症急性胰腺炎、体外循环、大量输血、大面积烧伤、弥散性血管内凝血、神经源性损伤等。

二、发病机制

ARDS的发病机制至今仍不十分清楚。致病因素激活多种炎性细胞系统,释放多种细胞因子和炎症递质,损伤肺泡上皮-毛细血管膜,导致肺脏炎症反应。ARDS是系统炎症反应综合征(systemic inflammatory response syndrome,SIRS)的肺部表现。机体抗炎递质有助于防止或减轻SIRS引起的自身组织损伤,但若反应过度,则成为代偿性抗炎反应综合征(compensatory anti-inflammatory response syndrome,CARS),可使细胞因子由保护性作用转为损伤性作用,炎症过程失控,局部组织及远隔脏器损伤,导致多器官功能障碍综合征(multiple organ dysfunction syndrome,MODS)。当引起ARDS的各种致病因子作用机体后,炎症细胞释放许多炎症递质和细胞因子,包括肿瘤坏死因子(TNF)、白细胞介素1(IL-1)等,激活中性粒细胞,使之在肺内毛细血管中大量聚集,释放多种炎性递质,如氧自由基、蛋白水解酶、脂质代谢产物(前列腺素、白三烯等),并通过各种黏附因子黏附于内皮细胞,导致肺泡上皮和肺泡毛细血管膜弥漫性损伤。

三、病理改变

弥漫性肺泡损伤(diffuse alveolar damage,DAD)是ARDS的特征性病理改变。主要表现为肺广泛性充血水肿和肺泡腔内透明膜形成。病理过程大致可分成三个阶段:渗出期、增生期和纤维化期，三个阶段常常重叠存在。病变早期表现为间质和肺泡水肿、出血、透明膜形成和微小肺不张。肺间质炎性细胞浸润，肺泡上皮细胞和血管内皮细胞变性、坏死。电镜下毛细血管内皮细胞水肿，细胞间连接增宽。其后肺泡Ⅱ型细胞明显增生，几乎覆盖整个肺泡表面。肺水肿减轻，透明膜开始机化。后期肺泡间质和透明膜成纤维细胞增生，逐渐转化为纤维组织。肉眼观，初期肺比正常增重，切面呈水肿样，其表面充血，边缘圆钝，并可见散在的点状出血，2～3天后肺即呈肝样暗红色。晚期病例合并感染时，则表现为支气管肺炎改变，可见大小脓肿和化脓性分泌物，血管中有血栓形成。

四、病理生理

由于肺毛细血管内皮细胞和肺泡上皮细胞受损，肺泡毛细血管膜通透性增加，富含蛋白的液体渗出血管外至肺间质和肺泡腔内，引起肺间质和肺泡水肿。Ⅱ型肺泡上皮细胞受损致肺表面活性物质的生成减少，肺泡水肿液稀释肺表面活性物质并抑制其功能，导致肺泡表面张力增高，肺顺应性下降，肺泡萎陷肺不张，小气道陷闭。

ARDS肺水肿和肺不张在肺内呈现“不均一”分布和“婴儿肺”表现，表现为重力依赖性肺水肿和肺不张，通气极差，非重力依赖性区域通气基本正常；肺泡萎陷，功能残气量和有效肺泡气体交换减少。肺形态变化导致严重通气/血流比例失调、肺内功能性分流和真性分流、弥散障碍，造成顽固性低氧血症和呼吸窘迫。呼吸窘迫的机制为低氧血症对颈动脉窦和主动脉体化学感受器的刺激可反射性地刺激呼吸中枢，产生过度通气；肺充血和肺水肿刺激肺毛细血管旁J感受器，反射性使呼吸加深加快。

ARDS时早期 $PaCO_2$ 降低或正常，严重时肺泡通气量减少，呼吸频数明显，呼吸肌疲劳，可引起高碳酸血症。

ARDS时肺循环的特征性改变是肺动脉高压，一般来说肺动脉压力轻度或中度升高，但有些患者严重升高甚至右心衰竭。其主要原因是低氧血症、血小板栓塞和某些血管活性物质的作用。ARDS后期的肺循环高压、纤维化的严重性，是不可逆的，预后不良。

五、临床表现

1.症状与体征　典型的症状为呼吸频数和呼吸窘迫。呼吸频率常大于28次/分，严重时可达60次/分以上。随着呼吸频率的加快，呼吸困难的加重，缺氧越来越明显，口唇、甲床发绀。患者烦躁不安，心率加快，可有神志恍惚或淡漠。缺氧不因吸氧而得到改善。随着患者的发展，出现吸气“三凹征”。晚期肺部可闻及干性和湿性啰音、管样呼吸音。合并肺感染时可有畏寒、发热和咳痰等症状。

2.辅助检查

（1）X线检查：ARDS的X线片表现常落后于临床表现4～24小时，一般早期可异常，或仅有轻度间质改变，表现为模糊和肺纹理呈网状。继而出现大小不等、边缘模糊的斑片状阴影，常融合成大片，成为均匀致密的“磨玻璃样影”，并可见支气管充气征。后期可出现肺纤维化的改变。

（2）血气分析：早期表现为 $PaCO_2$ 下降和不同程度的低氧血症。PaO_2 呈进行性下降，晚期 $PaCO_2$ 升高，提示病情危重。氧合指数（PaO_2/FiO_2）是诊断ARDS必要条件之一，正常值为 400～500mmHg。PaO_2/FiO_2≤300mmHg 为 ARDS。其他计算肺氧合的指标包括肺泡-动脉氧分压差[$P(A-a)O_2$]、肺内分流(Qs/QT)、呼吸指数[$P(A-a)O_2/PaO_2$]等，氧合指数与上述指标等对建立 ARDS 诊断、严重度分级、疗效评价等具有重要意义。

(3)肺力学监测：可用床边呼吸功能监测仪监测，其主要改变包括顺应性下降、气道阻力增加和无效腔通气量比例增加等。对病情严重度分级、疗效评价等具有意义。

(4)血流动力学监测：通过多项检查包括中心静脉压测定、下腔静脉宽度、肺超声检查、心排血量等，监测血流动力学指标有助于 ARDS 患者液体管理和病因治疗。Swan-Ganz 导管监测肺毛细血管楔压，对心源性肺水肿的鉴别诊断有一定帮助。临床上需要根据不同病因和病情严重程度选择相应指标进行监测。

(5)其他：如病原微生物学检查、支气管肺泡灌洗液检查等对 ARDS 的诊断和治疗有指导意义。

六、诊断与鉴别诊断

根据 ARDS 柏林定义，其诊断依据为：①具有高危因素在 1 周以内起病，或新发，或恶化的呼吸症状；②双肺模糊影不能完全由积液、肺叶塌陷或结节解释；③关于肺水肿的起源，不能完全由心力衰竭或容量负荷过重解释的呼吸衰竭；④氧合指数：轻度为 PaO_2/FiO_2=201～300mmHg，且 PEEP 或 CPAP≤5cmH$_2$O，中度为 PaO_2/FiO_2=101～200mmHg，且呼气末正压(positive end-expiratory pressure，PEEP)≥5cmH$_2$O，重度为 PaO_2/FiO_2≤100mmHg，且 PEEP≥5cmH$_2$O。

ARDS 的突出临床表现是肺水肿和呼吸困难，因此必须与以此为主要征象的疾病进行鉴别。心源性肺水肿见于各种原因引起的急性左心功能不全，如瓣膜病、冠心病、高血压性心脏病、心肌炎和心肌病等。其病理基础是左心衰竭，导致肺循环流体静压升高，液体漏出肺毛细血管，故水肿液蛋白含量不高。ARDS 急性期，约 20%可出现心功能异常，需要注意鉴别。

非心源性肺水肿见于输液过量、肝硬化和肾病综合征等引起的血浆胶体渗透压降低。还可见于胸腔抽液或抽气过多过快，或抽吸负压过大，使胸膜腔负压瞬间增大而形成复张后肺水肿。此类患者的特点是病史明确，肺水肿的症状、体征及 X 线征象出现较快，治疗后消失也快；低氧血症一般不严重，吸氧后容易纠正。

各种原因导致的急性肺栓塞患者也可突然发病，呼吸急促、烦躁不安、咯血、胸痛和发绀。血气分析示 PaO_2和 $PaCO_2$均降低，与 ARDS 相似。临床上突然出现脉搏血氧饱和度和呼气末二氧化碳分压的急速下降，并有发生肺栓塞的可能因素，对肺栓塞的诊断特别有帮助。急性肺栓塞患者多有深静脉血栓史或肿瘤、羊水栓塞和心脏病史等，临床出现剧烈的胸痛、发热等症状。胸部 X 线或 CT 可发现典型的楔形或圆形阴影。典型的心电图表现为Ⅰ导联 S 波加深，Ⅲ导联 Q 波变大、T 波倒置。核素肺扫描、选择性肺动脉造影可诊断肺栓塞。

七、治疗

治疗原则与急性呼吸衰竭相同。包括积极治疗原发病，控制感染，改善氧合，呼吸功能支持,防治并发症和 MODS。目前没有针对 ARDS 本身的特殊药物和特效的治疗方法,主要根据其病理生理改变和临床表现,采取综合性治疗措施。

1.原发病的治疗　治疗 ARDS 的原发病或诱因是首要措施。例如感染的控制、休克的纠正、骨折的复位和伤口的清创等。特别强调的是控制感染,严重感染是导致 ARDS 的首位高危因素,也是最常见的死亡原因。应及时选用有效抗菌药物控制感染,尽早针对性选用抗菌药物治疗感染。

2.氧疗与机械通气治疗　必须采取有效措施尽快提高 PaO_2。一般需要高浓度给氧,使 PaO_2升高到 60mmHg 或以上或 SaO_2 90%或以上。轻症患者可以面罩给氧,重症患者机械通气。

机械通气是目前重要的无可替代的治疗措施,其根本目的是纠正低氧血症。一旦诊断 ARDS 应尽早进行机械通气。早期轻症患者可采用无创通气,但多数患者需做气管插管或气管切开行机械通气。免疫低下宿主患者可尽可能使用无创通气。

基于 ARDS 肺的“不均一”和“婴儿肺”的特点,给予与正常肺相当的潮气量势必会导致气道峰压过高,有通气的肺区过度膨胀而导致气压伤和容积伤,必须采取“肺保护性通气策略”,主要措施包括适当呼气末正压通气(positive end-expiratory pressure,PEEP)和小潮气量通气。

(1)适当 PEEP:PEEP 能扩张萎陷的肺泡,纠正通气/血流比值失调,增加功能残气量和肺顺应性,有利于氧通过呼吸膜弥散。因此,PEEP 能有效提高 PaO_2,改善动脉氧合,降低 FiO_2,改善通气效果。但 PEEP 本身不能防治 ARDS,同时增加胸膜腔内压,减少回心血量。使用时注意:①一般从低水平(3~5cmH_2O)开始,然后根据情况逐渐增加,常用 PEEP 水平为 8~18cmH_2O;②吸气峰压(PIP)和平台压不应太高,以免影响静脉回流及心功能,并减少气压伤的发生;③如 PaO_2达到 80mmHg,$SaO_2 \geq 90\%$,$FiO_2 \leq 0.4$,且稳定 12 小时以上者,可逐步降低 PEEP 至停用。

(2)小潮气量和容许性高碳酸血症:小潮气量为肺保护性通气策略的重要组成部分。为避免高气道压的危害,采取小潮气量(6~8mL/kg)通气(常规潮气量 8~12mL/kg),允许一定的 CO_2潴留($PaCO_2$ 60~80mmHg)和呼吸性酸中毒(pH7.25~7.30),其优点是可防止肺泡过度膨胀而导致气压伤,避免肺损伤进一步加重。但因酸中毒扩张脑血管,清醒患者多难耐受,需使用镇静镇痛疗法。

(3)其他模式

1)俯卧位通气:由仰卧位变俯卧位可以使背侧肺组织的通气得到改善,从而改善通气/血流比值,提高 ARDS 患者的氧合,此方法简便易行,其疗效与疾病类型的分期等有关。

2)反比通气:延长吸气时间使吸呼时间比小于 1。反比通气降低气道峰压和平台压,增加气道平均压,改善通气血流比值,但对血流动力学影响较大,可诱发内源性 PEEP。

3)体外气体交换:包括体外膜肺氧合(extracorporeal membrane oxygenation,ECMO)和体外二氧化碳清除(extracorporeal CO_2 removal,$ECCO_2R$)。这些措施的优点是支持气体交换而不会引起呼吸机和氧中毒等带来的进一步的肺损害,使肺得到充分休息,促进其康复。目前应用于合适患者可促使肺休息和肺康复。

迄今为止，对 ARDS 患者机械通气如何选择尚无统一标准。压力支持通气较容量控制通气更常用。其他通气模式包括 BIPAP、APRV 等均可采用。病情重者，可使用肺复张手法、俯卧位通气、HFOV 等进一步改善氧合。难以维持者考虑 ECMO 等措施。但无论如何以小潮气量、低气道压（$<30cmH_2O$）、适当 PEEP 和适度 $PaCO_2$升高为特征的肺保护性通气策略是 ARDS 治疗基本的机械通气方法。

3.药物治疗　研究表明多种药物对 ARDS 干预取得了良好的效果。目前常见干预药物有 HMG-CoA 还原酶抑制剂（他汀类药物）、血红素加氧酶、咪唑类（酮康唑）、血管紧张素转化酶抑制剂（卡托普利）、噻唑烷二酮类药物（罗格列酮等）、化学修饰的四环素衍生物、抗氧化剂、二甲双胍和肝 X 受体激动剂等。但绝大多数药物仍然停留在细胞试验及动物试验阶段。虽然有些药物的研发已经进入初期临床试验阶段，但尚需要更多的临床实践及循证医学证据的支持。目前除降低耗氧量、辅助机械通气的肌松剂外，无推荐特定药物用于 ARDS 的治疗。

4.液体管理　液体管理是 ARDS 治疗的重要环节。休克和脓毒症的患者由于循环血容量降低和氧供不足，补充血容量和改善组织氧合是治疗的首要措施。在保证有效循环血容量、心排血量和供氧的情况下，尽可能限制补液量，维持液体负平衡保持肺处于相对“干”的状态。在血流动力学状态稳定的前提下，可使用利尿剂以减轻肺水肿。使用的液体性质尚存在争议，目前认为若非严重低白蛋白血症，ARDS 早期不宜输注胶体液。

5.营养支持　ARDS 患者常处于高代谢状态，能量消耗增加，通常不能进食，故常导致营养缺乏，更容易导致多脏器衰竭、免疫功能低下和呼吸肌疲劳而增加死亡率。故危重患者应尽早开始营养代谢支持，即使在恢复期亦要持续供应能量较长时间。对于急性患者，一般每天供应能量 125.4～167.4kJ/kg。其中蛋白 1.5～3.0mg/kg，脂肪应占总热量的 20%～30%。根据患者的胃肠道功能情况，决定营养途径。胃肠道功能障碍的患者，采用肠外营养。肠道功能正常或部分恢复的患者，尽早开始肠内营养，有助于恢复肠道功能和保持肠黏膜屏障，防止毒素及细菌移位，减少肺部感染，避免引起 ARDS 恶化。

6.防治并发症　SIRS 可以首先累及肺导致 ARDS，随着病情的发展常导致多个器官的功能障碍，成为 MODS。因此治疗中维持其他脏器的功能，预防 MODS 是治疗 ARDS 的重要方面。在有效的通气支持情况下，单纯呼吸衰竭死亡者仅占 16%，49%的患者死于 MODS。因此防治并发症是 ARDS 综合治疗的重要方面。ARDS 患者因严重缺氧，合并感染及不适当的通气治疗等，易合并心脏损害，临床上需要着力维持有效的心脏功能。另外，应注意监测和保护肾脏、肝脏、脑、消化道功能，防治急性肾损伤、消化道出血和 DIC，以及维持内环境平衡等。

第四节　慢性呼吸衰竭

慢性呼吸衰竭是各种呼吸系统疾病在数天或以上时间发生导致肺通气和（或）肺换气功能障碍所致的呼吸衰竭。主要为慢性疾病所致，机体有一个代偿适应的过程。当慢性疾病突发感染或其他情况如气胸、气道痉挛等也可以导致呼吸衰竭在数分钟或数小时内发生,称为慢性呼吸衰竭急性加重,具有慢性和急性两方面呼吸衰竭的特点。

一、病因

慢性呼吸衰竭多由支气管-肺疾病引起,如慢阻肺、严重肺结核、肺纤维化、肺尘埃沉着症等。胸廓和神经肌肉病变如胸部手术、外伤、广泛胸膜增厚、胸廓畸形、脊髓侧索硬化症等,亦可导致慢性呼吸衰竭。

二、临床表现

慢性呼吸衰竭的临床表现与急性呼吸衰竭大致相似,但以下几个方面有所不同。

1.呼吸困难　慢性阻塞性肺疾病所致的呼吸衰竭,病情较轻时表现为呼吸费力伴呼气延长,严重时发展成浅快呼吸。若并发 CO_2潴留,$PaCO_2$升高过快或显著升高以致发生 CO_2麻醉时,患者可由呼吸过速转为浅慢呼吸或潮式呼吸。

2.神经精神症状　慢性呼吸衰竭伴 CO_2潴留时,随 $PaCO_2$升高可表现为先兴奋后抑制现象。兴奋症状包括失眠、烦躁、躁动、夜间失眠而白天嗜睡(昼夜颠倒现象)。但此时切忌用镇静或催眠药,以免加重 CO_2潴留,发生肺性脑病。肺性脑病表现为神志淡漠、肌肉震颤或扑翼样震颤、间歇抽搐、昏睡,甚至昏迷等。亦可出现腱反射减弱或消失,锥体束征阳性等。此时应与合并脑部病变作鉴别。

3.循环系统表现　CO_2潴留使外周体表静脉充盈、皮肤充血、温暖多汗、血压升高、心排出量增多而致脉搏洪大;多数患者有心率加快;因脑血管扩张产生搏动性头痛。

三、诊断

慢性呼吸衰竭的血气分析诊断标准参见急性呼吸衰竭,但在临床上Ⅱ型呼吸衰竭患者还常见于另一种情况,即吸氧治疗后,$PaO_2>60mmHg$,但 $PaCO_2$仍高于正常水平。

四、治疗

治疗原发病、保持气道通畅、恰当的氧疗等治疗原则,与急性呼吸衰竭基本一致。

1.氧疗　慢阻肺是导致慢性呼吸衰竭的常见呼吸系统疾病,患者常伴有 CO_2潴留,氧疗时需注意保持低浓度吸氧,防止血氧含量过高。CO_2潴留是通气功能不良的结果。慢性高碳酸血症患者呼吸中枢的化学感受器对 CO_2反应性差,呼吸主要靠低氧血症对颈动脉体、主动脉体化学感受器的刺激来维持。若吸入高浓度氧,使血氧迅速上升,解除了低氧对外周化学感受器的刺激,便会抑制患者呼吸,造成通气状况进一步恶化,CO_2上升,严重时陷入 CO_2麻醉状态。

2.机械通气　根据病情选用无创机械通气或有创机械通气。在慢阻肺急性加重早期给予无创机械通气可以防止呼吸功能不全加重,缓解呼吸肌疲劳,减少后期气管插管率,改善预后。

3.抗感染　慢性呼吸衰竭急性加重的常见诱因是感染,一些非感染因素诱发的呼吸衰竭也容易继发感染。抗感染治疗抗生素的选择可以参考相关章节。

4.呼吸兴奋剂的应用　需要时,慢性呼吸衰竭患者可服用呼吸兴奋剂都可喜 50~

100mg,2 次/天。该药通过刺激颈动脉体和主动脉体的化学感受器兴奋呼吸中枢,增加通气量。

5.纠正酸碱平衡失调 慢性呼吸衰竭常有 CO_2潴留,导致呼吸性酸中毒。呼吸性酸中毒的发生多为慢性过程,机体常常以增加碱储备来代偿,以维持 pH 于相对正常水平。当以机械通气等方法较为迅速地纠正呼吸性酸中毒时,原已增加的碱储备会使 pH 升高,对机体造成严重危害,故在纠正呼吸性酸中毒的同时,应当注意同时纠正潜在的代谢性碱中毒,通常给予患者盐酸精氨酸和补充氯化钾。

慢性呼吸衰竭的其他治疗方面与急性呼吸衰竭和 ARDS 有类同之处,不再复述。

第五节 呼吸支持技术

呼吸支持技术是针对呼吸衰竭的临床救治技术,是救治呼吸衰竭的有效手段,体现现代化医院急危重症患者临床救治水平。一般包括医用气体(主要是氧气)治疗、人工气道的建立与管理、机械通气、体外呼吸支持等。临床上常针对呼吸衰竭的不同程度采取不同呼吸支持方法。

一、氧疗

通过增加吸入氧浓度来纠正患者缺氧状态的治疗方法即为氧气疗法(简称氧疗)。合理的氧疗使体内可利用氧明显增加,并可减少呼吸做功,降低缺氧性肺动脉高压。

1.适应证 一般而言,只要 PaO_2低于正常即可氧疗,但在实践中往往采取更严格的标准。对于成年患者,特别是慢性呼吸衰竭患者,PaO_2<60mmHg 是比较公认的氧疗指征。而对于急性呼吸衰竭患者,氧疗指征应适当放宽。

(1)不伴 CO_2潴留的低氧血症:此时患者的主要问题为氧合功能障碍,而通气功能基本正常。可予较高浓度吸氧(≥35%),使 PaO_2提高到 60mmHg 或 SaO_2达 90%以上。

(2)伴明显 CO_2潴留的低氧血症:对低氧血症伴有明显 CO_2潴留者,应予低浓度(<35%)持续吸氧,控制 PaO_2于 60mmHg 或 SaO_2于 90%或略高。

2.吸氧装置 给氧的途径有多种,包括鼻导管、简单面罩、Venturi 面罩、无复吸入面罩及机械通气给氧。各种给氧方式提供的 FiO_2都有高限值。在高氧流量情况下,鼻导管最高提供的 FiO_2为 40%,简单面罩为 60%,反复吸入面罩为 70%~80%(与患者的每分通气量有关),Venturi 面罩可较精确地提供 24%~50%的 FiO_2,而呼吸机的空氧混合器则可输出纯氧。其他氧疗方式还有高压氧疗、气管内给氧或氦-氧混合气吸入等。

3.注意事项 避免长时间高浓度吸氧(FiO_2>0.6),防止氧中毒;注意吸入气体的湿化;吸氧装置需定期消毒;注意防火。

二、人工气道的建立与管理

在危重症急救治疗工作中维持呼吸道通畅,保持足够的通气和充分的气体交换,以防止呼吸道并发症及呼吸功能不全,是关系到重要器官功能保障和救治能否取得成功的重要环节。

1.建立人工气道的目的　解除气道梗阻;及时清除呼吸道内分泌物;防止误吸;严重低氧血症和高碳酸血症时施行正压通气治疗。

2.建立人工气道的方法

(1)气道紧急处理:紧急情况下,应首先保证患者有足够的通气及氧供,而不是一味地强求气管插管。在某些情况下,一些简单的方法能起到重要作用,甚至可以免除紧急情况下的气管插管,如迅速清除呼吸道、口咽部分泌物和异物,头后仰,托起下颌,放置口咽通气道,用简易呼吸器经面罩加压给氧等。

(2)人工气道建立方式的选择:气道的建立分为喉上途径和喉下途径。喉上途径主要是指经口或经鼻气管插管,喉下途径是指环甲膜穿刺或气管切开。

(3)插管前的准备:喉镜、简易呼吸器、气管导管、负压吸引等设备。应先与家属交代清楚可能发生的意外,对插管的必要性和危险性取得理解和一致认识。

(4)插管操作方法:有经口腔和鼻腔的插管术,目前应用较多者为经口腔法。

(5)插管过程的监测:监测基础生命征,如呼吸状况、血压、心电图、SpO_2及呼气末二氧化碳($ETCO_2$),对于确定气管导管是否插入气管有重要价值。

3.气管插管的并发症

(1)动作粗暴可致牙齿脱落,或损伤口鼻腔和咽喉部黏膜,引起出血,或造成下颌关节脱位。

(2)浅麻醉下进行气管插管,可引起剧烈咳嗽或喉、支气管痉挛。有时由于迷走神经过度兴奋而产生心动过缓、心律失常,甚至心搏骤停。有时也会引起血压剧升。

(3)导管过细使呼吸阻力增加,甚至因压迫、扭曲而使导管堵塞。导管过粗则容易引起喉头水肿。

(4)导管插入过深误入一侧支气管内,可引起另一侧肺不张。

4.人工气道的管理　固定好插管,防止脱落移位。详细记录插管的日期和时间、插管型号、插管外露的长度、气囊的最佳充气量等。在拔管及气囊放气前必须清除气囊上滞留物,以防止误吸、呛咳及窒息。对长期机械通气患者,注意观察气囊有无漏气现象。每天定时口腔护理,以预防口腔病原菌引起的呼吸道感染。做好胸部物理治疗。注意环境消毒隔离。

三、机械通气

机械通气是在患者自然通气和(或)氧合功能出现障碍时,运用器械(主要是呼吸机)使患者恢复有效通气并改善氧合的技术方法。

详细内容见本书其他章节。

(黄种杰)

第十章　肿瘤性疾病

第一节　肺部结节

一、概述

肺结节指边界清楚、影像学不透明、直径≤3cm、周围完全被含气肺组织包绕的单发或多发的肺部病灶，一般不伴肺不张、肺门肿大和(或)胸腔积液。近年来，随着影像技术的发展，尤其是多层螺旋 CT 的普及，肺结节的检出率明显增高，孤立性肺结节或单一主要结节伴有一个或多个附带小结节的现象越来越常见。统计显示，肺癌筛查实验中肺结节检出率为 2%～53%，但仅 0.2%～18%被诊断为恶性。肺结节的精准诊断与临床处理决策成为困扰临床医生的重要问题之一。

二、肺部结节分类

1.结节数量　根据结节的数量可将肺结节分为孤立性肺结节、多发性肺结节及弥漫性肺结节。

(1)孤立性肺结节(solitary pulmonary nodule,SPN)：常为单个病灶，但目前将单一主要结节伴有一个或多个附带小结节亦归为此类。此类结节可能是良性，也可能为恶性，但患者一般无明显症状。

(2)多发性肺结节(multiple pulmonary nodules,MPN)：病灶数量超过 2 个，且不易确定主要病灶。多发性肺结节可由胸内外恶性肿瘤转移或活动性感染导致，一般伴有相应症状。

(3)弥漫性肺结节(diffuse pulmonary nodules,DPN)：弥漫性肺结节常为多发性、散在或密集的、大小为 1～10mm 的结节样灶性影，可以是转移瘤、肺泡癌、粟粒性肺结核和过敏性肺泡炎等疾病的表现。

2.结节大小　肺部病灶直径>3cm 者称为肺肿块；直径≤3cm 者称为肺结节，其中< 8mm 时称为亚厘米结节，<4mm 称为微结节或粟粒样结节。亚厘米级结节恶性发生率非常低。

粟粒样结节：是肺内多种病变的早期改变，病理基础可以是肿瘤、肉芽肿、炎性渗出、出血或水肿。弥漫性分布的小结节常见于转移瘤、肺泡癌、细菌性及真菌性肺炎、支原体肺炎、肺泡蛋白沉着症、肺出血及肺水肿；而弥漫性粟粒性病变常见于血型播散性粟粒样肺结核、转移瘤、癌性淋巴管炎、特发性肺含铁血黄素沉着、泛细支气管炎、结节病、肺尘埃沉着病、肺泡微石症等。

3.结节存在时间　发现的肺部结节经治疗后消失者为一过性肺结节，常见于炎性疾病、肺泡出血及肺泡水肿。肺部结节持续时间超过 3 个月者为持续性肺结节,可见于良性或恶性病变。

4.结节密度　根据高分辨率薄层 CT(HRCT)上肺结节的密度能否完全遮盖肺实质,可将肺结节分为实性结节和亚实性结节。亚实性结节又称磨玻璃结节(ground-glass nodule,GGNs),可细分为纯磨玻璃结节(pure ground-glass nodule,pGGN)和混合磨玻璃结节(mixed ground-glass nodule,mGGN)。

(1)实性结节:是指其内全部是软组织密度的结节,完全掩盖血管及支气管影像。

(2)磨玻璃密度结节:是指肺内模糊的结节影,结节密度较周围肺实质略增加,但其内血管及支气管的轮廓尚可见。

1)纯磨玻璃结节(pGGNs):病灶内无实性成分,不掩盖血管及支气管影像。

2)混合磨玻璃结节(mGGNs):病灶内既包含磨玻璃密度影,又包含实性软组织密度影,密度不均匀,部分掩盖血管及支气管影像。

磨玻璃结节的恶性概率大于实性结节,典型的组织学谱是腺癌(包括浸润前病变)伴低生长率,生长速度通常较慢,体积倍增时间(volume doubling time,VDT)一般>2 年。

三、孤立性肺结节的病因

SPN 的成因包括良性或恶性。不同研究得出的各病因的估计发生率有很大差异,可能与研究人群和采用的确诊方法不同有关。

1.恶性病因　恶性 SPN 的常见病因包括原发性肺癌、肺转移瘤和类癌。

(1)原发性肺癌腺癌:是原发性肺癌中最常表现为 SPN 的组织学亚型,其次是鳞状细胞癌和大细胞癌。腺癌和大细胞癌的起源往往是周围型病变,而鳞状细胞癌则更常表现为中心型病变。在一项回顾性研究中,50%的恶性 SPN 为腺癌,25%为鳞状细胞癌,其他病理分型各自占恶性 SPN 的比例不到 10%。罕见情况下,原发性结外淋巴瘤可表现为 SPN。

(2)转移性癌:尽管大多数转移瘤表现为多发性肺结节,但有些也表现为 SPN,包括恶性黑色素瘤、肉瘤、结肠癌、乳腺癌、肾癌和睾丸癌的转移病灶。

(3)类癌:尽管类癌常常位于支气管内,但约 20%的类癌可表现为边界清晰的周围型 SPN。

2.良性病因　良性结节的常见病因包括感染性肉芽肿和良性肿瘤(如错构瘤),相对较少见的病因包括血管性病变和炎性病变。

(1)感染性病因:约 80%的良性结节为感染性肉芽肿。在表现为 SPN 的感染性肉芽肿中,最常见的病因是地方性真菌感染(如组织胞浆菌病、球孢子菌病)和分枝杆菌感染(结核分枝杆菌或非结核分枝杆菌)。以上病变往往表现为边界清晰且完全钙化的 SPN,但并不具有诊断意义。较少见情况下,引起脓肿形成的细菌(如金黄色葡萄球菌)和耶氏肺孢子菌(过去称为卡氏肺孢子菌)感染也可表现为 SPN,部分有空洞形成。罕见情况下,恶丝虫病的幼虫栓塞肺组织,诱发肉芽肿性反应,亦可形成 SPN,通常为基底朝向胸膜的非钙化结节,易被误认为是癌症。

(2)良性肿瘤:肺部良性结节中,约10%为错构瘤。错构瘤多见于中年人,可缓慢生长数年。错构瘤在组织学上具有异质性,软骨(有散在钙化)、脂肪、肌肉、黏液瘤组织和成纤维组织均可存在。错构瘤的典型胸部X线片表现是"爆米花"样钙化的SPN,但仅见于不到10%的病例。HRCT扫描对诊断错构瘤尤为有用,可显示局灶性脂肪区域或钙化与脂肪交替的区域,这对诊断错构瘤有提示意义。

较少见的良性肿瘤如纤维瘤和平滑肌瘤,没有典型的影像学特征。

(3)血管性病变:肺动静脉畸形(pulmonary arteriovenous malformation,PAVM)常见于遗传性出血性毛细血管扩张,但也可能为特发性肺动静脉畸形。对比增强CT扫描可显示供血动脉和静脉,从而区分血管性病变与软组织病变。若怀疑为PAVM,应首选增强CT和肺血管造影检查,避免行活检。SPN更罕见的血管性病因包括肺梗死、肺静脉曲张、肺挫伤或血肿。

(4)其他:炎性病变(Wegener肉芽肿、类风湿关节炎、结节病、淀粉样变性、圆形肺不张)、叶间裂周围肺淋巴结及发育型病变(支气管囊肿)是良性SPN的少见病因。若患者存在其他部位的全身性疾病,则结节为炎性病变的可能性增加,结节可能是基础疾病的首发表现,但并非所有患者都有这种病史。

极少数情况下,SPN可能由黏液嵌塞、叶间裂包裹性积液或伪影造成,简单措施(如咳嗽、利尿、复查等)可辅助判断。

四、多发性肺结节的病因

多发性肺结节可由恶性或良性病变引起。

1.恶性病变

(1)转移性肺癌:实体器官原发肿瘤转移所致肺结节倾向于分布于肺底,且常位于胸膜下,呈边界清楚的圆形影。但容易出血的转移瘤(如绒癌、肾细胞癌、黑色素瘤、甲状腺癌和Kaposi肉瘤)的边界可能模糊不清,偶尔呈现出一圈毛玻璃样阴影晕轮。不到5%的恶性病变会产生空洞,最常见于鳞状细胞癌的转移性病灶。

(2)非霍奇金淋巴瘤:非霍奇金淋巴瘤偶尔可表现为多发性肺结节,这些结节通常来源于支气管相关淋巴组织(bronchial-associated lymphoid tissue,BALT),倾向于位于肺下叶,偶尔被一圈磨玻璃样密度晕轮环绕或存在支气管充气征。淋巴瘤结节中的空洞发生率不到4%;纵隔或肺门淋巴结增大亦较少见。

(3)多发性原发性肺癌:多发性原发性肺癌(multiple primary lung cancer,MPLC)是指在同一患者肺内不同部位同时或先后发生的两个或两个以上原发病灶的肺癌。根据各原发病灶发生的时间关系,可将MPLC分为同时MPLC(synchronous MPLC,SMPLC)和异时MPLC(metachronous MPLC,MMPLC)。原位腺癌或微浸润性腺癌可表现为多发性纯磨玻璃样或混合磨玻璃结节。

(4)肉瘤:在人类免疫缺陷病毒(human immunodeficiency virus,HIV)感染者中,Kaposi肉瘤可表现为呈支气管血管周围分布的多发性肺结节,诊断时结节直径通常在1cm以上。常伴有皮肤表现和支气管内受累。

2.良性病变　已知可引起多发性肺结节的良性病变包括：感染、非感染性炎症疾病、动静脉畸形（arteriovenous malformations，AVMs）和肺尘埃沉着症。

（1）感染

1）肺脓肿：菌血症患者可能发生多发性肺脓肿，反复误吸也可导致多发性肺脓肿。病灶通常呈圆形，直径为0.5~3cm，边界清晰，呈重力分布，大多位于肺底、肺上叶后侧区、肺上叶腋区和肺下叶上段。若多发性肺脓肿的中心坏死碎片经细支气管被咳出，则可能进展为厚壁空洞。肺脓肿最终可能愈合，残留线性瘢痕或薄壁肺大疱。

2）脓毒性栓子：菌血症或脓毒性血栓性静脉炎可能产生脓毒性栓子，通常表现为0.5~3cm的圆形或楔形结节，趋于位于肺下叶周边。空洞常见，多为薄壁性空洞。CT可能发现部分胸膜下病变有潜在的供养血管，但多平面重建和最大密度投影（maximum intensity projection，MIP）通常显示大部分潜在供养血管均环绕结节；若供养血管进入病灶，则多为肺静脉分支，而非肺动脉分支。

3）分枝杆菌感染：结核分枝杆菌及非典型分枝杆菌感染可导致多发性结节，可能由病变在支气管内播散引起，结节直径一般超过5mm，较血行播散的特征性粟粒状微结节大。但在结核原发感染后的再激活期，休眠多年的血行播散性病灶也可再生长并形成较大的结节。

4）真菌：多发性肺结节可能由真菌感染引起，如组织胞浆菌病、球孢子菌病、芽生菌病或隐球菌病，免疫功能受损的宿主可能出现侵袭性曲霉菌病。真菌感染所致结节的直径一般为0.5~3cm，无肺部特定区域分布的倾向。90%的侵袭性曲霉菌病以结节为主要表现，60%的结节存在由局部出血所致的病灶周围磨玻璃样密度晕轮（晕轮征），约20%的结节会进展为空洞，产生“新月征”。组织胞浆菌病所致结节的大小可能多年保持不变，并出现钙化。隐球菌也可表现为多发性亚厘米结节，偶尔出现更大的结节，甚至肿块。

5）寄生虫：卫斯特曼并殖吸虫是一种在中国、韩国、日本和菲律宾等国家的部分地区流行的地方性吸虫。人体通过摄入带有该寄生虫囊蚴的生河蟹或淡水龙虾而感染。经人摄入后，囊蚴在十二指肠内脱囊，穿过胃肠壁并移居于腹腔中。虽然一些幼小吸虫可能移行至肺外部位，但大部分发育中吸虫都会穿过膈并移居于肺实质内。卫斯特曼并殖吸虫感染的典型影像学表现为：位于肺中部和下部、伴周围实变病灶（可能代表出血）的多发性空洞。也可出现非空洞性结节。CT还可能显示邻近结节或实变的线状阴影，代表并殖吸虫的窜扰痕迹。犬弓蛔线虫和猪蛔虫感染所致的肺幼虫移行症也存在类似病变。人体通过摄入被感染的肉类或生长于被虫卵污染的土壤中的蔬菜而感染，幼虫随后移行至肺部。CT表现包括：被磨玻璃样阴影环绕的外周型结节、实变或盘状肺不张。

（2）非感染性炎症性疾病

1）炎症性疾病：最常见的是肉芽肿性血管炎（之前称为Wegener肉芽肿），表现为直径0.5~10cm的、大小不等的多发性圆形病变，边界可能清楚，也可能不清楚，且常伴有实变区域。略少于一半的患者会出现不规则的厚壁空洞。类风湿关节炎、淋巴瘤样肉芽肿病、淀粉样变性及结节病中也可观察到类似病变，但较少出现空洞。淀粉样结节可能出现钙化或弥散性骨化。

2)肺动静脉畸形:肺 AVMs 为肺动脉和肺静脉之间的异常沟通,可能表现为孤立性肺结节或多发性肺结节。据估计,30%的肺 AVMs 表现为多发性肺结节,其中一半患者存在遗传性出血性毛细血管扩张症(Weber-Osler-Rendu 综合征)。这些结节直径通常为 1~5cm 不等,边界清楚,呈圆形、卵圆形或多环形,多分布于中下三分之二肺野。

3)肺尘埃沉着症:煤工肺尘埃沉着症及硅肺可能进展为进行性块状纤维化或聚结肿块,形成直径 1~10cm 的多发性病灶,常位于肺上叶,且 5%的病例存在淋巴结肿大伴蛋壳样钙化。单纯肺尘埃沉着症结节较少出现空洞,当出现空洞时,需怀疑合并肺结核。铍相关的肺疾病可表现为多发性肺结节,其放射影像学表现类似于结节病。卡普兰病(Caplan 病)是一种类风湿关节炎合并煤工肺尘埃沉着症,常以多发性肺结节为表现。

五、肺部结节的评估方法

细胞学和组织病理学是明确肺结节的诊断的"金标准",但部分无创检查方法有助于早期诊断,减少有创性检查,指导治疗和随访。

1.临床信息　采集诊断和鉴别诊断的相关信息,如患者年龄、职业、吸烟史、慢性肺部疾病史、个人和家族肿瘤史、治疗经过及转归,可为鉴别诊断提供重要参考。

(1)年龄:小于 35 岁人群肺癌少见,随着年龄增长,肺癌的可能性逐步增加。

(2)吸烟史:吸烟是单一最常见的肺癌风险因子。吸烟者的肺癌相对风险是非吸烟者的 10 倍。

(3)既往癌症史:以往存在癌症史的患者若在肺内发现结节更可能为恶性。

(4)其他慢性肺部疾病史:间质性肺疾病,特别是硬化病和结节病,肺癌发生风险显著增加;慢性阻塞性肺病(COPD)是吸烟有关肺疾病,目前被认为是肺癌风险因子。

(4)肺癌家族史:一级亲属的肺癌家族史也明显增加肺癌风险。

2.胸部 CT 检查　在胸部 X 线检查中,肺结节的检出率仅为 0.09%~0.20%,而 CT 则高达 40%~60%;同时,CT 检查也是判断肺结节影像学特征的主要依据,尤其是高分辨薄层(1mm)CT。结节的 CT 征象包括部位、大小、边缘、钙化、空洞、空泡、衰减值、淋巴结和血管。必要时需做胸部增强 CT,并与以前的 CT 影像进行对比,通过临床和影像学因素进行综合评估。

胸部 CT 影像学发现肺结节以下特征可有助于区分良性与恶性。

(1)部位:虽然恶性结节可见于任意肺叶,但上叶结节的恶性概率更高。一项超过 7 000 例肺结节的研究发现,2/3 的恶性结节位于肺上叶;此外,77 例叶间裂周围结节均不是恶性病变。

(2)大小:结节大小(通常以结节的最大直径为指标)是恶性病变的独立预测因素。回顾性病例分析和前瞻性筛查实验均证实,恶性病变的风险随结节直径的增大而增加。结节直径<5mm,恶性概率低于 1%;结节直径 5~9mm,恶性概率为 2%~6%;结节直径 8~20mm;恶性概率为 18%;结节直径>20mm,恶性概率高于 50%。

(3)边缘:边缘光滑的结节通常是良性,但不能完全除外恶性(恶性风险约为 20%)。触须状或多角状边缘通常是炎症表现;分叶状(图 10-1)或浓密毛刺状边缘(图 10-2)则高度可能为恶性,可能性分别为 58%和 88%~94%;边缘呈细小深分叶的扇贝形边缘(分叶征)、毛刺征和放射冠征的恶性概率分别为 60%、90%和 90%。

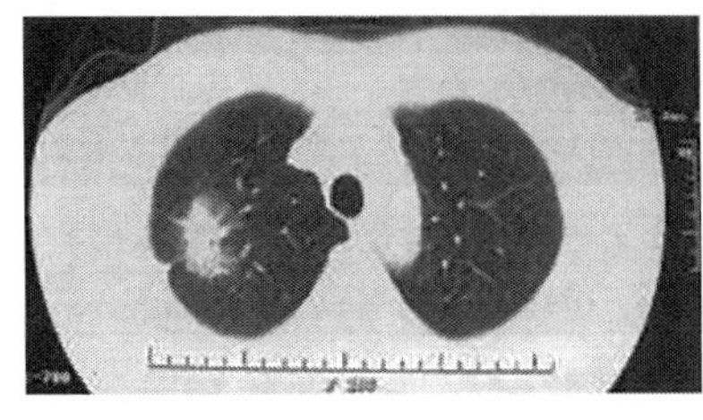
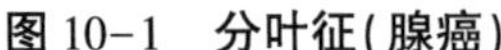

图 10-1 分叶征(腺癌)

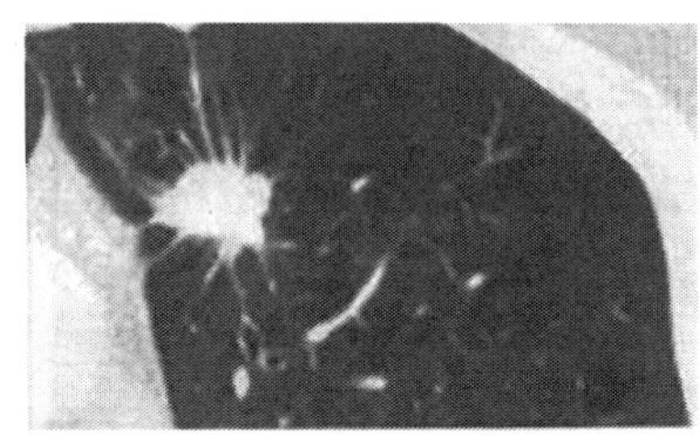

图 10-2 毛刺征(腺鳞癌)

(4)钙化:目前尚无一种特异性的恶性结节钙化模式,但中间密度增高(牛眼征)、弥漫的、分层样或爆米花样钙化强烈提示结节为良性。若结节出现不对称钙化,也称为"偏心钙化",应警惕恶性病变,特别是对于发生于陈旧性肉芽肿性病变的癌(即"瘢痕"癌)。胸部 X 线片对检测钙化不敏感,推荐 HRCT。

(5)密度或 CT 信号:CT 信号反映病变密度。结节信号在-120~-40HU,高度提示为脂肪组织,是可靠的良性病变信号,最常见于错构瘤,相对少见是类脂性肺炎、脂肪肉瘤或肾细胞癌转移性病灶。在增强 CT 中,若肺结节无明显强化(增加的 CT 信号≤15HU),也强烈预示为良性病变。

(6)空洞:空洞常发生于较大的结节,可见于良性(脓肿、感染性肉芽肿、血管炎、早期郎罕组织细胞增生症和肺梗死)及恶性病灶。空洞壁的厚度是鉴别结节性质的重要因素。壁光滑且厚度<5mm,良性可能性大;不规则厚壁(>15mm)则通常为恶性征象。

(7)空泡:指病灶内 1~2mm(或<5mm)的点状透亮影,单个或多个,主要见于早期肺癌。其病理基础是尚未被肿瘤破坏或替代的肺结构支架,如肺泡、扩展扭曲的未闭细支气管等,部分是肿瘤坏死腔、含黏液的腺腔结构(图 10-3)。

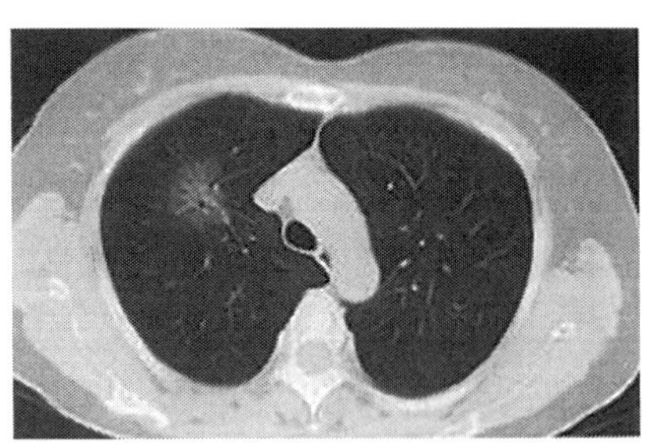

图 10-3 空泡征(腺癌)

(8)生长速度(体积倍增时间,VDT):结节生长率是鉴定结节性质的重要线索,通常用 VDT 来量化。VDT 是指结节体积倍增所需的时间。结节体积倍增大约相当于直径增加 26%。恶性结节的 VDT 通常为 20~400 天,因此随访 2 年结节大小无变化,强烈提示为良性。然而部分生长缓慢的腺癌,通常表现为 GGNs,VDT 可大于 700 天。

3.三维重建成像 传统多层螺旋 CT 扫描横断面图像对非典型征象的肺结节定性诊

断有一定的困难。随着高分辨薄层 CT 的普及,三维重建后处理技术已在临床广泛应用,其操作简单,适用范围广,是鉴别肺内孤立性结节良、恶性的重要影像学方法之一。肺结节三维重建技术包括多曲面重建(cured planar reformation,CPR)、最大密度投影(maximum intensity projection,MIP)、多平面重建(multiplanar reformation,MPR)、容积再现(volume rendering,VR)、CT 仿真内镜(CT virtual endoscopy,CTVE)等,通过图像后处理可更清晰显示肺结节的三维立体图像,更精确地显示肺结节的内部级边缘的征象,从多角度观察肺结节特点,能更准确地判断肺内孤立性结节的良恶性,提高诊断率(图 10-4、图 10-5)。但目前仍没有一个公认的对孤立性肺结节定性诊断的标准。

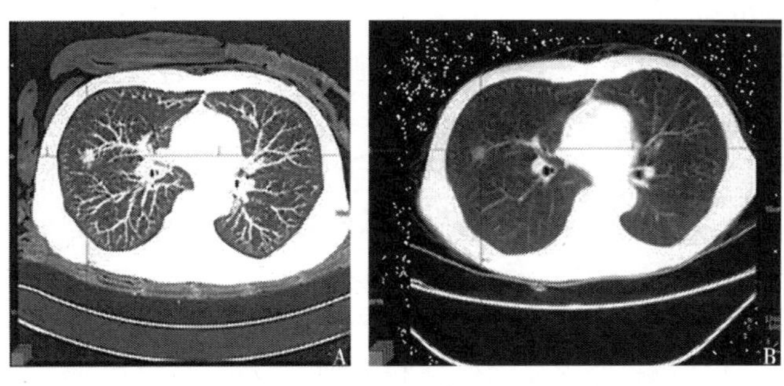

图 10-4　MIP 成像显示肺结节微血管特征

MIP 成像显示肺结节微血管特征,可见结节内部血供,血管迂曲。

4.PET 检查　基于肿瘤细胞代谢活跃这一特性,可从功能显像这一角度来区分病灶的良恶性。最常用的功能显像检查是 PET,较少用的方法包括动态对比增强 CT 扫描、动态磁共振成像(magnetic resonance imaging,MRI)及动态单光子发射计算机断层扫描。虽然这 4 种方法的敏感性相近,但 PET 研究最充分,应用最广泛。对于单个直径>8mm 的性质不明实性肺结节,可选用 PET 进一步评估结节性质。对于高度怀疑或确诊肺痈的患者,亦可使用 PET 进行预分期。

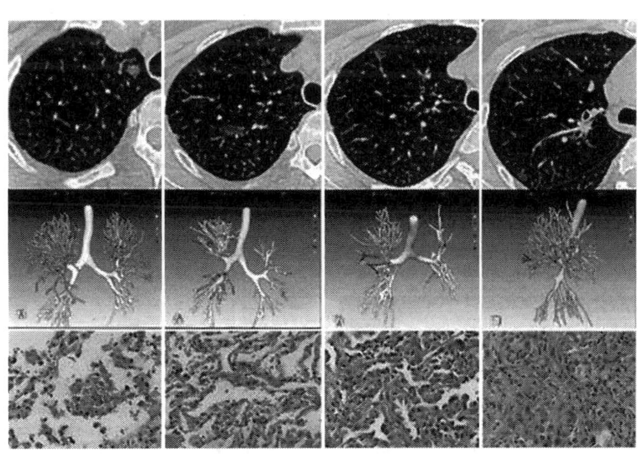

图 10-5　三维重建显示肺结节与周围组织关系

黄色:肺结节;红色:供血血管。

5.肿瘤标志物　目前尚无特异性肺癌标志物应用于临床诊断,但有条件者可酌情进行如下检查,作为肺结节鉴别诊断的参考。

(1)胃泌素释放肽前体(pPro-GRP):可作为小细胞肺癌的诊断和鉴别诊断的首选标志物。文献报道,Pro-GRP 诊断小细胞肺癌的敏感性和特异性分别为 73%和 88%。

(2)神经特异性烯醇化酶(NSE):用于小细胞肺癌的诊断和治疗反应监测,其对小细胞肺癌诊断的敏感性和特异性分别为 63%和 80%。

(3)癌胚抗原(CEA):目前血清中 CEA 的检查主要用于判断肺腺癌预后及对治疗过程的监测,但在肺癌的诊断中价值较低。文献报道,CEA 在肺腺癌诊断中的敏感性和特异性分别为 49%和 96%。

(4)细胞角蛋白片段 19(CYFRA21-1):对肺鳞癌诊断的敏感性、特异性有一定参考价值,敏感性和特异性分别为 34%和 94%。

当上述几种标志物联合检测时,特异性略下降,但敏感性明显提高。如采用 CEA、CYFRA21-1 和 NSE 联合检测,对肺癌诊断的敏感性可提高到 79%,但特异性为 85%,可作为临床诊断肺癌的较理想组合。

6.新技术进展　近年来,随着检测技术的发展,众多新技术亦开始用于肺癌的早期诊断,包括痰 DNA 甲基化检测、外周血液循环肿瘤细胞(circulating tumor cell,CTC)、循环肿瘤 DNA(circulating tumor DNA,ctDNA)和呼出气冷凝液(exhaled breath condensate,EBC)检测等。

研究表明,支气管上皮细胞增生、不典型腺瘤样增生组织中常存在 DNA 启动子区域的异常甲基化,即甲基化可能是肺癌发生是早期事件,这为肺癌的早期诊断提供了新途径。p16 是一个重要的抑癌基因,有报道显示,痰标本 p16 高甲基化在肺癌患者确诊前被检测到,且 p16 基因的表达缺失与 NSCLC(特别是鳞癌)患者的预后呈负相关。另有研究表明,肺癌患者痰标本中 MPDZ 基因甲基化检测率达 55%(18/33),且与组织及血浆中的检出率具有良好的一致性,提示针对痰标本中 MPDZ 基因甲基化的检测可较好地反映肺癌组织中基因的甲基化状态。

以外周血 CTC 和 ctDNA 为代表的液体活检被誉为“2015 年十大突破技术”。CTC 是存在于外周血中的各类肿瘤细胞的统称,来自于自发或诊疗操作从实体瘤病灶(原发灶、转移灶)脱落,进入外周血液循环的肿瘤细胞。CTC 的含量非常低,但在肺癌早期诊断中却有巨大的发展前景。国外有学者利用膜过滤分离肿瘤细胞技术在 5 例 CT 未见结节的 COPD 患者外周血中检测到 CTC,追踪监测,这 5 例 COPD 患者在检出 CTC 后的 1~4 年陆续被发现肺部结节,术后证实为早期肺癌,说明 CTC 可能成为高危患者协助筛查和诊断的重要手段。

ctDNA 指由肿瘤细胞释放到血液循环系统中的 DNA。早在 1947 年,DNA 双螺旋结构发现前 6 年,Mandel 和 Metais 就发现血浆中存在游离核酸分子;直到 20 世纪 90 年代,人们才发现游离核酸中携带有肿瘤特有突变小部分,是由肿瘤细胞释放的,即 ctDNA。国外学者利用改良的检查方法 CAPP-Seq,在Ⅰ期肺癌患者中 ctDNA 的检出敏感性可达 50%,Ⅱ~Ⅳ期为 100%,且 ctDNA 水平与肿瘤体积正相关,表明 ctDNA 可作为肺癌早期诊断的方法之一。

EBC 是一种新兴的呼吸道系统疾病检测方法。在人体呼出气中,99.9%以上为氮、氧、二氧化碳、氩 4 种气体,而其他气体成分不足 0.1%,其中包括无机物和有机物两大类,有机物包括烃、醇、酮、酸、胺、酯等。早在 20 世纪末就已发现 EBC 中可检出 3 480 种挥发性有机物,且存在个体差异。挥发性有机物的成分变化可一定程度上能够反映机体的病理、生理状态。随后,研究者选择了 22 种挥发性有机物作为标记物进行分析,结果发现其对肺癌的诊断敏感性和特异性可分别达 72%和 67%。两个大规模多中心研究进一步证实了 9 种挥发性有机物,包括丁烷、戊烷、己烷、庚烷、辛烷、癸烷等,可作为与肺癌关联性更强的标志物,诊断敏感度为 90%,特异度为 83%。

如何联合影像学与上述各种新技术实现肺结节的早期精准诊断,是目前的研究热点。

六、临床肺结节恶性概率的风险评估

关于肺结节恶性概率的风险评估,最著名预测模型是梅奥模型。该模型纳入直径为 4~30mm 的肺部结节,但排除既往有肺癌史或入组前 5 年内有肺外肿瘤史者,最后筛选出年龄、吸烟史、发现肺部结节 5 年前有肺外肿瘤史及结节直径、大小、毛刺、位置为有意义的危险因素指标,具体见下。

表 10-1 肺癌的概率评估

评估标准	恶性肿瘤的概率		
	低(<5%)	中等(5%~65%)	高(>65%)
临床特征[a]	年轻,不吸烟,无恶性肿瘤史,结节小,边缘规则和(或)非上叶	低概率和高概率特征的混合	年长,重度吸烟,有恶性肿瘤史,大结节,边缘不规则和(或)位于上叶
FDG-PET 扫描结果	低至中度临床概率和低 FDG-PET 活性	弱或中度的 FDG-PET 扫描活性	SUV 值增高结节
非手术活检(支气管镜检或 TTNA)	明确良性病变	不能明确	可疑恶性肿瘤
CT 随访	完全或者趋向消散,结节进行性或持续缩小,或≥2 年无增长(实性结节),3~5 年无增长(亚实性结节)	不适用	明确的增长证据

FDG:氟脱氧葡萄糖;TTNA:经胸针吸;a.恶性肿瘤的独立危险因素包括:高龄,现在或曾吸烟,发现肺结节 5 年前有胸外肿瘤史,结节直径较大,毛刺状边缘和位于上叶;老年,现在或曾吸烟,戒烟时间短,结节直径较大和血清 C-反应蛋白水平高,血清癌胚抗原水平高,无钙化,毛刺征和 CT 扫描支气管征。光滑或分叶状边缘,形状不规则和固体衰减的组合情况下,阴性预测值为 86%;b 约 20%肿瘤在随访期内的某些时间点体积会缩小。

梅奥模型表达公式如下。

恶性孤立性肺结节检验前风险概率 $= e^X(1+e^X)$

$X=-6.8272+(0.0391*$年龄$)+(0.7917*$吸烟史$)+(1.3388*$肿瘤史$)+(0.1274*$结节直径$)+(1.0407*$毛刺征$)+(0.7838*$肺上叶$)$

随后亦有多个其他模型产生，如 Gurncy 模型、McWilliams 模型、BIMC 模型等。不同模型的纳入及排除标准略有差异，所得出的结论亦有所不同，这些差异是否与人群特征、CT 扫描参数各异等有关尚待分析。

中华医学会呼吸分会肺癌学组 2015 年发布了《肺部结节诊治专家共识》，推荐了我国肺部结节恶性概率评估方法（表 10-1）。根据该共识，肺结节的恶性概率分为三级，恶性概率<5%为低度恶性，5%～65%为低-中度，>65%为高度。对肺结节恶性概率的评估有助于选择合适的后续检查方法及随访模式。

七、肺结节的临床处理策略

目前，基于危险因素、肺结节类型、恶性概率分级和潜在手术风险（包括术前心血管及肺功能评估、术后并发症等），肺结节患者的基本处理策略包括：外科手术、非手术活检和连续 CT 扫描密切随访观察。

1.外科手术　外科手术是明确诊断的重要途径，对于具有高度恶性概率（>65%）的肺结节，推荐外科手术治疗，除非患者存在手术禁忌证或者无法耐受手术。手术方法包括电视胸腔镜手术（VATS）、开胸及纵隔镜。胸腔镜楔形切除术是诊断高度恶性肺结节的首选方法。

2.非手术活检　非手术活检作为有创检查具有潜在风险，适用于明确中度恶性概率（10%～60%）的肺结节诊断，或患者要求术前获得明确的恶性证据，尤其是预期手术并发症较高的患者。非手术活检方法包括 CT 引导下经皮肺穿刺针吸活检（TTNB）、支气管镜结合支气管内超声（EBUS）、电磁导航支气管镜（ENB）和虚拟支气管镜导航（VBN）。TTNB 适用于靠近胸壁或稍深部位的肺结节，要求周围无肺气肿；而支气管镜技术则适用于部位更接近支气管的肺结节。

3.CT 扫描密切随访　所有 CT 监测随访观察均应选择 HRCT 扫描，其适应证主要包括：恶性概率很低（<5%）或者偏低（30%～40%）的肺结节；具有外科手术治疗或非手术活检的禁忌证；不能耐受外科手术治疗或非手术活检。

八、肺结节的临床处理路径

根据 2013 年 ACCP 发布的第 3 版单发或多发肺结节的临床处理路径指南和 2015 年我国专家肺部结节诊治共识，肺结节的临床处理路径包括以下方法。

1.直径≥8mm 实性肺结节　对于直径≥8mm 的实性肺结节，首先判断肺结节的恶性概率和患者手术风险。若恶性概率很低（<5%），或者恶性概率为低-中度（5%～65%），但是患者具有高手术风险，则推荐首次检查后 3～6 个月、9～12 个月、18～24 个月行 CT 扫描，严格定期随访。对于不能耐受手术的高度恶性概率肺结节，PET 评估后可考虑消融治疗。对于能耐受手术的低-中度（5%～65%）、高度恶性（>65%）概率肺结节，使用 PET

扫描评估代谢活性及临床分期后，可选择外科手术治疗、非手术活检及CT监测。

直径≥8mm实性结节患者的管理流程如图10-7所示。

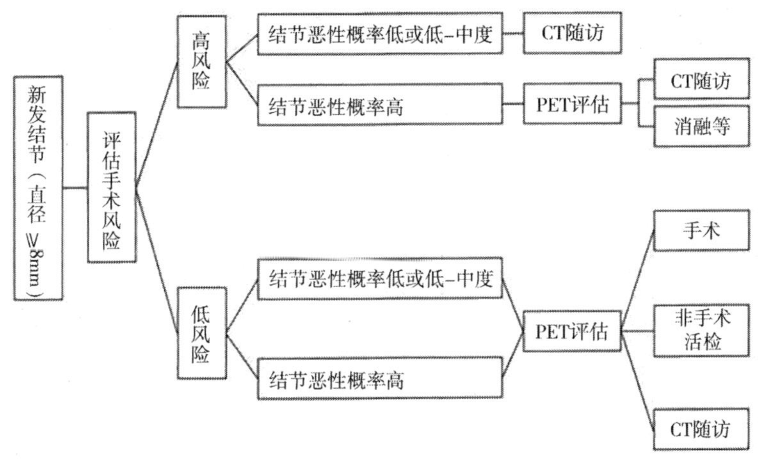

图10-7　直径≥8mm实性结节患者的管理流程

2.直径<8mm实性肺结节　根据肺结节的大小、患者年龄和吸烟史等肺癌危险因素确定CT监测随访的时间和间隔。

直径<8mm实性结节患者的管理流程如图10-8所示。

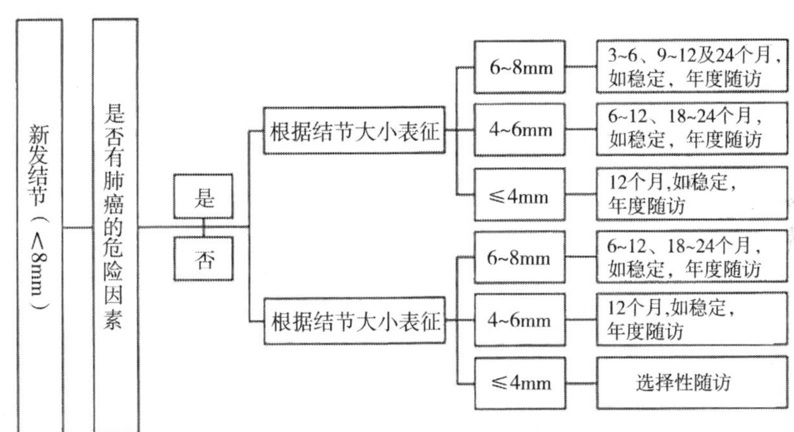

图10-8　直径<8mm实性结节患者的管理流程

3.亚实性肺结节　直径≤10mm的纯磨玻璃肺结节可能为非典型腺瘤样增生（AAH）或原位腺癌（AIS），而对于直径>10mm的纯磨玻璃肺结节，浸润性腺癌（ⅠA）的可能性增加。如果部分实性结节的实性部分体积超过结节总体积50%，或原有的纯磨玻璃肺结节发展为部分实性肺结节，应高度怀疑恶性。

（1）对于直径≤5mm的纯磨玻璃肺结节，通常不需要随访。直径5~10mm的纯磨玻璃肺结节，每年复查1次HRCT，至少3年。对于直径>10mm的纯磨玻璃肺结节，首次HRCT检查3个月后复查，若病灶持续存在，除非患者不能耐受手术，否则建议行非手术活检或外科手术。

(2)对于直径<8mm 的部分实性肺结节,应于首次检查后 3 个月、12 个月、24 个月行 HRCT 扫描,严格定期随访。若结节稳定或消失,此后 3 年每年复查 1 次 HRCT。在随访过程叶中一旦发现实性部分增大,应立即行非手术活检或外科手术治疗。对于直径>8mm的部分实性肺结节,需在首次检查 3 个月后复查 HRCT,若病灶持续存在,则应行 PET 扫描、非手术活检、外科手术等积极处理。对于直径>15mm 的亚实性肺结节,无须复查 HRCT,直接积极处理。

4.多发肺结节　多发肺结节的处理具有一定难度,需综合考虑多个系统,除非证实是肿瘤转移灶,否则应当积极处理。临床研究表明,恶性结节的周围常有数个良性小结节,且小结节直径通常<4mm。2013 年 ACCP 指南推荐,对于多发肺结节,应当谨慎对待每个单独的结节,尤其是当结节直径较大时,可行 PET 扫描进一步评估,不能武断地假定额外的结节是转移灶或良性病变。

九、诊治精要

肺结节作为临床工作中的常见问题,临床医生应该在充分评估潜在风险和收益的基础上,为肺结节患者提供有效、经济的处理路径。

1.直径<8mm 的实性结节,短时间内恶变或转移的可能性较小,可考虑定期随访。

2.直径≥8mm 的实性结节,应精确描述结节的影像学特征,仔细评估结节恶性概率及各种替代管理方案的风险,并结合患者意愿选择定期 HRCT 扫描随访、非手术活检或外科手术处理。

3.亚实性结节的生长速率较实性结节慢,常需要延长监测时间,重点关注实性部分的增长或发展。

第二节　原发性支气管肺癌

原发性支气管肺癌,简称肺癌,是肿瘤细胞源于支气管黏膜或腺体,常有区域性淋巴结转移和血行播散,早期常有刺激性咳嗽、痰中带血等症状,病情进展速度与细胞生物特性有关。肺癌是严重威胁人类健康和生命的疾病,根据世界卫生组织(WHO)2014 年公布的资料显示,肺癌无论是发病率(180 万/年)还是死亡率(159 万/年),均居全球癌症首位。在中国,肺癌也是癌症死亡的首要病因,且发病率及死亡率逐年增加。肺癌患者预后很差,五年生存率极低,2/3 的患者确诊时已失去手术机会。因此,要提高肺癌患者生存率,有赖于早期诊断和早期规范有序的多学科治疗方案。

一、病因和发病机制

肺癌的病因及发病机制尚未明确,但研究表明与下列因素有关。

1.吸烟　大量研究表明,吸烟,特别是吸纸烟,是肺癌发病率和死亡率进行性增加的首要原因。烟雾中的尼古丁、苯并芘、亚硝胺和少量放射性元素钋等均有致癌作用,尤其易致鳞状上皮细胞癌和未分化小细胞癌。与不吸烟者相比，吸烟者发生肺癌的危险性平均高9~10倍，重度吸烟者可达10~25倍。吸烟量与肺癌之间存在着显著的量效关系，开始吸烟年龄越小，吸烟时间越长，吸烟量越大，肺癌的发病率和死亡率越高。被动吸烟或环境吸烟也是肺癌的病因之一，其风险增加20%~30%。鼓舞人心的是戒烟1~5年后，肺癌的发病危险性可减半。美国相关研究结果表明，戒烟2~15年，肺癌发生的危险性进行性减少，此后的发病率与终生不吸烟者相当。

2.大气污染　无论是发达国家还是发展中国家，城市居民的肺癌死亡率均高于乡村，且随城市化的程度而升高。大气污染包括室内小环境和室外大环境污染，室内被动吸烟、燃料燃烧和烹饪过程中均可能产生致癌物。有研究表明，室内用煤、接触煤烟或不完全燃烧物为肺癌的危险因素，特别是对女性腺癌的影响较大。烹饪时释放出的油烟雾也是不可忽视的致癌因素。在重工业城市大气中，存在3,4-苯并芘、氧化亚砷、放射性物质、镍、铬化合物、不燃的脂肪族碳氢化合物等致癌物质。污染严重的城市居民每天吸入空气中的苯并芘量可超过20支纸烟的含量。大气中苯并芘含量每增加1~6.2μg/1 000m^3，肺癌的死亡率可增加1%~15%。另外，大剂量电离辐射可引起肺癌，不同射线产生的效应也不同，如日本广岛原子弹释放的是中子和α射线，长崎仅有α射线，前者患肺癌的危险性高于后者。美国1978年报道，一般人群中电离辐射的来源约49.6%来自自然界，44.6%为医疗照射，其中X线诊断的电离辐射占36.7%。

3.职业因素　已被确认的致人类肺癌的职业因素包括石棉、砷、铬、镍、铍、煤焦油、芥子气、三氯甲醚、氯甲甲醚、烟草的加热产物及铀、镭等放射性物质衰变时产生的氡和氡子气、电离辐射和微波辐射等。这些因素可使肺癌发生危险性增加3~30倍。从接触到发生肺癌的时间与保留的程度有关，通常超过10年，平均为16~17年。其中石棉是公认的致癌物质，接触者肺癌、胸膜和腹膜间皮瘤的发病率平均较高，接触石棉吸烟者的肺癌死亡率为非接触吸烟者的8倍，潜伏期可达20年或更久。另外，铀暴露和肺癌发生之间也有密切关系，尤其是小细胞肺癌。

4.饮食　血清中β胡萝卜素水平低的人，肺癌发生的危险性也高。流行病学调查也表明，较多地食用含β胡萝卜素的绿色、黄色和橘黄色的蔬菜和水果及含维生素A的食物，可减少肺癌发生的危险性，这一保护作用对正在吸烟或既往吸烟的人特别显著。

5.遗传及基因改变

(1)遗传因素：肺癌的许多特征提示肺癌的发生可能与家族相关。经过长期的探索和研究，如Rb基因和p53基因遗传突变可能会发生肺癌。肺癌患者的一级亲属患肺癌或其他肿瘤的危险性增加2~3倍，且其发生可能与吸烟无关。

(2)基因改变：随着分子生物学的不断发展，大量研究表明，某些原癌基因的过度表达或突变可导致癌变。虽然许多基因发生癌变的机制还不清楚，但这些改变最终涉及细胞关键性生理功能的调控，包括增生、凋亡、分化、信号传导及运动等。与肺癌关系密切的癌基因主要有ras癌基因家族编码区的点突变；myc基因家族的扩增、重组和(或)转录控制丧失；Bcl-2、Her2/neu和端粒酶基因的过度表达；c-erb-2、c-fos及c-jun基因等。与肺癌发生、发展相关的分子改变还包括错配修复基因Hmsh2及hPMS1的异常，Akt2、

Raf1 及 p70S6K 的过表达等。其中,肺腺癌的驱动基因主要包括:KRAS、EGFR、ALK、MEK1、BRAF 等;肺鳞癌的驱动基因主要包括:TP53、CDKN2.4、PIK3CA 等。另外,基因流行病学研究也提出了 P450 酶或染色体脆性(致突变物敏感性)基因型与肺癌发生相关。而肺癌的抑癌基因包括 p53、Rb、CDKN2、FHIT 基因等。非小细胞肺癌有 ras 基因突变者预后差,小细胞肺癌出现 c-myc 扩增者预后差。

6.慢性呼吸系统疾病　美国癌症协会将肺结核列为肺癌发病因素之一。结核病患者患肺癌的危险性是正常人群的 10 倍,其主要组织学类型是腺癌。此外,某些肺部疾病包括慢性支气管炎、病毒和真菌(黄曲霉)感染、肺间质纤维化及肺尘埃沉着症等,对肺癌的发生可能也起一定影响。土壤中的硒和锌含量的减少可能与肺癌发生有关。

二、病理和分类

1.按解剖学部位分类

(1)中央型肺癌:发生在主支气管至段支气管的肺癌称为中央型肺癌,约占 3/4,以鳞状上皮细胞癌和小细胞肺癌(small cell lung cancer,SCLC)多见。

(2)周围型肺癌:发生在段支气管以下的肺癌称为周围型肺癌,约占 1/4,以腺癌(adenocarcinoma,ADC)多见。

2.按组织病理学分类　目前,从治疗角度出发,临床上常概括为非小细胞肺癌(non-small cell lung cancer,NSCLC,占 85%以上)和小细胞肺癌两大类,而为临床应用方便,将肺癌主要分为腺癌、鳞癌、大细胞癌和小细胞癌四类。

(1)非小细胞肺癌

1)鳞癌:包括乳头状型、透明细胞型、小细胞型和基底细胞样型。典型的鳞癌细胞大,呈多形性,胞质丰富,有角化倾向,核异形,染色深,细胞间桥多见,常呈鳞状上皮样排列。显微镜下,鳞癌的特征是由很多典型的有丝分裂细胞构成,细胞生长呈复层,形成有角化碎屑的网称为上皮珠。细胞由不同的细胞间桥连接,构成毛刺外观。此类肺癌的恶性程度一致,以中央型肺癌多见,有向管腔内生长的倾向,早期常引起支气管狭窄导致肺不张或阻塞性肺炎。癌组织易变性、坏死,形成空洞或癌性肺脓肿。鳞癌最易发生于主支气管,发展成息肉或无蒂肿块,也常通过侵犯血管和淋巴管后转移到远处或局部淋巴结。

2)腺癌:肺腺癌常表现为周围型实质肿块或磨玻璃结节。典型的腺癌呈腺管或乳头状结构,细胞大小比较一致,圆形或椭圆形,胞质丰富,常含有黏液,核大,染色深,常有核仁,核膜比较清楚。腺癌倾向于管外生长,早期即可侵犯血管、淋巴管,常在原发瘤引起症状前即已转移。2011 年国际肺癌研究学会、美国胸科学会及欧洲呼吸学会(IASLC、ATS、ERS)联合推出了肺腺癌的国际多学科分类新标准。新分类标准不再使用细支气管肺泡癌(BAC)和混合型腺癌的名称,而代之以原位腺癌(AIS)和微浸润腺癌(MIA)命名;AIS 被定义为≤3cm 局限性小腺癌,癌细胞呈铁壁生长,无间质、血管或胸膜浸润,无乳头或微乳头结构,肺泡腔内无癌细胞聚集;MIA 被定义为≤3cm 局限性腺癌,癌细胞以贴壁生长方式为主且浸润灶≤5mm。浸润性腺癌被分为贴壁为主型、腺泡为主型、乳头为主型、微乳头为主型和实性为主型。浸润性腺癌的变异型则包括浸润性黏液腺癌(之前的黏液型 BAC）、胶样腺癌、胎儿型腺癌、肠型腺癌。

3）大细胞肺癌：包括大细胞神经内分泌癌、复合性大细胞神经内分泌癌、基底细胞样癌、淋巴上皮瘤样癌、透明细胞癌、伴横纹肌样表型的大细胞癌。大细胞肺癌较鳞癌和腺癌比缺乏自身特征，由带丰富胞质的较大的恶性细胞组成。细胞较大、但大小不一，常呈多角形或不规则形，呈实性巢状排列，常见大片出血性坏死；癌细胞核大，核仁明显，核分裂象常见，胞质丰富，可分巨细胞型和透明细胞型，透明细胞型易被误认为转移性肾腺癌。大细胞肺癌倾向于发生在周围肺实质。这类肿瘤生长迅速，常侵犯淋巴结和血管，易转移到局部淋巴结和远处器官。其诊断率与送检标本是否得当和病理学检查是否全面有关，电镜研究常会提供帮助。

（2）小细胞肺癌：包括燕麦细胞型、中间细胞型、复合燕麦细胞型。显微镜下可见到肿瘤细胞由相当于淋巴细胞 2~4 倍大小的恶性细胞组成。癌细胞多为类圆形，核充满染色质，核仁大小类似，胞质少（中间细胞型可有较多的胞质），很多细胞处于有丝分裂状态。燕麦细胞型和中间型可能起源于神经外胚层的 Kulchitsky 细胞或嗜银细胞，胞质内含有神经内分泌颗粒，具有内分泌和化学受体功能，能分泌 5-羟色胺、儿茶酚胺、组胺、激肽等肽类物质，可引起类癌综合征。SCLC 通常发生于大支气管，浸润支气管壁，造成管腔狭窄，但不形成分散的支气管内肿瘤。其发生发展的早期多已转移到肺门和纵隔淋巴结，且其易侵犯血管，因此在诊断时大多已有肺外转移。

（3）其他：如果对肿瘤的各部分进行充分的组织学检查，很多肺癌可有两种甚至四种细胞类型，其中以腺鳞癌较常见。还包括类癌、肉瘤样癌、唾液腺型癌（腺样囊性癌、黏液表皮样癌）等。肿瘤的不同细胞分型并不意味着它仅有一种类型的细胞组成，只说明该细胞类型占优势。另外，将鳞癌和腺癌进一步分为高分化、中分化和低分化 3 种，其中高分化者肿瘤生长慢、转移晚、预后较好。大细胞肺癌和 SCLC 基本都是未分化的，不适合这种区分。

三、临床表现

与肿瘤大小、类型、发展阶段、所在部位、有无并发症或转移密切相关。有 5%~15% 的患者常无症状，仅在体检、胸部影像学检查时发现。按表现部位可分为支气管-肺局部表现、肺外胸内扩展表现、胸外转移表现和胸外表现四类。

1.肿瘤引起的局部临床表现

（1）咳嗽：为早期症状，常无痰或少痰的刺激性干咳，当肿瘤引起支气管狭窄后可加重咳嗽，多为持续性，少数表现为高调金属性咳嗽。细支气管-肺泡细胞癌可有大量黏液痰。伴感染时痰量增加，且呈黏液脓性。

（2）痰血或咯血：多见于中央型肺癌。肿瘤向管腔内生长者可有间断或持续性痰中带血，如肿瘤侵蚀大血管则引起大咯血。

（3）呼吸困难或喘鸣：肿瘤向管腔内生长，或转移到肺门淋巴结，导致气道阻塞或压迫主支气管和隆突时，可有呼吸困难、气短、喘息，偶可表现为喘鸣，听诊时可发现局限或单侧哮鸣音。

(4)不规律发热:肿瘤组织坏死物可引起发热,由肿瘤引起的阻塞性肺炎亦可导致发热,且抗生素治疗效果不佳。

(5)体重下降:消瘦为常见症状之一。肺癌发展到晚期,由于肿瘤毒素和消耗,合并感染、疼痛导致食欲减退,可表现为消瘦或恶病质。

2.肿瘤胸内扩展引起的临床表现

(1)胸痛:近半数患者有难以描述的胸痛,由于肿瘤细胞侵犯胸膜所致,也可由阻塞性炎症波及胸膜或胸壁引起。若肿瘤位于胸膜附近,则产生不规则的钝痛或隐痛,于呼吸、咳嗽时加重。肋骨、脊柱受侵犯时可有压痛点,而与呼吸、咳嗽无关。肿瘤压迫肋间神经,疼痛可累及其分布区。

(2)声音嘶哑:约5%的患者肿瘤直接压迫或转移至纵隔淋巴结压迫喉返神经(多见左侧),导致声音嘶哑(图10-9)。

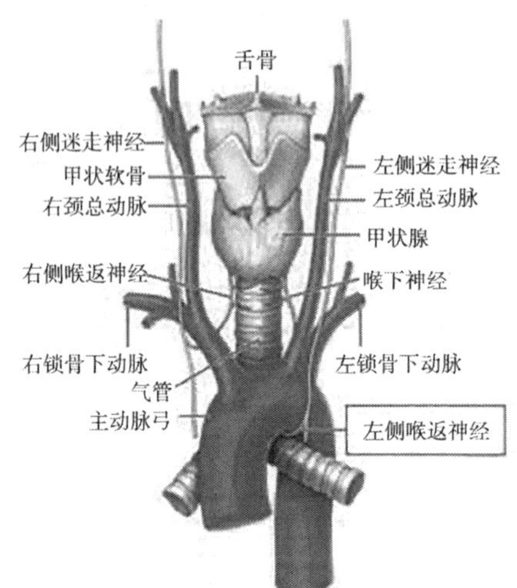

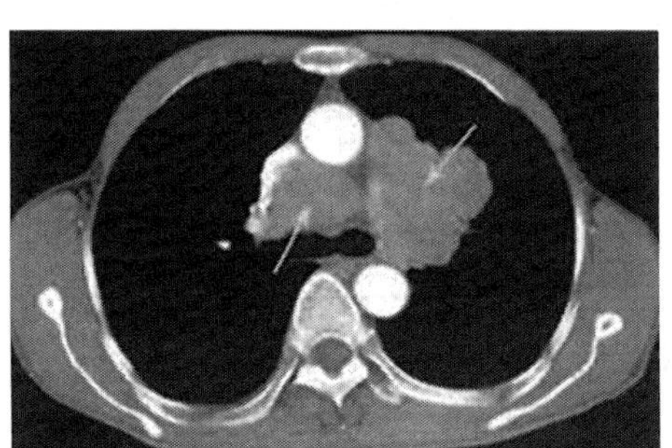

图10-9　喉返神经受压

(3)咽下困难:肿瘤侵犯或压迫食管,可引起咽下困难,尚可引起气管-食管瘘。

(4)胸腔积液:约10%的患者有不同程度的胸腔积液,通常提示肿瘤转移累及胸膜或肺淋巴回流受阻。

(5)上腔静脉阻塞综合征:由上腔静脉被附近肿大的转移性淋巴结压迫或右上肺的原发性肺癌侵犯,或者腔静脉内癌栓阻塞静脉回流引起。表现为头面部和上半身淤血水肿,颈部肿胀,颈静脉怒张,患者常诉进行性领口变紧,前胸壁可见扩张的静脉侧支循环。

(6)Horner综合征:肺尖部肺癌又称肺上沟瘤(Pancoast瘤),易压迫颈部交感神经,导致患侧眼睑下垂、瞳孔缩小、眼球内陷,同侧额部与胸壁少汗或无汗。如肿瘤压迫臂丛神经则以腋下表现为主,向上肢内侧放射的火灼样疼痛,以夜间尤甚。

3.肿瘤胸外转移引起的临床表现　胸外转移的表现可见于3%~10%的患者。以SCLC居多,其次为未分化大细胞肺癌、腺癌、鳞癌。

(1)中枢神经系统表现:可引起颅内压增高,包括头痛、恶心、呕吐、精神状态异常。

少见癫痫发作、偏瘫、小脑功能障碍、定向力和语言障碍。此外还可有脑病、小脑皮质变性、外周神经病变、肌无力等。

(2)骨骼表现:1%~2%的患者由于肿瘤转移到骨骼,引起骨痛和病理性骨折。常见于 SCLC。大多为溶骨性病变,少数为成骨性。肿瘤转移至脊柱后可压迫椎管引起局部压迫和受阻症状。此外,股骨、肱骨和关节的转移也常见,甚至引起关节腔积液。

(3)腹部表现:部分 SCLC 可转移至胰腺,表现为胰腺炎或阻塞性黄疸。其他细胞类型的肺癌也可转移到胃肠道、肾上腺和腹膜后淋巴结,多无临床症状,需依靠 CT、MRI 或 PET 协助诊断。

(4)淋巴结表现:锁骨上淋巴结是肺癌转移的常见部位,可无症状。典型者多位于前斜角肌区,固定且坚硬,逐渐增大、增多,可融合,多无痛感。

4.胸外表现 是指肺癌非转移性胸外表现或称为副癌综合征。

(1)神经肌肉表现:癌性神经肌肉病变是肺癌最常见的非转移性胸外表现,发生率约为 15%。研究表明,其中 56%为 SCLC,22%为鳞癌,16%为大细胞肺癌,5%为腺癌。半数患者没有其他肺癌症状,且 1/3 的神经肌肉病变发生在其他症状出现前或肺癌明确诊断前一年。

主要表现异常有以下几方面。

1)小脑退行性变:如共济失调、眩晕、构音障碍。

2)运动神经病变:表现为进行性消耗,虚弱和肌纤维自发性收缩。

3)多神经炎合并混合的运动和感觉障碍。

4)感觉性神经病变:常开始于麻木,有时面部肢体疼痛,逐渐失去全身各种感觉,反射减弱,偶出现耳聋。

5)精神异常:进行性痴呆,时有抑制性精神错乱,木僵或精神不稳定。

6)肌病:萎缩性轻瘫,特别是肢体肌肉和近端肢体。

7)多发性肌炎:特别是肌肉和近端肢体肌肉疲劳,如盆部和大腿肌肉,消耗明显且有原发肌纤维变性。

8)自主神经系统异常:如体位低血压。

9)骨骼表现:肥大性肺性骨关节病,常见于肺癌,也见于局限性胸膜间皮瘤和肺转移癌(胸腺、子宫、前列腺)。多侵犯上、下肢长骨远端,发生杵状指(趾)和肥大性骨关节病。

(2)库欣综合征:最常见的为 SCLC 或支气管类癌。2%~5%的 SCLC 患者会有此表现,在肿瘤组织中甚至循环血中可测到促肾上腺皮质激素(ACTH)增高。地塞米松不能抑制 ACTH 在尿中的终末代谢物 17-OHCS。

(3)抗利尿激素分泌:可引起畏食、恶心、呕吐等水中毒症状,还可伴有逐渐加重的神经并发症。其特点是低钠(血清钠<135mmol/L)、低渗(血浆渗透压<280mOsm/kg)。

(4)类癌综合征:其典型特征是皮肤、心血管、胃肠道和呼吸功能异常。主要表现为面部、上肢躯干的潮红或水肿、瘙痒、胃肠蠕动增强、腹泻、心动过速、喘息和感觉异常。这些阵发性症状和体征与肿瘤释放不同的血管活性物质有关,除了 5-羟色胺,还包括缓激肽、血管舒缓素和儿茶酚胺。

(5)异位促性腺激素:大部分为大细胞肺癌,主要表现为男性轻度乳房发育和增生性骨关节病。

(6)低血糖:见于鳞癌,是胰岛素分泌增加或胰岛素样活动的结果,切除肿瘤后症状可减轻。

(7)高钙血症:常见于鳞癌,由骨转移或肿瘤分泌过多甲状旁腺素相关蛋白引起。表现为嗜睡、畏食、恶心、呕吐和体重减轻及精神变化。肿瘤切除后血钙水平可恢复正常。

四、辅助检查

1.影像学检查

(1)正侧位胸部X线片:X线片是诊断肺癌最基本的检查方法。配合支气管体层摄片、左(右)、后斜位体层片及病灶体层片可更明确病灶部位。

1)中央型肺癌:早期中央型肺癌在胸部X线片上可无异常所见。有异常者主要表现为支气管狭窄的继发改变,如肺含气量不足表现为局部的密度减低,支气管阻塞,引起肺叶或肺段肺不张,阻塞性肺炎引起小斑片状阴影,阻塞性支气管扩张引起条索状影,局限性肺气肿表现为局限性密度减低及肺纹理稀疏。肺癌发展到中晚期后表现为肺门肿块及支气管阻塞改变。肺门肿块呈球形、椭圆形或不规则状,边缘一般清楚,可有分叶。合并阻塞性肺炎及肺不张者边缘毛糙或不清楚。支气管阻塞改变主要为阻塞性肺炎及肺不张,为肺叶、肺段或一侧肺的密度增高阴影。肺不张伴有肺门淋巴结肿大时,下缘可表现为倒S状影像,是中央型肺癌尤其是右上叶中央型肺癌的典型征象。侧位有时可见肺门肿块呈花冠样表现,为小细胞肺癌的典型表现(图10-10)。

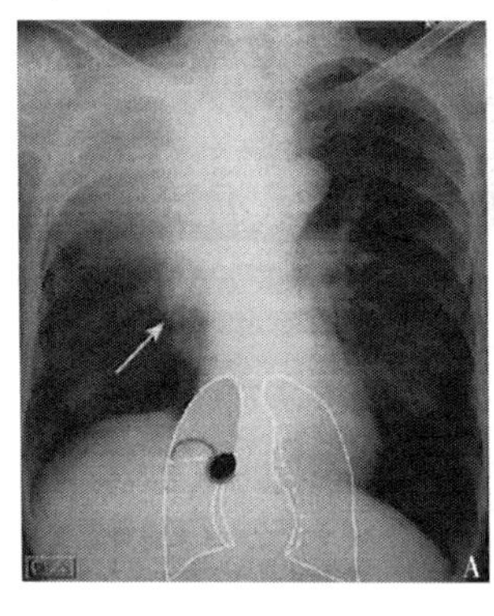

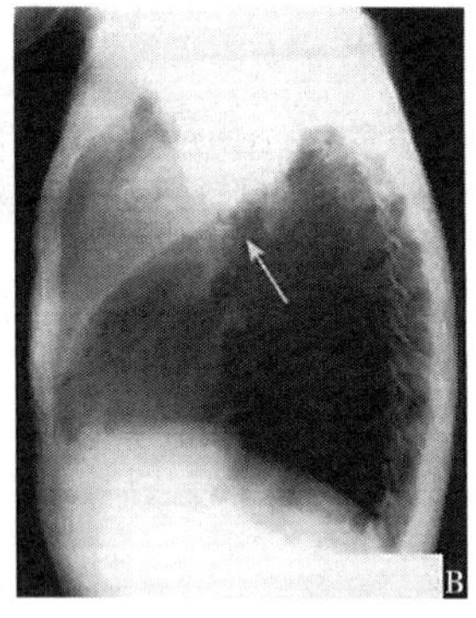

图10-10 胸部X线片小细胞肺癌的典型表现

A.右肺上叶肺癌伴肺不张形成倒S征象;B.侧位片可见肺门肿块成花冠样表现。

2)周围型肺癌:80%以上的早期周围型肺癌表现为结节阴影,典型的表现为圆形或类圆形病灶,密度较均匀,边缘模糊不规则,可见切迹或呈分叶状,周边有短细、长短不一的毛刺样结构(图10-11),有胸膜凹陷征。少数病例为浸润阴影、空洞及条索状表现。进展期肺癌表现为较大的结节或肿块阴影,有或无分叶,边缘模糊或清楚,当肿块较大时其内部发生缺血性坏死,可形成癌性空洞。癌性空洞多为偏心性、厚壁、内壁不规则,可见斑片状坏死物或残存的癌组织。鳞癌有时可形成薄壁空洞。如果癌性空洞继发感染可见空洞内出现液平。肿瘤常侵及胸膜和肋骨,引起胸腔积液和肋骨破坏。X 线片显示肿块有钙化约占 1%。

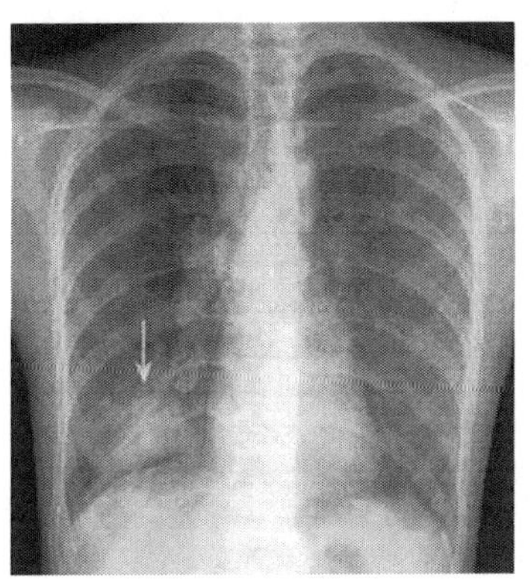

图 10-11　右下肺腺癌

X 线片示右下肺类圆形阴影。

3)细支气管肺泡癌:分结节型和弥漫型两种。结节型与周围型肺癌的圆形病灶不易区分,X 线多表现为单个的圆形阴影。弥漫型为双肺大小不等的结节样阴影,边界清楚,密度较高,随病情发展逐渐增多、增大,甚至融合成肺炎样片状阴影。病灶见常有增深的网状阴影,有时可见支气管充气征(图 10-12)。

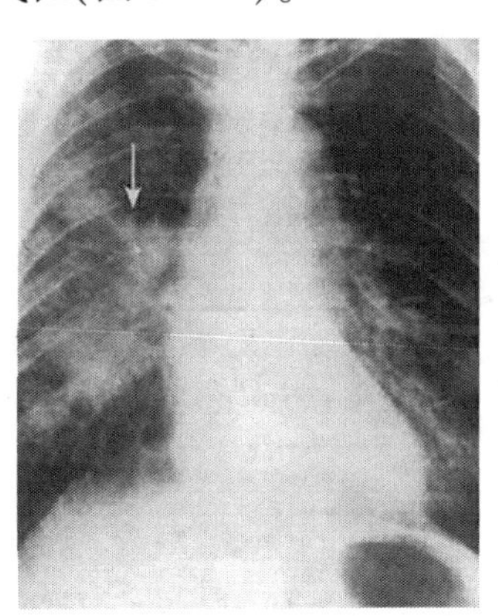

图 10-12　细支气管肺泡癌

双肺大小不等的结节样阴影,密度较高,有些融合成肺炎样片状阴影。

(2)电子计算机 X 线断层显像(computed tomography,CT):胸部 CT 具有更高的分辨率,能分辨普通 X 线不能发现的病变,可显示直径<5mm 的小病灶或中央气管内的病灶和第 6~第 7 级支气管及小血管,明确病灶与气道及周围血管之间的关系,还包括位于心脏后、脊柱旁沟、肺尖、胸膜下及肋膈窦处的病灶,并可了解病灶对周围组织和脏器侵犯的程度,且能显示肺门及纵隔淋巴结肿大,有助于肺癌的临床分期。CT 增强扫描是经肘静脉快速注射造影剂后进行扫描,主要用于明确肺内或纵隔病变与心脏大血管的关系,

确定病变为血管性或非血管性，了解病变的血供情况，帮助鉴别病变的良恶性；还可以较平扫更清晰地显示肺门及纵隔淋巴结情况（图 10-13）。高分辨率薄层 CT（high resolution computed tomography，HRCT）可清晰地显示肿瘤分叶、边缘毛刺、胸膜凹陷，甚至钙质分布类型、支气管充气征和空泡征，推荐作为肺磨玻璃结节影的检查方法（图 10-14）。低剂量螺旋 CT（low-dose spiral CT，LDCT）是通过优化参数，改变管电流、管电压和螺距等来降低辐射剂量，可在 20～30 秒通过一两次屏气扫描整个胸部，消除了呼吸相不一致的层面不连续，避免了漏诊和重复扫描，减少了心脏和大血管搏动产生的伪影，能精确显示肺内小结节的细微结构和边缘特征。LDCT 对肺部筛查有助于发现早期肺癌，特别是周围型非小细胞肺癌，其检出敏感性高于胸部 X 线片及传统 CT，大大降低了肺癌患者的死亡率，且因其较少的辐射量，有效降低了医源性辐射引起恶性病变的风险，是早期肺癌筛查的最佳方式。

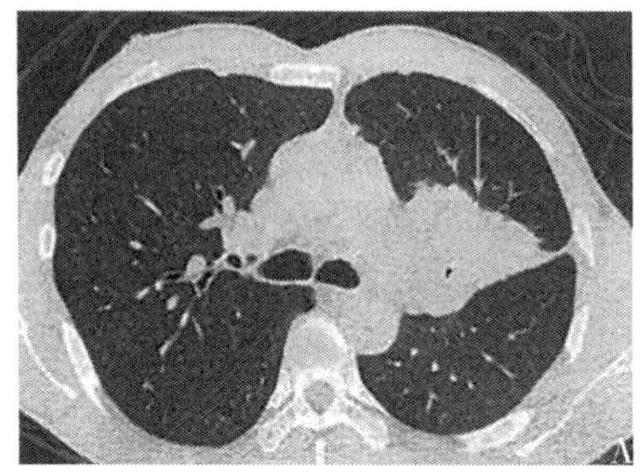
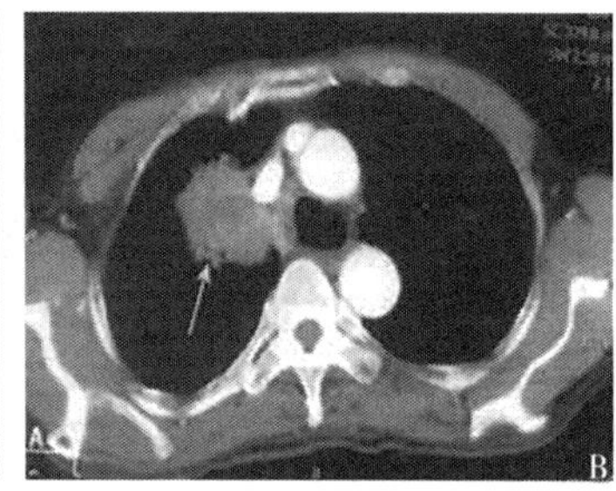

图 10-13 肺鳞癌 CT 表现

A.普通 CT，左上肺鳞癌；B.增强 CT，右上肺鳞癌伴纵隔淋巴结肿大。

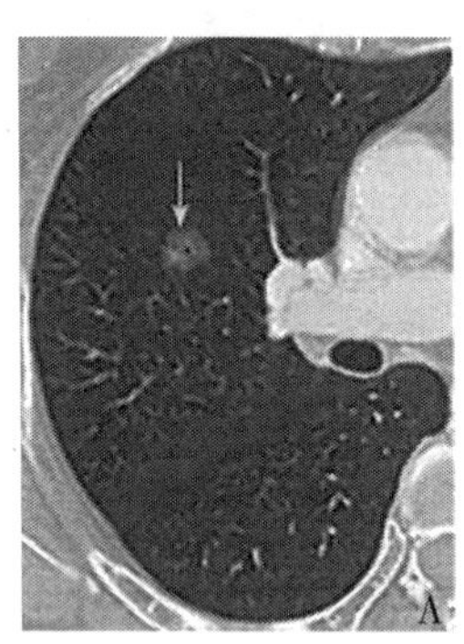
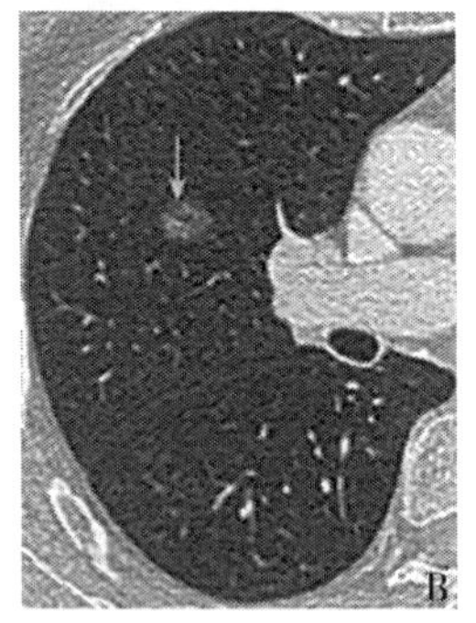

图 10-14 右上肺腺癌

A.普通 CT，磨玻璃结节影；B 高分辨率薄层 CT，空泡征。

其中，周围型肺癌早期多呈局限性小斑片状阴影或磨玻璃结节影，边缘不清，密度较淡，易误诊为炎症或结核。随着肿瘤增大，可形成直径 0.5～1cm、密度较高、边缘毛躁的小结节状阴影。肿瘤增大至直径 2～3cm 后，则呈圆形或类圆形结节，密度增高，边界清楚。可表现为分叶状、有脐凹或细毛刺状阴影（图 10-15）。如肿瘤向肺门淋巴结蔓延，可见其间引流淋巴管增粗形成条索状阴影伴肺门淋巴结增大。癌组织坏死与支气管相通后,表现为厚壁、偏心、内缘凹凸不平的癌性空洞(图 10-16)。继发感染时,空洞内可出现液平。腺癌的影像学表现多种多样,经支气管播散后可表现为类似支气管肺癌的斑片状浸润阴影;侵犯胸膜可引起胸腔积液;侵犯肋骨可导致骨质破坏。

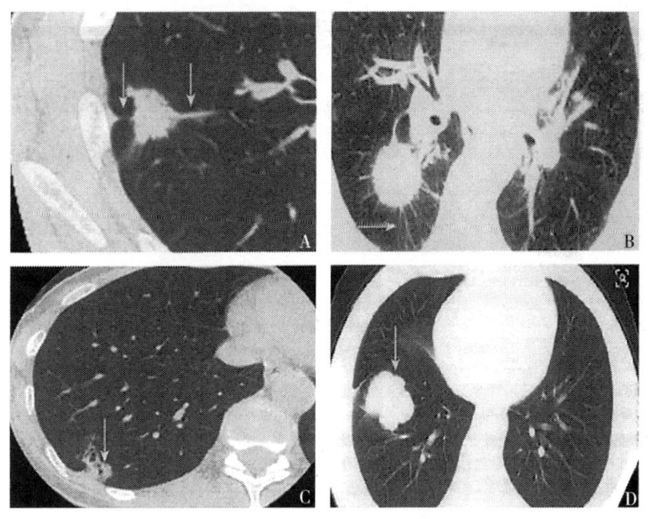

图 10-15 周围型肺癌影像学特点

A.右肺上叶腺癌显示胸膜凹陷征,血管集束征;B.右下肺腺癌毛刺征;C.右下肺腺癌显示空泡征;D.右上肺鳞癌显示分叶征。

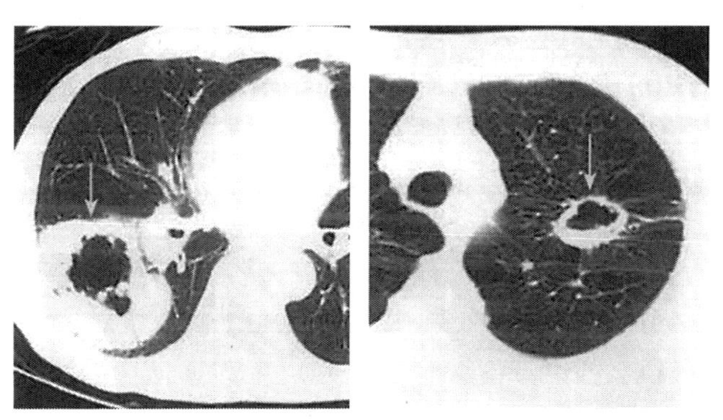

图 10-16 癌性空洞

表现为厚壁偏心空洞。

(3)正电子发射基选集体层显像(positron emission tomography,PET):与正常细胞相比,肺癌细胞的代谢及增生加快,对葡萄糖的摄取增加,注入体内的 18-氟-2 脱氧 D-葡萄糖(FDG)可相应地在肿瘤细胞内大量聚集,其相对摄入量可以反映肿瘤细胞的侵袭性及生长速度,可用于肺癌及淋巴结转移的定性诊断,诊断肺癌骨转移也有较好的价值。PET 对肺癌的敏感性可达 95%,特异性可达 90%,对发现转移灶也很敏感,但为肺泡细胞癌、结节直接<8mm 及孤立性磨玻璃结节的敏感性较差。PFT 可作为临床上肺癌分期、评价疗效及复发和转移的参考依据。

(4)骨 γ 闪烁显像:可以了解有无骨转移,其敏感性、特异性和准确性分别为 91%、88%、89%。若用核素标记促生长素抑制素类似物显像将更有利于 SCI-C 的分期诊断。核素标记的抗 CEA 抗体静脉注射后的显像,也可提高胸腔内淋巴结的检出率。

(5)磁共振显像(magnetic resonance imaging,MRI):对明确肿瘤与大血管之间的关系上优于 CT,但发现小病灶(<5mm)方面不如 CT 敏感。

2.痰细胞学检查　3 次以上符合标准的痰标本可使中央型肺癌和周围型肺癌诊断率分别提高到 80%和 50%。如患者痰少或不易咳出,可吸入加温的 10%~15%生理盐水或 20%丙二醇进行痰诱导。影响痰细胞学诊断的因素有以下几种。

(1)痰标本不适当,无肺泡巨噬细胞时常提示痰标本可能不是来自下呼吸道,痰中混有脓性成分可引起恶性细胞液化。

(2)痰标本送检次数少于 3 次可明显减少阳性检出率。

(3)细胞病理学医生经验,需尽可能仔细地检查痰涂片的全部视野,且应具备丰富的识别恶性细胞的能力。

3.支气管镜检查　现已广泛应用于肺癌的诊断。对于支气管镜可见的病变可行刷片、取活检、灌洗检查,其刷检诊断率可达 92%,活检诊断率可达 93%。但其缺点是活检得到的标本量较少,偶尔在处理黏膜下深部病变时活检钳不能夹到恶性细胞,可出现假阴性结果,而此时增加支气管针吸检查可提高诊断率。经支气管镜肺活检(transbronchoscopic lung biopsy,TBLB)可显著提高周围型肺癌的诊断率。对于直接>4cm 的病变,诊断率可达 50%~80%。但对于直径<2cm 的病变,诊断率仅为 20%左右。

近年,支气管内超声(EBUS)和自荧光支气管镜(AFB)在肺癌早期诊断中发挥着越来越重要的作用。EBUS 将支气管镜和超声联系起来,弥补肉眼不足,提高外周孤立肺结节活检的阳性率,提高对纵隔淋巴结分期的准确度,提高早期支气管内肿瘤(原位癌)检出率,并可指导局部治疗。AFB 可实时采集图像,检测出气管支气管黏膜中很小区域的荧光变化,对气管支气管树上异常荧光区域黏膜的活检可增加小的恶变前病灶(发育异常)或早期恶变(原位癌)的检出率。目前,一种新型实时电磁制导系统复合支气管镜检查在临床应用中获得了令人满意的效果,即 Super Dtmension 电磁-影像制导定位和导航系统[电磁导航支气管镜(electromagnetic navigation bronchoscopy,ENB)]。ENB 可帮助标准支气管镜到达不可及的小的可疑肺外围病变并穿刺获取组织学诊断。此系统超出了传统支气管镜检查的范围,提供了微侵入式诊断肺部病变的优选方案,其诊断率为 66%~100%,亦与病灶大小密切相关。

4.经胸壁细针穿刺活检　可经皮或经支气管镜进行针吸细胞学检查。还可在超声波、CT 或 X 线引导下进行。

(1)浅表淋巴结针吸细胞学检查:在局麻下或不局麻时对锁骨上或腋下肿大浅表淋巴结行针吸细胞学检查。对于质地硬、活动差的淋巴结可得到很高诊断率。

(2)经皮针吸细胞学检查:对于病变靠近胸壁者,可在超声引导下针吸活检,病变不近胸壁时,可在 CT 或透视下穿刺针吸或活检。由于针刺吸去的细胞数量有限,可出现假阴性结果。为提高诊断率,可重复检查。经皮针吸细胞学检查常见并发症是气胸,发生率为25%~30%。发生气胸的主要诱发因素是原有慢性阻塞性肺疾病(COPD)。有研究表明,有COPD患者行经皮针吸细胞学检查后,气胸发生率可达46%,而无COPD患者仅7%。

(3)经支气管镜针吸细胞学检查:对于周围型病变和气管、支气管旁淋巴或肿块,可经支气管镜针吸细胞学检查。与TBLB及EBUS合用时,可将中央型肺癌的诊断率提高到95%,弥补活检钳夹不到黏膜下病变时所造成的漏诊。

5.其他组织检查　手术摘除浅表淋巴结,如锁骨上、前斜角肌或腋下淋巴结做病理检查,可判断有无肿瘤转移及细胞类型。纵隔镜检查可明确有无纵隔淋巴结转移,对判断手术切除肿瘤可能性颇有帮助。胸腔积液性质不明,反复查脱落细胞,或疑有胸膜肿瘤或肺转移时,可采用胸膜活检或胸腔镜直视下活检。

6.剖胸探查　对高度怀疑肺癌、经上述检查方法都未能确诊且可耐受手术的患者,应及时剖胸探查,以免失去手术机会。

7.肿瘤标志物检查　部分肺癌患者的血清和切除的肿瘤组织中含有一种或多种生物活性物质,如激素、酶、抗原和癌胚蛋白等。其中癌胚抗原(CEA)对肺癌的诊断阳性率为40%~50%,特别是在肺腺癌中,阳性率及特异性较高,有研究表明,CEA对诊断肺癌的特异性为82.76%,对腺癌的敏感性为72.73%。鳞癌相关抗原(SCC-Ag)对鳞癌的特异性高于CEA,但敏感性低于CEA,诊断肺鳞癌的阳性率为44.41%。细胞角蛋白19片段(CYR-FA21-1)对诊断和鉴别诊断、观察病情变化有一定帮助。神经元特异性烯醇化酶(NSE)、胃泌素释放肽前体(ProGRP)对小细胞癌较敏感。但这些肿瘤标志物敏感性还不够高,往往在肿瘤负荷较重时才显著升高,限制了肺癌早期诊断的临床价值。但多个肿瘤标志物的联合检测可弥补部分不足。胸腔积液肿瘤标志物的诊断价值优势高于血清检查,但已为晚期。

五、诊断

1.提高早期诊断意识　40岁以上,吸烟,并具有以下特点者应立即采取相应的检查以便早期诊断。

(1)持续2周以上刺激性咳嗽,治疗无效。

(2)原有慢性呼吸道疾病,近期出现咳嗽性质改变。

(3)单侧局限性哮鸣音,不因咳嗽改变。

(4)反复同一部位肺炎,尤其是肺段肺炎,抗生素治疗效果不佳。

(5)原因不明的肺脓肿,无异物吸入史和中毒症状,抗生素效果差。

(6)原因不明的关节疼痛及杵状指(趾)。

(7)影像学发现局限性肺气肿,肺段或肺叶不张,相通支气管可疑狭窄。

(8)短时间内孤立性圆形、类圆形病灶和单侧肺门阴影体积增大、实性成分增多。

(9)原有稳定性肺结核病灶,其他部位出现新病灶,抗结核治疗后病灶反而增大或形成空洞,痰结核分枝杆菌阴性。

(10)不明原因的迁移性、栓塞性下肢静脉炎。

2.肺癌的早期筛查　2011年8月新英格兰医学杂志发表的大规模低剂量CT(LDCT)

对比胸部X线片筛查肺癌的随机对照研究结果表明，对高危人群用LDCT筛查肺癌可较胸部X线片降低20%的肺癌死亡率（$P=0.004$）。基于这一里程碑式研究，美国国家癌症协作网推荐对所有年龄55~74岁，吸烟≥30年×包，或者年龄≥50岁，吸烟≥20年×包并有额外的肺癌危险因素人群进行年度LDCT筛查，并制订了详细随访方案。

六、分期

肺癌分期对选择恰当的治疗方法和判断预后具有重要意义。包括原发肿瘤的位置和大小、向肺外生长的情况，以及有无局部、肺门和纵隔淋巴结转移及远处转移。

1.TNM分期　国际抗癌联盟（UICC）在第7版肺癌TNM分期标准的基础上于2015年7月发布了第八版肺癌TNM分期（表10-2）。

2.SCLC分期　SCLC分期采用的是局部和广泛两期分类法。国际肺癌研究协会（IASLC）经讨论达成共识：局限期肿瘤局限于单侧胸腔内及其所引流的区域淋巴结、双侧的纵隔淋巴结和锁骨上淋巴结，且无该肺的广泛转移；同侧的胸腔积液、喉返神经受侵及上腔静脉阻塞也列为局限期。一般认为，TNM分期中的Ⅰ~Ⅲ期相当于SCLC的局限期。

七、鉴别诊断

1.肺结核

（1）肺结核球：应与周围型肺癌鉴别。结核球多见于年轻患者，病灶多位于结核好发部位，如肺上叶尖后段和下叶背段。一般无症状，病灶边界清楚，密度高，可有包膜，时含钙化点，周围有纤维结节状病灶，多年不变。

（2）粟粒性肺结核：应与弥漫型细支气管肺泡癌相鉴别。通常粟粒性肺结核患者年龄较轻，有发热、盗汗等全身中毒症状，呼吸道症状不明显。影像学表现为细小、分布均匀、密度较淡的粟粒样结节。经支气管镜肺活检有助于明确诊断。

表10-2　NSCLC的TNM分期

原发肿瘤（T）
Tx　未发现原发肿瘤，或者通过痰细胞学或支气管灌洗发现癌细胞，但影像学及支气管镜无法发现
T_0　无原发肿瘤的证据
T_{is}　原位癌
T_1　肿瘤最大径≤3cm，周围包绕肺组织及脏层胸膜，支气管镜见肿瘤侵及叶支气管，未侵及主支气管
T_{1a}（MIA）　肿瘤最大径≤1cm
T_{1b}　肿瘤最大径>1cm，≤2cm
T_{1c}　肿瘤最大径>2cm，≤3cm

（续表）

原发肿瘤(T)

T_2　肿瘤最大径>3cm，≤5cm；侵犯主支气管(不常见的表浅扩散型肿瘤，不论体积大小，侵犯限于支气管壁时，虽可能侵犯主支气管，仍为 T_1)，但未侵及隆突；侵及脏胸膜；有阻塞性肺炎或者部分肺不张。符合以上任何一个条件即归为 T_2

T_{2a}　肿瘤最大径>5cm，≤4cm

T_{2b}　肿瘤最大径>4cm，≤5cm

T_3　肿瘤最大径>5cm，≤7cm。直接侵犯以下任何一个器官，包括：胸壁(包含肺上沟瘤)、膈神经、心包；同一肺叶出现孤立性癌结节。符合以上任何一个条件即归为 T_3

T_4　肿瘤最大径>7cm；无论大小，侵及以下任何一个器官，包括：纵隔、心脏、大血管、隆突、喉返神经、主气管、食管、椎体、膈肌；同侧不同肺叶内孤立癌结节

区域淋巴结(N)

N_x　区域淋巴结无法评估

N_0　无区域淋巴结转移

N_1　同侧支气管周围及(或)同侧肺门淋巴结及肺内淋巴结有转移，包括直接侵犯而累及的

N_2　同侧纵隔内及(或)隆突下淋巴结转移

N_3　对侧纵隔、对侧肺门、同侧或对侧前斜角肌及锁骨上淋巴结转移

远处转移(M)

M_x　远处转移不能被判定

M_0　没有远处转移

M_1　远处转移

M_{1a}　局限于胸腔内，包括胸膜播散(恶性胸腔积液、心包积液或胸膜结节)及对侧肺叶出现癌结节(许多肺癌胸腔积液是由肿瘤引起的，少数患者胸液多次细胞学检查阴性，既不是血性也不是渗液，如果各种因素和临床判断认为渗液和肿瘤无关，那么不应该把胸腔积液纳入分期因素)

M_{1b}　远处器官单发转移灶为 M_{1b}

M_{1c}　多个或单个器官多处转移为 M_{1c}

(3)肺门淋巴结结核：易与中央型肺癌相混淆。多见于儿童、青年。多有发热、盗汗等结核中毒症状。PPD 试验常阳性，抗结核治疗有效。

2.肺炎　约 1/4 的早期肺癌以肺炎形式表现。若无毒性症状，抗生素治疗后炎症吸收缓慢，或同一部位反复发生肺炎时，应警惕肺癌的可能，尤其是段、叶性病灶，伴有体积缩小者。

肺部慢性炎症机化后形成团块状炎性假瘤，也易与肺癌相混淆。但炎性假瘤往往形态不规则，边缘不光滑，有密度较高的核心，易伴有胸膜增厚，病灶长期无明显变化。

3.肺脓肿　癌性空洞继发感染，应与原发性肺脓肿鉴别。原发性肺脓肿起病急，中毒症状严重，多有寒战、高热、咳嗽、咳大量脓臭痰等症状。影像学表现为均匀的大片状炎

性阴影,空洞内常见较深液平。血常规可发现白细胞和中性粒细胞增多。癌性空洞继发感染,常为刺激性咳嗽、反复血痰,随后出现感染、咳嗽加剧。影像学可见癌性肿块影有偏心空洞,壁厚,内壁凹凸不平。结合支气管镜检查和痰脱落细胞检查可助于明确诊断。

4.结核性胸腔积液　结核性胸膜炎的胸液多为透明,草黄色,有时为血性。癌性胸液则多为血性,但肿瘤阻塞淋巴管时,可有漏出性胸液。胸腔积液常规、结核分枝杆菌和病理检查有助于明确诊断。

5.结节病　典型的结节病为双侧肺门及纵隔淋巴结对称性肿大,可伴有胸内网状、结节状阴影。组织活检病理证实或符合结节病。

6.纵隔淋巴瘤　颇似中央型肺癌,常为双侧性,可有发热等全身症状,支气管刺激症状不明显,痰脱落细胞检查阴性。

7.肺部良性肿瘤　许多良性肿瘤在影像学上与恶性肿瘤难鉴别。其中尤以支气管腺瘤、错构瘤等更难,可参阅有关章节。

八、治疗

1.治疗原则　肺癌应当采取多学科综合治疗与个体化治疗相结合的原则,即根据患者的机体状况、肿瘤的 TNM 分期,病理组织学类型采取多学科综合治疗的模式,有计划、合理地应用手术、化疗、放疗等治疗手段,以期达到最大限度地延长患者的生存时间、提高生存率、控制肿瘤进展和改善患者的生活质量。近年来,肺癌的分子分型和分子靶向、免疫治疗成为基础与临床研究的热点,不少成果已经用于临床。

2.治疗方法

(1)外科手术治疗:解剖性肺切除术是肺癌的主要治疗手段,也是目前临床治愈肺癌的重要方法。电视辅助胸腔镜手术(video-assisted thoracic surgery,VATS)已经是成熟的胸部微创手术技术,可以完成肺叶切除、肺段切除、袖式切除等各种手术方式。肺切除术分为完全性切除、不完全性切除和不确定性切除。应力争完全性切除,以期达到完整地切除肿瘤,减少肿瘤转移和复发,并且进行精准的病理 TNM 分期,力争分子病理分型,指导术后综合治疗。手术适应证:①Ⅰ、Ⅱ期和部分$Ⅲ_A$期($T_{1\sim2}N_2M_0$;$T_3N_{1\sim2}M_0$;$T_4N_{0\sim1}M_0$可完全性切除)NSCLC 和局限期 SCLC;②部分Ⅳ期 NSCLC,主要指孤立性转移瘤,如单发对侧肺转移,单发脑或肾上腺转移者;③临床难以与肺癌鉴别的情况,包括肺部的结节、肿块、实变、空洞、GCO 和浸润性阴影等。

(2)化疗:分为姑息化疗、辅助化疗和新辅助化疗,应当严格掌握治疗的适应证,在肿瘤内科医师主导下进行。化疗应当充分考虑患者的病情、体力状况,评估患者可能的获益和对治疗的承受能力,及时评估疗效,密切监测并有效防治不良反应。

化疗的适应证为:①失去手术机会的晚期肺癌患者,体力状况(performance status,PS)评分≤2 分,重要脏器功能可耐受化疗,对于 SCLC 的化疗,PS 评分可放宽到 3 分;②术后辅助治疗:具有高危险因素的$Ⅰ_B$期患者可以考虑选择性地进行辅助化疗。高危因素包括:分化差、神经内分泌癌(除外分化好的神经内分泌癌)、脉管受侵、楔形切除、肿瘤直径>4cm、脏层胸膜受累和淋巴结清扫不充分等。完全切除的Ⅱ~Ⅲ期 NSCLC 患者,推荐含铂两药方案术后辅助化疗 4 个周期;③新辅助化疗:对可切除的Ⅲ期 NSCLC 患者可选择 2 个周期的含铂两药方案行术前短程新辅助化疗。手术一般在化疗结束后 2~4 周进行;④SCLC 患者的药物治疗:局限期 SCLC 患者推荐化疗、手术和放疗为主的综合治疗。具体化疗方案如表 10-3 和表 10-4 所示。

(3)放射治疗:肺癌放疗包括根治性放疗、姑息放疗、辅助放疗、预防性放疗等。放疗的适应证:放疗可用于因身体原因不能手术治疗的早期 NSCLC 患者的根治性治疗、可手术患者的术前及术后辅助治疗、局部晚期病灶无法切除患者的局部治疗和晚期不可治愈患者的重要姑息治疗手段。Ⅰ期 NSCLC 患者不适合手术或拒绝手术时,大分割放射治疗是有效的根治性治疗手段,推荐立体定向放射治疗(stereotactic body radiation therapy, SBRT)。对于接受手术治疗的 NSCLC 患者,如果术后病理手术切缘阴性而纵隔淋巴结阳性(pN_2期),除了常规接受术后辅助化疗外,建议加用术后放疗,建议采用先化疗后序贯放疗的顺序。对于切缘阳性的 pN_2期肿瘤,如果患者身体许可,建议采用术后同步放化疗。对切缘阳性的患者,放疗应当尽早开始。对于因身体原因不能接受手术的Ⅱ~Ⅲ期 NSCLC 患者,如果身体条件许可,应当给予适形放疗结合同步化疗。

表 10-3　非小细胞肺癌常用一线化疗方案

化疗方案	剂量	用药时间	时间及周期
TP 方案			
紫杉醇	$135\sim175mg/m^2$	第 1 天	
顺铂或卡铂			21 天为一个周期,4~6 个周期
顺铂	$75mg/m^2$	第 1 天	
卡铂	AUC=5~6	第 1 天	
GP 方案			
吉西他滨	$1000\sim1250mg/m^2$	第 1,8 天	
顺铂或卡铂			21 天为一个周期,4~6 个周期
顺铂	$75mg/m^2$	第 1 天	
卡铂	AUC=5~6	第 1 天	
长春瑞滨	$25mg/m^2$	第 1,8 天	21 天为一个周期,4~6 个周期
顺铂	$70\sim80mg/m^2$	第 1 天	
DP 方案(非鳞癌)			
培美曲塞	$500mg/m^2$	第 1 天	
顺铂或卡铂			21 天为一个周期,4~6 个周期
顺铂	$75mg/m^2$	第 1 天	
卡铂	AUC=5~6	第 1 天	

表 10-4 小细胞肺癌常用一线化疗方案

化疗方案	剂量	用药时间	时间及周期
EP 方案			
足叶乙甙	100mg/m²	第 1~第 3 天	21 天为一个周期,4~6 个周期
顺铂	75~80mg/m²	第 1 天	
EC 方案			
足叶乙甙	100mg/m²	第 1~第 3 天	21 天为一个周期,4~6 个周期
卡铂	AUC=5~6	第 1 天	
IP 方案			
伊立替康	60mg/m²	第 1、第 8、第 15 天	21 天为一个周期,4~6 个周期
顺铂	60mg/m²	第 1 天	
IC 方案			
伊立替康	60mg/m²	第 1、第 8、第 15 天	21 天为一个周期,4~6 个周期
卡铂	AUC=5	第 1 天	

(4)分子靶向治疗:肺癌分子靶向药物治疗是近年来发展非常迅速的新兴肿瘤治疗方式。与不良反应很大的化疗相比,肺癌的分子靶向药物疗法最显著的优势就是能够瞄准肿瘤细胞上特有的靶点准确打击肿瘤,因而不良反应小。目前临床常用的分子靶向药物包括:①以 EGFR 为靶点的埃克替尼、吉非替尼、厄洛替尼等;②以血管生成为靶点的贝伐单抗、血管内皮抑素等;③以 ALK 为靶点的克唑替尼等。

随着对治疗前病理亚型(鳞癌 vs.非鳞癌)及 EGFR(表皮生长因子受体)基因检测的开展,“精准化治疗”也逐渐应用到临床。对于腺癌、大细胞癌和组织学类型不明确的 NSCLC,应检测其 EGFR 突变状态。对于无突变或不明者,若其 PS 评分为 0~1 分,一线治疗可采用化疗;或贝伐珠单抗联合化疗(符合标准);或顺铂/培美曲塞;对 PS 2 分者采用西妥昔单抗/长春瑞滨/顺铂治疗或化疗;PS 3~4 分者只能接受支持治疗。对于 EGFR 突变者,可选用靶向治疗。部分药物已在晚期 NSCLC 治疗中显示出较好的临床疗效,其中包括表皮生长因子受体-酪氨酸激酶抑制剂(EGFR-TKI)和西妥昔单抗。EGFR-TKI 如吉非替尼、厄洛替尼和国产埃克替尼等可考虑用于化疗失败或无法接受化疗的患者。对于 EGFR 基因突变检测阳性的患者,一线治疗也可选择上述的 EGFR-TKI。针对存在 EML4-ALK 融合基因的患者,ALK 抑制剂克唑替尼被推荐用于该类患者的靶向治疗。

而对于鳞癌患者,不推荐 EGFR 基因突变检测,直接参考一线化疗方案治疗。对 PS 评分为 0~2 分的鳞癌患者可采用化疗或西妥昔单抗/长春瑞滨/顺铂,之后评估疗效;对于 PS 评分为 3~4 分者只采用支持治疗。当肿瘤进展时采用二线治疗,若有效或疾病稳定,则在完成 4~6 个周期治疗后行再次评估。有效或稳定者继续当前治疗至疾病进展,可继续西妥昔单抗维持治疗,或换药维持治疗(厄洛替尼或多西他赛),或观察。

(5)免疫治疗:随着肿瘤免疫学及分子生物学研究的不断深入,肺癌的免疫治疗逐渐得到广泛关注,并为临床肺癌患者提供了一种新的治疗方向。例如肺癌单克隆抗体依普利单抗针对的一种单克隆抗体,可通过阻断细胞毒T淋巴细胞相关抗原4(cytotoxic T lymphocyte-associated antigen-4,CTLA4)与其配体B7分子的结合,从而可以促进T淋巴细胞的活化与增生,提高机体对肿瘤免疫能力。程序性死亡分子1抗体(anti-PD-1 antibody)能够阻断PD-1与其受体的结合,从而避免因T细胞的免疫耐受所导致的免疫逃逸,这些研究成果均预示着免疫疗法在肺癌治疗方面广阔的前景。

(6)肺癌其他治疗:目前包括中医中药、射频消融等治疗方式。部分中药具有一定免疫调节作用和抑制作用,不良反应不大。但尚缺乏反应率较高的能使肺癌达到部分或完全缓解的多中心临床验证药物。

九、预后与预防

影响肺癌治疗效果的因素很多,包括肺癌的生物学特性、TNM分期、病理类型、部位及肿瘤倍增时间等因素,都是影响肺癌治疗效果和患者预后的重要因素。从总体上说肺癌的预后仍然很差,其5年生存率仅为15.2%。提高早期筛查及早期诊断率是降低肺癌死亡率的根本,肺癌患者的预后取决于能否早期诊断、及时合理治疗。为了进一步预防肺癌的发生,全社会应广泛宣传吸烟的危害、大力提倡戒烟(尤其是避免年轻人开始吸烟)、公共场所禁止吸烟;加强劳动保护,积极开展防癌宣传教育;对高危人群进行重点普查,做到早期发现、早期诊断和早期治疗,从而使更多肺癌患者能够从中获益。

(郭水根)

第十一章 慢性阻塞性肺疾病

第一节 疾病概述

一、定义

慢性阻塞性肺疾病(chronic obstructive pulmonary disease,COPD)简称慢阻肺,是一种以持续气流受限为特征的可以预防和治疗的常见疾病,气流受限多呈进行性发展,与气道和肺对有毒颗粒或气体的慢性炎症反应增强有关。急性加重和合并症对个体患者整体疾病的严重程度产生影响。慢性气流受限由小气道疾病(阻塞性支气管炎)和肺实质破坏(肺气肿)共同引起,两者在不同患者所占比重不同。

通常,慢性支气管炎是指在除外慢性咳嗽的其他已知病因后,患者每年咳嗽、咳痰3个月以上,并连续2年以上者。肺气肿则是指肺部终末细支气管远端气腔出现异常持久的扩张,并伴有肺泡壁和细支气管破坏而无明显的肺纤维化。当慢性支气管炎和肺气肿患者的肺功能检查出现持续气流受限时,则可诊断为慢阻肺;如患者仅有"慢性支气管炎"和(或)"肺气肿",而无持续气流受限,则不能诊断为慢阻肺。

虽然支气管哮喘(哮喘)与慢阻肺都是慢性气道炎症性疾病,但二者的发病机制不同,临床表现及对治疗的反应性也有明显差别。大多数哮喘患者的气流受限具有显著的可逆性,这是其不同于慢阻肺的一个关键特征。但是,部分哮喘患者随着病程延长,可出现较明显的气道重塑,导致气流受限的可逆性明显减小,临床很难与慢阻肺相鉴别。慢阻肺和哮喘可以发生于同一患者,且由于两者都是常见病、多发病,这种概率并不低。

一些已知病因或具有特征性病理表现的气流受限疾病,如支气管扩张症、肺结核、弥漫性泛细支气管炎和闭塞性细支气管炎等均不属于慢阻肺。

二、流行病学

慢阻肺是一种严重危害人类健康的常见病和多发病,严重影响患者的生命质量,病死率较高,并给患者及其家庭及社会带来沉重的经济负担。2007年对我国7个地区20 245名成年人的调查结果显示,40岁以上人群中慢阻肺的患病率高达8.2%。2018年中国成人肺部健康研究(CPHS)对10个省市50 991名人群调查显示20岁及以上成人的慢阻肺患病率为8.6%,40岁以上则高达13.7%,首次明确我国慢阻肺患者人数近1亿,慢阻肺已经成为与高血压、糖尿病"等量齐观"的慢性疾病,构成重大疾病负担。据统计2013年中国慢阻肺死亡人数约91.1万人,占全世界慢阻肺死亡人数的1/3,远高于中国肺癌年死亡人数。据全球疾病负担研究项目估计,2020年慢阻肺将位居全球死亡原因的第3位。世界银行/WHO的资料表明,至2020年慢阻肺将位居世界疾病经济负担的第5位。

三、分期

1.急性加重期　患者呼吸道症状加重,超过日常变异水平,需要改变治疗方案。表现为咳嗽、咳痰、气短和(或)喘息加重,痰量增多,脓性或黏液脓性痰,可伴有发热等。

2.稳定期　咳嗽、咳痰和气短等症状稳定或症状轻微,病情基本恢复到急性加重前的状态。

第二节　病因与发病机制

一、危险因素

慢阻肺的发病是遗传与环境因素共同作用的结果。

1.遗传因素　某些遗传因素可增加慢阻肺发病的危险,即慢阻肺有遗传易感性。已知的遗传因素为α_1-抗胰蛋白酶缺乏。α_1-抗胰蛋白酶是一种蛋白酶抑制剂,重度α_1-抗胰蛋白酶缺乏与非吸烟者的肺气肿形成有关。在我国,α_1-抗胰蛋白酶缺乏引起的肺气肿迄今尚未见正式报道。

2.吸烟　吸烟是慢阻肺最重要的环境发病因素。吸烟者的肺功能异常率较高,第1秒用力呼气容积(forced expiratory volume in one second,FEV_1)年下降率更快,吸烟者死于慢阻肺的人数多于非吸烟者。但并非所有的吸烟者均发展成具有显著临床症状的慢阻肺。被动吸烟也可能导致呼吸道症状及慢阻肺的发生。孕妇吸烟可能会影响胎儿肺脏的生长及其在子宫内的发育,并对胎儿的免疫系统功能产生一定影响。

3.空气污染　空气中的烟尘或二氧化硫明显增加时,慢阻肺急性加重显著增多。其他粉尘也能刺激支气管黏膜,使气道清除功能遭受损害,为细菌入侵创造条件。研究表明大气中直径2.5~10μm的颗粒物(particulate matter,PM),即PM2.5、PM10水平的升高与慢阻肺的发生显著增加相关。木材、动物粪便、农作物残梗、煤炭等,以明火或在通风功能不佳的火炉中燃烧,可导致严重的室内空气污染,是导致慢阻肺的重要危险因素。

4.职业性粉尘和化学物质　当职业性粉尘及化学物质(烟雾、过敏原、有机与粉尘、工业废气等)的浓度过大或接触时间过久,均可导致慢阻肺的发生。接触某些特殊物质、刺激性物质、有机粉尘及过敏原也可使气道反应性增加。

5.感染　呼吸道感染是慢阻肺发病和急性加重的另一个重要因素,病毒和(或)细菌感染与气道炎症加剧有关,是慢阻肺急性加重的常见原因。儿童期有严重的呼吸道感染史与成年时肺功能降低及呼吸系统症状的发生有关。

6.社会经济地位　慢阻肺的发生风险与患者的社会经济地位呈负相关。这可能与低社会经济状态与室内及室外空气污染暴露、拥挤、营养状态差或其他因素有关。

二、发病机制

慢阻肺的发病机制尚未完全明确,肺部炎症反应、氧化应激、蛋白酶和抗蛋白酶失衡等在慢阻肺的发病中起重要作用。

1.慢性炎症反应　慢阻肺主要以外周气道、肺实质和肺血管中增加的巨噬细胞为特征,同时还伴有活化的中性粒细胞和淋巴细胞,后者包括细胞毒性T细胞(Tc)1、辅助性T细胞(Th)1、Th17、固有淋巴细胞(ILC)。急性加重期较稳定期炎症反应更为明显。一些患者也可能出现嗜酸粒细胞、Th2或ILC2细胞增加,尤其是临床上和哮喘有重叠时。所有这些炎症细胞和上皮细胞及其他结构细胞一起释放多种炎症递质。炎症递质水平增高,吸引循环中的炎症细胞,放大炎症过程,诱导结构改变。

2.氧化应激　氧化应激可能是慢阻肺重要的炎症放大机制。氧化应激的生物标志物(如过氧化氢,8-异前列腺素)在慢阻肺患者呼出气冷凝液、痰、体循环中浓度升高。慢阻肺急性加重时,氧化应激进一步加重。氧化剂由香烟及其他吸入颗粒刺激产生,并通过巨噬细胞和中性粒细胞等活化的炎症细胞释放出来。慢阻肺患者也可能会存在内源性抗氧化剂的减少,这源于核因子2(Nrf2)转录因子的减少,它参与调节多种抗氧化基因。

3.蛋白酶-抗蛋白酶失衡　已有证据表明慢阻肺患者肺组织中蛋白酶与抗蛋白酶表达失衡,前者可降解结缔组织,后者与之相反。蛋白酶介导弹性蛋白的破坏,后者是肺实质中重要的结缔组织成分,这种破坏是肺气肿的重要特征。

4.细支气管周围和间质纤维化　慢阻肺患者或无症状吸烟者中存在细支气管周围纤维化和间质改变。吸烟者或有气道炎症的慢阻肺患者中发现有过量的生长因子产生,炎症可先于纤维化发生,或气道壁反复损伤本身导致肌纤维组织过度产生,从而促进小气道气流受限的发生,最终导致气道闭塞,继发肺气肿。

三、病理生理

慢阻肺的特征性病理改变表现在气道、肺实质及肺血管,肺组织不同部位出现以特异性炎症细胞增多为特征的慢性炎症,以及反复损伤与修复后出现的结构改变。修复过程导致气道壁结构重构,胶原含量增加及瘢痕组织形成,这些病理改变造成气道狭窄,引起固定性气道阻塞。在慢阻肺的肺部病理学改变基础上,出现相应的慢阻肺特征性病理生理学改变,包括黏液高分泌、纤毛功能失调、小气道炎症、纤维化及管腔内渗出、气流受限、肺过度充气、气体交换异常、肺动脉高压和肺源性心脏病及全身的不良效应。黏液高分泌和纤毛功能失调导致慢性咳嗽及多痰,这些症状可出现在其他症状和病理生理异常发生之前。随着慢阻肺的进展,外周气道阻塞、肺实质破坏及肺血管异常等降低了肺气体交换能力,产生低氧血症,并可出现高碳酸血症。长期慢性缺氧可导致肺血管广泛收缩和肺动脉高压,常伴有血管内膜增生,某些血管发生纤维化和闭塞,导致肺循环的结构重构。慢阻肺晚期出现肺动脉高压是其重要的心血管并发症,进而导致慢性肺源性心脏病及右心衰竭,提示预后不良。慢阻肺的炎症反应不仅局限于肺部,也可以导致全身不良效应。全身炎症反应表现为全身氧化负荷异常增高、循环血液中促炎细胞因子浓度异常增高及炎性细胞异常活化等,进而导致骨质疏松、抑郁、慢性贫血及心血管疾病风险增加。这些可使患者的活动能力受限加剧,生命质量下降,预后变差,因此具有重要的临床意义。

第三节　诊断与评估

一、慢阻肺高危人群

符合以下一个及以上特征的人群均属于慢阻肺的高危人群。

1.年龄≥35 岁。

2.吸烟或长期接触“二手烟”污染。

3.患有某些特定疾病，如支气管哮喘、过敏性鼻炎、慢性支气管炎、肺气肿等。

4.直系亲属中有慢阻肺家族史。

5.居住在空气污染严重地区，尤其是二氧化硫等有害气体污染的地区。

6.长期从事接触粉尘、有毒有害化学气体、重金属颗粒等工作。

7.在婴幼儿时期反复患下呼吸道感染。

8.居住在气候寒冷、潮湿地区及使用燃煤、木柴取暖。

9.维生素 A 缺乏或者胎儿时期肺发育不良。

10.营养状况较差，体重指数较低。

二、诊断

1.临床表现

(1)症状：多于中年发病，好发于秋冬寒冷季节。症状为慢性咳嗽、咳痰，少数可仅咳嗽不伴咳痰，甚至有明显气流受限但无咳嗽症状。痰为白色泡沫或黏液性，合并感染时痰量增多，转为脓痰。典型症状为气促或呼吸困难，早期仅于剧烈活动时出现，后逐渐加重，甚至发生于日常活动和休息时。晚期常有体重下降、食欲减退、精神抑郁和(或)焦虑等，合并感染时可咳脓痰。后期出现低氧血症和(或)高碳酸血症，可并发慢性肺源性心脏病和右心衰竭。

(2)体征：慢阻肺的早期体征可不明显，随着疾病进展，常出现以下体征：①视诊：胸廓前后径增大，肋间隙增宽，剑突下胸骨下角增宽，称为桶状胸。部分患者呼吸变浅，频率增快，严重者可有缩唇呼吸等；②触诊：双侧语颤减弱；③叩诊：肺部过清音，心浊音界缩小，肺下界和肝浊音界下降；④听诊：两肺呼吸音减弱，呼气期延长，部分患者可闻及湿性啰音和(或)干性啰音，心音遥远，合并肺动脉高压时肺动脉瓣区第二心音(P2)较主动脉瓣区第二心音(A2)强(P2>A2)；⑤肺外体征：低氧血症者可出现黏膜和皮肤发绀。伴二氧化碳潴留者可见球结膜水肿。伴有右心衰竭者可见下肢水肿和肝脏增大。

2.辅助检查

(1)肺功能检查：肺通气功能检查是判断气流受限的客观指标，重复性较好，对慢阻肺的诊断、严重程度评价、疾病进展、预后及治疗反应等均有重要意义。慢阻肺高危人群建议每年进行一次肺通气功能检测。气流受限是以 FEV_1 占用力肺活量(forced vital capacity，FVC)百分比(FEV_1/FVC)和 FEV_1 占预计值%降低来确定的。FEV_1/FVC 是慢阻肺的一项敏感指标，可检出轻度气流受限。FEV_1占预计值%是评价中、重度气流受限的良好指标，因其变异性小、易于操作，应作为慢阻肺的肺功能检查基本项目。患者吸入支气管扩张剂后的$FEV_1/FVC<0.7$，可以确定为持续存在气流受限。单次支气管扩张剂后FEV_1/FVC在0.6~0.8时，应重复肺功能检查以确诊。因为在某些情况下，间隔一段时间后，由于个体差异，比值可能会发生改变。但对于支气管扩张剂后$FEV_1/FVC<0.6$的慢阻肺患者，比值升至0.7以上的可能性不大。气流受限可导致肺过度充气，使肺总量、功能残气量和残气容积增高，肺活量减低。肺总量增加不及残气容积增加的程度大，故残气容积与肺总量之比增高。肺泡隔破坏及肺毛细血管床丧失可使弥散功能受损，一氧化碳弥散量(D_LCO)降低，D_LCO与肺泡通气量之比较单纯D_LCO更敏感。深吸气量是潮气量与补吸气量之和，深吸气量与肺总量之比是反映肺过度膨胀的指标，在反映慢阻肺呼吸困难程度甚至预测慢阻肺生存率方面具有意义。支气管舒张试验作为辅助检查，与基础FEV_1值及是否处于急性加重期和以往的治疗状态等有关，在不同时期检查结果可能不尽一致，因此要结合临床全面分析。需要指出的是，气流受限的可逆性程度不能作为区分慢阻肺与哮喘的唯一指标，也不能预测对支气管扩张剂或糖皮质激素长期治疗的反应性。肺功能检查的注意事项见表11-1，正常肺功能曲线和阻塞性肺疾病肺功能曲线如图11-1所示。

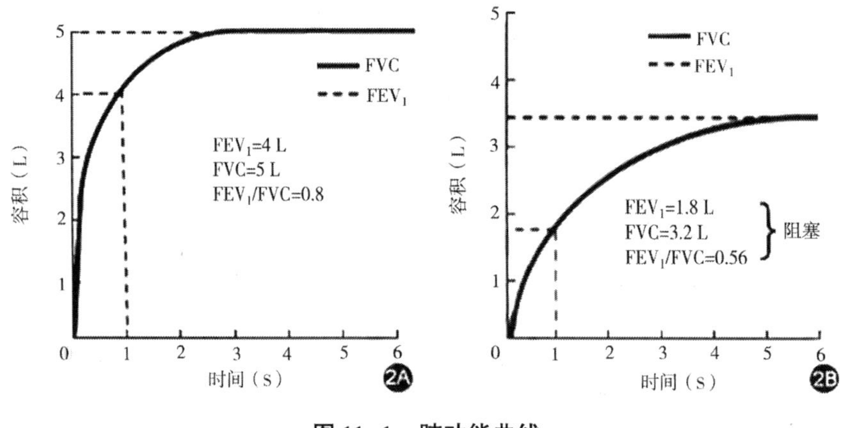

图11-1　肺功能曲线

注：FEV_1第1秒用力呼气容积；FVC用力肺活量。正常肺功能曲线(2A)；阻塞性肺疾病肺功能曲线(2B)，慢性阻塞性肺疾病患者的典型表现为FEV_1和FVC均出现下降。

(2)胸部X线检查：X线检查对确定肺部并发症及与其他疾病(如肺间质纤维化、肺结核等)鉴别具有重要意义。慢阻肺早期胸部X线片可无明显变化，之后出现肺纹理增多和紊乱等非特征性改变；主要X线征象为肺过度充气，肺容积增大，胸腔前后径增长，肋骨走向变平，肺野透亮度增高，横膈位置低平，心脏悬垂狭长，肺门血管纹理呈残根状，肺野外周血管纹理纤细稀少等，有时可见肺大疱形成。并发肺动脉高压和肺源性心脏病时，除右心增大的X线特征外，还可有肺动脉圆锥膨隆，肺门血管影扩大及右下肺动脉增宽等。

(3)胸部CT检查：CT检查一般不作为常规检查，但对于鉴别诊断具有重要价值。另外,高分辨率 CT 对辨别小叶中心型或全小叶型肺气肿及确定肺大疱的大小和数量,有很高的敏感性和特异性,对预计肺大疱切除或外科减容手术等的效果有一定价值。

(4)脉搏氧饱和度(SpO_2)监测和血气分析:慢阻肺稳定期患者如果 FEV_1 占预计值%<40%,或临床症状提示有呼吸衰竭或右心衰竭时应监测 SpO_2。如果 SpO_2<92%,应进行血气分析检查。呼吸衰竭血气分析诊断标准为海平面呼吸空气时 PaO_2<60mmHg(1mmHg=0.133kPa),伴或不伴有 $PaCO_2$>50mmHg。

表 11-1　进行肺功能检查的注意事项

项目	注意事项
准备	·使用前,肺功能仪需要按常规校正 ·肺功能数据应该有备份,或者能数字化显示呼气曲线以检测是否存在技术错误;或者能够自动快速检测不满意的结果及其相应原因 ·操作者经过培训,技术熟练 ·需告诉患者在做此检查时要用最大力气,以避免因用力不足所致肺功能指标降低,导致错误诊断和治疗
支气管舒张试验	推荐吸入 400μg 短效 β_2受体激动剂沙丁胺醇或者 160μg 短效抗胆碱能药物异丙托溴铵,或者二者联合;吸入短效 β_2受体激动剂后 10~15 分钟,吸入短效抗胆碱能药物或者二者联合用药后 30~45 分钟后,重复测定 FEV_1
操作	·肺功能操作技术应符合标准流程 ·呼气容积/时间曲线应该是平滑的,避免不规则,吸气和呼气之间的暂停时间应<1 秒 ·记录时间应足够长,以达到容量平台,在疾病严重时,这可能需要 15 秒以上 ·应该从任意 3 条满意的曲线中选择 FEV_1和 FVC 最高值,而且 3 条曲线中 FEV_1和 FVC 值变异不应超过 5%或 150mL ·从满意的曲线中选择最大的 FEV_1和 FVC,来计算 FEV_1/FVC
评估	·测量值应该通过根据年龄、身高、性别和种族得出的相应参考值计算占预计值的百分比 ·使用支气管扩张剂后 FEV1/FVC<0.7,可确定为存在气流受限

(5)其他实验室检查:低氧血症(PaO_2<55mmHg)时血红蛋白和红细胞可以增高,血细胞比容>0.55 可诊断为红细胞增多症。有的患者也可表现为贫血。合并感染时,痰涂片中可见大量中性粒细胞,痰培养可检出各种病原菌。

三、诊断标准与诊断流程

慢阻肺的诊断应根据临床表现、危险因素接触史、体征及实验室检查等资料,综合分析确定。典型慢阻肺的诊断:呼吸困难、慢性咳嗽或咳痰;危险因素暴露史;肺功能检查吸入支气管扩张剂后 FEV_1/FVC<0.7 提示气流受限,且除外其他疾病。基层医院医生应该仔细询问患者病史,遇到有慢性呼吸道症状,有危险因素暴露史,或有慢阻肺、哮喘等呼吸道疾病家族史者,应该进一步检查明确诊断。体格检查包括是否存在口唇、甲床发

绀、颈静脉怒张、桶状胸、呼吸次数、呼吸音、啰音、心率、心律、双下肢浮肿、杵状指(趾)等。

根据患者病情需要及医疗机构实际情况,恰当选择相应的检查项目,具体分为必做项目、推荐项目。必做项目包括血常规、肺通气功能检查(含支气管舒张试验)、胸部X线片、心电图、经皮 SpO_2 检测。根据当地医院条件和患者病情选择恰当检查或转诊到上级医院的推荐项目包括动脉血气分析、痰培养、胸部高分辨率CT检查、超声心动图、肺容量和弥散功能检查、6分钟步行距离(6MWD)、结核菌素纯蛋白衍生物(PPD)试验、D-二聚体、B型脑钠肽(BNP)或N-末端脑钠肽前体(NT-proBNP)、CRP、过敏原检测、总IgE、诱导痰细胞学分类、呼出气一氧化氮(FeNO)检测、双下肢静脉超声、肺通气灌注扫描或CT肺动脉造影(CTPA)、运动心肺功能等。

四、病情评估

1.慢阻肺稳定期病情评估　根据患者的临床症状、急性加重风险、肺功能气流受限的严重程度及合并症进行综合评估,目的是确定疾病的严重程度,包括气流受限的严重程度、患者健康状况的影响和未来急性加重的风险程度,最终指导治疗。

(1)肺功能评估:应用气流受限的程度进行肺功能评估,即以 FEV_1 占预计值%为分级标准。慢阻肺患者气流受限的肺功能分级分为4级,见表11-2。

表11-2　慢性阻塞性肺疾病气流受限严重程度的肺功能分级(基于支气管扩张剂后 FEV_1)

肺功能分级	气流受限程度	FEV1占预计值%
GOLD1级	轻度	≥80%
GOLD2级	中度	50%~80%
GOLD3级	重度	30%~50%
GOLD4级	极重度	<30%

(2)症状评估:采用改良版英国医学研究委员会呼吸问卷(mMRC)对呼吸困难严重程度进行评估(表11-3),或采用慢阻肺患者自我评估测试(CAT)问卷进行评估。mMRC仅反映呼吸困难程度,0~1分为症状少,2分以上为症状多。CAT评分为综合症状评分,分值范围0~40分(0~10分:轻微影响;11~20分:中等影响;21~30分:严重影响;31~40分:非常严重影响),10分以上为症状多。

表11-3　改良版英国医学研究委员会呼吸问卷(mMRC)对呼吸困难严重程度的评估表

评价等级	严重程度
mMRC0级	只在剧烈活动时感到呼吸困难
mMRC1级	在快走或上缓坡时感到呼吸困难
mMRC2级	由于呼吸困难比同龄人走得慢,或者以自己的速度在平地上行走时需要停下来呼吸
mMRC3级	在平地上步行100m或数分钟需要停下来呼吸
mMRC4级	因为明显呼吸困难而不能离开房屋或者换衣服时也感到气短

(3)急性加重风险评估:根据症状、肺功能、过去1年急性加重史等预测未来急性加重风险。高风险患者具有下列特征:症状多,mMRC评分≥2分或CAT评分≥10分;FEV_1占预计值%<50%;过去1年中重度急性加重≥2次或因急性加重住院≥1次。

(4)慢性合并症的评估:常发生于慢阻肺患者的合并症包括心血管疾病、骨骼肌功能障碍、代谢综合征、骨质疏松、抑郁、焦虑和肺癌。基层医院根据条件选择相应的检查进行慢阻肺合并症评估。

(5)多维评估工具:目前已开发出多维评估工具预测慢阻肺患者的预后。例如,BODE指数,包含以下项目:体重指数(body mass index,B)、气流阻塞程度(degree of airflow obstruction,O,以FEV_1占预计值%表示)、呼吸困难(dyspnea,D,以mMRC评分表示)、运动耐力(exercise,E,以6MWD表示,记录单位为米)。由于在基层医疗机构环境中对所有患者定期进行6MWD涉及额外的时间和成本,所以在基层医疗机构采用DOSE指数评估可能更可行,DOSE评分≥4分表明入院的风险更高并且死亡率更高。它包含呼吸困难(dyspnea,D,以mMRC评分表示)、气流阻塞程度(degree of airflow obstruction,O,以FEV_1占预计值%表示)、吸烟状态(smoking status,S)、病情加重频率(the number of exacerbation,E)。

2.慢阻肺急性加重期病情评估　慢阻肺急性加重是指呼吸道症状急性加重超过日常变异水平需要改变治疗方案。可由多种原因所致,最常见的有气管、支气管感染,主要为病毒、细菌感染,环境、理化因素改变,稳定期治疗不规范等均可导致急性加重,部分病例急性加重的原因难以确定。根据急性加重治疗所需要的药物和治疗场所将慢阻肺急性加重分为:轻度,仅需使用短效支气管扩张剂治疗;中度,使用短效支气管扩张剂和抗生素,有的需要加用口服糖皮质激素;重度,需要住院或急诊治疗。重度急性加重可能并发急性呼吸衰竭。根据慢阻肺急性加重的严重程度和基础疾病的严重程度,将患者分为门诊治疗或住院治疗。80%的慢阻肺急性加重患者可在门诊给予支气管扩张剂、激素和抗生素治疗。对于需要住院的患者其严重程度分为3类。

(1)无呼吸衰竭:呼吸频率为20~30次/分,不使用辅助呼吸肌,无意识改变,通过文丘里面罩吸入氧浓度(FiO_2)为28%~35%时低氧血症能够改善,$PaCO_2$无增加。

(2)急性呼吸衰竭-尚未危及生命:呼吸频率>30次/分,使用辅助呼吸肌,无意识改变,通过文丘里面罩FiO_2为25%~30%时低氧血症能够改善,高碳酸血症$PaCO_2$较基线增加或在50~60mmHg。

(3)急性呼吸衰竭-危及生命:呼吸频率>30次/分,使用辅助呼吸肌,突发意识改变,通过文丘里面罩给氧低氧血症不能改善或FiO_2>40%,高碳酸血症$PaCO_2$较基线增加或>60mmHg,存在酸中毒(pH≤7.25)。

五、鉴别诊断

慢阻肺应与支气管哮喘、支气管扩张症、充血性心力衰竭、肺结核和弥漫性泛细支气管炎等相鉴别,尤其要注意与哮喘进行鉴别。

容易与慢阻肺急性加重混淆的其他疾病,例如:肺炎、充血性心力衰竭、气胸、胸腔积液、肺栓塞、心律失常等。血 BNP 水平升高结合其他临床资料,可以将由充血性心力衰竭而引起的急性呼吸困难与慢阻肺急性加重区分开来。CT 肺动脉造影对诊断肺栓塞有重要价值,血浆 D-二聚体阴性有助于排除低危患者的急性肺动脉栓塞。

六、并发症

慢阻肺患者可因肺气肿并发自发性气胸,呼吸功能严重受损时可出现呼吸衰竭,有些重症患者处于代偿期,呼吸道感染、不适当氧疗、中断吸入治疗、镇静药物过量或外科手术等,可诱发急性呼吸衰竭,也称慢性呼吸衰竭急性加重或失代偿。当病变进行性加重时,可合并慢性肺源性心脏病和右心衰竭。慢性缺氧引起红细胞代偿性增多,从而引起头痛、头晕、耳鸣、乏力等症状,易并发肺血栓栓塞。

第四节　西医治疗

一、常用治疗药物

药物治疗可以缓解慢阻肺症状,减少急性加重的频率和严重程度,改善健康状况和运动耐量。至今为止,在临床研究中,没有一种治疗慢阻肺的药物可以延缓肺功能的长期下降。慢阻肺常用药物包括支气管扩张剂、糖皮质激素、磷酸二酯酶抑制剂及其他药物(祛痰药、抗氧化剂等)。

1.支气管扩张剂　支气管扩张剂可松弛支气管平滑肌、扩张支气管、缓解气流受限,是控制慢阻肺症状的主要治疗措施。短期按需应用可缓解症状,长期规律应用可预防和减轻症状,增加运动耐力,但不能使所有患者的 FEV_1 得到改善。与口服药物相比,吸入剂的不良反应小,因此多首选吸入治疗。主要的支气管扩张剂有 β_2 受体激动剂、抗胆碱能药物及茶碱类药物,根据药物作用及患者的治疗反应选用。

(1)β_2 受体激动剂:β_2 受体激动剂分为短效(SABA)和长效(LABA)。沙丁胺醇和特布他林为短效定量雾化吸入剂,数分钟内起效,15~30 分钟达到峰值,疗效持续 4~6 小时,每次剂量 100~200μg(每喷 100μg),24 小时内不超过 8~12 喷。主要用于缓解症状,按需使用。福莫特罗为长效定量吸入剂,1~3 分钟起效,作用持续 12 小时以上,常用剂量为 4.5~9μg,每日 2 次。茚达特罗是一种新型 LABA,起效快,支气管舒张作用长达 24 小时,每日 1 次吸入 150μg 或 300μg 可以明显改善肺功能和呼吸困难症状,提高生命质量,减少慢阻肺急性加重。

(2)抗胆碱能药物:主要品种有异丙托溴铵气雾剂,为短效 M 受体阻断剂(SAMA)可阻断 M 胆碱受体,30~90 分钟达最大效果,可维持 6~8 小时,使用剂量为 20~40μg(每喷 20μg),每日 3~4 次,该药不良反应小,长期吸入可改善慢阻肺患者的健康状况。噻托溴铵是长效 M 受体阻断剂(LAMA),可以选择性作用于 M_3 和 M_1 受体,作用长达 24 小时以上,干粉剂为 18μg(每吸 18μg),每日 1 次,喷雾剂为 5μg(每吸 2.5μg),每日 1 次,长期使用可增加深吸气量,减低呼气末肺容积,改善呼吸困难,提高运动耐力和生命质量,也可减少急性加重频率。

(3)茶碱:可解除气道平滑肌痉挛、改善心排血量、舒张全身和肺血管、增加水钠排出、兴奋中枢神经系统、改善呼吸肌功能及某些抗炎作用。缓释型或控释型茶碱每日口服1~2次可以达到稳定的血浆浓度,对治疗慢阻肺有一定效果。监测茶碱的血浓度对估计疗效和不良反应有一定意义,血液中茶碱浓度>5mg/L即有治疗作用;>15mg/L时不良反应明显增加。

(4)联合支气管扩张剂:联合使用不同作用机制和作用时间的支气管扩张剂,与增加单一支气管扩张剂药量相比,可以增加支气管扩张的程度并降低不良反应的风险。例如,SABA和SAMA联用,比单用任何一种药物能更好地改善FEV_1和症状。LABA和LAMA在一个吸入装置中联合使用,在改善症状、改善FEV_1、减少急性加重方面优于单药治疗。

2.抗炎药物

(1)糖皮质激素:很多研究发现规律单独吸入糖皮质激素(ICS)不能改变FEV_1的长期下降,也不能改变慢阻肺患者的病死率,因此不推荐单用吸入激素治疗。对于中度到极重度的慢阻肺患者而言,有频发急性加重风险的患者,ICS/LABA联合使用,在改善肺功能、健康状态和减少急性加重方面比单药更有效。一些研究发现规律使用ICS治疗增加肺炎的风险,尤其是重度慢阻肺患者,需要权衡ICS的风险-效益比。与ICS/LABA或LAMA单药使用,ICS/LAMA/LABA三联治疗改善肺功能、症状、健康状况及减少急性加重效果更佳。慢阻肺稳定期不推荐长期口服糖皮质激素。

(2)磷酸二酯酶-4(PDE-4)抑制剂:PDE-4抑制剂的主要作用是通过抑制细胞内环腺苷酸降解来减轻炎症。罗氟司特为口服药物,1次/天,无直接扩张支气管作用。对于存在慢性支气管炎、重度到极重度慢阻肺、既往有急性加重病史的患者,罗氟司特治疗可降低需要糖皮质激素治疗的中重度急性加重发生率。

3.其他药物

(1)祛痰药(黏液溶解剂):慢阻肺患者的气道内产生大量黏液分泌物,可促使其继发感染,并影响气道通畅,应用祛痰药有利于气道引流通畅,改善通气功能,但其效果并不确切,仅对少数有黏痰的患者有效。常用药物有盐酸氨溴索、乙酰半胱氨酸、福多司坦、桉柠蒎等。

(2)抗氧化剂:慢阻肺患者的气道炎症导致氧化负荷加重,促使其病理生理变化。应用抗氧化剂大剂量N-乙酰半胱氨酸(0.6g,2次/天)或羧甲司坦等可降低疾病反复加重的频率。

二、慢阻肺稳定期的治疗

1.治疗目标　慢阻肺稳定期患者的治疗目标是减轻当前症状,包括缓解症状,改善运动耐力和改善健康状况;降低未来风险,包括预防疾病进展,预防和治疗急性加重,减少病死率。

2.预防和维持治疗

(1)减少危险因素暴露:戒烟是影响慢阻肺自然病程最有力的干预措施。应为慢阻肺患者提供戒烟咨询,药物戒烟和五步戒烟法可帮助慢阻肺患者戒烟。减少室外空气污染暴露,减少生物燃料接触,使用清洁燃料,改善厨房通风,并减少职业粉尘暴露和化学物质暴露。

(2)疫苗:流感疫苗的应用可减少慢阻肺患者发生严重疾病和死亡,所有年龄≥65岁的患者推荐注射肺炎链球菌疫苗,包括13价肺炎球菌结合疫苗(PCV13)和23价肺炎球菌多糖疫苗(PPSV23)。

(3)稳定期慢阻肺患者的药物治疗:药物治疗应遵循以下原则,优先选择吸入药物,坚持长期规律治疗,个体化治疗。依据患者临床情况、药物的适应证和禁忌证、药物的可获得性及卫生经济学评估等选择适宜的治疗药物。

(4)康复、教育和自我管理:肺康复是对患者进行全面评估后为患者量身打造的全面干预,包括运动训练、教育和自我管理干预。肺康复是改善呼吸困难、健康状况和运动耐力的最有效的治疗策略。肺康复方案最好持续6~8周,推荐每周进行两次指导下的运动训练,包括耐力训练、间歇训练、抗阻/力量训练。此外还包括合理膳食,保持营养均衡摄入,保持心理平衡。

(5)氧疗:慢阻肺稳定期患者进行长期家庭氧疗的具体指征:$PaO_2 \leq 55mmHg$或动脉血氧饱和度(SaO_2)≤88%,有或无高碳酸血症;PaO_2为55~60mmHg或$SaO_2<89\%$,并有肺动脉高压、右心衰竭或红细胞增多症(血细胞比容>0.55)。长期氧疗一般是经鼻导管吸入氧气,流量1.0~2.0L/min,每日吸氧持续时间>15小时。长期氧疗的目标是使患者在海平面水平静息状态下达到$PaO_2 \geq 60mmHg$和(或)使SaO_2升至90%,这样才可维持重要器官的功能,保证周围组织的氧气供应。慢性呼吸衰竭的患者进行长期氧疗可以提高静息状态下严重低氧血症患者的生存率。

(6)无创通气:已广泛用于极重度慢阻肺稳定期患者。无创通气联合长期氧疗对某些患者,尤其是在日间有明显高碳酸血症的患者或许有一定益处。无创通气可以改善生存率但不能改善生命质量。慢阻肺合并阻塞性睡眠呼吸暂停综合征的患者,应用持续正压通气在改善生存率和降低住院率方面有明确益处。

(7)其他:外科治疗(肺减容术、肺大疱切除术、肺移植)和支气管镜介入治疗等。

3.稳定期药物治疗方案　药物治疗可以缓解病情症状,降低急性加重的风险和严重程度,以及改善患者的健康状况和运动耐量。慢阻肺稳定期的处理原则根据病情的严重程度不同,选择的治疗方法也有所不同。根据患者是否能够自主吸入、有无足够的吸气流速、口手是否协调选择正确的吸入装置。雾化吸入给药对于一部分年老体弱、吸气流速较低、疾病严重程度较重、使用干粉吸入器存在困难的患者可能是更佳选择。

(1)支气管扩张剂是慢阻肺治疗的基本药物,针对有呼吸困难和运动受限患者的最初治疗包括SABA(如沙丁胺醇或特布他林)或SAMA(如异丙托溴铵)。这些药物为“按需”使用,在无法提供LAMA时,可考虑规律使用。

(2)根据患者症状、肺功能、急性加重风险进行分层。对于轻度或中度气流受限(FEV_1占预计值%≥50%)的患者,在吸入技术和依从性都良好的情况下,如果短效支气管扩张药未控制症状,可增加LAMA或LABA,上述药物治疗患者仍持续存在症状,建议采用联合治疗,包括 ICS/LABA、双支气管扩张剂(LAMA/LABA)。

(3)有严重气流阻塞(FEV_1占预计值%<50%)、症状多或频发急性加重的患者,建议采用联合治疗,包括 ICS/LABA 或 LAMA/LABA。

(4)如果诊断慢阻肺合并哮喘,起始治疗应该为 ICS/LABA。

(5)经上述治疗如果症状缓解不明显、频发急性加重的患者,可以采取 ICS/LABA/LAMA 三联治疗。

(6)其他辅助治疗药物包括茶碱缓释片、抗氧化治疗等。

4.随访期调整药物治疗方案　在随访期改变治疗方案前,需要检查患者吸入技术掌握的程度,检查是否有并发症导致的相关症状。当慢阻肺疾病进展、症状持续或加重、发生急性加重时,应增加治疗药物。年龄、并发症、症状季节性变化和急性加重、新药上市、治疗策略调整及卫生学和非药物措施的更新等都会影响治疗,应定期重新评估并调整慢阻肺的药物治疗,更加个体化的治疗有助于改善患者预后。支气管扩张剂治疗仅在给药期间发挥作用,撤除支气管扩张剂、使用短效支气管扩张剂或减少使用时间将导致患者肺功能和(或)症状恶化。与哮喘类似,对于 ACO 患者可尝试减少 ICS 剂量,直至最小有效剂量维持治疗,不建议撤除 ICS。

三、慢阻肺急性加重的治疗

慢阻肺急性加重是慢阻肺疾病病程的重要组成部分,因为急性加重可降低患者的生活质量,使症状加重、肺功能恶化,数周才能恢复,加快患者肺功能下降速率,特别是与住院患者的病死率增加相关,加重社会经济负担。慢阻肺急性加重的治疗目标是尽量降低本次急性加重的不良影响,预防未来急性加重的发生。

根据慢阻肺急性加重严重程度的不同和(或)基础疾病严重程度的不同,患者可以在门诊接受治疗或住院治疗。超过 80%急性加重的患者可以在门诊接受药物治疗,包括使用支气管扩张剂、糖皮质激素和抗生素。

慢阻肺急性加重早期、病情较轻的患者可以在基层医疗卫生机构治疗,但需注意病情变化,一旦初始治疗效果不佳,症状进一步加重,需及时转送二级及以上医院诊治。具体流程包括以下几点。

1.评估症状的严重程度、胸部 X 线片。

2.监测动脉血气或血氧饱和度决定是否需要氧疗。

3.支气管扩张剂治疗　增加短效支气管扩张剂的剂量和(或)频率,联合 SABA(如沙丁胺醇 2.5mg 或特布他林 5mg,3 次/天,雾化吸入)和 SAMA(如异丙托溴铵 500μg,每日 3~4 次,雾化吸入),或者两种速效支气管扩张剂的复方制剂(如复方异丙托溴铵,每支 2.5mL,含异丙托溴铵 500μg 和沙丁胺醇 2.5mg,每次 2.5mL,每日 3~4 次/天,雾化吸入),使用储雾罐或雾化器雾化吸入治疗。

4.考虑雾化 ICS(如吸入用布地奈德混悬液,每次 2mg,3~4 次/天,疗程 10~14 天,雾化吸入等)或口服糖皮质激素(如泼尼松 30~40mg,5~7 天)治疗。

5.目前推荐抗菌药物治疗的指征:①呼吸困难加重、痰量增加和脓性痰 3 个必要症状；②脓性痰在内的 2 个必要症状；③需要有创或无创机械通气治疗。

临床上选择抗生素要考虑有无铜绿假单胞菌感染的危险因素：①近期住院史；②经常（>4 次/年）或近期（近 3 个月内）抗菌药物应用史；③病情严重（FEV_1 占预计值% <30%）；④应用口服类固醇激素（近 2 周服用泼尼松>10mg/d）。

初始抗菌治疗的建议：①对无铜绿假单胞菌危险因素者，主要依据急性加重严重程度、当地耐药状况、费用和潜在的依从性选择药物，病情较轻者推荐使用青霉素、阿莫西林加或不加用克拉维酸、大环内酯类、氟喹诺酮类、第 1 代或第 2 代头孢菌素类抗生素，一般可口服给药，病情较重者可用 β-内酰胺类/酶抑制剂、第 2 代头孢菌素类、氟喹诺酮类和第 3 代头孢菌素类；②有铜绿假单胞菌危险因素者如能口服，则可选用环丙沙星，需要静脉用药时可选择环丙沙星、抗铜绿假单胞菌的 β-内酰胺类，不加或加用酶抑制剂，同时可加用氨基糖苷类药物；③应根据患者病情的严重程度和临床状况是否稳定选择使用口服或静脉用药，静脉用药 3 天以上，如病情稳定可以改为口服，呼吸困难改善和脓痰减少提示治疗有效，抗菌药物的推荐治疗疗程为 5~10 天。

6.其他对症支持治疗。

7.急性加重病情缓解后纳入慢阻肺稳定期管理。

第五节　中医学对慢性阻塞性肺病的认识

慢性阻塞性肺病（COPD）的主要症状有：慢性咳嗽、咳痰、气短或呼吸困难、喘息和胸闷。多属于中医学的“肺胀”“咳嗽”“喘证”“痰饮”的范畴。

一、中医学对慢性阻塞性肺病的认识

人体由于感受外邪，或其他脏腑病变累及于肺而引起肺气失于宣发肃降，肺气上逆而至咳嗽。《素问・咳论》中有“皮毛者，肺之合也，皮毛先受邪气，邪气以从其合也”，《素问・阴阳应象大论》中有“秋伤于湿，冬生咳嗽”。均是《黄帝内经》中所阐述的外邪对咳嗽的影响。而《素问・宣明五气论》说：“肺为咳。”《素问・咳论》又指出，“五脏六腑皆令人咳，非独肺也”。则阐释了五脏六腑与咳嗽的关系及五脏六腑导致咳嗽的症状。后世医家也根据不同的理论将咳嗽分类施治。在外感六淫、饮食失宜、劳倦过度、情志失调等诱因下，肺系疾病反复发作，进而进一步导致肺、脾、肾等脏的功能失调，从而导致气喘、气促，更严重者因五脏功能失调，气血津液运行输布障碍而导致痰涎壅盛、唇舌发绀、颜面四肢水肿的症状，即“肺胀”。《黄帝内经》医书对其最早做了记载。《素问・藏气法时论》有“肺病者，喘咳逆；肾病者，腹大胫肿，喘咳身重”，提出了喘主要是肺与肾的病变。《灵枢・胀论》中有记载：“肺胀者，虚满而喘咳”，说明肺胀是一种虚实相间的复杂证候。《伤寒论》中载“伤寒表不解，心下有水气”，提出了水饮至喘。《金匮要略・肺痿肺痈咳嗽上气并脉证并治》中有：“上气喘而躁者，属肺胀。”金元时期的各个医家针对喘病皆提出自己的理论，如刘河间论喘因于火，朱丹溪则指出喘与痰、火、水气相关，肺胀与痰瘀互结有关。叶天士的《临证指南医案》将喘证总结为“在肺为实，在肾为虚”。

肺为娇脏，外合皮毛，易感邪，肺虚则气失所主，呼吸出入失常，肺气塞滞，导致肺气胀满，张缩无力，不能敛降。脾与肺为母子关系，肺虚日久，子盗母气，脾脏亦受影响。肺为水之上源，脾为水之下源，肺虚则通调水道功能失职，脾虚则失于运化，不能输布水谷精微，水津不布聚而成痰。痰郁于肺，则进一步影响肺的宣发肃降。肺为气之主，肾为气之根，二者同司气之出纳，若久病肺虚及肾，金不生水，致肾气衰惫，肺不主气，肾不纳气，则气喘日重，呼吸短促难续，吸气尤甚。心脉上通于肺，肺气治理调节心血的运行，宗气贯心肺而行呼吸，肾脉上络于心，心肾相互既济，心阳根于命门之火，心阳的盛衰与先天肾气及后天呼吸之气皆有密切的关系，故肺肾虚衰，可导致心气、心阳衰微，鼓动血脉无力，血行瘀滞，面色、唇甲紫暗，甚可因汗致脱。亦可因脾肾阳虚，水湿内停，而出现水饮凌心之证。

二、中西医结合治疗慢阻肺的优势

中医学认为本虚标实是慢阻肺的临床主要特征，尤其是肺热、痰湿、血瘀为慢阻肺急性加重期的主要病理机制。通过临床实践，采用清肺化湿活血法，中药结合西药治疗慢阻肺急性加重期患者，可更好地改善咳嗽、咳痰、喘息症状，取得更好的临床疗效，较单纯西药治疗具有明显的优势。

中西医结合治疗慢性阻塞性肺疾病，不能简单地理解为以单纯的中西药相加来进行治疗，施治者应了解不同患者、疾病不同时期的特点，发挥中西药各自的优势，互相弥补其不足。只有这样才能真正发挥中西医结合的作用，从根本上提高疗效，做到真正意义上的中西医结合治疗。

对于急性加重期的患者来说，应用中西医结合治疗慢性阻塞性肺疾病，有以下几点优势。

1.控制感染　长期应用抗生素极容易引起细菌耐药及继发二重感染，配合中药扶助正气可提高疗效，防止不良反应的发生。尤其对于在上呼吸道感染中那些比较常见的病毒性感染，目前尚无特效抗病毒药物，经药理研究证明许多中草药有一定的抗病毒作用，因此在抗病毒感染方面，中药具有一定的优势。可选用现在临床常用的双黄连粉针剂、鱼腥草注射液、穿琥宁或清开灵注射液等静脉点滴，也可在辨证论治基础上选加清热解毒类中草药进行辨证治疗。

2.改善通气　在西药治疗方面，支气管扩张剂是治疗慢阻肺的主要药物，包括β_2受体激动剂、抗胆碱能药物、茶碱类药物及糖皮质激素等。但是无论是哪一类药物，都有其相对应的不良反应及禁忌证，比如抗胆碱能药物一般常禁用于青光眼和前列腺肥大患者，茶碱类药物如氨茶碱浓度过量可产生严重的心血管意外事件甚至猝死，长期应用糖皮质激素可导致消化道症状免疫力低下、骨质疏松、糖脂代谢异常等不良后果，这对于需要长期用药控制病情的患者来说，无疑不是一个好消息。中药具有宣肺平喘、化痰止咳的功效，起着解除支气管痉挛、减少分泌物和稀化痰液等作用，即使平喘效果方面不及上述药物起效迅速，但是综合疗效显著，且无以上明显不良反应。特别是在化痰方面，目前西药品种单一，而中药化痰药物品种繁多，临床上可根据患者的证候特征分别选用具有清肺化痰、燥湿化痰、温化寒痰等不同作用的药物进行辨证治疗。对于病程久、病情重、体质差的部分患者,经以上综合治疗常常不能缓解,需进一步应用无创或有创机械通气治疗,而到此阶段的患者往往出现营养不良、长期呼吸肌疲劳及慢性心力衰竭等复杂的病况,仅应用静脉营养支持,预后往往不佳。然而从中医基础理论的角度,经过正确的辨证,往往能够发现患者同时存在脾虚、肾虚等情况,经过中医的调理,常常可收到意想不到的效果。另外临床上出现便秘、腹胀的患者,也可以通过中医学认为肺与大肠相表里的理论,采用通降腑气法进行治疗,不仅可增加胃肠蠕动,促进排便、排气,还可有效降低腹压,使膈肌下降,促进气体交换及二氧化碳排出,从根本上起到改善呼吸功能的作用。简言之,即是通过中医药的调理,动用身体的其他各个脏器的功能,最终达到改善肺脏原本宣降功能的目的。

3.扩血管、抗凝　慢阻肺是引起慢性肺源性心脏病的最常见原因,其发展为慢性肺源性心脏病主要是由于慢性缺氧导致肺动脉高压形成,引起心肺结构的重塑与功能的异常改变。肺动脉高压和慢性缺氧所致的血黏度增高是形成慢性肺源性心脏病的关键因素。西医常使用血管扩张剂和抗凝药物来应对上述难题,但血管扩张剂可使肺小动脉和毛细血管重新开放,加重通气/灌流比例失调,使氧分压进一步降低,同时大多数血管扩张剂在扩张静脉和肺小动脉的同时,也扩张了体动脉,使体循环压力下降,反射性使心率加快,加重心肌和组织缺氧。另外抗凝药物如应用不当,可造成出血的风险。而且现代医学研究发现中药中的活血化瘀药物可集扩血管、抗凝作用于一身,且用药安全,无加快心率、降低血压及诱发出血等不良反应。

4.强心、利尿　强心、利尿是治疗心力衰竭的重要治疗方法,可迅速控制心室率,减轻水肿症状。不过对于晚期慢阻肺合并心力衰竭的患者来说,长期应用上述药物,往往伴发电解质紊乱、慢性肾损害及洋地黄类药物中毒,甚至诱发肺性脑病的危险。中医学认为肺病日久,脾肾亏虚,水饮泛滥,上凌心肺,可导致咳嗽气喘、心悸、水肿等临床表现,治当以温阳益气、利水消肿,常用人参、黄芪、附子、桂枝等药物。现代药理研究证明,这些药物均具有强心、抗心律失常、扩张冠脉、抗心肌缺血等作用。

至于中西医结合治疗在慢性阻塞性肺疾病稳定期中的表现,其作用根据近年来的研究已经得到了证实,不仅可以改善患者生活质量,还可以改善病情的预后。如穴位注射、穴位贴敷、冬病夏治等,都取得了不错的疗效,甚至有部分报道还提到通过中医药的治疗,可以减少部分西药的使用,进一步减少了在稳定期中患者长期应用西药而产生的不良反应。通过动员各个脏器的功能,进一步加强了患者的抗病能力,减少急性发作的次数,不仅从身体上,更是从精神上减轻了患者的痛苦,而情志的调和、饮食的改善,又进一步增强了患者的脾胃功能,从而促进肺脏的功能好转。

从这个意义上来说,中西医结合治疗是从整体上改善了患者的健康状态和生存质量,而不是像西医那样单纯只是针对某一个脏器或者某一个病症来进行治疗,因此具有其得天独厚的优势,应该引起广大医务工作者的重视。

第六节　慢阻肺中医辨证论治

一、中医辨证分型

慢阻肺作为一种长期慢性疾病，病因病机较多，症状繁杂，虚实交错，迁延反复，经久难愈。中医学根据其所涉及脏腑、病因、寒热、虚实等因素，将其分为以下几个主要证型。

1.风寒束肺证

证型特点：咳喘痰多，恶寒肢冷，痰白清稀多泡沫，痰易咳出，咽痒，不发热或低热，口不渴，鼻塞流清涕，舌淡苔薄白或白腻，脉浮紧或滑。

常用治法：解表散寒，宣肺平喘。

治疗方剂：通宣理肺丸、小青龙合剂。

2.风热袭肺证

证型特点：咳喘痰多，痰黄或白黏难咳出，发热恶风，口干咽痛，便干尿黄，鼻塞流涕，舌红苔黄，脉浮滑数。

常用治法：解表清热，止咳化痰。

治疗方剂：桑菊感冒片、羚羊清肺丸、银翘解毒丸。

3.痰热壅肺证

证型特点：咳嗽气粗，痰多黄稠，口干口苦，烦躁不安，大便秘结，舌红苔黄腻，脉滑数。

常用治法：清肺化痰止咳。

治疗方剂：清气化痰丸、止嗽化痰丸。

4.痰湿犯肺证

证型特点：咳声重浊，夜重日轻，痰黏量多，乏力肢重，面部浮虚，纳呆腹胀，便溏，舌淡胖，边有齿痕，苔白腻，脉濡缓或滑。

常用治法：健脾燥湿，化痰止咳。

治疗方剂：二陈丸、橘红丸。

5.肺气虚弱证

证型特点：咳声无力，日重夜轻，多为单咳或间歇咳嗽，痰量少稀白，恶风自汗，易感冒，舌淡苔薄，脉细弱。

常用治法：补益肺气，化痰止咳。

治疗方剂：至灵胶囊、人参保肺丸。

6.肺肾阴虚证

证型特点：呛咳，咳声短促，喘促气急，痰少质黏难咳，或见痰中带血，腰膝酸软，五心烦热，面色潮红，或有低热，口咽干燥，耳中蝉鸣，舌红少津，脉细数无力。

常用治法：滋肾养肺。

治疗方剂：生脉饮、麦味地黄丸、蛤蚧定喘丸、百合固金丸、润肺化痰丸、养阴清肺丸。

7.脾肾阳虚证

证型特点:咳喘反复发作,咳声低而无力,动则喘甚,神疲乏力,自汗,肢末不温,纳少,便溏,或见浮肿,面青唇紫,舌质紫暗,苔淡白或黑润,脉沉细无力。

常用治法:温补脾肾,纳气平喘。

治疗方剂:金匮肾气丸、参蛤散、六君子丸。

除去以上的几种汤药或成药疗法,医师往往还会根据患者不同的证型采取如体针、耳针、艾灸等不同的治疗手段,并使其取得最佳效果。

二、慢性阻塞性肺病的中医治疗原则

慢性阻塞性肺病的病程可分为急性加重期和稳定期。治疗当遵循"急则治其标,缓则治其本"的原则,有侧重的选用扶正与祛邪的不同方法。急性加重期多以实证为主,外邪、痰浊、水饮、瘀血是其突出表现。根据病邪的性质,应分别采取祛邪宣肺,降气化痰,温阳利水,活血祛瘀,甚或开窍、息风、止血等法。稳定期以补虚为主,应补养心肺,益肾健脾为主,或气阴兼调,阴阳兼顾。正气欲脱时,应扶正固脱,救阴回阳。虚实夹杂者应扶正与祛邪共施,根据标本缓急,扶正祛邪有所侧重。

1.辨证要点

(1)辨虚实:慢性阻塞性肺病(COPD)总属本虚标实。急性加重期以实为主,稳定期以虚为主。偏实以痰瘀互阻为关键。肺朝百脉,痰壅气机可致血瘀,气虚无力行血也可致瘀;瘀血内阻而使津液运行不畅,促使痰饮内生,终成痰瘀互阻。痰壅肺系重者,可蒙扰神明,多为急性加重的重证。缓解期病情稳定,痰瘀稽留难除,正虚显露而多表现为气阴两虚,常见于肺、脾、肾三脏。故稳定期病机以气虚、气阴两虚为主,常兼痰瘀。

(2)辨寒热:寒者痰液清稀或痰白有沫,四肢不温,面色青灰,口不渴或喜热饮,或小便清冷,或恶寒无汗,身紧,舌质淡,苔白滑,脉浮紧或弦迟。热者身热汗出,渴喜冷饮,痰色黄或白,质黏,或发热恶风,烦躁汗出,舌质红,苔黄腻或黄燥或少苔,脉浮滑数或细数。

2.治疗原则

(1)宣肺祛邪:肺为华盖,主气司呼吸,《素问》中有"诸气肢郁,皆属于肺"。表寒、表热分别给予辛温、辛凉之法,使得肺气宣畅则寒邪得解,热邪得泄,逆气得降。

(2)降气化痰:在表解之,根据其证候寒热属性,寒痰则温肺化痰,热痰则清肺化痰。在里清之,痰湿内阻则燥湿化痰。

(3)温阳利水:温脾肾,通阳化气以利水,为本病治标化饮之法。水饮得化,水肿得消,喘可平。

(4)活血祛瘀:通过调理血分,使得血行流畅,瘀血消散,络脉通畅。

(5)补益肺肾:肺主气,肾纳气。通过补养肺肾气阴,以达到纳气平喘降逆之功效。

三、慢阻肺辨证论治

在正常情况下,肺气应下行归肾,而肾气又有摄纳来自上部肺气的作用,又谓浊气下降,清气上升,是谓气息条畅。若出现肺气不能下行或肾气不能摄纳时,均可导致"气机"的失调,"气机"的失调也是产生气促和咳嗽、咳痰的原因。脾有促进人体体液吸收及运化的作用,脾的功能失常或减弱就会造成体内水湿停滞。“湿”可以转化为“饮”,“饮”又进一步转化为“痰”,当大量的痰饮阻于气道时,也就是阻碍“气机”的正常运行时,它不但可以引起咳嗽,也可以伴有喘息。所以中医学认为慢性支气管炎表现在肺,而病本则在脾肾两脏。慢阻肺在中医学中属于“咳嗽”“痰饮”“喘促”等范畴。根据证候的不同,慢阻肺可以分为实证和虚证。实证包括风寒袭肺证、风热犯肺证、痰浊阻肺证、痰热郁肺证。虚证包括肺虚证、脾虚证、肾虚证。

1.实证(以慢阻肺的急性加重期为主)

(1)风寒袭肺证

临床表现:咳嗽或喘急胸闷,咳痰稀薄色白,初起多兼形寒头痛、身痛、无汗、口不渴、苔薄白或白腻,脉浮滑或弦紧。

基本治法:宣肺散寒,化痰平喘。

基本方药:三拗汤加味。麻黄 9g,杏仁 9g,射干 6g,苏子 12g,前胡 9g,桔梗 6g,甘草 6g。

随症加减:痰多胸闷、口淡黏腻、食欲缺乏者,加陈皮 9g,半夏 9g,莱菔子 9g;形寒骨楚、鼻塞流涕者,加荆芥 9g,紫苏 9g,桂枝 9g,白芍 9g;咳嗽喘急、痰咯白沫者,加细辛 3g,干姜 3g,五味子 6g,白术 9g,茯苓 9g。

(2)风热犯肺证

临床表现:咳嗽,痰咯白稠或黄稠,喘促气粗,甚至鼻翼翕动,口渴喜冷饮,胸闷烦躁,汗出,甚则发热面红,舌质红,苔黄,脉浮数。

基本治法:宣肺泄热定喘。

基本方药:麻杏石甘汤加味。麻黄 9g,杏仁 9g,石膏 15~30g,甘草 6g,紫菀 9g,款冬花 9g,牛蒡子 9g,桔梗 6g。

随症加减:气急喘促较甚者,加射干 6g,广地龙 9g,白果 9g,山海螺 9g;咳嗽较甚、喉痒气逆者,加蝉衣 3g,僵蚕 6g,象贝母 9g,旋覆花 9g;咽红痛、口舌干燥者,加桑白皮 9g,挂金灯 9g,连翘 9g,黄芩 9g,知母 9g;痰黄稠、咯吐不畅者,加鱼腥草 9g,桃仁 6g,冬瓜子 9g,芦根 15g,葶苈子 9g;胸闷气逆、便结者,加瓜蒌仁 9g,枳壳 9g,莱菔子 9g。

(3)痰浊阻肺证

临床表现:咳嗽气喘,痰多黏腻,咯出不爽,甚则喉中有痰鸣声,胸中满闷,恶心纳呆,口淡无味,舌苔白腻,脉滑。

基本治法:祛痰降气平喘。

基本方药:三子养亲汤合二陈汤加减。陈皮 9g,半夏 9g,茯苓 9g,苏子 12g,白芥子 9g,莱菔子 9g,枳壳 9g,杏仁 9g,米仁 12g,甘草 6g,生姜 3 片。

随症加减:口腻纳呆、胸闷脘痞者,加苍术 9g,厚朴 9g;痰涌量多、不能平卧者,加葶苈子 9g,皂荚子 6g;咳痰黄稠、量多者,加制胆星 9g,天竺黄 9g,知母 9g,瓜蒌 9g,黄芩 9g,鱼腥草 12g;气逆喘促者,加前胡 9g,厚朴 9g,当归 9g,肉桂 3g,沉香 3g。

(4)痰热郁肺证

临床表现:咳嗽,喘息,痰多色黄白黏,咳痰不爽,舌质红,舌苔黄腻,脉滑数;次症:胸闷,胸痛,发热,口渴,面红,尿黄,大便干结。

基本治法:清肺化痰,降逆平喘。

基本方药:桑白皮汤加减。桑白皮 9g,半夏 9g,苏子 9g,杏仁 9g,浙贝母 9g,黄芩 9g,鱼腥草 9g,炙麻黄 6g,甘草 6g。

随症加减:气急喘促较甚者,加葶苈子 9g,矮地茶 9g,金沸草 9g,广地龙 9g,黄荆子 9g;咳嗽较甚、喉痒气逆者,加旋覆花 9g,紫菀 9g,蝉衣 3g,僵蚕 6g,款冬花 9g,天竺子 9g;咽红痛、口舌干燥者,加挂金灯 9g,连翘 9g,射干 9g,木蝴蝶 6g,芦根 9g;痰黄稠、咯吐不畅者,加鱼腥草 9g,桃仁 6g,冬瓜子 9g,桔梗 6g,葶苈子 9g;胸闷气逆、便结者,加瓜蒌仁 9g,郁金 9g,枳壳 9g,莱菔子 9g。

2.虚证(以慢阻肺稳定期为主)

(1)肺虚证

临床表现:咳声低弱,喘急气短,言语无力,自汗畏风,咽喉不利,口干面红,舌质偏红,脉软弱。

基本治法:养肺止咳平喘。

基本方药:生脉散加减。太子参 9g,麦冬 9g,五味子 6g,北沙参 9g,光杏仁 9g,象贝母 9g,百部 9g,紫菀 9g,山海螺 15g。

随症加减:咳嗽痰少、咽干口燥者,加芦根 9g,知母 9g,天花粉 9g,玉竹 9g;午后潮热、颧红、手足心热者,加银柴胡 9g,地骨皮 9g,胡黄连 6g;畏风形寒、咳痰稀薄者,去麦冬、北沙参,加黄芪 15g,桂枝 9g,白芍 9g,甘草 9g;食少便溏、少气乏力者,去麦冬、北沙参,加黄芪 9g,党参 9g,白术 9g,扁豆 15g,茯苓 9g。

(2)脾虚证

临床表现:咳嗽喘促,咳痰稀薄,畏风神疲,少气乏力,便溏腹坠,舌胖嫩,苔薄白,脉软弱。

基本治法:健脾化痰,止咳平喘

基本方药:六君子汤加减。党参 9g,白术 9g,茯苓 9g,陈皮 9g,姜半夏 9g,肉桂 3g,代赭石 15g,旋覆花 9g,五味子 6g,生姜 3 片、甘草 6g。

随症加减:形寒便溏、肢冷神疲者,加制附子 9g,补骨脂 9g,干姜 6g;胸闷脘痞、口腻纳呆者,加苍术 9g,木香 9g,砂仁 3g,厚朴 9g,米仁 12g;面色无华、头目昏眩者,加当归 9g,白芍 9g,熟地 9g

(3)肾虚证

临床表现:咳嗽喘促日久,呼长吸短,动则喘息更甚,形瘦神疲,气不得续,汗出,肢冷面青,甚则肢体水肿,小便不利,心悸不安,舌质淡嫩,苔薄白,脉沉细数。

基本治法:补肾纳气

基本方药:金匮肾气丸加减。制附子 6g,肉桂 3g,熟地黄 15g,怀山药 9g,山萸肉 9g,丹皮 9g,茯苓 9g,泽泻 9g,五味子 6g。

随症加减:喘促声低息短、慌张气怯者,加人参 6g,补骨脂 9g,胡桃肉 9g,蛤蚧尾一对;阳虚水泛、心悸咳喘、肢体浮肿者,去熟地黄、丹皮,加葶苈子 9g,苏子 9g,白术 9g,白芍 9g,生姜 3 片;肾阴偏虚、咽干口燥、腰酸溲赤者,去附子、肉桂,加知母 9g,黄柏 9g,麦冬 9g;虚不纳气、喘促动则尤甚、二便失禁、汗出肢冷、面青心悸者,加人参 9g,龙骨(煅)30g,代赭石 15g,紫石英 15g,《局方》黑锡丹(包煎)6g。

四、治疗慢阻肺的中成药

1.急支糖浆

组成:金荞麦、四季青、麻黄、紫菀、前胡、枳壳、甘草。

功效:清热化痰,宣肺止咳。

主治:外感风热所引起的咳嗽,症见发热、恶寒、胸膈满闷、咳嗽咽痛;急性支气管炎、慢性支气管炎急性发作见上述证候者。

2.十味龙胆花颗粒

组成:龙胆花、烈香杜鹃、甘草、矮紫堇、川贝母、小柴皮、鸡蛋参、螃蟹甲、藏木香、马尿泡。

功效:清热化痰,止咳平喘。

主治:痰热壅肺所致的咳嗽,喘鸣,痰黄,或兼发热、流涕、咽痛、口渴、尿黄、便干等症;急性气管炎、慢性支气管炎急性发作见以上证候者。

3.百咳静糖浆

组成:陈皮、麦冬、前胡、苦杏仁(炒)、清半夏、黄芩、百部(蜜炙)、黄柏、桑白皮、甘草、麻黄(蜜炙)、葶苈子(炒)、紫苏子(炒)、天南星、桔梗、瓜蒌仁(炒)。

功效:清热化痰,平喘止咳。

主治:感冒及急慢性支气管炎引起的咳嗽。

4.肺力咳合剂

组成:黄芩、前胡、百部、红花龙胆、梧桐根、白花蛇舌草、红管药。

功效:清热解毒,镇咳祛痰。

主治:痰热犯肺所引起的咳嗽、痰黄;支气管哮喘、气管炎见上述证候者。

5.三拗片

组成:麻黄、苦杏仁、甘草、生姜。

功效:宣肺解表。

主治:用于风寒袭肺证,证见咳嗽声重,咳嗽痰多,痰白清稀;急性支气管炎病情轻者见上述症候者。

6.正柴胡饮颗粒

组成:柴胡、陈皮、防风、甘草、赤芍、生姜。

功效:表散风寒,解热止痛。

主治:外感风寒初起,发热,恶寒,无汗,头痛,鼻塞,喷嚏,咽痒咳嗽,四肢酸痛,及流行性感冒初起、轻度上呼吸道感染见上述证候者。

7.通宣理肺丸

组成:紫苏叶、黄芩、枳壳(炒)、杏仁(去皮,炒)、甘草、橘皮、桔梗、茯苓、前胡、麻黄、法半夏(炙)。

功效:解表散寒,宣肺止嗽。

主治:外感咳嗽,发热恶寒,头痛无汗,四肢酸懒,鼻流清涕。

8.小青龙口服液

组成:麻黄、桂枝、白芍、干姜、细辛、甘草(炙)、半夏(制)、五味子。

功效:解表化饮,止咳平喘。

主治:风寒水饮,恶寒发热,无汗,喘咳痰稀。

9.金荞麦片

组成:金荞麦浸膏片。

功效:清热解毒,排脓祛瘀,祛痰止咳平喘。

主治:急性肺脓肿、急慢性气管炎、喘息型慢性气管炎、支气管哮喘及细菌性痢疾,症见咳吐腥臭脓血痰液或咳嗽痰多,喘息痰鸣及大便泻下赤白脓血。

10.贝羚胶囊

组成:川贝母、羚羊角、猪去氧胆酸、人工麝香、沉香、人工天竺黄(飞)、煅青礞石(飞)、硼砂(炒)。

功效:清热化痰,止咳平喘。

主治:痰热阻肺,气喘咳嗽;小儿肺炎、喘息型支气管炎及成人慢性支气管炎见上述证候者。

11.恒制咳喘胶囊

组成:法半夏、红花、生姜、白及、佛手、甘草、紫苏叶、薄荷、香橼、陈皮、红参、西洋参、砂仁、沉香、丁香、豆蔻、赭石(煅)。

功效:益气养阴,温阳化饮,止咳平喘。

主治:气阴两虚、阳虚痰阻所致的咳嗽痰喘、胸脘满闷、倦怠乏力。

12.桂龙咳喘宁胶囊

组成:桂枝、龙骨、白芍、生姜、大枣、炙甘草、牡蛎、黄连、法半夏、瓜蒌皮、苦杏仁(炒)。

功效:止咳化痰,降气平喘。

主治:用于外感风寒、痰湿阻肺引起的咳嗽、气喘、痰涎壅盛等症;急、慢性支气管炎见上述证候者。

13.痰热清注射液

主要成分:黄芩、熊胆粉、山羊角、金银花、连翘。

功效:清热,解毒,化痰。

主治:风温肺热病属痰热阻肺证,症见发热、咳嗽、咳痰不爽、口渴、舌红、苔黄等;急性支气管炎、急性肺炎(早期)出现的上述症状者。

使用方法:静脉滴注,每次 20mL,加入 5%葡萄糖注射液 500mL,注意控制滴数在 60 滴/分内,每日 1 次。

14.喜炎平注射液

主要成分:穿心莲内酯磺化物。

功效:清热解毒,止咳止痢。

主治:用于支气管炎、扁桃体炎、细菌性痢疾等。

使用方法：静脉滴注，每次250~500mg，加入5%葡萄糖注射液500mL，注意控制滴数在60滴/分内，每日1~2次。

15.清开灵注射液

主要成分：胆酸、珍珠母、猪去氧胆酸、栀子、水牛角、板蓝根、黄芩苷、金银花。

功效：清热解毒，化痰通络，醒神开窍。

主治：热病神昏，中风偏瘫，神志不清；急性肝炎、上呼吸道感染、肺炎、脑血栓形成、脑出血见上述证候者。

使用方法：肌内注射，每日2~4mL。重症患者静脉滴注，每日20~40mL，以10%葡萄糖注射液200mL或氯化钠注射液100mL稀释后使用。

16.蜜炼蛇胆川贝枇杷膏

组成：川贝母、枇杷叶、南沙参、茯苓、化橘红、桔梗、法半夏、五味子、瓜蒌仁、款冬花、远志、苦杏仁、生姜、甘草、杏仁水、薄荷脑，辅料为蜂蜜、麦芽糖、糖浆。

功效：清热润肺，止咳平喘，理气化痰。

主治：肺燥之咳嗽，痰多，胸闷，咽喉痛痒，声音沙哑。

17.橘红化痰丸

组成：橘红、锦灯笼、苦杏仁（炒）、川贝母、罂粟壳、五味子、白矾、甘草。

功效：滋阴清热，敛肺止咳，化痰平喘。

主治：肺肾阴虚，咳嗽，气促喘急，咽干舌红，胸膈满闷。

18.二陈丸

组成：陈皮、半夏（制）、茯苓、甘草。

功效：燥湿化痰，理气和胃。

主治：痰湿停滞导致的咳嗽痰多，胸脘胀闷，恶心呕吐。

19.固本咳喘片

组成：党参、白术（麸炒）、茯苓、麦冬、五味子（醋制）、甘草（炙）、补骨脂（盐炒），辅料为糊精、淀粉。

功效：益气固表，健脾补肾。

主治：脾虚痰盛、肾气不固所致的咳嗽，痰多，喘息气促，动则喘剧；慢性支气管炎见上述证候者。

20.玉屏风颗粒

组成：黄芪、白术（炒）、防风，辅料为糊精、甘露醇、矫味剂、黏合剂。

功效：益气，固表，止汗。

主治：表虚不固，自汗恶风，面色㿠白，或体虚易感风邪者。

21.金水宝

组成：发酵虫草菌粉（Cs-4）。

功效：补益肺肾，秘精益气。

主治：肺肾两虚，精气不足，久咳虚喘，神疲乏力，不寐健忘，腰膝酸软，月经不调，阳痿早泄；慢性支气管炎、慢性肾功能不全、高脂血症、肝硬化见上述证候者。

22.金匮肾气丸

组成:地黄、山药、山茱萸(酒炙)、茯苓、牡丹皮、泽泻、桂枝、附子(炙)、牛膝(去头)、车前子(盐炙),辅料为蜂蜜。

功效:温补肾阳,化气行水。

主治:肾虚水肿,腰膝酸软,小便不利,畏寒肢冷。

23.六味地黄丸

组成:熟地黄、酒萸肉、牡丹皮、山药、茯苓、泽泻。

功效:滋阴补肾。

主治:头晕耳鸣,腰膝酸软,遗精盗汗。

24.生脉饮

组成:党参、麦冬、五味子。

功效:益气,养阴,生津。

主治:气阴两亏,心悸气短,自汗。

25.利肺片

组成:百部、百合、五味子、枇杷叶、白及、牡蛎、甘草、冬虫夏草、蛤蚧粉。

功效:驱痨补肺,镇咳化痰。

主治:肺痨咳嗽,咳痰,咯血,气虚哮喘,慢性气管炎。

五、治疗慢阻肺的专方、验方

(1)《济生方》的导痰汤加味,药用半夏 9g,陈皮 6g,茯苓 9g,甘草 6g,枳实 9g,杏仁 9g,苏子 9g,胆南星 9g,黄芩 9g,全瓜蒌 9g。适用于慢阻肺急性加重,咳嗽痰多,色黄黏稠者。

(2)《医方考》中的清气化痰丸加味,药用法半夏 9g,瓜蒌 9g,陈皮 6g,枳实 9g,黄芩 9g,茯苓 9g,杏仁 9g,制胆南星 9g。适用于慢阻肺急性加重,咳嗽痰多,色黄黏稠者。

(3)加味苇茎汤,药用芦根(苇茎)9g,桃仁 9g,薏苡仁 9g,冬瓜仁 9g,北杏仁 9g,浙贝母 9g,紫菀 9g,款冬花 9g,海蛤壳 15g,鱼腥草 9g,甘草 6g。适用于慢阻肺急性加重,咳嗽痰多气促者。

(4)清化宣肺汤,药用桑白皮 9g,杏仁 9g,陈皮 6g,茯苓 9g,沙参 9g,金银花 9g,连翘 9g,鱼腥草 9g,瓜蒌 9g,丹参 9g,甘草 6g,党参 9g,炙黄芪 9g。适用于慢阻肺急性加重,咽痛,咳嗽痰黄,胸闷疲倦者。

(5)清热化痰汤,药用瓜蒌 9g,桑白皮 9g,鱼腥草 9g,厚朴 9g,茯苓 9g,黄芩 9g,枳壳 9g,杏仁 9g,生石膏 30g。适用于慢阻肺急性加重,咳嗽痰多,口苦,苔黄腻者。

(6)健脾化痰汤,药用党参 9g,白术 9g,黄芪 9g,桔梗 6g,牛膝 9g,白芥子 9g,丹参 9g,补骨脂 9g,茯苓 9g,陈皮 6g,法半夏 9g,甘草 6g。适用于慢阻肺缓解期,神疲乏力,纳呆者。

(7)《千金》苇茎汤加味,药用芦根 9g,败酱草 9g,金荞麦 9g,鱼腥草 9g,冬瓜子 9g,桃仁 9g,前胡 9g,杏仁 9g,白术 9g,炒谷芽 9g。适用于慢阻肺痰多难咯出者。

(8)青龙三子汤,药用麻黄、芍药、桂枝、半夏各 9g,细辛、干姜、炙甘草、五味子各 6g,白芥子、葶苈子各 10g。适用于老年性慢阻肺、肺气肿等因感冒诱发加重,表现为外寒内饮证者。治疗期间要注意避寒保暖，不吃辛辣刺激和生冷食物。

(9)瓜蒌仁20g，川贝10g，杏仁10g，苏子10g，半夏6g，桑叶心10g，麻黄10g，水煎服。适用于慢阻肺急性加重，咳嗽气喘痰多者。

(10)苍术9g，白术9g，制半夏9g，茯苓12g，补骨脂12g，光杏仁9g，炙款冬12g，陈皮9g。适用于治疗慢阻肺迁延期，咳嗽有痰，苔白腻者。

(11)百部60g，甜杏仁120g，共研细末和匀，每服3g，每天3次。能温肺润燥、止咳化痰、定喘，适用于治疗慢阻肺患者。

(12)佛手、姜半夏各6g，砂糖等分。水煎服，适用于慢阻肺湿痰咳嗽者。

(13)川贝母、知母各等分，共研细末，每服6g，每天2次。能润肺化痰散结除热，适用于治疗慢阻肺干咳口燥者。

(14)沙参、百合各15g，川贝母4.5g，水煎服，每天1剂。能清肺润肺，止咳化痰，适用于治疗肺燥型慢阻肺患者。

(15)灵芝、百合各15g，南北沙参各10g，水煎服，每天1剂。能养阴清肺，适用于治疗慢阻肺伴有口干咽燥等阴虚表现者。

(16)棒棒木1 500g，甘草90g。将两药切碎洗净，加水8 000mL煎煮至300mL，每天2次，每次服用10mL。能清热祛痰、止咳平喘，适用于治疗喘息型慢性支气管炎。

(17)桔梗、陈皮各6g，荆芥、紫菀、白前、百部各9g，水煎服，另加川贝粉3g吞服。能温肺散寒、止咳化痰，适用于治疗慢阻肺患者。

(18)将海带浸洗后，切寸段，再连续用沸水泡3次，每次约半分钟，倒去水，以绵白糖拌食，每天早晚各吃1杯，连服1周，即有明显效果。此法对于毒气引起的咳嗽及一般老年慢阻肺者，均有治疗效果。

(19)豆腐500g，麻黄100g。将麻黄切成1寸长的段，插入豆腐内，放入瓷盘中，入蒸笼内蒸1小时，去除麻黄后把豆腐烘干研粉，开水冲服，每天3次，每次9g。适用于慢阻肺迁延期者，效果较好。

(20)白果30粒，去壳及衣，煮半小时后连汤服用。能祛痰止咳平喘，适用于治疗肾虚型慢阻肺患者。

(21)灵芝30g，切碎，浸泡于500mL的白酒中，密封浸泡半月以上，每天饮1~2次，每次10mL。长期饮用能强身补虚，适用于慢阻肺患者。

(22)黄芪20g，旋覆花10g，地龙10g，百部10g，水煎服，每天1剂，分2~3次服用。适用于治疗慢阻肺伴有喘息的患者。

(陈伟云)

第十二章　弥漫性间质性肺疾病

第一节　肺功能对肺间质病预后评估的临床意义

结缔组织病(connective tissue disease,CTD)肺受累常表现为间质性肺疾病(interstitial lung diseases,ILD),主要特征为炎症细胞在肺间质中的聚集及细胞外基质过度沉积,在病理类型上分为非特异性间质性肺炎(nonspecific interstitial pneumonia,NSIP)、闭塞性支气管炎伴机化性肺炎(bronchiolitis obliterans organizing pneumonia,BOOP)、急性间质性肺炎(acute interstitial pneumonia,AIP)、脱屑性间质性肺炎(desquamative interstitial pneumonitis,DIP)及寻常型间质性肺炎(usually interstitial pneumonia,UIP)等,不同间质病病理类型预后差异很大。对于同一种结缔组织病,由于患者肺受累病理类型的不同,预后差异性也比较大,因此有关预后的研究往往针对单一病理类型展开。特发性肺纤维化(idiopathic pulmonary fibrosis,IPF)作为肺间质病中病死率最高的疾病,加之其预后难以判断,既往研究最多。除 IPF 外,类风湿性关节炎(rheumatoid arthritis,RA)、硬皮病、干燥综合征、皮肌炎、多肌炎及系统性红斑狼疮等自身免疫病所引起的肺部受累,也表现为 ILD,并成为上述自身免疫病患者死亡的主要原因。

文献报道,患者年龄、性别、肺功能改变、影像学检查结果、组织学变异、呼吸困难、咳嗽、肺动脉高压、肺组织弹性纤维含量及一些血清分子生物标志物对肺间质病的预后均有影响。2000 年提出的 CRP 评分系统(clinical,radiological and physiological scoring system)通过患者临床表现、影像学分型及生理参数等指标对 IPF 患者进行预后评估,根据吸烟情况、杵状指、肺间质浑浊程度、肺动脉高压、肺总量(TLC)、最大运动时氧分压等参数的有无和分级进行评分,但由于涉及参数过多,分级过于复杂,临床应用不便,缺乏后续研究证实。在各项预后评估指标中,肺功能作为一种无创、廉价、可多次重复的检查,在肺间质病的诊断、治疗及预后评估中有广泛的临床应用。本节着重总结肺功能在间质性肺疾病预后评估方面的意义,以更好地指导临床治疗。

一、IPF

IPF 是一种进行性且危及生命的间质性肺疾病。患者中位生存期为 2~5 年,疾病进展所导致的呼吸衰竭是主要死因。虽然 IPF 患者整体预后较差,但不同个体的疾病进展速度与生存时间存在很大的异质性。基于临床疾病进展情况,多项研究对肺功能基线数据的预后评估作用进行了探究,可能有预后评估作用的肺功能参数有用力肺活量(FVC)、一氧化碳弥散量(D_LCO)和肺总量等参数。Novelli 等对 42 例 IPF 患者的初次就诊时肺功能与生存时间进行研究,结果显示,以 72.5%为临界值,FVC 占预计值%>72.5%的患者比低于临界值的患者预后更好,后者的死亡风险为前者的 16.4 倍,而 D_LCO 并未显示出类似的预后评估作用。Latsi 等对 63 例 IPF 患者及 41 例 NSIP 患者进行回顾性研究，结果显示 3 年生存率与病理类型无相关性，而基线 D_LCO 占预测值%>35%的患者 3 年生存率更高。Best 等对 167 例 IPF 患者进行预后评估研究，结果显示，除 FVC 基线值外，TLC 基线值在预后评估上也具有统计学意义。Nishiyama 等观察了 114 例 IPF 患者的初始肺功能，发现除 FVC 占预测值%可作为预后评估指标外，FEV_1/FVC 基线值与患者生存情况呈负相关，以 83%为临界值时，FEV_1/FVC>83%的患者死亡风险更高。以 70%为临界值时，两组生存曲线的差异更为明显，但由于患者数量较少，两组间 KaplanMeier 生存分析差异未见统计学意义，尚待进一步研究结果证实。综上，虽有多项研究结果表明，肺功能参数在肺间质病预后评估方面的意义，但各项研究所证实的参数不尽相同，对同一参数所采用的评估临界值也没有统一的定论。

由于基线肺功能参数作为预测指标的作用在文献报道中不尽一致，因此有学者提出，治疗前后肺功能参数的变化值可能在预后评估方面更有意义。既往文献报道，FEV_1、FVC、TLC 及 D_LCO 等肺功能参数占预计值%的变化对 IPF 患者的预后有评估意义，其中确诊后 6 个月及 12 个月是评估 IPF 患者预后的重要时间节点。Novelli 等收集了 42 例患者自初诊肺功能后 6 个月时各项肺功能参数的变化值，结果显示 FVC 占预计值%6 个月内下降超过 10%的患者预后更差，死亡风险为下降值低于 10%患者的 13.1 倍。Reichmann 等将 480 例患者分为 3 组，稳定组（FVC 占预计值%下降<5%）、轻微下降组（5%<FVC占预计值%下降<10%）和显著下降组（FVC 占预计值%下降>10%），结果显示轻微下降组和显著下降组的死亡风险与稳定组比较分别为 2.38 和 4.42。Latsi 等对 63 例 IPF 患者及 41 例 NSIP 患者进行回顾性研究，结果显示在 1 年的随访中，只有 D_LCO 变化量在预后评估方面具有统计学意义。

由于 D_LCO 测量值重复性相对较差且特异性不高，目前认为与 D_LCO 相比，FVC 的变化值可更好地评估 IPF 患者的预后。但 FVC 也存在一定的局限性，尤其是对于伴随肺气肿的 IPF 患者。肺气肿程度与 FVC 呈正相关，与 FEV_1/FVC 呈负相关，而纤维化程度与 FVC 呈负相关，与 FEV_1/FVC 呈正相关，因此对于此类患者，肺气肿作为混杂因素可能会抵消纤维化所造成的肺功能参数变化，从而削弱 FVC 变化值在预后评估中的作用。

虽然多项肺功能参数已被确定为 IPF 患者的预后指标，但各项参数在预后评估中的相互作用仍不明确，研究者希望通过预后评估模型来更准确地描述 IPF 患者的疾病进展，并对预后进行更好的评估。目前提出的预后评估模型主要包括 CPI 指数（composite physiological index）和 GAP 模型（the gender，age，physiology score）。Wells 等于 2003 年提出 CPI 指数，计算公式为 CPI＝91.0－（0.65× D_LCO 占预计值%）－（0.53× FVC 占预计值%）＋（0.34× FEV_1 占预计值%）。Mura 等观察了 68 例 IPF 患者的 CPI 指数，结果显示 CPI>41.0 与 3 年生存率有显著相关性。2012 年，Ley 等类比支气管哮喘、慢性阻塞性肺疾病及肺癌分期引入了 GAP 模型。GAP 模型仅需 4 个参数：年龄、性别、FVC 与 D_LCO，具有简便易测、易于随访的特点，并且多项研究结果显示其具有较好的评估作用。Guiot 等对 82 例患者进行 GAP 分期研究，结果显示 GAP Ⅰ、Ⅱ、Ⅲ期患者 1 年病死率分别为 4%、14%和 42%，而 3 年病死率分别为 17%、39%和 86%。Sharp 等对 167 例患者进行预后评估效果的比较,发现单独使用 FVC 的预后评估效果劣于上述两种模型。

二、RA

RA 是一种系统性自身免疫疾病,主要表现为炎性关节炎,类风湿性关节炎相关的肺间质病(rheumatoid arthritisassociated interstitial lung disease,RAILD)发病率与病死率均较高。通过高分辨率 CT(HRCT)或开胸肺活检对 RAILD 患者进行诊断,可发现最常见的病变类型为 UIP、其次为 NSIP,其他类型非常少见。既往认为,较表现为 NSIP 或 OP 的 RAILD 患者,表现为 UIP 的 RAILD 患者预后更差。而近期 Solomon 等对 137 例 RAILD 患者进行回顾性研究,研究表明基线 FVC 占预计值%<68.7%或任意时间内 FVC 占预计值%下降超过 10%的 RAILD 患者死亡风险增高,表明肺功能检查对 RAILD 预后的评估也具有一定的独立性。Zamora-Legoff 等对 167 例 RAILD 患者进行预后评估研究,研究过程中若患者肺功能参数下降至 D_LCO 占预计值%<40%或 FVC 占预计值%<50%,则认为患者病情进展,研究发现患者基线 FVC 或 D_LCO 占预计值%较低时,疾病进展的风险更高。同时 Kim 等在 82 例 RAILD 患者的研究队列中也发现,基线 D_LCO 占预计值%较高的患者预后较好。除应用肺功能独立评估 RAILD 患者预后之外,也有研究者对 RAILD 的 GAP 模型进行了验证,结果表明,GAP 模型可以预测患者 1、2、3 年病死率,但在较大群体中应用时,预测结果仍有一定的偏差,这与 IPF 患者中 GAP 的评估结果类似。

三、系统性硬化症

系统性硬化症的特征表现为皮肤和内部器官的纤维化、雷诺现象及血管病变,发病率约为万分之一。系统性硬化症是最严重的结缔组织病,与其相关的 ILD(SScILD)和肺动脉高压是患者死亡的主要原因。SScILD 在 HRCT 上主要表现为 NSIP,其次是 UIP。约 80%的系统性硬化症患者伴有 ILD,但通常在系统性硬化症发病后 4~6 年趋于稳定,只有 25%~30%的患者发展为进行性肺间质病,反映了早期筛查评估的重要性。系统性硬化症患者的 HRCT 表现与 RA 和 IPF 患者不同,以 NSIP 为主。虽然肺功能检查能够很好地反映肺通气功能的变化,但与 RAILD 或 IPF 相比,肺功能对 SScILD 患者的预后评估效果较差。既往相关研究结果重复率较差,往往只有单一研究报道。Goh 等曾提出,对于 HRCT 中肺间质化程度在 10%~30%的系统性硬化症患者,以 FVC 占预计值%为 70%进行分期,可有效评估患者的预后情况,该研究队列纳入了 215 例 SScILD 患者,结果显示 FVC 占预计值%<70%的患者预后较差。研究者认为该模型同时结合了影像学与肺功能进行分组评估,预后评估效果优于单独使用 HRCT 或肺功能,但尚缺乏后续进一步研究结果证实。近期文献报道 FVC 和 D_LCO 的基线数据值与疾病进展相关,但与患者 5 年生存率无相关性。而肺功能参数变化值能否用于 SScILD 患者预后评估也有待进一步验证,有学者提出同时使用 FVC 与 D_LCO 作为复合终点进行分组研究,这可能是后续预后研究的新思路。

四、皮肌炎(DM)与多发性肌炎(PM)

DM/PM 是以肌肉无力为特征的自身免疫性疾病,主要由骨骼肌损伤引起,并且伴随广泛的内脏器官受累,尤其是皮肤和肺部。皮肌炎与多发性肌炎患者 HRCT 中最常见的病理学类型为 NSIP,也有 OP 或 NSIP 合并 OP。约 50%的 DM/PM 患者死于 ILD,特别是在合并有 MDA5 抗体阳性的 ILD 快速进展的患者中,ILD 是主要的死亡原因。目前针对 PTF 在 DM/PM 预后评估作用的研究较为有限。Arakawa 等对 14 例病理类型为 NSIP 的 DM/PM 患者进行影像学表现与肺功能变化关系的研究,结果显示治疗后磨玻璃影面积与治疗后 FVC 呈反比。Kang 等对 29 例发展为 ILD 的 PM/DM 患者进行预后研究,结果显示基线 FVC 占预计值%<60%与预后较差存在相关性。但上述研究都存在样本量较少的问题。近期 Andersson 等对 68 例抗合成酶抗体综合征患者进行研究,结果显示基线 FVC 与 D_LCO 数据值与 HRCT 显示的疾病进展正相关,虽然该研究改进了样本量较少问题,并有后续研究对其进行了证实,但后续研究发现随访 1 年后仅肺总量与 HRCT 所示疾病进展显著相关。上述研究表明肺功能检查有成为 PM/DM 患者预后评估因子的潜能,但仍需要大规模研究进一步证实。

五、干燥综合征

干燥综合征是一种慢性自身免疫性疾病,9%~20%的干燥综合征患者合并有 ILD,其 HRCT 中最常见的病理学类型为 NSIP(45%),其次为 UIP(16%),淋巴细胞性间质性肺炎(15%),OP(7%)或其他类型(17%)。应用 PFT 评估干燥综合征患者 ILD 预后的研究很少,Taouli 等对 35 例 PSSILD 患者进行疾病进展的研究,结果显示 D_LCO 及 TLC 基线数据值与 HRCT 中磨玻璃影评分有较好的相关性,但进一步有关预后的研究目前仍为空白状态。

六、系统性红斑狼疮(SLE)

SLE 是一种可以导致全身受累的慢性自身免疫性疾病,主要特点为免疫复合物沉积所致的器官损伤。约有 15%的 SLE 患者合并有 ILD,其中最常见的病理学类型为 NSIP。相对于 IPF 患者或其他结缔组织病合并肺受累的患者,SLEILD 患者预后较好。SLE 患者中严重的肺部受累比较罕见,并且通常为急性的,而慢性进展的肺部受累通常预后较好,且 PTF 下降缓慢,因此有关 PTF 评估 SLEILD 患者预后的研究非常有限。

综上,对于肺功能参数对结缔组织病肺间质病预后的评估作用,现有的研究方法较单一,且大多存在队列人数较少的缺陷,纳入患者例数多在 80~300 例。若后续研究能够扩大队列人数,结果将更具有说服力和参照性。目前 FVC、D_LCO、肺总量及 FEV_1/FVC 均文献报道其预测效果,后续研究若能针对以上参数进行综合分析,结果将更为全面。目前 GAP 模型中肺功能参数起到非常重要的作用,相关研究较多,但由于分组方法、人种差异等因素,也需要进一步的研究和效果验证。除此之外,以上模型大多仅仅适用于特定的肺间质病,其评估其他肺间质病预后的效果也有待进一步的研究。

第二节　特发性肺间质纤维化

弥漫性间质性肺疾病(diffuse interstitial lung disease,DILDs)是一组原因大部分不明

的疾病群，目前多达 180 余种。历史上关于弥漫性间质性肺疾病曾有过多次不同的分类，每次均有不同的缘由及意义。

一、特发性肺间质纤维化的发病因素

虽然 IPF 被称为“特发性”即病因不明，但近年来，随着国内外学者的大量基础和临床数据的获得，进一步认识到 IPF 的发生发展与以下因素有关。

1.吸烟　越来越多的数据表明，吸烟可以明显增加 IPF 发生的危险性，其暴露程度与 IPF 的发生率呈正相关，尤其是吸烟大于 20 包/年者。尽管也有约 1/3 的 IPF 患者终生从不吸烟，但更多的资料显示，吸烟增加 IPF 发生的相对危险比（OR）是 1.6～2.3，曾经吸烟者即使在停止吸烟后仍然是一个高危因素。吸烟可以产生超过 2000 余种化学物质，它们可以单独或联合导致肺损伤，这对于个体敏感的患者极易导致间质性肺病的发生。特别是在 IIP 中的 DIP 和 RB-ILD，几乎百分之百发生在吸烟人群，而停止吸烟后病情会发生不同程度的改善，因此这在最新分类中被称为吸烟相关性间质性肺病（SR-ILD）。这些结果也支持宿主敏感性-环境损伤的 IPF 发病假说。

2.环境暴露　有研究表明，暴露于某些金属粉尘（黄铜、铅及钢铁）和木质粉尘（松木）者的发生 IPF 的风险显著增加。其他粉尘暴露，如理发业、鸟类饲养、石材切割和抛光等也可能与 IPF 的发生有关。关于特殊职业与 IPF 患病风险的研究表明，金属粉尘的 *OR* 值为 2.0～10.97、养鸟的 *OR* 值为 4.7、美发的 *OR* 值为 4.4、石头切割和抛光的 *OR* 值为 3.9、牧畜的 *OR* 值为 2.7，暴露持续时间大于 5 年时的 *OR* 值明显增加。有学者总结了 1990 年以来美国、英国和日本的 6 个病例一对照研究结果，其 Meta 分析显示 IPF 与职业相关的 *OR* 值分别是：农业/耕种为 1.65、牧畜 2.17、木尘 1.94、金属粉尘 2.44、石/沙 1.97。此外在 IPF 患者尸体解剖中也发现肺部淋巴结内可见无机物颗粒，这些也支持职业暴露可能同 IPF 有关。但是环境危险因素的流行病学资料还存在一些偏倚，这些观察结果尚需进一步的数据来证明。

3.病毒感染　关于某些病毒是否在 IPF 的发病过程中起了作用，最近以来一直受到学者关注。其主要依据是，有研究表明，高达 97%的 IPF 患者肺中可以检测到 EB 病毒、巨细胞病毒、丙型肝炎病毒和人疱疹病毒中的一种或多种。因此认为慢性病毒感染作为一种免疫刺激，引起慢性增生性或炎性环境，在修复中发生了肺纤维化。但也有学者发现在 IPF 患者活检标本中腺病毒 DNA 的检出与糖皮质激素治疗相关，因此认为病毒感染可能是继发性的，而不是 IPF 的原发病因。

4.胃食管反流（gastroesophageal reflux，GER）　在临床中发现不少 IPF 患者或多或少有 GER 症状，并获得相关检查证实。而动物实验和临床研究均表明，出现长期反复的胃内容物吸入可导致肺纤维化的发生，在临床上使用抗酸剂治疗可以减轻 IPF 的一些症状，其机制不明。有学者对 65 名 IPF 患者的前瞻性研究显示异常胃酸反流的发生率为 87%，但仅有 47%的 IPF 患者有典型的 GER 症状。普通人群 GER 的发生率为 9%～42%，但伴有 GER 者也很少发展为 IPF。因此有学者认为，IPF 患者减低的肺顺应性导致胸膜腔压力在吸气时较正常人更低，导致食管和食管下段括约肌功能不全，故而发生了 GER，即其可能是 IPF 的结果,而不一定是病因。

5.遗传因素　在相同条件下,有研究表明,不同人群发生 IPF 的概率大不相同。推测 IPF 的发生可能同遗传易感性有关,即提示遗传因素或先天性易感因子可能与本病的发病有关:①家族性肺纤维化的病例在国内外均有报道,且数量不断增加,这种病例多见于嫡亲和单卵双胞胎。另外已有动物实验和临床研究表明,MUC5B 启动子多态性常见于家族性间质性肺炎和 IPF 患者,肺脏 MUC5B 表达的异常可能与肺纤维化的发病有关;②某些已知遗传疾病患者的肺纤维化发病率很高,可以发现有家族化因素;③同样暴露于已知可引起肺纤维化的环境中,但仅有少数发病;④动物实验表明,特定的鼠系,如 TERT 对发生肺纤维化有遗传易感性等。关于遗传因素及基因易感性在 IPF 发病中的作用还有待进一步的探索。

二、特发性肺间质纤维化的发病机制

迄今为止,IPF 的发病机制尚不清楚,因此目前国际上也尚未发现对该病有明显特效的药物。

1.炎症是否为始动因素　IPF 发病机制研究的初始阶段均涉及急性肺泡炎症,这已从动物实验和患者尸体解剖上获得证明。长期以来认为不明原因的刺激性肺损伤导致慢性炎症,进而发展为纤维化及最终的纤维瘢痕,其中肺泡炎是始动因素。博来霉素所致肺纤维化动物病理模型也证实肺泡炎在发病机制中起主要作用。长期的研究和众多的实验结果使肺泡炎的形成机制越来越明显地呈现出来。但是,临床中发现,如果有免疫因素参与的肺泡炎是 IPF 发病的主要机制,那么应用糖皮质激素和免疫抑制剂/细胞毒药物的抗感染治疗应该取得较好的疗效。但是这一推敲却未能得到临床数据的支持。

此外有关糖皮质激素和免疫抑制剂/细胞毒药物治疗 IPF 的研究多无前瞻性、随机双盲、安慰剂对照设计,因此其疗效的评价多难以令人信服。鉴于诸多事实,人们逐渐认识到:炎症可能在 IPF 的发病机制中可能不占主导地位,并开始对“炎症是促使 IPF 发展的始动因素”提出了质疑。

2.肺泡损伤修复失衡　在质疑肺泡炎是 IPF 发病机制的始动因素之后,基于更多的实验和临床研究结果,许多学者开始考虑肺泡损伤修复中抗纤维化和致纤维化之间的平衡可能是 IPF 的主要发病机制。其主要依据是:IPF 的病理改变多源于肺泡上皮细胞受损和修复异常;损伤修复的主要部位常可见到大量的成纤维细胞灶;肺泡上皮损伤可使成纤维细胞增生并向肌成纤维细胞转化等。围绕着肺泡损伤修复障碍机制,国内外学者展开了广泛的研究并试用多种治疗药物。

3.Th1/Th2 胞因子失衡和干扰素-γ(IFN-γ)治疗　根据产生细胞因子类型的不同,$CD4^+$辅助细胞(Th 细胞)可分为 Th0、Th1、Th2 等。Th0 是成熟的未致敏细胞,受到抗原刺激可分化为 Th1 和 Th2 细胞,Th1 类细胞因子主要有 IL-2、IL-12、IL-18、INF-γ、TNF 等;Th2 类细胞因子主要包括 IL-4、IL-5、IL-6、IL-10、IL-13、MCP-1 等。它们形成复杂的细胞因子网络,调节免疫反应。两者间的平衡在调节机体免疫应答中发挥着重要作用。据此认为 INF-γ 具有抗纤维化作用,能抑制成纤维细胞增生和胶原沉积,拮抗转化

生长因子 β(TGF-β)的促纤维化作用。因此,利用 INF-γ 纠正 Th1/Th2 的失衡成为许多学者治疗 IPF 的研究课题,并已有重要的临床研究成果发表。但在此基础上,由美国华盛顿大学 Raghu 教授牵头进行的关于 INF-γ1b 治疗 IPF 的循证医学研究结果于 2004 年又一次发表在《新英格兰医学杂志》上。其结论提示 INF-γ1b 可能改善轻、中度患者的预后。但观察时间为 2 年的“IN-SPIRE”研究却遗憾地未能证实该药的有效性。

4.成纤维细胞生长因子　大量的 IPF 患者和动物实验肺标本研究表明,各种生长因子在肺纤维化的发病机制中发挥着重要的作用,尤其是 TGF-β,被认为是关键的致纤维化因子,是迄今为止被发现和公认的最强的细胞外基质沉积促进剂。TGF-β 在肺纤维化发病中的作用如下:①刺激成纤维细胞合成细胞外基质成分;②抑制对新合成基质蛋白的酶解;③诱导肺脏的结缔组织生长因子、人血清糖皮质激素依赖激酶(hS-GK-1)和基质金属蛋白-2(MMP-2)的高表达;④可活化蛋白激酶 C-S(PKC-δ)等,后者在肺纤维化形成中起重要作用。TGF-β 共有 5 个异构体,其中 $TCF-\beta_1$ 与纤维化关系最为密切,TGF-β 的各种异构体都是由各自独立基因产生的,它们先被合成前体蛋白,然后由胞内的内肽酶切裂,形成蛋白 N 端的二聚体潜在相关肽(latency associated peptide,LAP)和 C 端的二聚体成熟型 TGF-β,两部分以非共价键相连。此形式的 TGF-β 不具生物活性,被称为潜在 TGF-β(L-TGF-β)。当 LAP 被去除或发生构型改变后,才能生成具有生物活性的 TGF-β。即被活化。近年研究发现,在能激活 $L-TGF-\beta_1$ 的分质中血清蛋白酶-纤溶酶最重要,此外血小板凝血酶敏感蛋白-1(TSP1)、血管紧张素-Ⅱ(AngⅡ)、高血糖、活化氧簇(ROS)及整合素 α、ν、β_6 也有激活作用。

既然 TGF-β 在肺纤维化形成中发挥重要作用,且其发挥作用需要被激活,因此,通过直接阻断 TGF-β 或阻断其活化信号来治疗肺纤维化的基础和临床研究自然进入研究者的视野。具有抑制或纤维细胞、拮抗 TGF-β 作用的吡非尼酮已被临床试验证实对 IPF 的治疗有一定疗效,该药最先在日本上市,目前欧洲和亚洲(包括我国)的一些国家也已获批并用于临床。

5.成纤维细胞灶中的肌成纤维细胞　已证明成纤维细胞灶的形成是 IPF 重要的组织病理学特征之一。早在 1991 年,有学者发现在 IPF 患者肺活检标本中描述了成纤维细胞灶主要由表达为 α-平滑肌肌动蛋白的肌成纤维细胞构成,并通过免疫组化等方法的研究,认为其可能与细胞外基质的异常沉积有关。这一所见几乎仅见于 IPF,在纤维性 NSIP 也很难见到。如果这种主要由肌成纤维细胞构成的组织病理学特征性所见成为 IPF 的“标志”,那么,明确它的功能并知道其来源和去向,是否会对 IPF 发病机制的认识获得更改。近年有研究表明,肺肌成纤维细胞可能有以下功能:①引起细胞外基质异常沉积;②具有收缩特性.能降低肺脏的顺应性;③诱导肺泡上皮细胞凋亡等。应该说,它的主要功能都与肺纤维化的形成关系密切,因此肺肌成纤维细胞是 IPF 发病机制的重要因素。那么,肌成纤维细胞来源于何处,是否能够消失?如果能够阻断其来源或促进消失则可能成为治疗 IPF 的新途径。但目前来源问题尚不清楚,有学者认为可能由肺内周边细胞或平滑肌细胞转化而来,也可能来自肺外细胞。正常的损伤修复中,也可出现大量的肌成纤维细胞,但它们在修复完成后即通过凋亡而消失。但新奇的是在 IPF 发病中肌成纤维细胞却不发生凋亡,其机制尚不清楚。

6.凝血/纤溶与纤维化形成　有实验研究表明:肺损伤后,组织因子启动外源性凝血途径,在肺间质内生成血纤维蛋白,后者对成纤维细胞具有趋化作用,使细胞因子和成纤维细胞移至损伤区域,并产生细胞外基质,促进肺纤维形成。及时并有效地清除肺泡内纤维蛋白可以促进肺泡结构的修复。纤溶酶原激活物抑制剂-1(PAI-1)是丝氨酸蛋白水解酶抑制剂家族成员,多以潜在形式存在于血小板中,其主要作用是抑制尿激酶型纤溶酶原激活剂(u-PA)和组织型纤溶酶原激活剂(t-PA)。通过与u-PA或t-PA形成1∶1的复合物来灭活纤溶酶原。上述研究提示促凝因素增强和纤溶抗纤溶系统失衡可能是纤维化形成的一个独立因素。然而,近年的循证医学研究的结果并没有证实抗凝治疗对IPF的疗效。

7.其他发病机制

(1)内皮素-1(ET-1):ET-1在IPF患者肺组织表达增强,有潜在的收缩血管活性,并能趋化成纤维细胞使其增生,促进胶原合成。ET受体拮抗剂可减轻博来霉素引起的大鼠肺纤维化程度。波生坦(bosentan,受体拮抗剂)治疗IPF的Ⅱ期临床试验结果显示了一些益处,但Ⅲ期试验未能证实其有效。

(2)细胞外基质(ECM):该基质在间质中广泛聚集,视为其代谢严重紊乱。

(3)细胞凋亡:主要发生在二型肺泡上皮细胞,但它在IPF发生中是如何协调修复的尚不清楚。

(4)TNF:实验研究表明,在肺纤维化组织中有大量TNF-α,且该因子可以促进胶原蛋白合成。

(5)自由氧基:研究表明,肺泡上皮细胞的损伤与毒性氧化产物的增加有关,IPF患者肺上皮细胞衬液和BALF中过氧化物增加。抗氧化剂谷胱甘肽(GSH)减少,提示氧化/抗氧化失衡可能与IPF发病有关。

综上所述,目前IPF的发病机制尚不十分确切。虽然在研究中一度使用γ干扰素-1b、波生坦、西地那非、伊马替尼、依那西普、抗凝治疗、糖皮质激素+硫唑嘌呤+N-乙酰半胱氨酸联合治疗等治疗,最终尚未获得肯定效果,但一些有希望的药物仍在继续使用过程中,如N-乙酰半胱氨酸单药治疗、吡非尼酮、酪氨酸激酶抑制剂等,但它们的存在仍让医学界翘首以待。

三、特发性肺间质纤维化的临床特征与诊断

1.临床概念　由于IPF是一种病因不清,慢性、进行性、纤维化性间质性肺疾病,病变局限在肺脏,好发于中老年人群,其肺组织学和(或)胸部高分辨率CT(HRCT)特征性表现为普通型间质性肺炎(UIP),因此要同以下疾病区别开来。

(1)继发性肺间质纤维化(secondary interstitial pulmonary fibrosis,SIPF):亦称作已知原因的肺纤维化,是一组主要累及肺间质和肺泡腔,导致肺泡-毛细血管功能单位丧失的弥漫性肺疾病。临床主要表现进行性加重的呼吸困难、通气功能障碍伴弥散功能降低、低氧血症和影像学上的双肺弥漫性病变。这一组肺纤维化常常有明确的原发疾病。

(2)特发性间质性肺炎(idiopathic interstitial pneumonia,IIP):即目前病因不明的间质

性肺炎称特发性。美国胸科学会/欧洲呼吸学会于2013年在既往IIPs分类的基础上,将IIPs分为主要的IIPs、罕见的IIPs和未分类的IIPs。主要的IIPs有6种类型,包括IPF、特发性非特异性间质性肺炎(iNSIP)、呼吸性细支气管炎伴间质性肺疾病(RB-ILD)、脱屑性间质性肺炎(DIP)、隐源性机化性肺炎(COP)、急性间质性肺炎(AIP)。罕见的IIPs有2种类型,包括特发性淋巴细胞性间质性肺炎(iLIP)、特发性胸膜肺实质弹力纤维增生症(iPPFE)。IPF是主要的特发性间质性肺炎中最为常见的一种类型。这新的分类体现了过去十余年以来对这组疾病的认识。

2.诊断条件

(1)临床表现:IPF发病年龄多在中年及以上,男性多于女性。起病隐匿,主要表现为干咳、进行性呼吸困难,活动后逐年加重。但近年来发现发病年龄有年轻化,多仍无明确原因。患者常常双下肺可闻及吸气末爆裂音(啰音),约半数病例可见杵状指(趾)。终末期可出现发绀、肺动脉高压、肺心病和右心功能不全的表现。

(2)胸部HRCT:胸部HRCT是诊断IPF的主要手段。胸部X线片对于疑似IPF患者的诊断价值明显低于HRCT,不应该作为IPF的诊断依据。IPF的典型胸部HRCT以双肺下部胸膜下网格影和蜂窝肺为主要特征,伴(或不伴)牵拉性支气管扩张(表12-1),其中蜂窝肺是肯定UIP的重要的依据。磨玻璃影少见,且通常比网格影范围小。胸部HRCT典型的UIP分布特征是呈胸膜下、基底部分布。当胸部HRCT呈胸膜下、基底部分布,可见网格改变,没有蜂窝肺时,为可能UIP型。当胸部HRCT示病变分布特征和病变性质与上述情况不符时,为非UIP型(表12-2)。IPF患者可见轻度的纵隔淋巴结肿大,常小于1.5cm。

表12-1　普通型间质性肺炎的HRCT诊断标准

UIP型	可能UIP型	非UIP型(具备任意一条)
(具备以下4条标准) 1)胸膜下、基底部分布为主 2)网格改变 3)蜂窝改变伴(或不伴)牵拉性支气管扩张 4)未见非UIP型的特征	(具备以下3条标准) 1)胸膜下、基底部分布为主 2)网格改变 3)未见非UIP型的特征	1)上或中肺分布为主 2)支气管血管周围分布为主 3)广泛磨玻璃样改变(>网格改变) 4)广泛微结节(双侧、上叶分布为著) 5)囊腔(多发、双侧、远离蜂窝区) 6)广泛马赛克/气体陷闭(双侧、≥体肺叶) 7)支气管肺段/叶实变

合并胸膜异常,如胸膜斑、钙化、显著的胸腔积液时,多提示UIP型病变由其他疾病引起。微结节、气体陷闭、非蜂窝肺的囊腔影、广泛的磨玻璃影、实变,或沿支气管血管为著的分布特点,均提示其他的诊断。

(3)肺功能检查:IPF的典型肺功能表现为限制性通气功能障碍,弥散量下降,多伴有低氧血症或呼吸衰竭。但晚期合并气流受限时,也可以出现混合性通气功能障碍。

(3)组织病理学检查:IPF的特征性组织病理学改变是UIP,其主要病变为纤维化,病变的程度及分布不一致,低倍显微镜下观察,同时可见瘢痕纤维化区域伴有蜂窝肺改变,和病变较轻甚至正常肺组织区域(表12-2)。这些组织病理改变通常以胸膜下和间隔旁肺实质为主。通常炎症较为轻微,可有少量淋巴细胞和浆细胞间质浸润,伴Ⅱ型肺泡上皮细胞和细支气管上皮细胞增生。纤维化区域主要由致密的胶原纤维组成,可见散在分布的成纤维细胞灶。蜂窝肺区域由囊性纤维化的气腔组成,通常衬附着细支气管上皮细胞,腔内有黏液和炎症细胞填充。肺纤维化区域和蜂窝肺病变区域中,肺脏间质可见平滑肌增生。

表12-2　普通型间质性肺炎型的组织病理学诊断标准

UIP型	很可能UIP型	可能UIP型 (所有3条标准)	非UIP型 (6条中任意1条)
(所有4条标准) 1)显著的纤维化/结构变形±蜂窝肺,胸膜下/间隔旁分布为著 2)肺实质纤维化呈斑片状 3)可见成纤维细胞灶 4)未见非UIP型的特征	1)显著的纤维化/结构变形±蜂窝肺 2)未见斑片肺实质纤维化或成纤维细胞灶 3)未见非UIP型的特征或仅有蜂窝肺改变	1)斑片或弥漫肺实质纤维化,伴或不伴间质性肺炎 2)缺乏诊断UIP的其他标准 3)未见非UIP型的特征	1)透明膜 2)机化性肺炎 3)肉芽肿 4)远离蜂窝肺显著的间质炎症细胞渗出 5)显著的气道中央性病变 6)其他特征提示另外的诊断

在疾病后期UIP型的病理鉴别诊断主要包括结缔组织病、慢性过敏性肺炎、药物性肺损伤和石棉沉着病等。

(5)诊断标准:①除外已知病因所致的间质性肺疾病,如职业接触、室内外环境暴露、结缔组织病和药物性肺损害等;②未行外科肺活检的患者,胸部HRCT表现为UIP型(表12-2);③行外科肺活检的患者,结合HRCT和外科肺活检符合特定的类型。

3.鉴别诊断

(1)鉴别诊断流程:IPF的鉴别诊断多采用排除法,对临床疑似患者均需要详细采集现病史、既往病史、治疗经过、职业和环境暴露史、吸烟史、家族史,并进行体格检查。还需要检查自身抗体、过敏原沉淀抗体、肿瘤标志物、支气管肺泡灌洗液(BALF)细胞计数和分类,经支气管肺活检(TBLB)、经皮穿刺肺活检、经支气管淋巴结穿刺活检,以及外科肺活检、纵隔镜淋巴结活检等,均有助于鉴别其他弥漫性肺疾病。不同患者采用的方法因人而异。

(2)诊断技术方法的临床价值

1)BALF细胞计数和分类:IPF的BAL细胞学分类不具有特异性,表现为中性粒细胞增多,和(或)嗜酸性粒细胞增多,少数细胞分类在正常范围。胸部HRCT表现为肯定UIP特征的IPF患者,诊断通常不需要进行BALF细胞学分析。在不明原因的ILD时可以有条件进行BALF细胞学分析的医院或胸部影像表现为不典型的UIP患者,这对于排除其他诊断,如过敏性肺炎、嗜酸性粒细胞浸润、人肺孢子菌肺炎、恶性肿瘤等具有一定价值。

2)TBILB:TBLB 对于某些 ILD,如结节病,具有诊断价值。TBLB 由于所获取的组织块小,部位局限,通常不能有效地反映肺组织整体病变特征,对于 IPF 的诊断特异性低,目前基本不采用该法活检。

3)自身免疫病血清学检查:结缔组织病相关性 ILD 可以表现为 UIP 型。ILD 可以作为某种结缔组织病的首发表现,先于其他特定症状出现。大多数患者均需要筛查血清学标志物,特别是抗核抗体类型和滴度、类风湿因子、抗环瓜氨酸肽抗体和抗中性粒细胞胞质抗体等。IPF 患者的抗核抗体和类风湿因子水平可以呈低滴度阳性,但是没有结缔组织病的其他临床特征。同时,需要仔细筛查有无结缔组织病的症状和体征,如关节炎、雷诺现象、皮肤改变、食管运动异常等。没有结缔组织病的临床症状或血清学证据时,才能够诊断为 IPF。在患者随访的过程中,上述临床症状、体征或血清学检查需要重复进行,当具有符合结缔组织病的证据时,应当修正 IPF 的诊断。但既不符合 CTD 又不能明确分类时,要考虑到是否 IPAF 可能。

4)临床-影像-病理(CRP)多学科诊断:多学科诊断模式有助于提高 ILD,这也是国内该领域的一种普遍模式,可以提高包括 IPF 诊断的准确性。但对于我国大多数医院,呼吸专科医师、胸部影像科医师和呼吸病理科医师共同诊断的模式在实施中存在困难。

4.自然病程与 AEIPF 的新观点

(1)自然病程:IPF 是一类慢性进行性加重的疾病,肺功能逐渐恶化,因呼吸衰竭或合并症而死亡。IPF 患者的自然病程呈现异质性,大多数患者表现为数年内缓慢渐进性病程。其中部分患者数年内病情可保持稳定,部分患者病情进展较为迅速。还有部分患者经历一次或几次急性加重,进展为呼吸衰竭(图 12-1)。这些不同自然病程的 IPF 患者是否代表着不同的临床表型,以及影响自然病程的危险因素尚不清楚。合并肺气肿和肺动脉高压可能影响 IPF 疾病病程。

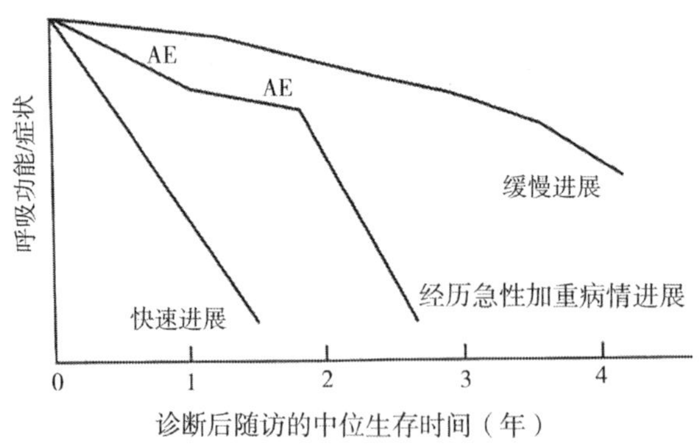

图 12-1　特发性肺纤维化自然病程

(2)IPF 急性加重:传统观点认为 IPF 急性加重是指在无明确诱因时出现的病情急剧恶化,呼吸困难加重和肺功能下降,导致呼吸衰竭甚至死亡。IPF 急性加重的诊断标准(表 12-3)。其组织病理学通常表现为 UIP 和弥漫性肺泡损伤(DAD)同时存在,可以出现机化性肺炎和显著的成纤维细胞灶。急性加重能够使 IPF 患者的肺功能加剧恶化,缩短生存时间,增加病死率。在 2015 年国际上对 AE-IPF 提出了新的观点:IPF 患者急性呼吸恶化,过去或现在诊断 IPF,近 30 天因弥漫性肺病,急性呼吸困难加重。HRXT 新的磨玻璃样改变伴或不伴实变。临床表现与 DAD 一致。主要观点:不再强调“不明原因”,不主张侵入性检查(BAL),不再强调除外感染,临床和影像学表现符合 DAD 即可。

表 12-3　IPF 急性加重的诊断标准

1.具有 IPF 病史,或目前临床、影像和(或)组织学符合 IPF 的诊断标准;
2.近 30 天内呼吸困难加重或肺功能恶化,不能用其他原因解释;
3.胸部 HRCT 显示双肺网格或蜂窝影,符合 UIP 的表现,在此基础上出现新的磨玻璃影和(或)实变影;
4.气管内分泌物或 BALF 检查没有肺部感染的证据;
5.排除其他原因,包括左心衰竭、肺血栓栓塞症和其他原因引起的急性肺损伤。

注:1.当临床资料不完整,不符合上述全部 5 项诊断标准时,定义为疑似 IPF 急性加重;2.如果临床诊断不符合 IPF 的诊断标准,目前的临床评估影像和(或)肺组织病理应该符合普通型间质性肺炎型;3.病原学检查应该包括常规的细菌、机会性病原体和常见的病毒;4.急性肺损伤的鉴别诊断应该包括脓毒症、创伤、再灌注性肺水肿、肺挫伤、脂肪栓塞、吸入性损伤、心脏搭桥术、药物中毒、急性胰腺炎、输血,以及干细胞抑制等。

四、特发性肺间质纤维化的治疗

IPF 的治疗经历过许多年的临床探索,有过部分有效的数据,但经过循证大数据又证明疗效不确切。直到最近十年左右,该领域出现了一些新的药物,为治疗带来了一些新的曙光。总的来讲仍是一种综合性的治疗。目前临床上基本有以下方案。

1.非药物治疗

(1)戒烟:无论 IPF 患者是否吸烟者。因为吸烟与疾病的发生具有一定的相关性。因此必须劝导和帮助患者戒烟,远离吸烟人群。

(2)氧疗:氧疗可以改善患者的缺氧情况。虽然没有直接证据证明氧疗可影响伴有低氧血症 IPF 患者的预后,但从其他乏氧性疾病,如慢性阻塞性肺疾病得出的间接证据显示,长程氧疗对患者预后有显著的改善作用。推荐参照慢性阻塞性肺疾病氧疗指征,静息状态低氧血症(PaO_2<60mmHg 或 SaO_2<88%)的 IPF 患者应该接受长程氧疗,氧疗确切时间因人而异,一般建议每天大于 15 小时。

(3)机械通气:对于 IPF 伴呼吸衰竭的患者.国际上大多数不主张气管插管机械通气治疗。但根据我国实际情况,医生还是应该权衡利弊,与患者及家属充分沟通。机械通气可能是极少数 IPF 患者与肺移植之间的过渡方式。无创正压通气可能改善部分 IPF 患者的缺氧,延长生存时间。对于预后不良的终末期肺纤维化患者,一般不主张气管插管机械通气治疗。

(4)肺康复:肺康复是针对有症状及日常活动能力下降的慢性肺病患者的一项全面干预治疗手段,目的在于减轻症状,改善机体功能,稳定或延缓疾病发展,降低医疗费用。

肺康复的内容包括呼吸生理治疗、全身性运动和呼吸肌锻炼、营养支持、精神治疗和患者教育。肺康复已经用于呼吸功能障碍的慢性阻塞性肺疾病患者的治疗,也适于 IPF 患者,可以推荐接受肺康复治疗。IPF 患者肺康复的适应证、肺康复处方,以及肺康复对患者肺脏病理生理、生活质量和预后的影响值得进一步研究。

(5)肺移植:肺移植技术已经成为各种终末期肺疾病的主要治疗手段。IPF 患者接受肺移植可以提高生存率,改善生活质量,5 年生存率逐年提高,目前可达 50%~56%。国内已经有多家医疗机构开展肺移植。供体捐赠与资源共享网络的逐步健全、脏器移植准入制度的建立与完善使 IPF 患者筛选和等待肺移植的登记随访成为可能。推荐符合肺移植适应证的 IPF 患者纳入等待名单,进行移植前评估。IPF 接受肺移植的时机,以及单肺或双肺移植对 IPF 患者预后的影响,需要进一步研究。

2.药物治疗

(1)可以酌情使用的药物:目前 IPF 尚无肯定有效的治疗药物。根据近年来的随机对照临床试验的结果,结合我国临床实际情况.可以酌情使用下列药物。

1)吡非尼酮:吡非尼酮是一种多效性的吡啶化合物,具有抗感染、抗纤维化和抗氧化特性。在动物和体外实验中,吡非尼酮能够抑制调节重要的促纤维化和促炎细胞因子,抑制成纤维细胞增生和胶原沉积,因此临床上不仅局限于 IPF 使用。根据国外资料,当肺 HRCT 提示网格影或 UIP 特征时,可以拓展使用吡非尼酮。该药能够显著地延缓 FVC 下降速率,一定程度上降低病死率,不良反应包括光过敏、乏力、皮疹、胃部不适和畏食。推荐轻到中度肺功能受损的 IPF 患者应用吡非尼酮治疗。由于药物的有限疗效、不良反应和药品价格昂贵,医生应该充分评估服药的利弊并与患者商量是否接受治疗。重度肺功能受损的 IPF 患者服用吡非尼酮治疗能否获益,以及药物服用的疗程仍不明朗。

2)尼达尼布:该药是一种多靶点酪氨酸激酶抑制剂,能够抑制血小板衍化生长因子受体(PDGFR)、血管内皮生长因子受体(VEGFR)及成纤维细胞生长因子受体(FGFR)。尼达尼布能够显著地减少用力呼气肺活量(FVC)绝对值降低超过 10%的 IPF 患者数量,一定程度上地降低病死率和急性加重频率,不良反应较低,无严重不良事件发生。国外推荐轻到中度肺功能受损的 IPF 患者应用尼达尼布治疗。鉴于药物的有限疗效、不良反应(如腹泻)和药品价格昂贵,医生也应该充分评估服药的利弊与患者商量是否接受治疗。重度肺功能受损的 IPF 患者服用尼达尼布治疗能否获益,以及药物服用的疗程需要进一步探讨。目前国内尚未上市该药。

3)抗酸药物:由于 IPF 常合并高发的胃食管反流病,包括临床无症状的酸反流。胃食管反流是慢性微吸入的危险因素,可能继发肺脏炎症,引起或加重 IPF。应用抗酸治疗包括质子泵抑制剂(PPIs),或组织胺 2 阻断受体激动剂(H2RAs),可能降低微吸入相关性肺损伤的风险。鉴于胃食管反流和慢性微吸入可能的肺损伤作用,推荐 IPF 患者应用抗酸治疗。但是,目前没有足够的证据证实抗酸药物治疗能够延缓 IPF 肺功能的下降,抗酸治疗也不能降低 IPF 患者的全因死亡率或住院率。IPF 抗酸治疗的有效性和安全性,以及与抗纤维化治疗药物的相互作用,仍不明朗。

4)抗氧化剂:N-乙酰半胱氨酸能够打破黏蛋白的二硫键,降低黏液的黏稠度;高剂量

(1 800mg/d)时,N-乙酰半胱氨酸在 IPF 患者体内可以转化为谷胱甘肽前体,间接提高肺脏上皮细胞衬液中谷胱甘肽水平,起到抗氧化作用。N-乙酰半胱氨酸单药治疗可以改善 IPF 患者的咳痰症状,长期服用安全性高。在临床试验中,N 乙酰半胱氨酸单药治疗,对 IPF 患者 FVC 的下降没有延缓作用,不能改善生活质量,也不能降低 IPF 急性加重频率和病死率。因此,不推荐应用 N-乙酰半胱氨酸单药治疗 IPF,但对于已经应用 N-乙酰半胱氨酸单药治疗的 IPF 患者,可以维持治疗。近年有研究表明,IPF 表现为 TOLLIP(rs3700920)TT 亚型,可以从乙酰半胱氨酸治疗中获益。这是 IPF 精准医疗的里程碑式研究,为抗氧化剂的应用带来了曙光,值得期待。

(2)不推荐使用的药物

1)泼尼松、硫唑嘌呤和 N-乙酰半胱氨酸联合治疗:糖皮质激素(以下简称激素)联合硫唑嘌呤和 N 乙酰半胱氨酸曾经被认为是 IPF 的"标准治疗"。IPF 以纤维化改变为主,激素联合免疫抑制剂治疗缺乏理论依据。三药联合治疗 IPF 患者,没有延缓疾病进展而面临诸多的不良反应,或使原有并发症如糖尿病、心脑血管疾病和骨质疏松等恶化。不推荐应用泼尼松、硫唑嘌呤和 N-乙酰半胱氨酸联合治疗稳定期的 IPF。

2)抗凝药物:肺纤维化形成中伴随着血管内皮的损伤,凝血系统激活、纤维蛋白沉积和纤溶异常。口服华法林治疗 IPF 有可能增加包括死亡、出血在内的不良反应。对于没有合并静脉血栓栓塞症或心房颤动的 IPF 患者,不推荐应用抗凝药物治疗。

3)西地那非:西地那非是一种磷酸二酯酶 5 抑制剂,能够改善 IPF 患者的生活质量,但是不能延缓 IPF 疾病进展,也不能降低 IPF 急性加重频率或病死率,可能带来不良反应和高昂的医疗花费。不推荐 IPF 患者应用西地那非治疗。

4)波生坦和马西替坦:波生坦和马西替坦是双重内皮素-A、内皮素-B 拮抗剂,用于肺动脉高压的治疗,均不能延缓 IPF 疾病进展,或降低病死率。不管 IPF 患者是否合并肺动脉高压,均不推荐波生坦或马西替坦治疗。

5)伊马替尼:伊马替尼是一种酪氨酸激酶抑制剂,主要抑制血小板衍生生长因子受体(PDGFR),抑制肺成纤维细胞-肌成纤维细胞分化和增生,抑制细胞外基质的产生,发挥抗肺纤维化的作用。口服伊马替尼不能延缓 IPF 疾病进展或降低病死率,可能带来不良反应和高昂的医疗花费。不推荐 IPF 患者应用伊马替尼治疗。

3.IPF 急性加重的治疗　由于 IPF 急性加重病情严重,病死率高,目前缺乏随机对照研究,临床主要应用激素冲击(500~1 000mg/d)或高剂量激素治疗(≥1mg/kg)。激素的剂量、使用途径和疗程尚没有形成一致的意见。也可以联用免疫抑制剂,如环磷酰胺、环孢素 A 等。氧疗、机械通气和对症治疗是 IPF 急性加重患者的主要治疗手段。在临床中要全面评估利弊。

4.姑息治疗　姑息治疗的目的是减轻患者的症状,安慰患者,而不是治疗疾病本身。姑息性治疗的具体目标包括缓解躯体症状和减轻心理的焦虑和痛苦,给患者和家属精神上的支持。根据不同患者的情况和需要,进行个性化的治疗。对于终末期 IPF 患者,应给予临终关怀。

大多数 IPF 患者有咳嗽症状,咳嗽导致患者生活质量下降。有吸烟史、呼吸困难重、用力呼气肺活量降低、氧合差,以及病情进展期的 IPF 患者更容易出现咳嗽症状。除了肺纤维化疾病本身,合并胃食管反流、哮喘、慢性阻塞性肺疾病、上气道综合征,使用血管紧张素转换酶抑制剂,也是 IPF 咳嗽的病因。根据不同的病因,给予针对性治疗。有限的数据表明,沙利度胺和比非尼酮均可能减轻 IPF 患者的症状。针对 IPF 目前尚无特效治疗药物现状和缺乏中医药治疗循证医学依据,可以酌情考虑以辨证施治的原则,减轻 IPF 患者症状。

随着对 IPF 疾病本质认识的深入,临床工作中需要进一步规范 IPF 的诊断,对疾病进行评估,采取可能的治疗方案。肺移植可以延长具有适应证 IPF 患者的生存期,但是对技术要求高、移植后生存率不确定、供体肺脏稀缺、费用昂贵等因素,从客观上限制了肺移植在临床的实施。IPF 未来的治疗策略可能是针对肺纤维化不同靶点采用多种药物的联合治疗。组织多中心的随机对照研究是评价 IPF 新的治疗药物的重要手段(图 12-2)。

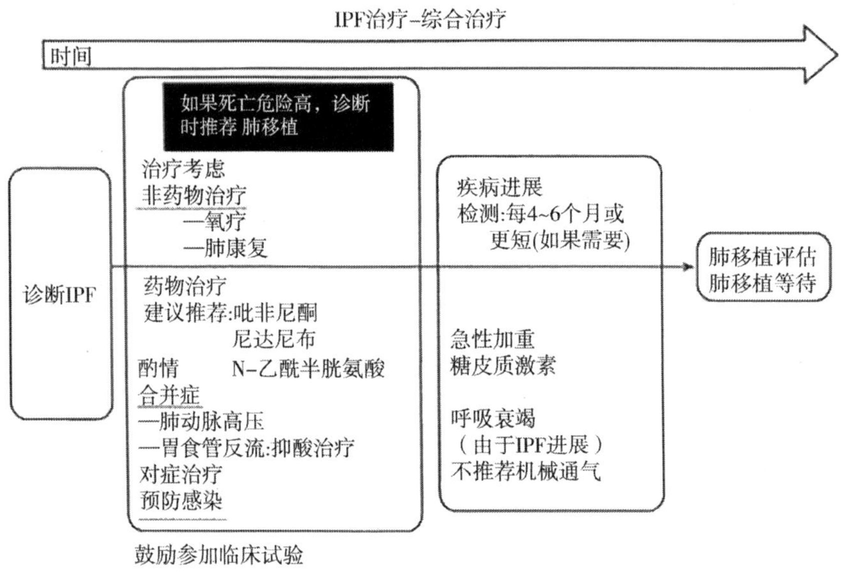

图 12-2 特发性肺纤维化处理流程

第三节 外源性过敏性肺炎

一、概述

外源性过敏性肺炎(extrinsic hypersensitivity pneumonitis,EHP),又称外源性过敏性肺泡炎(extrinsic allergic alveolitis,EAA),是由于反复吸入外界某些具有抗原性的有机粉尘而导致的一组弥漫性间质性肉芽肿性肺部疾病,是一组具有多变的临床表现和不同结局的免疫性肺部疾病,常同时累及终末细支气管。该病常常与职业接触有关。丹麦年发病率约为 1/100 000,英国年发病率为 0.9/100 000,美国年发病率为 30/100 000,欧洲约 0.9/100 000。EHP 在间质性肺病患者占 1.5%～12%,农民工发病率为 1.3%～12.9%,饲养鸽子的人群发病率为 8.0%～10.4%。本病发病具有季节性,临床表现形式多样,主要表现为吸入抗原后出现反复发作的喘息、呼吸困难,伴发热、干咳、胸闷、发绀等。如尽早治疗并尽早脱离接触过敏原,大部分患者预后良好,部分患者发展为肺间质纤维化,预后差。

二、病因

外源性过敏性肺泡炎的病因主要是外界某些具有抗原性的有机粉尘,包括放线菌和真菌孢子、动植物蛋白质、细菌及其产物、昆虫抗原、某些化学物质等。

国内报道的主要有农民肺、蔗渣工肺、蘑菇工肺、饲鹦鹉工肺和湿化器肺等。

在许多抗原中,以嗜热放线菌最为常见和重要,特别是微小多孢子菌,其次是普通高温放线菌。该菌具有真菌的形态,但属于细菌,在潮湿、温热、霉烂的有机物中滋生。堆肥、泥土、食物和污染的水中含大量该菌。农民吸入发霉的干草、谷物和蔗末等常易发病。种植蘑菇的肥料和生产环境的空气中存在较多嗜热放线菌,种植者吸入可导致蘑菇工肺。禽类饲养者肺(如饲鸽工肺、饲鹦鹉工肺等)是由于鸟血清、鸟粪排泄物、鸟羽粉霜和鸟卵等所引起。绢纺织工人吸入车间空气中的桑蚕丝粉尘(可能为丝胶蛋白)可引起过敏性肺泡炎,湿化器、空调器肺的病因是白色嗜热放线菌。化学工业中应用颇广的甲苯二异氰化物、邻苯二酸酐等吸入后,其半抗原作用也可能引起过敏性肺泡炎。关于烟草种植者、茶叶种植者病等,其抗原性质尚未完全清楚。病毒感染、农药暴露等因素起到协同促进作用。

三、发病机制

尚不完全清楚。目前研究认为,外源性过敏性肺炎是一种免疫复合物疾病,是机体对吸入抗原产生的延迟的免疫反应,主要是 Th1 介导的免疫反应。活化的淋巴细胞和巨噬细胞释放多种炎症细胞及细胞因子,促进炎症的发生发展。其中,淋巴细胞较巨噬细胞占绝对优势。活化的 B 淋巴细胞释放针对致病抗原的特异性 IgG 抗体。而调节 T 细胞(regulatory T cells,Treg)功能下降。目前倾向于认为外源性过敏性肺泡炎最初由Ⅲ型变态反应介导,尔后转向Ⅳ型变态反应为主。补体系统激活有其重要意义。

1.补体介导的Ⅲ型变态反应　在已致敏个体再次接触抗原后 4～8 小时发病。皮内注射抗原后,1～6 小时可发生 Arthus 反应,并在反应部位的皮肤标本中发现 IgG 和补体的沉淀物。多数患者血清中可找到相应抗原的 IgG。应用抗原作支气管激发试验可出现与临床外源性过敏性肺泡炎相同的肺功能改变。故本病与补体介导的Ⅲ型变态反应有关,免疫复合物具有非常重要意义。

2.T 淋巴细胞介导的Ⅳ型变态反应　近年来注意到Ⅳ型变态反应在本病发病中起重要作用。患者肺组织病理学有干酪性肉芽肿形成,淋巴细胞在体外遇到相应抗原能产生巨噬细胞移动抑制因子(MIF)。动物实验表明,将致敏 T 淋巴细胞植入实验动物体内,再吸入抗原进行激发,引起与人类外源性过敏性肺泡炎很相似的肺部损伤。在外源性过敏性肺泡炎患者的支气管肺泡灌洗液中亦发现淋巴细胞的增高。以上发现均支持Ⅳ型变态反应在本病发病中的作用。

3.巨噬细胞的作用　霉变枯草和微小多孢子菌可直接刺激肺泡巨噬细胞而引起蛋白水解酶释放,裂解 C3 而释放 C3b。后者与巨噬细胞表面的补体受体结合,进一步激活巨噬细胞,继而产生包括肉芽肿形成在内的肺组织病变。

4.中性粒细胞和树突状细胞的作用　暴露于吸入性抗原可能导致呼吸上皮细胞促炎反应的发生,吸引中性粒细胞和肺泡巨噬细胞。中性粒细胞的凋亡促使树突状细胞和肺泡巨噬细胞(作为抗原递呈细胞)的成熟。IL-1、IL-12 和 IL-18 的释放促进了淋巴细胞增生和 Th1 细胞的分化。

5.纤维细胞的作用　部分 HP 患者发展为肺纤维化或肺气肿,但原因不明。纤维化的过程涉及纤维细胞。一个小鼠 HP 的模型表明,IL-17 在肺纤维化发病机制中起着重要的作用。此外,骨髓源性循环成纤维细胞放大炎症和纤维化反应,可能在过敏性肺炎的发病机制中发挥了一定作用。

2016 年欧洲变态反应与临床免疫学会(European Academy of Allergy and Clinical Immunology,EAACI)发布了职业性过敏性肺炎(occupational hypersensitivity pneumonitis,OHP)意见书,认为职业性过敏性肺炎是外周气道、肺泡和周围的间质组织由于淋巴细胞介导的频繁的肉芽肿性炎症而产生的一组具有多变的临床表现和不同结局的免疫性肺部疾病,是机体对职业环境中各种有机或小分子物质产生的非 IgE 介导的变态反应。

四、病理生理和病理改变

病变主要累及肺泡、肺泡间隔、血管和终末细支气管,其病理改变与病期有关。

1.急性期　肺泡壁和细支气管壁水肿,有大量淋巴细胞浸润,浆细胞也明显增加,尚有单核细胞、组织细胞,而嗜酸性粒细胞浸润较少。2 周左右水肿消退.大量瘤样上皮性肉芽肿和郎罕氏巨细胞产生,许多肉芽肿被胶原纤维包裹。肺肉芽肿为急性期典型病变,常在发病 3 周内出现,在 1 年内缓慢消散,此时用糖皮质激素可促进其吸收。

2.慢性期　以间质纤维化、肺泡壁淋巴细胞浸润、胶原纤维增生为主,尤其在细支气管和所属小动脉有时因肌纤维和内皮细胞增生而增厚。而肉芽肿病变此时基本消失。由于纤维化的牵拉和收缩,最后可发展为肺气肿乃至蜂窝肺,并发肺动脉高压和右心肥大。

五、临床表现

发病有季节性。临床表现形式多样,取决于接触抗原的多少、接触时间的长短、接触的频繁程度和宿主的反应性等。主要有发热、干咳、胸闷、呼吸困难、发绀等症状。

通常将过敏性肺炎分为急性、亚急性和慢性。

1.急性过敏性肺炎　短期内吸入高浓度抗原所致。起病急骤,常在接触抗原 6~8 小时后出现干咳、胸闷,继而出现反复发作的喘息、呼吸困难,伴发热、发绀等。一般在脱离接触后数天内症状消失。体检显示双肺底湿啰音。常伴有窦性心动过速。10%~20%患者可有哮喘样喘鸣。

2.亚急性过敏性肺炎　反复(低水平)过敏原吸入是导致亚急性过敏性肺炎的主要原因。常隐匿起病。咳嗽和呼吸困难可持续数月,伴乏力等全身症状。

3.慢性(进行性)过敏性肺炎　持续(低水平)的过敏原吸入是导致慢性(进行性)过敏性肺炎的主要原因。起病隐匿。常表现为进行性呼吸困难、干咳、乏力和体重减轻。查体两肺可闻及弥漫性细湿啰音。常伴有呼吸衰竭或肺源性心脏病。

六、辅助检查

1.血常规　急性期血白细胞总数增多,以中性粒细胞为主。血嗜酸性粒细胞不高。

2.血气分析　大多数患者血气分析正常。重症和晚期患者动脉血氧饱和度降低。

3.过敏原检测　血清抗原特异性沉淀抗体(特异性 IgG 抗体)阳性反应提示人体曾接触相应的抗原。但国内外学者普遍认为沉淀抗体的敏感性和特异性非常有限,测定结果对诊断价值有限。

通常检测过敏原的特异性抗体包括:真菌(曲霉菌、青霉属)、嗜热放线菌、细菌和分枝杆菌(假单胞菌属、非结核分枝杆菌)、鸽子和鹦鹉的粪便和羽毛、青霉菌、糖多孢菌属。

4.影像学检查　典型表现为双侧气道和肺实质炎症及纤维化病变。

(1)胸部 X 线片:早期或轻症患者可无异常发现。典型病例,急性期在中、下肺野见弥漫性肺纹理增粗,或细小、边缘模糊的散在小结节影,病变可逆转,脱离接触后数周阴影吸收;慢性期,肺部呈广泛分布的网织结节状阴影,肺体积缩小,常有多发性小囊性透明区,呈蜂窝肺。

(2)高分辨 CT:过敏性肺炎在 HRCT 上可表现为肺纹理增粗、斑片影、磨玻璃影、小叶中心性结节、气体陷闭征(马赛克图样)、弥漫性肺间质纤维化、肺气肿等改变,多见中下肺野。罕见胸腔积液。

急性过敏性肺炎可表现为双肺结节影和磨玻璃样改变。慢性过敏性肺炎可有网状和蜂窝状改变,肺叶区域透亮度下降、血管减少、存在小叶中心性结节(图 12-3)。

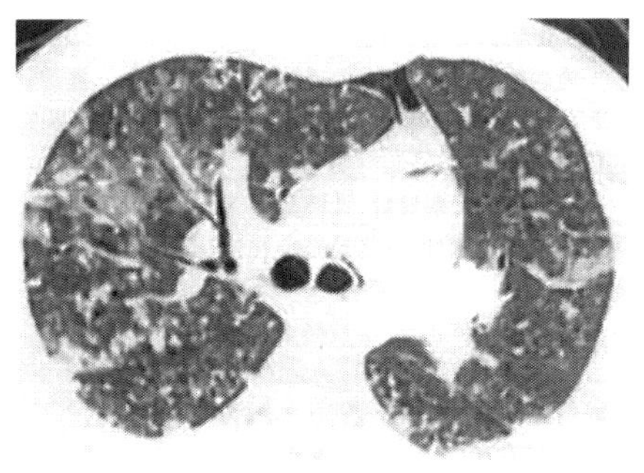

图 12-3　急性外源性过敏性肺炎

CT 上纤维化的存在和程度与死亡率的增加密切相关。此外,牵拉性支气管扩张的严重程度和蜂窝样改变的程度是慢性过敏性肺炎患者死亡的预测因子。Walsh 等研究中使用了过敏性肺炎预后评分系统。该评分系统包括磨玻璃影、细和粗网状改变、蜂窝状改变、肺气肿和实变。作者指出,对于过敏性肺炎患者,HRCT 中牵拉性支气管扩张的严重程度和蜂窝样改变的程度,预测死亡率准确度更高。

5.肺功能检查　肺功能典型改变为限制性通气障碍,弥散障碍,用力肺活量和肺总量减低,1 秒率增高。10%~17%的患者肺功能正常,尤其是急性 HP 发作间期。弥散功能最常受影响,但 22%的患者可能弥散正常。约 10%的 HP 患者弥散障碍可能是肺功能检查唯一的异常。FEV_1/FVC 的比值通常下降,提示与细支气管炎和肺气肿相关的气流受阻。0.5%~33%的患者存在阻塞性或混合性通气功能障碍。

肺功能可用于诊断和随访过程中判断肺功能受损的严重程度。农民肺患者可出现阻塞性通气功能障碍,导致肺气肿形成。

6.支气管肺泡灌洗(BAL)　对于急性过敏性肺炎,BALF 细胞总数、淋巴细胞百分比明显增高,IgG 和 IgM 的比例也增高。慢性过敏性肺炎,BALF 淋巴细胞计数水平较低或正常。对于疑似过敏性肺炎患者,BAL 可用于评估患者肺部炎症情况,且敏感度较高。

近年来许多学者认为支气管肺泡灌洗液对外源性过敏性肺泡炎的诊断价值很大,可以免作肺活检,有助于早期治疗、阻止病期发展。

淋巴细胞计数可能会受到年龄、吸烟状态和糖皮质激素应用的影响。BALF 低 T4/T8 是过敏性肺炎特异性表现,但这并非绝对。

7.激发试验　如临床疑诊此病.而血清学检查阴性患者,可使用可疑抗原进行激发试验。

很多文献都提及在诊断过敏性肺炎(尤其是 OHP)时可以采用支气管激发试验。吸入特异性抗原溶液 4~8 小时后可出现 OHP 的症状和体征。部分患者吸入抗原后尚可出现哮喘样反应,可支持 OHP 的诊断。

但由于抗原来源有限,而且试验结果的判定是以患者相关症状再发或加重为阳性标准,具有一定的危险性,因此无论是在试验的安全性、可控性及医学伦理学角度,均不适宜操作,如有条件进行,宜慎重从事。对于已经肯定能引起肺部症状的抗原,不宜做此试验,尤其是肺功能损害较为严重者。

8.组织病理学　当未发现暴露抗原,和(或)影像学表现不典型时,需要通过组织病理学检查以明确诊断。可行经支气管肺活检(TBLB)或外科肺活检。

七、诊断

EHP 的诊断主要根据抗原性有机粉尘或特定的化学物质接触史(暴露情况)、临床表现、胸部影像学、肺功能、血清沉淀抗体测定(血清 IgG/沉淀素)、BALF 等综合分析确定诊断。必要时也可考虑行抗原激发试验。若仍不能明确诊断,则需要组织病理学检查以明确诊断。

我国 2014 年 10 月发布了新的职业性过敏性肺炎的诊断(2015 年 3 月 1 日开始实施)。

八、治疗及预后

1.治疗原则　避免接触致病的有机粉尘是最根本的防治措施。呼吸困难和发绀显著者应给予氧疗。急性期患者采用对症治疗和短期大剂量激素治疗有良好效果。慢性期亦可试用激素,但疗效多不理想。

2.治疗方法及具体措施

(1)脱离过敏原:明确致病抗原,避免接触该过敏原是治疗的关键所在。

(2)氧疗。

(3)药物抗感染治疗:在避免抗原接触的基础上,应给予药物抗感染治疗。可单用糖皮质激素或与免疫抑制剂联合使用。

1)糖皮质激素:研究指出,对急性过敏性肺炎,糖皮质激素是主要的治疗药物。经典方案是采用短期大剂量激素治疗,如泼尼松60mg/d,口服4周,然后逐渐减量至维持剂量10mg/d,通常使用3~6个月,待病情完全缓解后停用。研究表明,与对照组比较,糖皮质激素治疗组患者治疗1个月后肺功能明显改善,但两组的长期转归未发现明显差异。糖皮质激素治疗不能改变疾病的长期病程。

慢性期亦可试用激素,但疗效多不理想。通常情况下,对于慢性过敏性肺炎,糖皮质激素使用时间应更长。

对于肺部受累较轻、无明显临床症状、致病抗原已确定的患者,治疗的关键是避免抗原接触,可不使用糖皮质激素。

2)免疫抑制剂:疗效尚不可靠。

(4)支气管扩张剂和吸入激素:对有阻塞性通气功能障碍患者,可使用支气管扩张剂和吸入激素。

(5)肺移植。

3.预后　如果患者在出现永久性的放射学或生理学异常之前,脱离接触过敏原,患者的预后良好。如果患者此时不能脱离过敏原,使用面罩预防急性EAA的发生,则患者的预后仍然良好。如果患者持续接触过敏原,有10%~30%的患者将发展为肺间质纤维化。

据报道,农民肺发病后5年死亡率可达20%。总体而言,长期小剂量接触要较短期间断接触过敏原的预后差。UIP样表现的慢性过敏性肺炎患者预后最差,生存期最短。

男性和大龄患者的死亡率较高。最近的丹麦统计数据中,过敏性肺炎5年生存率为93%。

致病过敏原不同,预后也不同。有文献提示,养鸟所致的过敏性肺炎预后比农民肺要差。

九、预防

避免接触致病抗原是最根本的防治措施。

1.改善生产环境,注意防尘,通风。

2.在接触过敏原时,可用带有滤过器的口罩和防尘呼吸器,以减少吸入量。

3.严格遵守操作规程如收割的干草和谷物应晒干后入仓;饲养禽类的场所经常清洁.妥善处理鸟粪;湿化器和空调系统中的水保持清洁,避免污染。

4.对在有机粉尘污染环境中的作业者,宜定期作医学监护。

5.更换工作岗位或职业　很多患者短期工作轮换或周末短期脱离职业环境，急性症状可明显改善；相反，慢性 HP 患者短期脱离工作环境则没有相应的改善。

6.有明显的慢性呼吸系统疾病如慢性喘息型支气管炎、支气管哮喘、慢性阻塞性肺气肿和有过敏性体质者，不宜从事密切接触有机粉尘工种。

第四节　结缔组织疾病相关性间质性肺病

一、概述

结缔组织病（connective tissue disease，CTD）也被称为胶原血管病，是一组以循环自身抗体及自身免疫调节相关的器官损伤所致的多系统受累为主要特征的疾病。CTD 的种类包括类风湿关节炎、系统性硬化症、系统性红斑狼疮、干燥综合征、炎性肌病（皮肌炎、多发性肌炎、抗合成酶抗体肌炎）、混合性结缔组织病等。肺部是结缔组织病经常受累的脏器，并且是导致死亡率增加的重要因素。CTD 相关的肺部病变可以累及肺间质、大小呼吸道、胸膜及肺血管等几乎所有组织，出现毛细支气管炎、支气管扩张、胸膜炎、肺高压等，其中间质性肺病（interstitial lung disease，ILD）是一种常见的较为严重的肺部并发症。结缔组织病相关性间质性肺病（CTD-ILD）也被称为自身免疫性间质性肺病，最近还有提议将其命名为自身免疫性间质性肺炎（interstitial pneumonia with autoimmune features，IPAF）。CTD-ILD 多发于 50 岁以下的女性，在不同种类的结缔组织中发病率不尽相同。

二、病因及发病机制

CTD-ILD 的发病机制目前尚不清楚。但其造成肺功能受损的机制主要包括以下四点。

1.肺间质异常　限制性通气障碍导致用力肺活量及用力呼气量相应减少，作为 ILD 最为敏感指标的 D_LCO 随之下降，这也是疾病在早期或者局限时出现肺功能下降的第一项参数。

2.肺血管病变　当肺间质病变局限或者不存在时，D_LCO 及 KCO 虽然下降，但肺容量是正常或者接近正常。

3.呼吸道肌肉受累和（或）皮肤病变（如弥漫性皮肤硬化）导致的肺扩张受限肺容量下降，但 D_LCO 及 KCO 均正常。

4.吸烟相关的肺气肿和气道改变　这一表现常出现于特发性肺间质病变和类风湿关节炎相关的 ILD 的患者中，与单纯的 CTD-ILD 相比，D_LCO 和 KCO 下降更为明显。

三、病理生理及病理

CTD-ILD 的肺部病变的病理类型包括：①普通型间质性肺炎（usual interstitial pneumonia，UIP）；②非特异性间质性肺炎（non-specific interstitial pneumonia，NSIP）；③机化性肺炎（organizing pneumonia，OP）；④脱屑性间质性肺炎（desquamative interstitial pneumonia，DIP）；⑤淋巴细胞性间质性肺炎（lymphocytic interstitial　pneumonia，LIP）；⑥呼吸性细

支气管炎(respiratory bronchiolitis interstitial lung disease,RB-ILD);⑦弥漫性肺泡损伤(diffuse alveolar damage,DAD)。

CTD-ILD与其他肺间质病变不同之处在于,其受累的组织和病理类型均与结缔组织病相关,不同类型的结缔组织病肺部受累均有一定的特点。

四、临床表现及辅助检查

1.临床表现　CTD-ILD除了ILD所致的呼吸系统受累,还可以出现多器官受累的临床表现。

2.辅助检查

(1)免疫学检查:CTD-ILD可以出现ANA高滴度阳性(>1∶320)、RF因子阳性,还可以出现一些特异性抗体,如抗SLC-70、抗Jo-1抗体、抗CCP抗体、抗SM抗体、抗SSA、SSB抗体、抗RNP抗体、抗双链DNA抗体、抗合成酶抗体等。

(2)高分辨CT:在ILD的诊断中占有重要地位。

(3)肺功能:CTD-ILD患者可以出现限制性肺通气障碍,早期的ILD肺功能检测就可以发现D_LCO(一氧化碳弥散功能下降),当D_LCO> 65%和(或)FVC(用力肺活量)>75%即表明有限制性肺部疾病。

五、诊断与鉴别诊断

1.诊断标准　目前CTD-ILD基于临床表现主要分为三大类:①合并确切结缔组织病的肺间质病变,这一类型的临床表现符合某一种结缔组织病的国际分类标准,是最容易明确诊断的;②以肺间质病变为首发临床表现,这一类型以肺部病变为主要临床特征,系统性症状虽然典型却很轻微,可以出现在10%~30%的炎性肌病患者中,偶发于类风湿关节炎,极少在系统性硬化症中出现;③带有自身免疫特征的肺间质病变,这一类型中,ILD可能是主要的临床表现,同时也可以出现结缔组织病的某些临床、自身免疫、病理和(或)放射学特征,却不符合结缔组织病的分类标准。

2.鉴别诊断　CTD-ILD的鉴别诊断首先需要排除引起呼吸困难加重或者肺间质病变的其他原因,比如感染、肺栓塞、冠心病、新发心律失常、肺水肿、气胸、外科手术尤其是肺活检。其次还需要排除与结缔组织病相关的其他因素,比如系统性红斑狼疮相关的弥漫性肺泡出血、系统性硬化症消化道受累导致的误吸、药物不良反应(甲氨蝶呤、生物制剂如英夫利昔单抗、阿达木单抗、阿巴西普、利妥昔单抗)等。

3.诊治流程　IPAF诊治流程如图12-4所示。

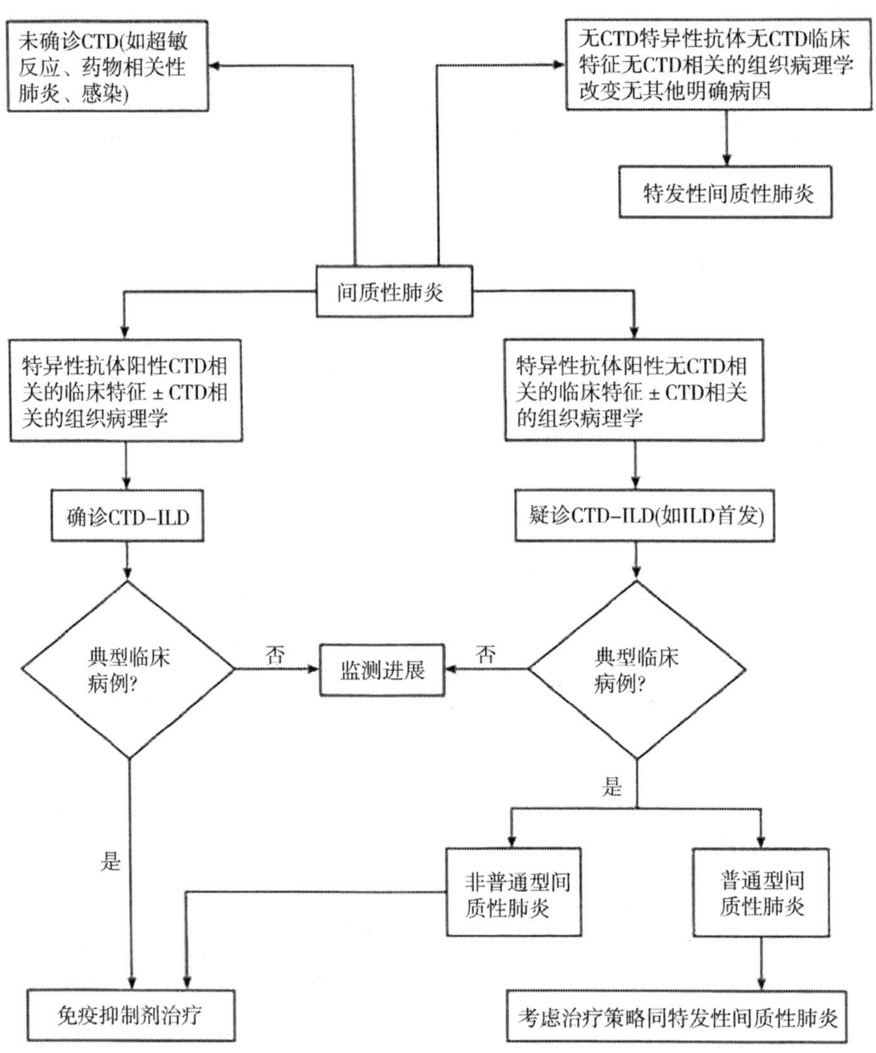

图 12-4 IPAF 诊治流程

六、治疗及预后

1.治疗原则和措施　CTD-ILD 的临床表现差异很大,症状较轻者甚至不需要治疗,到目前为止,国际上暂时没有专门针对 CTD-ILD 的治疗指南,也没有一项适用于各种类型的治疗策略。通常参考特发性间质性肺炎(IPF)的一般治疗原则将 CTD-ILD 的治疗方式分为急性期和慢性期。

(1)急性期:分为新近发生的急性间质性肺炎和陈旧的肺间质病变急性加重两大类。急性期的干预措施参照了 IPF 的一般规律:①覆盖典型和非典型病菌的广谱抗生素;②基于实验室检测或者危险因素如免疫抑制剂的使用,选择覆盖卡式肺孢子虫和真菌感染;③去除可疑药物;④大剂量的甲基泼尼松龙冲击治疗(1g/d,输注 3 天)。

(2)慢性期:目前对于 CTD-ILD 慢性期治疗数据较少,其治疗措施主要基于个案报道及针对硬皮病相关的 ILD 和 IPF 的临床试验数据。其具体治疗方案如下。

1)激素:作为 CTD-ILD 的主要治疗药物,激素应当根据不同类型的结缔组织病及临床实际情况进行相应的调整,包括使用的剂量、途径、减量方法等。硬皮病相关的 ILD 一般建议不超过 20mg/d(考虑到硬皮病肾危象的风险)。炎性肌病相关的机化性肺炎对激素的反应较为敏感,一般建议给予大剂量治疗[1mg/(kg·d)]。

2)硫唑嘌呤:6-巯基嘌呤的咪唑衍生物,可以抑制 T 细胞和 B 细胞增生,常常联合激素治疗 CTD-ILD。通常使用剂量为 1~2mg/(kg·d),有极少数患者在使用中可能出现骨髓抑制和肝功能受损,因此需要密切监测血常规和肝肾功。

3)环磷酰胺:使 T、B 淋巴细胞绝对数目减少的烷化剂,早期对 B 淋巴细胞作用更明显,是至今唯一进行了针对 CTD-ILD 的随机对照研究的药物。通常使用剂量为 1~2mg/(kg·d)口服或者 500~1 000mg 每 4 周冲击 1 次,注意膀胱出血等不良反应,治疗过程中需要监测血常规、肝肾功及小便常规。

4)甲氨蝶呤:通过抑制叶酸及嘌呤代谢防止 T 细胞的激活,常常应用于关节炎类疾病如类风湿关节炎及血管炎的复发。然而受限于其有导致肺部病变的不良反应,甲氨蝶呤在 CTD-ILD 中的作用并不明确。通常使用剂量每周 7.5~15mg,注意服药隔日补充叶酸,监测血常规及肝肾功。

5)吗替麦考酚酯:特异性抑制嘌呤合成途径中次黄嘌呤核苷酸脱氢酶,从而减少 T、B 淋巴细胞增生。通常使用剂量为 1.0~1.5g,每天 2 次,口服,注意增加感染的风险,并定期随访血常规和肝肾功能。

6)神经钙蛋白抑制剂:包括他克莫司和环孢素,抑制 T 淋巴细胞激活和信号传导,主要用于器官移植术后抗排斥反应。近期的研究表明其可以改善 CTD-ILD 患者生存率。通常使用剂量为环孢素 2~5mg/(kg·d)、他克莫司 1~3mg/d,两者均有肾毒性,注意定期监测血药浓度、血压,随访肝肾功能、尿常规。

7)生物制剂:包括利妥昔单抗、伊马替尼、妥珠单抗、阿仑珠单抗、依珠单抗等,多数为小的临床试验或者个案报道,还没有较大的临床研究数据支持。值得注意的是,肿瘤坏死因子拮抗剂比如英夫利昔单抗和依那西普有导致 ILD 的风险,因此在 CTD-ILD 患者尤其是类风湿关节炎的患者中应当警惕。

2.其他治疗

(1)造血干细胞移植:有针对硬皮病的研究表明干细胞移植并不能治疗大部分的患者,虽然它可以提高长期存活率,但对短期生存带来了负面影响。

(2)肺移植:鉴于移植后对生存期的影响,CTD-ILD 常常是肺移植的相对禁忌证。影响因素包括胃食管反流(可能导致闭塞性细支气管炎)、肾脏疾病(移植后需使用抗生素及长期服用免疫抑制剂)等。因此,CTD-ILD 患者接受肺移植手术的概率较小。

3.治疗进展　目前有一些针对 IPF 的新的治疗进展,包括胞内酪氨酸激酶抑制剂、抗 IL-13 单克隆抗体、抑制血管生成的沙利度胺的衍生物泊马度胺、水解磷酸酯受体拮抗剂等,这些药物也可能给 CTD-ILD 的患者带来希望。

4.预后 CTD-ILD 的预后取决于患者年龄、病程、呼吸困难的持续时间、用力肺活量(FVC)、肺部受累的严重程度、肺间质病变的进展速度、结缔组织病的种类、放射学和组织病理学的类型,以及患者及家庭坚持治疗和定期随访检查的耐心。目前大部分预后评估的数据都来自硬皮病相关的 ILD,数个大型的研究显示合并特发性间质性肺炎的患者,病理类型为 UIP 的预后较 NSIP 差,生存率较低;而合并 CTD 的患者,病理类型为 UIP 与 NSIP 的预后差异并不十分明确。针对类风湿关节炎相关的 ILD 的研究表明,RA-UIP 患者预后类似特发性肺间质纤维化(IPF),劣于 CTD-NSIP 或者其他非 RA 的关节炎患者。

(蔡金文)

第十三章　职业性肺病

第一节　尘肺病

尘肺病是由于在职业活动中长期吸入生产性粉尘而引起的以肺组织弥漫性纤维化为主的全身性疾病。

我国的尘肺病病例数占所有职业病总数的75%~80%，根据各地上报资料统计，到2009年底，累计发生的尘肺病例已超过60万例，累计死亡14万多例，病死率超过20%；新发尘肺病患者数平均每年以1万例左右的速度增长，估计每年由于尘肺病造成的经济损失达300亿~400亿元人民币；从粉尘作业的人数、尘肺病的累计发生人数、死亡人数及新发病人数来看，均居世界首位。由于目前尘肺病的检查率还不到实际接尘人数的30%，因此，所报告病例数恐远低于实际发病情况。专家预测，即使从现在起采取有效的防控措施，但鉴于尘肺病的迟发特点，今后若干年内，我国仍面临十分严峻的尘肺病防治形势。

一、病因

引起尘肺的主要病因是直径<10μm（特别是<2μm）、可以抵达呼吸道深部的所谓“可吸入性”粉尘。以前曾认为只有二氧化硅（SiO_2）形成的矽尘才能引起肺纤维化，其发生及病变程度与肺内矽尘蓄积量密切相关，矽尘浓度越高，分散度越大，接尘工龄越长，防护措施越差，使吸入并蓄积在肺内的矽尘量越大，也就越易发生矽肺，病情也越严重。

但大量的临床病例证实，虽然矽尘是致肺纤维化能力最强的物质，但其他粉尘如煤尘（主要由碳、氢、氧、氮组成的有机矿物）、石棉尘（主要是镁和硅构成的硅酸盐）、滑石尘（主要为含镁的硅酸盐和碳酸盐）、炭黑尘（主要是碳氢化合物）等，也可引起尘肺，只是其致纤维化能力较弱，引起尘肺的潜伏期较长而已。

二、接触机会

由于很多工业生产过程可以产生粉尘，尤其是下列这些生产岗位，如防护措施不良，最有可能引起尘肺病。

1.矿山开采 各种金属和非金属矿山（如石棉矿）、煤矿等开采、凿岩、爆破、运输、加工等过程。

2.机械制造业中的铸造、造型、清砂、电焊等工种。

3.石料生产中的开采、破碎、筛选；耐火材料、水泥等建筑材料的生产、运输等。

4.公路、铁路、水利、水电建设中的开凿隧道、工程爆破等。

5.其他陶瓷、玉器、建材等加工、生产等。

三、分类

尘肺病按病因大致可分为五大类。

1.吸入游离二氧化硅粉尘所致的矽肺。

2.吸入硅酸盐粉尘所致的硅酸盐肺,如石棉肺、滑石肺、云母尘肺、陶工尘肺、水泥尘肺等。

3.吸入含炭粉尘所致的炭素尘肺,如煤肺、石墨尘肺、炭黑尘肺等。

4.吸入某种金属粉尘所致的金属尘肺,如铝尘肺等。

5.吸入两种或多种粉尘所致的混合性尘肺,如电焊工尘肺、煤矽肺等。

我国2009年颁布的尘肺病名单中,已将矽肺、煤工尘肺、石墨尘肺、炭黑尘肺、石棉肺、滑石尘肺、水泥尘肺、云母尘肺、陶工尘肺、铝尘肺、电焊工尘肺、铸工尘肺等12种尘肺病规定为我国的法定职业病;另外还规定,根据《尘肺病诊断标准》和《尘肺病理诊断标准》可以诊断的其他尘肺也可按职业性尘肺处理。

四、发病机制

尘肺病的发病机制较为复杂,一般认为肺泡巨噬细胞(pulmonary alveolar macrophage,PAM)在尘肺(尤其是矽肺)的发病机制中发挥了关键作用,即当粉尘进入并滞留在深部肺内时,会刺激多形核细胞、巨噬细胞向该部趋化,它们所产生的炎性渗出物,又进一步吸引大量巨噬细胞在该处聚集、激活,并吞噬尘粒;激活的巨噬细胞除释放各种生物活性因子外,还产生大量活性氧(ROS),直接损伤肺泡上皮细胞及毛细血管;巨噬细胞吞噬矽尘颗粒后,可发生坏死崩解,引起巨噬细胞性肺泡炎,逸出的矽尘又可被其他的巨噬细胞吞噬,这种反复发生的细胞毒性作用和细胞死亡过程不断重复,使炎症在肺组织深部如呼吸性细小支气管、肺泡、小叶间隔、血管及支气管周围,以及胸膜下、淋巴组织内持续下去,逐渐形成粉尘灶(尘斑或尘结节),最终发展为尘细胞肉芽肿。当这些破坏不能完全修复时,则被胶原纤维所取代,导致肺组织纤维化。因此,尘肺病的基本病程为:巨噬细胞性肺泡炎、尘细胞肉芽肿和尘性纤维化。

五、病理改变

1.尘肺病肺脏的大体改变　肺部的大体病理改变可分为三个类型:结节型、弥漫性纤维化型和尘斑型。

(1)结节型:最多见,主要发生在接触矽尘或以矽尘为主的混合尘的工种,尘肺病变以尘性胶原纤维结节为主,肺内结节性病变可以融合,形成大块纤维化。肉眼下,尘肺结节呈类圆形、境界清楚、色灰黑,触摸有坚实感;光学显微镜下,其或为以胶原纤维为核心的矽结节,或为胶原纤维与粉尘相间杂的混合性尘结节(但胶原纤维成分占50%以上),或为矽结核结节,即矽结节或混合尘结节与结核病灶混合形成的结节。

(2)弥漫性纤维化型:主要发生在石棉肺和其他硅酸盐肺。其主要表现为广泛的纤维化,弥散分布于全肺,在呼吸细支气管、肺泡、小叶间隔、小支气管和小血管周围、胸膜下区均可见因粉尘沉积所引起的弥漫性胶原纤维增生,分布十分广泛,但很少形成病灶。

（3）尘斑型：以接触煤尘和炭系粉尘及金属粉尘的工种多见，也见于铸工和电焊工。肺脏外观呈灰黑色，病变以粉尘纤维灶（尘斑）及灶周肺气肿改变为特点。病灶呈暗黑色、质软、境界不清，灶周常伴有气腔（灶周肺气肿），病灶与纤维化肺间质相连呈星芒状；镜检显示病灶中网织纤维、胶原纤维与粉尘相间杂，胶原纤维成分不足50%。此外，尚伴有明显的肺小叶间隔及胸膜下纤维化，偶见结节形成；脏层胸膜表面尘斑可聚合成大小不等的黑色斑片。

2.尘肺病的肺脏病理学特点　尘肺病的基本病变是相似的，显微镜下主要表现为巨噬细胞性肺泡炎、肺淋巴结粉尘沉积、尘细胞肉芽肿和尘性纤维化，统称为“肺的粉尘性反应”。

（1）巨噬细胞性肺泡炎：粉尘进入肺泡内，起始阶段肺泡内有大量多形核白细胞浸润；而后可见肺泡内巨噬细胞增多，并逐步取代多形核白细胞。

（2）肺淋巴结粉尘沉积：主要见于肺、胸膜、肺引流区等部位淋巴结，粉尘可在这些部位逐渐形成沉积成灶，最终可导致肺内淋巴引流障碍，淋巴液淤积。

（3）尘细胞性肉芽肿：粉尘和含尘的巨噬细胞（尘细胞）在呼吸性细支气管、肺泡内、小叶间隔、血管及支气管周围聚集形成粉尘灶，此即为“尘斑”或“尘细胞肉芽肿”。

（4）尘性纤维化：尘肺进展至后期，肺泡结构严重破坏，多被胶原纤维取代，形成以结节为主的肺纤维化或弥漫性肺纤维化改变，也可两者兼有。

六、临床表现

尘肺病无特殊的临床特点，与一般性肺疾患十分相似，主要表现有以下方面。

1.咳嗽　尘肺早期，咳嗽多不明显；随着病程的进展，由于肺内广泛纤维化的影响，胸廓变形，排痰多不畅，患者常易合并慢性支气管炎或其他肺内感染，均可使咳嗽加重，并与季节、气候等密切相关。

2.咳痰　咳痰主要因呼吸道对粉尘的生理性反应——排异清除所引起，早期一般咳痰量不多，多为灰色稀薄痰，但如合并肺内感染或有慢性支气管炎，痰量则明显增多，痰色亦转黄，较黏稠，或呈块状，常不易咳出。

3.胸痛　尘肺患者常常感觉胸痛，多因胸膜受肺内纤维化组织牵扯所致，一般与尘肺严重程度无明显相关；其部位不一，多为局限性，性质多为隐痛，也可为胀痛、针刺样痛等。

4.呼吸困难　此多见于尘肺后期肺内纤维化较为广泛的病例，因随肺组织纤维化程度加重，常使有效呼吸面积减少、通气/血流比例明显失调，导致呼吸困难逐渐加重；并发症也可明显加重呼吸困难的程度和进展。

5.咯血　较为少见，主要因呼吸道长期慢性炎症引起黏膜血管损伤所致，多为痰中带血丝；大块纤维化病灶溶解破裂损及血管，或合并肺内活动性结核，也可出现大咯血。

6.其他　由于肺内长期存在的慢性炎症或合并感染，也可出现不同程度的全身症状，如抵抗力减低、消化功能不良、右心功能不全，甚至引起肺性脑病等。

上述临床表现的严重程度与X线片表现常不一致，但与肺功能状况大致平行，后者除与病变范围有关外，还取决于有无部副主席；尘肺病的种类也影响临床症状的严重度，如石棉肺、矽肺、煤矽肺的呼吸系统症状发生率及严重程度均高于其他种类的尘肺。

七、并发症

1.呼吸系统感染　主要是肺内感染，这是尘肺病最常见的并发症。

2.自发性气胸　主要为肺组织和脏层胸膜破裂，空气进入胸膜形成气胸，可为闭合性气胸、张力性气胸或交通性气胸，但较少见。

3.肺结核　较为常见，粉尘作业工人，尤其是矽尘作业工人，常较一般人群易患肺结核。

4.肺癌及胸膜间皮瘤　主要见于石棉作业工人及石棉肺患者。

5.慢性肺源性心脏病　主要见于晚期患者，多因慢性支气管炎引起气道狭窄、通气阻力增加，阻塞性肺气肿，最终导致肺动脉压升高而致。

6.呼吸衰竭　尘肺患者的上呼吸道及肺部感染、气胸等并发症是导致发生呼吸衰竭的主要原因；滥用镇静及安眠类药物也是导致尘肺患者呼吸衰竭的原因之一。

八、X 线片表现

尽管目前临床上已经较普遍采用数字 X 线摄影（CR/DR），使图像的分辨率、锐利度及细节显示均明显提高，且放射剂量小，曝光宽容度较大，此外，它还可根据临床需要进行各种图像后处理，有助于实现放射科无胶片化及科室之间、医院之间网络化，便于教学与会诊。但我国新颁布的《尘肺病国家诊断标准》（CB270-2009）有关尘肺的胸部 X 线检查仍采用高千伏摄影，技术明显滞后，相信不久的将来一定会与新的 X 线检查技术接轨。

根据高千伏摄影胸部 X 线片所见，尘肺病的肺部主要 X 线片表现为结节阴影（直径一般在 1~3mm）、网状阴影和大片融合阴影；其次为肺纹理改变、肺门改变和胸膜改变。接触矽尘含量高和浓度大的矽肺患者，常以圆形或类圆形阴影为主，早期多出现于两中下肺的内中带，以右侧为多，随后逐渐向上扩展，但有的也可先出现在两上肺叶；含矽尘量低或为混合性粉尘，则多以类圆形或不规则阴影为主。大阴影一般多见于两肺上叶中外带，常呈对称性、跨叶的八字形，其外缘肺野透亮度增高；由于大块肺纤维化收缩使肺门上移，故可使增粗的肺纹呈垂柳状，并出现气管纵隔移位。肺门改变主要为阴影密度增加，有时可见“蛋壳样钙化”淋巴结。胸膜改变主要为增厚、粘连或钙化。

九、诊断与鉴别诊断

1.诊断　尘肺病的诊断必须具备详细可靠的职业史、质量合格的高千伏 X 线技术拍摄的后前位胸部 X 线片、各种临床检查资料；患者所在单位的尘肺病流行病学情况有助于鉴别诊断，也应尽可能提供，以使诊断更加全面、合理和可靠。根据 GBZ-2015 尘肺病诊断标准，尘肺的具体诊断分级如下。

（1）观察对象：粉尘作业人员的胸部 X 线片有不确定的尘肺样影像学改变，其性质和程度需要在一定期限内进行动态观察者；但我国尚未将本期病情纳入法定职业病范畴。

（2）一期尘肺：有总体密集度达 1 级的小阴影，分布范围至少达到两个肺区。

（3）二期尘肺：有总体密集度 2 级的小阴影，分布范围超过 4 个肺区；或有总体密集度 3 级的小阴影，分布范围达到 4 个肺区。

(4)三期尘肺:有以下三种表现之一者:有大阴影出现,其长径不小于20mm,宽径不小于10mm;有总体密集度3级的小阴影,分布范围超过4个肺区并有小阴影聚集或有大阴影。

胸部CT摄影目前尚未成为尘肺的常规诊断的方法,但在疑难病例的辅助诊断和鉴别诊断中常有重要价值。

值得思考的是,目前尘肺的病情分级主要依据胸部X线检查结果,实际上,此种影像学改变与临床严重度并不完全平行,不少三期尘肺的患者生活质量、平均寿命未见明显降低,而相当数量的二期甚至一期尘肺患者,由于呼吸功能低下,常年缺氧、发绀,生活难以自理。因此,未来的临床分级必须综合考虑心、肺功能状况(包括血气分析结果),才能更为科学、准确。

2.鉴别诊断

(1)血行播散型肺结核:该病在肺内也出现弥漫性点状阴影,需注意与一、二期矽肺相鉴别,要点在于前者在急性期常有高热及明显的呼吸困难;亚急性及慢性结核病患者,临床上虽无高热、呼吸困难等表现,但可有血沉增快,皮肤结核菌素试验常呈强阳性。其在胸部X线片上的点状阴影,密度和大小通常均不等,状似花瓣,一般无"肺泡性肺气肿"表现;经抗结核药物治疗后,肺部结核性阴影可逐渐缩小变浅。

(2)肺癌:主要是周围型肺癌与三期矽肺大阴影的鉴别。肺泡癌在胸部X线片上可呈弥漫性点状阴影,病灶大小不一,多分布于肺下野,肿块影多为单侧,在CT及体层片上病变阴影常呈分叶、毛刺或脐样切迹等征象;病程进展较快,临床症状多,痰中可找到癌细胞,血清癌胚抗原常为阳性。

(3)特发性肺纤维化:该病病因尚不清,但病变进展甚快,可有明显的呼吸困难、咳嗽、泡沫痰、杵状指和发绀;肺内阴影形状可为网状、结节网状、蜂窝状等;肺功能检查以限制性通气功能障碍为主;支气管镜肺活检或胸腔镜肺活检显示,组织病理学特征早期为非特异性肺泡炎,晚期为广泛纤维化,无矽结节形成;合并结核者少见。

(4)结节病:属于病因不明的多系统非干酪样肉芽肿性疾病,常侵犯肺门、纵隔淋巴结和肺组织;胸部X线片可见团块状阴影或弥漫性肺纤维化,部分患者可出现周围淋巴结肿大,肝脾大;结节病抗原皮内试验阳性;血清血管紧张素转化酶活性增高;支气管黏膜或体表淋巴结活检可以确诊。

(5)肺含铁血黄素沉着症:多见于成年风湿性心脏病二尖瓣狭窄、反复出现心力衰竭的患者,因肺毛细血管反复扩张、破裂出血,使含铁血黄素沉着于肺组织中;胸部X线片表现为典型的二尖瓣型心,肺野有对称性分布的弥漫性结节样病灶,近肺门处较密集。

(6)肺泡微石症;属常染色体遗传性疾病,常有家族史;肺内有弥漫性分布的细小砂粒状阴影,密度高,边缘锐利;病程发展缓慢;晚期胸膜多钙化;支气管肺泡灌洗液在高倍镜下发现大量磷酸钙盐结晶为确诊的有力佐证。

十、治疗

尘肺病确诊后,应按国家规定尽快调离粉尘作业,并根据健康状况,安排适当的工作或进行疗养。

尘肺迄今尚无特效的药物或疗法,目前应用较多的药物主要有克矽平、磷酸哌喹或羟基磷酸哌喹、粉防己碱、柠檬酸铝、矽肺宁等,可以单独或联合应用。

1.克矽平(聚 2-L 烯吡啶氮氧化合物,简称 PVNO,P_{204}) 该药是一种高分子氮氧化合物,其机制是能在矽尘破坏巨噬细胞过程中起到保护作用,具有阻止和延缓矽肺进展的作用,可用于尘肺的治疗和预防。用法:每周 30mg/kg 肌内注射,或用 4%克矽平水溶液 8~10mL 雾化吸入,1 次/日,3 个月为 1 个疗程,间隔 1~2 个月后,复治 2~4 个疗程,以后每年复治两个疗程。本品雾化吸入不良反应甚少,仅少数患者可有一过性转氨酶升高。

2.哌喹类 如磷酸哌喹(抗矽-14)、羟基磷酸哌喹(抗矽 1 号)等,以往主要用于防治疟疾,对辐射损伤小鼠血液系统也有保护作用;20 世纪 70 年代发现该类药物对肺巨噬细胞有保护作用,并可抑制胶原蛋白合成,已试用于尘肺临床治疗。如磷酸哌喹,口服吸收良好,具有长效作用,半衰期约 10 天,口服每周一次,每次 0.5g,连续用药 4~8 个疗程,可改善部分患者的临床症状。少数患者服药后出现一过性口周发麻、嗜睡、心率减慢及血清转氨酶增高;有的患者用药期间出现原有结核病变恶化,故矽肺并发结核患者应慎用。

羟基磷酸哌喹与之相仿,优点是体内不易蓄积,较易排出,体内半衰期仅 3.5 天;每周用药 1~2 次,每次 0.25g,6~9 个月为 1 个疗程,间隔 1~2 个月后继续下一个疗程,可连续用药 2~4 个疗程。本药不良反应较磷酸哌喹小,部分患者用药后有延缓矽肺病变进展作用,但停药后病变进展似又可加快。

3.粉防己碱(汉防己甲素) 是中药汉防己科中提取的双苄基异喹啉生物碱,动物实验证实有稳定细胞膜、保护溶酶体膜的作用,另外尚有促进肾上腺糖皮质激素分泌作用。用药方法为口服,每日 200~300mg,3~6 个月为 1 个疗程,间隔 1~2 个月继续下一个疗程。用药 3 个月后即有部分患者肺内阴影变小、变淡,尤以大阴影为著,但停药后可反跳。根据临床观察,剂量 300mg/d,疗程 3 个月,总剂量 9~10g 者疗效比小剂量时明显,但不良反应也较明显。不良反应包括胃肠道反应、恶心、食欲缺乏,少数有肝功能异常,四肢、胸背部皮肤色素沉着,停药后可逐渐消退。

4.柠檬酸铝 铝化合物可在二氧化矽尘粒表面形成难溶性硅酸铝,从而可降低其毒性;动物实验还发现柠檬酸铝有明显降低红细胞溶血的作用。临床长期应用达 5 年以上的患者,部分患者症状及肺功能有所改善,但胸部 X 线片改变则不明显。用药方法为柠檬酸铝 40mg 肌内注射,每周 2 次,3~6 个月为 1 个疗程,间隔 1~2 个月后开始下一个疗程,可连续用药 4~8 个疗程。本药无明显不良反应,但由于需要长期肌内注射,患者往往不能坚持而中断治疗。

但以上各类药物均未获得我国国家食品和药品监督管理局(SFDA)认可,故已不能在临床应用。目前获得 SFDA 认可,批准在临床应用的尘肺治疗药物仅有“矽肺宁片”,其为中成药,主要成分为连钱草、虎杖、岩白菜等,具有清热化痰,止咳平喘之功。实验研究表明,该药还具有抗感染、保护红细胞膜、促进肺巨噬细胞存活、提高细胞内 ATP 含量及改善小气道通气换气功能,有助于延缓矽肺病变发展,故除用于治疗急、慢性支气管炎、慢性支气管炎急性发作等痰热咳嗽外,对于矽肺、煤矽肺等引起的咳嗽、胸闷、短气、乏力等症也有治疗作用;一般口服一次 4 片,一日 3 次饭后服用,一年为一个疗程。

值得一提的是,抗氧化药物对肺纤维化也有抑制作用。因为越来越多的证据表明,氧化应激参与了肺纤维化整个进程,如肺泡上皮细胞的凋亡、肺成纤维细胞的过度增生、胞外基质的沉积等,因此,抗氧化治疗已逐渐成为防治肺纤维化的重要途径。利用药物来防止自由基从活化的白细胞中大量释放,或使用药物增强肺的抗氧化能力,或中和这些氧化剂(如通过增强抗氧化基因的表达,或提高抗氧化酶如过氧化氢酶、超氧化物歧化酶的活性等途径),或阻抑炎性细胞向肺内集聚或激活,来防治肺纤维化,可能是今后尘肺治疗新的重要探索领域。有研究表明,N-乙酰半胱氨酸(NAC)可以减轻肺上皮细胞的损伤,减少成纤维细胞增生和细胞外基质沉积,改善特发性肺纤维化患者的肺活量,减慢特发性肺纤维化患者肺活量及肺一氧化碳弥散量的下降速度。还有研究显示,吡非尼酮也具有抗氧化作用,它可通过抑制促炎因子、促纤维因子释放来抑制炎症细胞和成纤维细胞的激活,从而减缓肺纤维化进程。α 生育酚是维生素 E 的主要成分,通过提供氢分子与脂类过氧化基结合,可以阻断氧自由基的连锁反应;动物实验也已证实维生素 E 能减轻小鼠肺纤维化程度。甲基莲心碱和番茄红素也被证明具有防治肺纤维化的作用,能清除氧自由基,减轻气道的高反应性,并能刺激肺泡表面活性物质生成,还能通过抑制细胞因子产生及花生四烯酸代谢而起到抗炎作用。我国传统的中药在抗肺纤维化中更具有巨大潜力,值得深入开发。上述研究能否有效地应用于尘肺治疗,仍有待实验室及临床进一步证实,目前常见抗氧化剂有维生素 E、维生素 C、辅酶 Q、超氧化物歧化酶、氯丙嗪、异丙嗪、谷胱甘肽、硒类等,此类药物已在临床应用多年,安全可靠,作为尘肺的辅助治疗药物,当有利无弊,值得一试。

目前还出现了大容量全肺灌洗疗法,能清除肺泡内的粉尘、巨噬细胞、致炎症因子、致纤维化因子等,还可改善症状,改善肺功能。有报告称,大容量肺灌洗一侧肺可清除粉尘 3 000~5 000mg,其中游离二氧化硅达到 70~200mg;灌洗后患者胸闷、胸痛、气短好转或消失,体力明显增加,感冒、上呼吸道感染次数减少,肺功能如小气道阻力、弥散功能等均有明显改善;7~8 年随访表明,肺灌洗组胸部 X 线片进展明显减缓,提示该疗法在当前缺乏有效药物的尘肺治疗中,不失为一种有效的辅助治疗手段。但其究竟有无从根本上抑制尘肺发展的作用,仍有待进一步研究证实。

此外,合理的生活制度、适当的营养和适度的体育活动,以及积极的对症治疗,均有助于提高机体抵抗力,对改善肺功能,预防感染和并发症有一定帮助。

以上综合措施对延缓尘肺的发展、延长患者的寿命有望起到重要作用。

十一、劳动能力鉴定

按照国家规定,尘肺病确诊后,应该对尘肺病患者的劳动能力进行鉴定,作为尘肺病患者补偿和安置的依据。根据国家标准《职工工伤与职业病致残程度鉴定》(CB/T16180-2006),尘肺病致残程度可按病情轻重分为十级,伤残七级至十级为部分丧失劳动能力,五级至六级为大部分丧失劳动能力,一级至四级为全部丧失劳动能力。劳动能力鉴定主要依据患者肺部损害及严重程度、肺代偿功能的级别进行判定,包括尘肺病期别、肺功能损伤程度、呼吸困难程度及有无活动性肺结核等合并症进行综合评定。

十二、预防

尘肺病虽不易治愈,但却可以预防,只要做好"三级预防",就能逐步减少和杜绝尘肺的发生。

为了消除粉尘危害,保护粉尘作业职工的健康,新中国成立以来国家有关部门已陆续颁布了一系列尘肺病防治的政策、法规和办法,特别是1987年12月国务院发布的《中华人民共和国尘肺防治条例》和2001年全国人大通过的《中华人民共和国职业病防治法》,对防尘及职工健康管理等都做了明确细致的规定,具体如下。

1.加强控制,防尘降尘　我国各地厂矿在防尘方面总结出综合防尘八字方针——"宣、革、水、密、风、护、管、查"。即必要的安全卫生知识宣教,积极改革工艺过程和革新生产设备,采用湿式作业、禁止干式作业,采取密闭、通风等防尘技术,加强个人防护措施,对防尘设施进行维护管理和定期监督检查。实践证明,这些都是一级预防的重要措施,对减少尘肺病的发生具有重要意义。

2.医疗保健措施　做好健康监护和医学筛查是二级预防的重要措施。我国法律规定,凡从事粉尘作业的职工,必须进行就业前健康检查;对在职和离职的从事粉尘作业的职工,必须根据接触不同粉尘种类和粉尘浓度的高低每隔1~3年进行一次定期健康检查。确诊的尘肺病患者,原则上应调离粉尘作业,妥善安置。粉尘作业的职业禁忌证主要有:①活动性肺结核;②慢性肺部疾病、严重的慢性上呼吸道或支气管疾病;③严重影响肺功能的胸膜、胸廓疾病;④严重的心血管系统疾病。

3.延长患者寿命,提高生活质量　对于已经患有尘肺病的患者,应积极开展三级预防,即努力防止合并症的发生,教育患者保持良好的生活习惯,不吸烟,坚持适当的体育活动,以增强肺部抵抗力;综合治疗则是我国目前预防和治疗并发症的主要方法。

第二节　金属粉末沉着症

在金属矿的开采、冶炼、加工和使用等过程中可产生各种金属粉尘,由于其化学性质及溶解度的差异,吸入人体后可产生不同的生物效应,如引起中毒(铅、锰、镉等),尘肺(铝尘肺等)。

一些难溶的稀有金属如钨,与碳生成碳化钨后再以钴、镍、铬、钽、钼等为黏结剂,在真空炉或氢气还原炉中可烧结成"硬质合金",其粉尘吸入肺部可导致"硬金属病"。主要临床表现为支气管哮喘及弥漫性肺间质纤维化硬合金粉尘中的钴被认为是支气管哮喘的致病因子,弥漫性肺间质纤维化则是由于病情早期出现的过敏性肺泡炎经反复接触后,病变不断累加而致。

长期吸入稀土金属(主要包括镧系元素如镧、铈、镨、钕、铕、钆等及性质与镧系元素相近的钪与钇,共17种元素)及其化合物粉尘,可引起弥漫性肺部肉芽肿及肺间质纤维化改变,被称为"稀土肺",但病例很少,我国尚未见报道。

还有些金属粉尘吸入后可长期沉积于肺内，但致纤维化能力不强，仅在肺组织中沉着引起异物反应或轻微纤维化反应，被称为“惰性粉尘”，其引起的肺脏病变被称为“金属粉末沉着症”。其临床特点是停止粉尘作业后，胸部X线片上的点状阴影不再进展，或可逐渐消退，症状不明显，也不影响肺功能，所以又被称为“良性尘肺”。但也有些学者提出，无论何种粉尘，吸入一定量后均会引起不同程度的纤维化，并导致呼吸功能改变，所谓良性尘肺主要是相对于致纤维化作用强的粉尘而言，长期吸入较高浓度此类“惰性粉尘”也会对人体呼吸系统造成一定损害，仍应注意加强防护。下面拟重点简介几种金属粉末沉着症。

一、肺锡末沉着症或称锡肺

锡是一种银白色略带蓝色的金属，主要用于制造黄铜、青铜、含锡特种金属等；人长期吸入锡的粉尘和烟雾时可引起肺部的“锡末沉着症”或称“锡肺”，发病工龄最短6年，多则十余年。

病理检查，在肺切面可见较大量1~3mm大小的灰黑色圆形病灶，分布于全肺，肺门淋巴结变黑，但不硬；镜下可见含锡粉尘在肺泡壁、肺间质、胸膜下及淋巴管、血管、小支气管周围堆积沉着，仅有轻微的细胞反应，未见明显的纤维组织增生，因此，被认为是一种良性尘肺。

锡尘肺临床症状较少，仅有咳嗽、咳痰、胸痛等，但多轻微，无明显体征。胸部X线检查见两侧肺野出现密度较高、边缘锐利的类圆形小阴影，有些小阴影由多个细小斑点集合而成，形似花瓣状，但不融合，不规则阴影较少；肺纹理和胸膜无明显改变；肺门一般不大，但密度较高，有时可见点状或条状金属样块影。肺功能多无改变。

锡尘肺进展缓慢，脱离接触后病情不再进展，随着时间的延长，类圆形小阴影可减少或消失，但肺门形成的金属样块状阴影变化不明显。钟金球等对1970年以前诊断的28例肺锡末沉着症患者按每5年一个观察间隔进行了25年的随访，结果发现近半数有“自净”现象：自5~10年起，部分胸部X线片开始变化——阴影的密集度降低、数量减少，或阴影逐渐变小、模糊甚至消失，肺野逐渐变得清晰。其“自净”机制，推测一种可能是通过肺泡清除，即吞噬的锡尘沿肺泡表面的液流进入呼吸性支气管，最后由痰排出；也可能通过肺间质淋巴网将锡尘引流到肺门淋巴结，致使肺门阴影逐渐增高，形成肺门金属样块状阴影。

二、肺钡末沉着症或称钡肺

钡是一种银白色的碱土金属，在地壳的含量约为0.05%，主要存在于重晶石和毒重石，多以化合物形式存在，如硫酸钡、氧化钡等。钡的用途广泛，如金属钡可用作消气剂（除去真空管和显像管中的痕量气体，也是精制炼铜时的优良去氧剂）、球墨铸铁的球化剂，还是轴承合金的组分；锌钡白用作白漆颜料；碳酸钡用作陶器釉料；硝酸钡用于制造焰火和信号弹；重晶石用于石油钻井；钛酸钡用于制造电容器等。长期吸入多量的钡或不溶性钡盐（如硫酸钡、氧化钡等）粉尘，可引起“肺钡末沉着症”或“钡肺”，主要见于重晶石矿开采、加工，硫酸钡或锌钡白的研磨、包装等作业。本症1926年由意大利学者Fion

首先报道，国内自 1965 年后也陆续有一些报道。

钡粉尘吸入肺泡后，部分被吞噬细胞吞噬，沿淋巴系统运至肺门淋巴结；部分则沉积在肺泡和肺间质中，形成粉尘小灶，其周围一般不引起纤维组织增生，或仅有轻微的纤维化改变；钡尘可以随肺泡、支气管分泌物排出体外。病理检查可见肺表面有多量孤立和细小的灰白色结节，无融合和纤维化，肺门淋巴结不大；镜下可见肺内有较活跃的含钡尘的巨噬细胞反应，在肺间质和小支气管和血管周围可见多量钡尘沉着。

钡肺临床常无明显症状和体征，肺功能检查也多无明显异常。胸部 X 线片检查可见两肺有均匀而较密集分布的结节，直径 1~3mm，边缘清晰锐利，不融合，主要由肺内集聚的钡尘吸收 X 线所形成；肺门淋巴结增密，但不增大；肺纹理和胸膜正常。

张忠群等对 9 例钡尘肺患者进行了 12 年的 X 线动态观察，在未给予排尘治疗情况下，脱离粉尘作业 3~10 年后，有 6 例胸部 X 线片全部恢复正常，其余也均显示不同程度消退好转，提示钡尘肺为良性尘肺；但若同时接触二氧化硅粉尘，如重晶石矿工，则有伴发矽肺可能。

三、肺锑末沉着症或称锑肺

锑在地壳中的含量为 0.000 1%，主要以单质或辉锑矿、方锑矿、锑华和锑赭石的形式存在，目前已知的含锑矿物多达 120 种。锑为银白色金属，富有延展性，常温下不易被氧化，用途十分广泛，如制造各种合金（可增加其硬度和强度）、蓄电池极板、焊料、电缆包皮、枪弹，用作化工催化剂、缩聚催化剂；高纯锑是半导体硅和锗的掺杂元素；锑白（三氧化二锑）是搪瓷、油漆的白色颜料和阻燃剂的重要原料；硫化锑（五硫化二锑）是橡胶的红色颜料；生锑（三硫化二锑）可用于生产火柴和烟剂，被广泛用于阻燃剂、搪瓷、玻璃、橡胶、涂料、颜料、陶瓷、塑料、半导体元件、烟花、医药及化工等生产。

锑矿开采，特别在锑的冶炼、精炼及合金生产过程中可产生大量锑烟尘，在颜料等锑化合物的生产及包装等生产过程则主要产生锑粉尘。

锑尘是一种致病力较弱的粉尘，能否引起锑尘肺目前意见尚不一致。1953 年，Renes 等报道了炼锑工人可出现广泛间质性肺炎；1957 年 Karagovic 首次报道塞尔维亚炼锑工人出现锑尘肺。Cooper（1968）以大鼠进行实验，见吸入锑尘后早期为急性局灶性化学性肺炎，两个月后吞噬锑尘的巨噬细胞可积聚形成细胞性结节，但以后肺内积聚的锑尘可逐渐廓清，未见明显纤维化和胶原性结节形成；湖南省劳卫所（1980）采用三氧化锑粉尘进行动物实验也支持上述结论。湖南有色冶金劳动保护研究所曾对 4 例工龄长达 10 年以上的炼锑工人进行尸解，见其病理改变主要为慢性支气管炎、轻度支气管扩张、大疱性肺气肿，小支气管周围及肺泡间隔有纤维增生，肺组织及肺门淋巴结内有锑尘沉积等改变。辛业志等（1982）通过支气管注入途径给实验动物多次染尘，显示三氧化二锑尘具有一定致纤维化作用。李小萍等报道 39 例单纯接触三氧化二锑粉尘的包装工，作业工龄为 4~6 年，其中 3 例确诊 Ⅰ 期锑尘肺，4 例可疑；肺活体组织病理检查结果显示，肺组织弥漫性炎性病变和少量胶原纤维形成，提示有轻度肺间质纤维化改变；脱离粉尘接触4 年后动态观察，症状较前有所改善，胸部 X 线片见肺门密度增高影较前增加，但肺野中弥漫性分布的圆形或不规则形影与4年前比较无明显改变，表明三氧化二锑尘有一定的致肺纤维化作用，但程度较轻。

该病的患病工龄多在10年以上，临床症状轻微，仅有气促、咳痰、胸痛等，肺功能无明显改变。胸部X线检查可见大量致密结节状阴影肺部不规则阴影增多；肺门阴影增密，无融合现象；胸膜一般无改变，肺气肿少见；肺部阴影进展缓慢，很少合并结核；停止接触后，X线片改变无明显消退。

四、铁末沉着症亦称铁尘肺

磁铁矿、赤铁矿的开采与破碎，天然矿物颜料（赭石）的采掘、破碎和混合，铸铁、铸钢行业生产，钢铁制品的切削凿磨、压模制造，研磨钢、铁材料，对钢、铁材料进行电焊和氧焊，采用氧化铁粉尘进行抛光加工，以及加工氧化铁颜料等过程，均有机会接触铁及氧化铁粉尘。

吸入金属铁或氧化铁粉尘可引起“铁末沉着症”，发病工龄一般为10~20年或更长。氧化铁主要沉着在胸膜淋巴管，使肺表面呈铁锈褐色或深砖红色，肺切面可见灰色或铁锈褐色尘斑；镜下可见大量铁尘颗粒和含尘巨噬细胞沉积在血管和支气管周围、肺泡腔与肺泡壁内，肺间质有轻度网状纤维增生，无胶原纤维化。胸部X线片可见双肺肺野出现0.5~2mm点状致密影，无融合；肺门阴影增浓但不大。患者多无临床症状，肺功能改变不明显；脱离接触后，胸部X线阴影可变淡甚至消失。

单纯的肺部铁末沉着症十分少见，因在某些含铁粉尘作业环境中可同时存在一定量的二氧化矽，工人吸入后可发生“铁尘肺”，如赤铁矿工肺等；电焊作业中电焊烟尘除主要成分除氧化铁外，还有锰、硅、硅酸盐等，长期吸入这种混合性粉尘可引起电焊工尘肺。

单纯吸入氧化铁粉尘是否导致尘肺，看法不同，国内学者认为肺内铁尘长期沉积可引起尘肺样改变，动物实验见吸入氧化铁粉尘后肺体积显著增大，肺气肿明显；镜下可见肺泡腔、气管及血管旁有大量棕色噬尘细胞集聚，其间见有纤维细胞及纤细的胶原纤维，并有明显灶周肺气肿；肺门淋巴结可见噬尘细胞团、纤维细胞及胶原纤维。在游离二氧化硅含量极低的氧化铁车间工人、单纯接触氧化铁颜料的工人中也有发生铁尘肺的报告。仝秀琴等对11例从事废铁切割的氧化铁尘肺的尸体解剖中发现，尘斑灶内有与粉尘相间的网织纤维、胶原纤维；工人的平均接尘工龄为28.2年。对铁矿采矿工的一些研究发现，即使停止采矿作业多年，矿工的排痰性咳嗽及慢性支气管炎的发病率仍明显高于无刺激性物质及粉尘接触者，肺癌的发病率也高于一般人群。

临床上，铁末沉着症患者可有咳嗽、咳痰、胸闷等症状，无阳性体征。肺活检标本镜下观察，可见肺泡壁和肺泡腔中出现大量巨噬细胞，其胞质中含有大量致密颗粒，肺泡壁有轻到中等的间质纤维化；电镜X线元素分析显示，致密颗粒具有明显铁峰。胸部X线片可见双肺弥漫性小圆形阴影，但无明显聚合趋势；肺门影略增大；肺纹理未见明显增粗紊乱，未见明显胸膜增厚。综上可见，铁尘肺虽有一定量胶原纤维形成，但与矽结节型迥然不同。

五、肺钛白粉末沉着症

钛白粉学名为二氧化钛,分子式为 TiO_2,相对分子质量 79.90,也称钛白,其化学性质十分稳定,是一种惰性颜料,被认为是目前世界上性能最好的白色颜料,它有金红石型和锐钛型两种结构,其中金红石晶体结构致密,稳定性好,光学活性小,耐候性好,有较高的遮盖力和消色力,而且无毒,故被广泛用于橡胶、轮胎、运动器材、胶鞋、化妆品、瓷器、食品、医药等生产,还用作各类表面涂料、纸张涂层及填料、塑料及弹性体成分。

有报告指出,长期吸入钛白粉尘,可以引起"肺钛白粉末沉着症",但发病缓慢,发病工龄多在 10 年以上。临床症状多较轻微,仅有咳嗽、咳痰,偶有劳累后胸闷、气短等症状,体征不明显,肺功能无改变。胸部 X 线检查可见双肺有散在小圆形阴影,多为 p 型,无聚合趋势,伴肺纹理增重,肺门无增大。停止接触后 2~3 年,肺内阴影即开始消散,提示为一良性疾病过程,预后较好。

金属粉末沉着症无特殊治疗方法,主要是对症治疗。使用金属络合剂虽然有助于体内某些金属排出(如锑、铁),但是能否改善肺内沉着症病情尚不确定。鉴于任何粉尘的长期高浓度吸入都会对人体呼吸系统造成一定损害,因此应着重预防,切实改进生产工艺和改善劳动条件,加强通风降尘,降低环境空气中金属粉尘的浓度,工作时应佩戴防尘口罩做好个人防护。此外,还应做好就业前和定期健康检查,有慢性呼吸系统疾病者不宜从事接触金属粉尘的作业;一旦确诊患者,应尽快调离粉尘作业,以保障工人健康。

第三节　铍　病

接触铍或其化合物可引起以呼吸系统损害为主的全身性疾病,以往被称为"铍中毒",但由于其发病多与变态反应有关,并非真正中毒,故目前多称为"铍病"。短期内吸入高浓度可溶性铍化合物的烟尘、蒸气,可引起的急性化学性支气管炎和肺炎,称为"急性铍病";多次吸入甚或破损皮肤接触铍或其难溶性化合物粉尘,经过一定潜伏期,可发生以肺部肉芽肿及间质纤维化为主的病变,称为"慢性铍病"。德国及美国分别在 1933 年和 1946 年最先报告了急、慢性铍病病例,至 80 年代美国铍病病例已超过千例;我国于 1964 年发现首例慢性铍病,迄今文献报道的病例已超过百例。

一、病因

铍病的病因是铍(beryllium,Be)及其化合物。铍的原子序数 4,原子量 9.01,熔点 1278℃,沸点 2970℃,相对密度 1.85,为银灰色,为最轻的稀有碱土/稀有金属;难溶于水,可溶于酸,与碱可生成盐类;其化学性质与铝相近,其氧化物也是两性的。铍容易为 X 线穿透,铍核被中子、α 粒子、γ 射线撞击时,可产生中子。铍具有重量轻,强度高,导热、导电性好,无磁性,加工时不产生火花等特点,制成合金可明显提高金属的抗震性、防腐性及抗疲劳性,在航天、卫星、原子能、军事等特殊领域有重要用途。

常用的铍化合物为氢氧化铍[beryllium hydroxide,$Be(OH)_2$]、氧化铍(beryllium oxide, BeO)、氟化铍(beryllium fluoride, BeF_2)、氯化铍(beryllium chloride, $BeCl_2$)、硫酸铍(beryllium sulfate, $BeSO_4$)、碳酸铍(beryllium carbonate, $BeCO_3$)、硝酸铍[beryllium nitrate, $Be(NO_3)_2$]等。

二、接触机会

1.铍的提炼过程　铍主要以氧化铍(BeO)形式存在于某些宝石中,其中仅绿柱石($3BeO \cdot Al_2O_3 \cdot 6SiO_2$)具有工业开采价值,含铍量约为9%~13%。矿石开采引起中毒的报告不多,但矿石粉碎过程则有机会接触含铍粉尘;矿粉经煅烧、浸出、沉淀,制得$Be(OH)_2$后,锻烧成BeO,并将其转化为卤化物,然后用镁还原法或熔盐电解法制得金属铍,这些过程均有较多机会接触铍或其化合物粉尘。

2.制造合金　这是铍的主要用途,如铍铜合金可制备耐腐、抗震、抗冲击部件;镀镍合金可大力增加金属硬度及延展强度,可用以制作钻石钻头;还可与铝、锌、钴、镁、铁等制成合金而极大改进其机械性能,因而在电子电讯器材、航空航天、军事等领域具有重要用途。

3.核工业和航天工业　如铍可用作原子反应堆中子减速剂、反射体材料、中子源、核研究用核靶、X线管和闪烁计数器探头、高级仪表部件(如导航系统陀螺仪等)、耐高温陶瓷制品;铍单品还用于制造中子单色器等。

三、发病机制

铍及其化合物都具有较大的毒性,毒性强弱与铍化合物的种类、理化性质、剂量、接触时间、侵入途径及个体敏感性等因素有密切关系。

完整的皮肤不吸收铍或其化合物,仅产生局部作用,可致过敏性皮炎、皮肤溃疡,进入体内的量不多。胃肠道的摄取率也很低,因铍和难溶性铍化合物很难吸收,可溶性铍化合物则在胃肠内生成不溶性磷酸盐沉淀,随粪便排出,故胃肠道对铍类的摄取率一般不会超过0.2%。相对之下,呼吸道是铍的主要侵入途径,粒子较小(直径$<5\mu m$)的金属铍或其化合物可进入呼吸道深部并滞留在肺泡或小气道,水溶性较强的物质可被间质血管或淋巴管吸收,难溶的化合物则为巨噬细胞吞噬,部分随痰排出,部分进入肺间质。金属铍或不溶性铍盐还可经由破损皮肤进入体内,引起皮肤甚至引起肺内肉芽肿病变。

进入血液的铍多与血浆中α球蛋白结合,小部分形成磷酸铍或氢氧化铍成为向组织转运的主要形式,与结合型铍构成动态平衡;以游离状态存在于血中的铍量极微。进入体内的铍最初分布于各个组织,以肺、肺淋巴结、肝、骨骼、肾为多;而后由于组织清除能力的差异,肺淋巴结和骨骼成为铍在体内的主要蓄积地,其在肺内半减期一般为数周至半年,但难溶性铍化合物可滞留肺内数年。铍可通过胎盘屏障,但难透过血脑屏障。体内的铍主要经尿排出,速率甚慢,半减期可达数年。

急性铍病和慢性铍病的发病机制并不相同。前者主要由可溶性铍化合物引起,以化学刺激作用为主,具有明显的剂量-反应关系;可溶性铍化合物对肺的直接刺激可使溶酶体酶大量释出,引起细胞损伤,甚至导致急性化学性肺炎。慢性铍病则为金属铍及其不溶性化合物引起,属于迟发性变态反应,因铍在体内可形成半抗原——铍盐在体内先形成氢氧化铍,再通过老化转变为氧化铍,即具抗原性;而金属铍表面形成的氧化物已具有抗原活性，其与蛋白质结合即成为特异抗原，导致机体产生抗铍特异性抗体，并同时激活细胞免疫反应，引起 $CD4^{+}T$ 淋巴细胞在肺内积聚、增生；吸入肺内的铍还可通过非特异性炎症反应途径诱导肺内肉芽肿生成，从而刺激促炎细胞因子和生长因子生成，促进肉芽肿机化，最终形成纤维结节，损害肺脏功能。患者血清中 γ 球蛋白、IgG、IgA 均明显升高，实验动物的淋巴细胞转移给健康动物，也可引起铍病。有调查表明，慢性铍病患者中97%可检出主要组织相容性复合物 HLA-DPb1（Glu69），而对照组检出率仅 30%左右，提示遗传素质在慢性铍病的发生中可能具有重要作用。此一基因型为慢性铍病易感性的标记，但由于其在一般人群中的检出率也较高，目前尚无法用于易感个体筛选。

1993 年国际癌症研究机构（IARC）将铍和铍化合物列为Ⅰ类致癌物。由于铍是 DNA 复制或修复的抑制剂，并可能增加核苷的错误掺入，此种作用是否与其致癌性有关，尚待证实。

四、病理

病理研究显示，急性铍病肺内主要呈现炎症及水肿改变，表现为肺体积增大、重量增加、呈灰红色、质韧如肝；肺泡表面有透明膜形成，肺泡腔内充满水肿液、巨噬细胞、成纤维细胞及少量脱落上皮细胞、红细胞，中性粒细胞甚少；肺间质有淋巴细胞、浆细胞浸润，迁延型病例可出现肺组织纤维化，但无肉芽肿，与一般化学性肺炎病理表现无大差异，但在其严重病例可出现肝实质细胞和肾小管上皮细胞变性、坏死。

慢性铍病肺内主要病变为广泛而散在的非干酪性结节性肉芽肿，肉眼可见肺体积增大，肺表面和切面广泛散布有大小不一（2～15mm）灰白色的结节性病灶，同时可见弥漫性间质纤维化。肉芽肿早期多由单核细胞及少量淋巴细胞、浆细胞、纤维素构成；后期肉芽肿内出现巨细胞，胞体内可见有各种包涵体，呈星状或贝壳状，肉芽肿中心区可发生玻璃样变性，最后形成胶原，此种非坏死性肉芽肿在组织形态上与结节病颇为相似，鉴别难度较大。此类铍肉芽肿还可发生在上呼吸道、肝、肾、脾、心肌、横纹肌、胸膜及皮肤等肺外器官，使患者呈现全身性毒性表现。

五、临床表现

1.急性铍病　主要因吸入大量可溶性铍化合物如氟化铍、硫酸铍、氯化铍等粉尘所致，病死率几近 7%。吸入后经 3～6 小时潜伏期，出现咽痛、咳嗽、气短、胸闷、胸痛等呼吸道刺激症状，甚至“金属烟雾热”样表现，如头痛、头晕、全身酸痛、乏力、畏寒、发热、胸闷、气憋、咳嗽、咳痰等，且逐渐加重，有血痰、胸痛、呼吸急促、心悸、发绀等化学性肺炎表现。严重者出现肺水肿，此时可查见肺内散在湿啰音，胸部 X 线片显示肺内有絮状或点片状散在阴影，肺门增大；肝脏亦可肿大、压痛，甚至出现黄疸。实验室检查可见白细胞总数及嗜酸性粒细胞增多，血清谷丙氨酸转氨酶（ALT）及胆红素增高，尿铍显著增高（$>5\mu g/L$）。

急性铍病经积极治疗，症状可在 2～4 周消失，但肺部病变需 3～4 个月才能完全吸收；少数患者肺内可残留纤维化病变，甚至转化为慢性肉芽肿。

2.慢性铍病　其发病机制为变态反应，主要系多次吸入一定剂量难溶性铍化合物（如金属铍、氧化铍、氢氧化铍等）烟尘或粉尘引起；破损皮肤接触上述化合物也可诱发本病。

其潜伏期多较长，可为数月、数年甚至十数年；妊娠、分娩、手术、呼吸道感染、吸入刺激性气体等可成为发病诱因，而使潜伏期缩短。美国慢性铍病的发病率一般<10%，接触量较大人群，发病率可达16%，但有时见接触量极少个体也发生此病，可见接触剂量并非引起发病的绝对因素。主要临床表现为渐进出现的胸闷、气短，且伴胸痛、咳嗽，并有乏力、食欲缺乏、消瘦、头晕、头痛、失眠、低热、肝区胀痛、腹胀、腹泻、关节疼痛等全身症状。早期体征不明显，而后肺部可出现干、湿啰音，可有桶状胸、发绀及端坐呼吸等右心衰竭表现，并可出现肝、脾及表浅淋巴结肿大，部分患者可并发肾结石。

胸部X线检查是慢性铍病的主要诊断依据，其主要特点为在网状阴影改变的背景上出现颗粒或结节样阴影，肺透明度降低，肺门上提，肺门淋巴结肿大，但肺内改变发展较为缓慢，常呈静止状态。肺功能检查早期仅见通气功能略有降低，晚期可见换气功能也有障碍，动脉血氧张力下降。尿铍可升高，但多<5μg/L。

3.铍的皮肤损伤　金属铍或可溶性铍盐可致接触性皮炎或过敏性皮炎，夏季尤易发病，皮损多在暴露部或易搔抓的部位，常为斑疹、丘疹、疱疹，严重时可发生水疱，脱离接触后3~7天可愈，不留痕迹。可溶性铍化合物污染创口可引起皮肤溃疡并向深部发展，溃疡边缘隆起成堤，状如鸟眼，数月方能愈合并遗留瘢痕；金属铍及不溶性铍化合物刺入皮肤，可形成皮肤深部肉芽肿，并反复溃破，长期不愈。

六、实验室检查

1.尿铍　尿铍仅是近期接触水平的反映，正常人群尿铍多难检出，故尿中检出铍即提示有铍接触，急性铍病患者尿铍增高常较明显，多>5μg/L，但其水平高低与疾病严重度并无明显关系。尿铍水平与慢性铍病的发病及程度尤其无关，尿铍阴性并不能否定慢性铍病的存在，尿铍阳性亦仅能表明近期有铍接触，而不能借此诊断铍病。

2.特异性免疫指标　这是慢性铍病最重要诊断依据之一，对鉴别铍病及肺内其他性质的纤维化及肉芽肿病变也具重要价值。常用指标有以下几项。

(1)铍皮肤斑贴试验：有资料表明，慢性铍病患者阳性率可在99%以上，铍病观察对象阳性率约22%，铍接触者为4.3%，非接触铍者及矽肺患者阳性率仅为2.2%。

(2)以铍为抗原的淋巴细胞转化试验：慢性铍病患者阳性率可达77%~80%，铍接触者阳性率仅为6%，无铍接触者为阴性。

(3)以铍为抗原的白细胞移动抑制试验：随胸部病变进展阳性率亦增高，慢性铍病患者阳性率可达97%以上。

(4)以铍为抗原的淋巴细胞增生试验：基于铍病患者肺泡灌洗液中的T细胞处于活化状态，与铍盐共同培育，可出现很强的特异性增生反应；与外周血淋巴细胞转化现象比较，反应明显增强，提示患者肺部有大量致敏淋巴细胞浸润和渗出，存在着过敏性肺炎，为铍病的细胞免疫性质及病因诊断提供了依据，美国将之视为慢性铍病诊断的必备条件。

七、诊断及鉴别诊断

1.急性铍病　根据短期内确切的可溶性铍化合物接触史，以急性呼吸系统炎症为主的临床表现，X线检查证实肺内有点片状阴影且对抗炎治疗反应不佳，即可考虑急性铍病诊断。我国已颁布《职业性铍病诊断标准》(GBZ67-2002),尿铍明显增高对确诊有提示作用,但尚未被国家标准列入诊断依据。该标准将急性铍病分为两级。

(1)轻度:急性铍接触者出现鼻咽部干痛、剧咳、胸部不适等呼吸道刺激症状,胸部X线出现肺纹理增强、扭曲及紊乱等表现。

(2)重度:有气短、咳嗽、咳痰、咯血、发热等表现,肺部可闻及湿性啰音,胸部X线片表现可见肺野内弥漫云絮状或斑片状阴影,有时可出现肺水肿、呼吸衰竭或其他脏器损害。

急性铍病应注意与肺内感染、急性左心衰竭、刺激性气体中毒等相鉴别。

2.慢性铍病 确切的铍接触史,明显的渐进性呼吸系统症状及全身衰弱表现,X线检查显示肺部有网状阴影、结节阴影及肺门淋巴结肿大,高分辨率CT对上述改变显示优于X线片,但仍有25%假阴性结果;肺功能显示有弥散功能障碍为本病重要临床特点。经由支气管或开胸进行肺组织活检对确诊慢性铍肺的重要手段,但因具有损伤性,多难常规开展,目前仍以特异性免疫指标阳性、对激素治疗反应良好等作为诊断慢性铍病的重要提示。我国已制订职业性铍病的国家诊断标准(GBZ67-2002),其将慢性铍病的病情分为三级。

(1)慢性轻度铍病:患者出现胸闷、咳嗽、活动时气短,胸部X线片表现为在不规则小阴影基础上,1~4个肺区内有较多小颗粒阴影(密集度在2cm范围内有10个以上,且占肺区面积2/3以上)。

(2)慢性重度铍病:患者胸闷、胸痛症状明显,安静时感到气短或出现呼吸困难,有发绀现象,胸部X线检查示在轻度铍病基础上,小颗粒状阴影分布范围超过4个肺区。

慢性铍病应注意与粟粒性肺结核、矽肺或其他尘肺、结节病、肺泡癌、肺内真菌感染、肺含铁血黄素沉着症、过敏性肺泡炎、特异性肺间质纤维化等疾病鉴别。铍引起的皮肤损害可参照《职业性皮肤病诊断标准总则》(GBZ18-2002),《职业性接触性皮炎诊断标准》(GBZ20-2002)等诊断处理,但未被列入"铍病"范围。

八、治疗

1.急性铍病 患者应立即脱离铍接触,淋浴换衣,卧床休息,避免体力活动;可给止咳、祛痰、解痉、镇静等药物;可予吸氧及抗感染治疗。特效疗法为糖皮质激素治疗,如地塞米松每日40~80mg肌内注射(分次),3~5天后改为泼尼松口服治疗,症状改善后可逐渐减量。

经治疗后,急性铍病患者原则上不宜再从事铍作业,并密切观察肺内变化(每半年一次X线检查),如连续两年无变化,则可按铍作业人员进行动态观察。

2.慢性铍病 观察对象一般不调离铍作业,也不予治疗,但应进行密切临床观察(每半年一次胸部X线片);如连续两年未见病情发展,则按铍作业人员安排定期健康检查。慢性铍病一经诊断,即应调离铍作业及其他粉尘作业,轻度病例可安排适当工作,重度病例应住院治疗或休养。

目前尚无特殊驱排药物可用,治疗原则除对症支持疗法外,糖皮质激素为唯一有效的疗法,可口服泼尼松20~40mg/d,分次服用,3个月为1个疗程,而后视病情逐渐减量,并长期小剂量维持(5mg/d);激素治疗无效者可考虑给予甲氨蝶呤治疗。

3.皮肤损伤　皮炎患者应脱离铍接触,洗净皮肤,局部可用2%硼酸及0.1%依沙吖啶湿敷,急性期后可用激素软膏,也可全身投用抗过敏药及钙剂;溃疡应注意清创,外用激素软膏、10%鱼肝油软膏或中药生肌消炎膏;皮下肉芽肿则应行外科手术切除,以助早期愈合。

九、预防

应对铍中毒的关键措施是预防。急性铍病乃铍的化学刺激作用引起非特异性炎症反应,有研究表明,作业场所空气中铍浓度超过0.1mg/m^3,方可引起急性中毒,故防止作业工人过量铍接触,将可避免急性铍病发生。美国国家职业安全和卫生研究所(OSHA)要求职业场所空气中铍的时间加权最大平均容许浓度(TWA,工作8小时)不得超过0.002mg/m^3,其峰浓度不得超过0.025mg/m^3;我国规定的劳动场所最高允许浓度(MAC)为0.001mg/m^3,对防止急性铍中毒有显著效果。但慢性铍病属变态反应性疾病,即便很低水平的铍接触仍难完全防止慢性铍病发生,虽然尚无证据表明停止铍接触可中止慢性铍病进展,但使患者完全脱离铍接触仍不失为明智之举。

铍作业工人应做好就业前体检,并坚持半年至1年体检一次,至少应包括一项特异性免疫指标检查。实践表明,患者在出现任何症状、体征,X线检查亦无异常表现前,特异性免疫指标即可呈现阳性,对早期发现疾病有重要价值。

下列疾患应视为职业禁忌证:各种过敏性疾病如哮喘、花粉症、药物或化学物质过敏等,各种心脏、肺脏、肝脏、肾脏疾病及严重皮肤病等。

(轩杰)

第十四章　通气调节异常疾病

第一节　睡眠中呼吸与上气道的调控

一、睡眠中呼吸的中枢神经调节

呼吸由中枢神经系统控制，受化学、机械感受器的反馈及神经系统的睡眠-觉醒状态影响。呼吸的状态依赖性改变是由控制通气的脑干系统非呼吸性（张力性）传入引起的。清醒时，兴奋性输入信号来自于网状结构、脑干胺能系统及下丘脑包含食欲素的神经元；在睡眠过程中，这些兴奋性输入的递减造成了睡眠期特定的呼吸类型和呼吸模式。

1.非快速眼动睡眠期的呼吸运动　非快速眼动睡眠期（non-rapid eye movement，NREM）呼吸频率更慢、更规则，但是由于睡眠期上气道狭窄、阻力增加，因此瞬时气流峰值和负压峰值都增大，吸气时间延长，潮气量增加，但是每分通气量下降，导致呼气末二氧化碳浓度增加来维持对低氧和二氧化碳的反应，维持正常呼吸。

研究表明，睡眠对延髓呼吸神经元的影响与这些神经元中非呼吸性（张力性）活性的成分呈正比。也就是说，对于那些主要受张力性输入调控而较少受呼吸性调制信号调控的呼吸性神经元更容易受到睡眠的影响，反之，那些接受节律性呼吸相关的输入信号的神经元受睡眠影响较小。在 NREM 期，延髓呼吸神经元的活性是降低的，其张力性输入也降低，同时上气道运动神经元的活性相应地也会降低，而主要受节律性呼吸控制的神经元的活性在 NREM 睡眠期和觉醒期没有太大的变化。这些都表明睡眠主要影响那些接受大量非呼吸性输入信号的神经元，进一步表明在睡眠期，这些细胞的呼吸性调制输入信号并不是消失了，而是由于状态依赖性的兴奋性输入的消失降到阈值以下。

另外一个主要的呼吸驱动来自于中枢神经元对 pH/CO_2的敏感，在睡眠时呼吸的化学性控制仍在继续发挥作用。

2.快速眼动睡眠期的呼吸运动　快速眼动睡眠期（rapid eye movement，REM）和 NREM 期的呼吸存在差异，在 REM 期，呼气频率增快，潮气量减低，每分通气量下降。同时，在动物身上发现，在 REM 期的时候潮气末 CO_2下降，存在过度换气，而在人类身上发现在 REM 期的时候新陈代谢率增加，推测是由于脑代谢的大幅增加所致。在 REM 睡眠期，对化学刺激的通气反应及其他呼吸反射受损，喉部和膈肌对气道阻塞的反应不一致且变异较大。多数上气道肌肉张力在此期也减低或缺失。REM 睡眠期呼吸模式的变化不依赖于化学感受器、迷走神经和胸内传入神经活性的变化。

在 REM 期的时候，几乎神经系统所有细胞的活性均高于 NREM 睡眠期，不仅是在延髓的呼吸神经元，位于脑桥部位的呼吸神经元也被活化。REM 期呼吸神经元的兴奋是内源性进程的过程。长期以来认为，REM 期的内源性驱动与做梦激发的行为机制有关。有研究表明,当呼吸频率增快和变化的时候,报告在做梦的可能性较大,并且其内容常常是富有激情的,同时还合并身体的活动。

二、睡眠中的呼吸调控

呼吸控制系统的主要目标是维持稳态,即维持血气在较稳定的范围内,以保证机体正常的代谢功能。觉醒期的呼吸控制已经研究得比较清楚了,其调节因素包括行为因素、化学因素(如低氧、高二氧化碳和酸中毒)和来自于肺和胸壁的机械刺激因素。但是,对于健康人和睡眠障碍患者在睡眠期的呼吸控制还研究得较少。

清醒时候的平静呼吸在睡眠期被不规则的呼吸所替代,这种变化是由于呼吸泵肌肉和上气道扩张肌肉活动的改变引起的。在睡眠期的时候,呼吸运动的随意控制缺失,对低氧和高二氧化碳的通气反应下降,并且在 REM 期的时候,低氧性和高碳酸性通气反应都受到最大限度的抑制。

1.睡眠期低氧性通气反应　成人在睡眠的时候,低氧性通气反应下降,但是有研究表明,如果受试者为男性时,NREM 期低氧性通气反应比觉醒期低;而当受试者为女性时,NREM 期和觉醒期的低氧性通气反应相似,具体的机制还不明确。但是无论是男性还是女性,REM 期低氧性通气反应均比 NREM 期低。

2.睡眠期高碳酸血症性通气反应　在成年人睡眠期,高碳酸血症性通气反应受到抑制。有两项典型研究提示,从觉醒期到 NREM 期,高碳酸血症性通气反应下降约 50%。同时另外三个研究小组测定了成人 REM 期的高碳酸血症性通气反应,研究表明,在12 名受试者中,有 10 名受试者在 REM 期的高碳酸血症性通气反应比觉醒期或 NREM 期低。总而言之,睡眠对低氧性通气反应的影响确实存在性别和种属差异,而睡眠对高碳酸血症性通气反应的影响没有发现明显的种属差异。成年人的这两种反应在睡眠期均下降,REM 睡眠期将至最低水平。

三、呼吸暂停患者的呼吸

1.阻塞性睡眠呼吸暂停　阻塞性睡眠呼吸暂停(obstructive sleep apnea,OSA)的发病机制包括了一系列复杂的相互作用的因素,包括上气道解剖结构特点不同及神经肌肉功能、睡眠相关的上气道扩张肌肉活性的降低、保护性扩张反应减弱及对化学物质及其他呼吸刺激物的通气和觉醒反应的变化。OSA 患者上气道关闭仅仅出现在睡眠中,这说明睡眠相关的变化引起上气道肌肉扩张是较明确的基本机制。当扩张肌肉的活性及补偿反应不足以有效地维持明显的气道开放时,就会发生气道塌陷。

较多的研究均表明 OSA 患者上气道的口径缩小,口径的缩小主要是左右径的缩小而不是前后径的缩小,同时上气道的尺寸还受到不同骨质结构的影响,比如小且往后缩的下颌骨或者软组织体积增大(舌-咽侧壁)。上气道口径也受由气管牵引而引起的肺容量的影响,所以肥胖的人在躺着的时候出现的显著的肺容量降低可以导致上气道开放减弱。尽管 OSA 患气道截面的直径缩小了,但是气道的长度可能增加,而延长的气道更容易发生坍塌。上气道压力和气流之间的关系可以用 Starling 电阻模型模拟,在这个模型中,气道易坍塌性通过临界闭合压来表示(Pcrit)。在夜间睡眠中通过改变管腔内压力

(例如:降低 OSA 患者的 CPAP 水平或者给予正常人负压)及测量气流的下降来测量 Pcrit。Pcrit 的负值越大表明气道越不容易塌陷。研究发现正常人(Pcrit<-10cmH_2O)、无呼吸暂停的打鼾(Pcrit 值从-10~-5cmH_2O)、阻塞性低通气(Pcrit 值从-5~0cmH_2O)及阻塞性呼吸暂停(Pcrit>0cmH_2O)的患者中存在连续的上气道易坍塌性。这些值反映了气道被动机制属性。

还有研究表明,在 OSA 患者中可能存在上气道肌肉功能的损伤。大部分 OSA 患者上气道肌肉开始逐渐适应气道的扩张而始终保持收缩状态,导致肌肉更加容易疲劳。在重度 OSA 的患者中,肌肉可能被损伤进而导致收缩功能的下降。

2.中枢性呼吸暂停　各种中枢性呼吸暂停(central sleep apnea,CSA)的共同点是在睡眠中动脉 PCO_2低于驱动呼吸所需的水平(即暂停阈值)。不管是 PCO_2降低还是暂停阈值升高都能引起 PCO_2低于暂停阈值。CSA 的发生主要有以下两个机制。

(1)呼吸调控系统或者神经肌肉呼吸系统的完全缺陷:这种缺陷通常会抑制呼吸驱动,在白天表现为一定程度的高碳酸血症。但是因为在睡眠过程中,清醒时非化学的神经驱动停止,以及输入到脑干呼吸神经元的行为、皮质和网状系统的刺激也减少了,所以在睡眠中这种缺陷的影响变得更明显。在这种情况下,呼吸调控仅仅依赖于呼吸代谢调控系统,导致睡眠时的高碳酸血症比清醒时更明显。此时,呼吸暂停发生是因为 PCO_2下降并低于暂停阈值,并同时伴随 PCO_2暂停阈值的升高。高碳酸血症患者的典型的中枢性呼吸暂停:睡眠中由于呼吸驱动消失,潮气量逐渐下降直至呼吸停止。

(2)原本完整的呼吸调控系统发生短暂波动或者不稳定:这种不稳定通常发生在犯困的时候或者非快动眼睡眠期。这是因为动脉 PCO_2在睡眠中或者清醒时是正常或者更低的,并且缺乏呼吸驱动系统的抑制。在睡眠中的中枢性呼吸暂停,是由于微觉醒时通气量突然增加导致 PCO_2下降并低于暂停阈值而引起的。这种中枢性呼吸暂停的特征是与周期性呼吸相关,在周期性呼吸中,潮气量在中枢性呼吸暂停/低通气及过度通气之间发生周而复始的变化。几个实验模型已经验证发生中枢性呼吸暂停是由于呼吸中枢驱动的短暂性波动。

这种 PCO_2短暂性地波动在很多条件下都可出现,最常发生在清醒到睡眠的过渡期。由于清醒时中枢的呼吸驱动,与睡眠时相比较,其通气量更大而 PCO_2水平更低。当从清醒到睡眠过渡时,呼吸逐渐失去中枢的驱动作用,尽管在清醒期 PCO_2水平是适当的,然而到睡眠时其水平低于适合的值。当清醒期的 PCO_2水平低于睡眠中呼吸节律调控的阈值时,在睡眠起始时就会发生频繁的呼吸暂停,直至 PCO_2水平上升到维持正常通气的阈值。如果在这个时候睡眠稳定了,正常呼吸也会重新建立而不会出现呼吸暂停和低通气。然而,在某些容易出现周期性呼吸的患者中,从清醒到睡眠过渡时,表现为中枢神经系统在清醒期和睡眠期出现频繁的波动。PCO_2水平是适时的,当每一次从睡眠中短暂的觉醒时,睡眠中的 PCO_2水平代表清醒期的高碳酸刺激,使得通气增加,这与清醒时对二氧化碳的反应一致,即高碳酸血症情况时,发生过度通气导致 PCO_2水平下降而低于暂停阈值。在这过程中,中枢神经系统所调控的通气波动幅度大小依赖于清醒和睡眠时 PCO_2的差异及清醒时对二氧化碳的通气应答。任何放大这些变量的因素会增加出现周期性呼吸和 CSA 的风险。

自主呼吸过程来源于位于脑桥和延髓的呼吸节律中枢,呼吸中枢向脊髓运动神经元输入信号,从而驱动呼吸肌。高碳酸血症性 CSA 的发生主要是由于大脑皮质、脑干、脊髓、运动神经元或者肌肉的损伤。由于中枢的呼吸驱动减弱,CSA 伴有高碳酸血症通常表现为清醒和睡眠中的慢性呼吸衰竭伴有高碳酸血症。从清醒期向睡眠期过渡时,已经降低的呼吸驱动进一步下降,导致通气量逐渐下降直到呼吸驱动完全停止而导致暂时性的中枢性呼吸暂停。在通气下降的同时,PCO_2上升和 SaO_2下降。与非高碳酸血症性中枢性呼吸暂停不同的是,由于快动眼睡眠时通气驱动进一步下降及 REM 睡眠期部分呼吸肌的麻痹,低通气和呼吸暂停在 REM 睡眠更频繁。

总之,睡眠期通气减弱,并伴有部分上气道阻塞、肺换气不足、通气灌注比失调,这些都将影响机体稳定的 O_2摄入和 CO_2呼出。通气不仅有维持自身稳态功能,而且受到意识神经系统的随意控制。随意呼吸与自主控制周期性的丧失就会引起变化,上传到中枢神经系统产生作用,尤其是对睡眠产生影响。

第二节 睡眠呼吸暂停综合征

睡眠呼吸暂停综合征是以睡眠时呼吸异常为特征的最常见睡眠障碍之一。根据呼吸异常的特征,分为阻塞性睡眠呼吸暂停(OSA)和中枢性睡眠呼吸暂停(CSA)。

阻塞性睡眠呼吸暂停是以睡眠中反复发作的上气道全部阻塞(呼吸暂停)或部分阻塞(低通气)为特征的疾病,通常伴有响亮的鼾声和日间嗜睡。睡眠中反复出现阻塞性睡眠呼吸暂停事件会引起血氧饱和度下降和微觉醒,同时呼吸事件随着微觉醒的出现而终止。阻塞性睡眠呼吸暂停患者一般在清醒时呼吸和血氧均正常。

一、成人阻塞性睡眠呼吸暂停

1.人口统计学资料 阻塞性睡眠呼吸暂停可以发生在任何年龄,一般人口学调查结果提示,伴随白天过度嗜睡的阻塞性睡眠呼吸暂停成年男性的发病率是3%~7%,成年女性为2%~5%。单纯使用呼吸暂停/低通气指数(AHI)≥5 次/小时为诊断标准,成年男性的发病率高达 24%,成年女性为 9%。

在青年到中年,阻塞性睡眠呼吸暂停的发病率随着年龄的增加而上升,65 岁达到顶峰。尽管阻塞性睡眠呼吸暂停在老年人中很常见,但是通常表现出的症状较少。此外,横断面和前瞻性的研究均表明,心血管事件在老年阻塞性睡眠呼吸暂停患者卒中风险较青中年患者低,这可能提示了该疾病在老年人中存在临床变异。在女性更年期之前,成年男性的发病率是女性的大约 2 倍;但是在女性更年期后,性别差异减小或消失。尽管亚洲人身体质量指数(BMI)显著低于欧美白人,但是阻塞性睡眠呼吸暂停的发病率与白种人相当,这可能和亚洲人特殊的颅面部特征有关。

2.易感因素和诱发因素

(1)肥胖:肥胖是阻塞性睡眠呼吸暂停的主要易感因素之一,估计 60%以上的中-重度阻塞性睡眠呼吸暂停可归因于肥胖。随着体重的增加,阻塞性睡眠呼吸暂停的发生风险增加,阻塞性睡眠呼吸暂停和肥胖的共病率最高。降低体重有助于减轻疾病的严重程度,但是降低体重对于阻塞性睡眠呼吸暂停的改善程度不如体重增加恶化该疾病明显。体重增加对于阻塞性睡眠呼吸障碍加重在男性中更为敏感。

(2)通气控制不稳定通气:控制不稳定增加阻塞性睡眠呼吸暂停的发病风险。由于呼吸紊乱引起过度通气反应的患者更易于发生阻塞事件。

(3)更年期:更年期是女性阻塞性睡眠呼吸暂停发生的独立于年龄和 BMI 的风险因素。在女性更年期前,男性阻塞性睡眠呼吸暂停的发病率是女性的 2 倍,在女性更年期后,发病率的男女性别差异基本消失。

(4)解剖结构异常:头部和颈部骨性组织和软组织的结构异常可能是阻塞性睡眠呼吸暂停的易感因素。这些异常可能是遗传的(例如:下颌的大小和位置,上腭的高度)或者获得性的(例如:腺样体和扁桃体肥大)。正常体重或者低于正常体重的阻塞性睡眠呼吸暂停多与局部结构异常相关。

(5)内分泌疾病:肢端肥大症、甲状腺功能减退和多囊卵巢综合征都会增加阻塞性睡眠呼吸暂停的发生风险。

(6)神经系统疾病:阻塞性睡眠呼吸障碍常见于外周肌肉的神经系统疾病,例如:肌强直性营养不良。

(7)其他:睡前饮酒或者服用镇静催眠类药物会加重阻塞性睡眠呼吸暂停;鼻塞也会加重阻塞性睡眠呼吸暂停。

3.病理和病理生理学特征

(1)睡眠时上气道狭窄:由于过多的软组织(舌头、软腭和侧咽壁)和(或)颅面部畸形,上气道的横断面面积下降很常见。入睡后患者的咽、舌部肌肉松弛,使咽部气道狭窄(舌根后坠)及在吸气时胸腔负压的作用下,软腭悬雍垂、舌根被吸坠入咽腔,紧贴咽后壁,造成上气道的狭窄、塌陷,引起呼吸暂停;呼吸暂停后体内缺氧、二氧化碳潴留,刺激呼吸感受器,使中枢呼吸驱动增加,出现大脑的唤醒反应(即微觉醒),这使得咽、舌部肌张力增加,呼吸肌(如膈肌及肋间内、外肌等胸部参与呼吸的肌肉)收缩。当气道内压力超过上气道周围组织的梗阻时,上气道重新开放,呼吸恢复,体内氧分压上升,二氧化碳排出,患者再度入睡;随后又反复出现上述过程。因此,阻塞性睡眠呼吸暂停综合征是由于睡眠时上气道解剖结构异常、上气道肌张力下降和呼吸中枢对呼吸调节引起的反复发作的呼吸暂停和低通气,导致反复发作的低氧血症和高碳酸血症,引起组织器官缺血、缺氧,进而逐渐引起多器官多系统功能不全或障碍,会加速老化的进程,具有相当大的潜在危险,是其他很多疾病共同的病理基础。

(2)阻塞性睡眠呼吸暂停:患者炎性递质水平增加与患者的 BMI 和缺氧严重程度相关。此外,阻塞性睡眠呼吸暂停患者交感神经系统活性增加。这些发现可能是阻塞性睡眠呼吸暂停患者心血管代谢疾病发生的潜在发病机制。

(3)疾病特征:呼吸暂停/低通气事件的判读必须满足事件持续时间最少 10 秒,而且随后出现血氧饱和度较基线水平下降 3%以上或者出现呼吸事件相关的微觉醒。阻塞性呼吸事件的特征是胸、腹呼吸努力存在，但是口鼻气流消失或者减弱。多数呼吸暂停/低通气事件维持 10~30 秒，但是偶尔也会长于 1 分钟或者更长。呼吸事件可以发生在任何一个睡眠周期，但是在 NREM 1、2 期和 REM 期更为常见。一般来说，REM 睡眠和平卧位睡眠时呼吸事件的持续时间更长和血氧饱和度下降更严重。血氧饱和度在恢复正常呼吸后一般会恢复到基线水平，但是当呼吸事件频发且延长时，或者患者伴随潜在的呼吸疾病史，血氧饱和度可能会持续在较低的水平。

4.临床表现

（1）夜间症状

1）打鼾：打鼾是阻塞性睡眠呼吸暂停患者最常见的伴随症状，常伴有影响床伴睡眠的响亮的鼾声，并且伴随喘气、窒息或者躯体运动。

2）胃食管反流。

3）频繁觉醒或微觉醒。

（2）白天症状

1）日间过度嗜睡：日间过度嗜睡是阻塞性睡眠呼吸暂停最常见的主诉，在普通人群中，16%~22%阻塞性睡眠呼吸暂停患者存在日间过度嗜睡；在临床患者中比例更高，高达 40%~70%。目前更有大量研究支持，伴随日间过度嗜睡的患者，心血管、代谢类疾病发生风险较无嗜睡的患者和正常睡眠者显著增加。日间过度嗜睡在男性中更为常见，女性患者更常见的症状是失眠、睡眠质量差和疲劳。日间过度嗜睡还和工作表现不佳、家庭关系不良、生活质量下降和交通事故发生相关。

2）晨起后疲劳和无恢复性睡眠：尽管在有充分的睡眠时间/机会，但是晨起仍存在疲劳或无恢复性睡眠。

3）头痛。

4）注意集中困难。

5）抑郁：国内一项以连续阻塞性呼吸暂停门诊患者为研究对象的研究表明，患者首诊最常见的第一主诉依次为：睡眠时被床伴观察到的呼吸暂停（33%）、打鼾（29%）、睡眠时窒息/喘气（13%）、白天嗜睡（5%）和其他（20%）。和欧美国家相比，我国阻塞性睡眠呼吸暂停门诊就诊患者重度阻塞性睡眠呼吸暂停比例更高，年龄更小，睡眠质量更差，但是肥胖和高血压共病的发生比例较低。

5.辅助检查

（1）多导睡眠图（polysomnography，PSG）：PSG 检测是诊断阻塞性睡眠呼吸暂停的金标准。PSG 检查发现，阻塞性睡眠呼吸暂停表现为口鼻气流中止，同时存在胸、腹呼吸努力，多表现为胸、腹部的矛盾呼吸。睡眠脑电图发现微觉醒增加；麦克风记录到响亮的鼾声；阻塞性呼吸暂停或低通气事件时可能伴随心动过缓、心律失常。

（2）经食管测压：经食管测压通常发现吸气和呼气努力之间的压力波动增加。经食管测压是定量识别气流和食管压力最精确的方法，用此方法可以用于准确鉴别阻塞性和中枢性呼吸事件，但并不是阻塞性睡眠呼吸暂停的常规检查工具。

6.诊断与鉴别诊断

（1）诊断：成人阻塞性睡眠呼吸暂停的诊断主要依靠 PSG 监测结果和伴随症状。

ICSD-3 对于成人阻塞性睡眠呼吸暂停的诊断标准如下：同时满足以下 1）和 2），或者满足 3）。

1）出现以下一条或多条：①患者抱怨存在日间嗜睡、无恢复性睡眠、疲劳或失眠；②患者由于呼吸暂停、窒息或者喘气而醒来；③床伴或者其他人报告患者睡眠时有习惯性打鼾、呼吸中断或者两症状同时存在；④患者已被诊断为高血压、情感障碍、认知障碍、冠心病、卒中、充血性心力衰竭、房颤或者 2 型糖尿病。

2）PSG 或者在睡眠中心以外执行的睡眠监测结果提示：每小时出现 5 次或者以上明显的阻塞性睡眠呼吸事件（阻塞性和混合性呼吸暂停、低通气或者呼吸事件相关的微觉醒）。

3）多导睡眠监测（PSG）或者在睡眠中心以外执行的睡眠监测（OCST）结果提示：每小时出现 15 次或者以上明显的阻塞性睡眠呼吸事件（呼吸暂停、低通气或者呼吸事件相关微觉醒）。

根据 AHI 可分为轻、中、重度：轻度：5≤AHI<15 次/小时；中度：15≤AHI<30 次/小时；重度：AHI≥30 次/小时。

（2）鉴别诊断：需与睡眠中发生的其他呼吸困难鉴别，例如夜间惊恐发作、夜间胃食管反流、哮喘、由于充血性心力衰竭引起的夜间阵发性呼吸困难和夜间的心绞痛发作。在很多情况下，上述的疾病缺乏典型的打鼾和日间嗜睡，这提示夜间的呼吸困难是由其他疾病引起，而不是阻塞性睡眠呼吸暂停。睡眠相关低通气综合征患者睡眠时可有发作性的血氧饱和度降低，但是血氧饱和度降低和气流阻碍无关。但是，PSG 检查缺乏阻塞性呼吸暂停、低通气或者呼吸相关微觉醒才能确切排除阻塞性呼吸暂停的诊断。

7.常见的相关疾病和症状

（1）心血管及代谢性疾病：高血压在阻塞性睡眠呼吸暂停中十分常见，大量的临床和流行病学证据表明阻塞性睡眠呼吸暂停是高血压病发生的独立风险。此外，在冠心病、房颤和卒中的患者中，阻塞性睡眠呼吸暂停的发生率也很高。阻塞性睡眠呼吸暂停和 2 型糖尿病的发生有密切关系，是预测 2 型糖尿病发生的独立的风险因子。近期一项国内以阻塞性睡眠呼吸暂停门诊患者为研究对象的大规模临床研究发现，客观嗜睡（MSLT≤8 分钟）是阻塞性睡眠呼吸暂停患者发生高血压的独立风险因子，伴随客观嗜睡的患者高血压发生率是正常对照组的 2 倍。

（2）肺动脉高压：在由于其他共病（例如：肥胖或者慢性阻塞性肺病）引起白天高碳酸血症的重度阻塞性睡眠呼吸暂停的患者中，肺动脉高压和肺心病的发生风险可能增加。

（3）抑郁症：阻塞性睡眠呼吸暂停可能会加重抑郁症的严重程度。

（4）其他：胃食管反流综合征、遗尿症、情绪障碍和男性的勃起功能障碍也在一些阻塞性睡眠呼吸暂停患者中存在。

8.阻塞性睡眠呼吸暂停和其他睡眠疾病的共病　阻塞性睡眠呼吸暂停和失眠共病的发生比例非常高，超过 50%的阻塞性睡眠呼吸暂停患者存在失眠症状，50%～75%的慢性失眠老年患者存在阻塞性睡眠呼吸暂停。

失眠在女性阻塞性睡眠呼吸暂停患者中更为常见。我国一项以慢性失眠为主诉的门诊患者为研究对象的临床研究表明，在55岁之前，男性合并阻塞性睡眠呼吸暂停的比例较女性显著增高，但是在55岁以后，性别差异消失。此外，有部分重度阻塞性睡眠呼吸暂停患者以严重的慢性失眠为主要表现，在临床上需要引起足够的重视予以鉴别。

9.治疗

(1)治疗原则：阻塞性睡眠呼吸暂停是否需要进行干预，取决于临床症状和实验室检查结果。只当AHI大于15次/小时或者血红蛋白氧饱和度下降大于10%，并且同时存在日间过度嗜睡或心脑血管疾病(例如：高血压、心律失常和卒中)时，需要进行治疗。但是，即使是单纯性打鼾，但伴随明显的睡眠片段化和日间嗜睡，也需要进行干预治疗。阻塞性睡眠呼吸暂停的治疗方法包括器械治疗[包括持续气道正压通气(CPAP)和口腔矫治器]、手术治疗、药物治疗和保守治疗(包括减重和改善生活方式)。

(2)治疗方式

1)持续气道正压通气(continuous positive airxvay pressure，CPAP)：CPAP被认为是安全和有效的治疗方式。CPAP的主要组成部分是一个可控制压力的鼓风机，通过对患者进行压力滴定确定压力后，睡眠时通过管道从鼻部或者口部给予持续的正压通气，以防止睡眠时上气道的塌陷。CPAP能有效减轻阻塞性睡眠呼吸暂停和日间过度嗜睡的程度。CPAP治疗的耐受性和依从性较高。CPAP的不良反应包括口干、流涎和下巴或牙齿疼痛、咬合改变、颞下颌关节问题、肌肉疼痛和头痛。有研究表明，在使用CPAP后可能会出现一过性地或者持续性的周期性肢体运动障碍，当周期性肢体运动严重影响睡眠时，需要进行干预治疗。

2)手术治疗：手术治疗的目的在于扩大上气道横截面积。鼻部和咽部是最常干预的部位。常见的鼻部手术包括：鼻中隔矫正术和鼻息肉切除术。单纯的鼻部手术可以缓解打鼾，但是对于呼吸暂停基本无效。常见的咽部手术包括腭咽成形术(UPPP)和扁桃体腺样体摘除术(多用于儿童)。但是咽部手术对中-重度患者疗效欠佳。UPPP一般不推荐使用于儿童。此外，舌减容术适用于巨舌患者。

二、中枢性睡眠呼吸暂停

中枢性呼吸暂停以睡眠时反复出现呼吸驱动缺乏，引起通气和气体交换不足或缺失为特征。和阻塞性睡眠呼吸暂停类似的是，中枢性睡眠呼吸暂停可引起睡眠时频繁的觉醒、日间嗜睡和增加心血管疾病的发病率。与阻塞性睡眠呼吸暂停不同，中枢性睡眠呼吸暂停在呼吸气流中断的同时，呼吸努力也消失。根据引起中枢性呼吸事件的不同发病机制，可分为过度换气后的中枢性呼吸暂停和继发于肺通气不足的中枢性呼吸暂停。

中枢性呼吸暂停的发病率根据不同的亚型差别很大。很多健康的人在高海拔地区会出现周期性呼吸。由于现代社会中肥胖越来越普遍，因此肥胖低通气综合征的发病率也随之增加。特发性中枢性睡眠呼吸暂停并不常见，一般占睡眠门诊<5%的患者。相反，在一些特定的人群中，例如在心力衰竭和左心室射血功能<40%的患者中，25%～40%的患者存在中枢性睡眠呼吸暂停。约12%的中枢性睡眠呼吸暂停患者同时存在阻塞性睡眠呼吸暂停。只有当中枢性呼吸事件占所有呼吸事件≥50%时，才能把中枢性睡眠呼

吸暂停作为主要诊断。

1.诊断　中枢性呼吸暂停诊断需同时满足以下标准(ICSD-3)如下:①PSG检测发现每小时中枢性呼吸暂停≥5次;②不能用其他现存的睡眠障碍所解释。

2.分类　根据不同的临床特征,ICSD-3将中枢性睡眠呼吸暂停分为8个亚型:陈施呼吸、躯体疾病所致中枢性睡眠呼吸暂停(不伴陈施呼吸)、高海拔性周期性呼吸所致中枢性睡眠呼吸暂停、药物或毒品所致的中枢性呼吸暂停、原发性(特发性)中枢性呼吸暂停、婴儿期原发性中枢性睡眠呼吸暂停、早产儿相关的中枢性睡眠呼吸暂停和治疗引起的中枢性睡眠呼吸暂停。中枢性睡眠呼吸暂停有不同的临床特征,但是通气驱动不稳定是其最主要的潜在特征。

(1)陈-施呼吸:陈-施呼吸常见于60岁以上,以呼吸由浅慢变为深快再由深快变为浅慢,随后出现一段呼吸暂停,如此周而复始为特征。陈-施呼吸较长的呼吸周期一般长于40秒,典型的是45~60秒,此特征可与其他类型的中枢性睡眠呼吸暂停鉴别。陈-施呼吸的出现是由于呼吸中枢兴奋性降低,是呼吸中枢对呼吸节律的调节异常的表现。当呼吸暂停时,二氧化碳潴留,二氧化碳浓度升高,刺激呼吸中枢,使呼吸恢复加快加深,二氧化碳排出,呼吸中枢失去刺激物质,又出现浅慢呼吸,既而停顿。在心力衰竭的患者中,陈-施呼吸的发病率为25%~40%。其诊断需要满足(1)或者(2)+(3)+(4)时可诊断为陈施呼吸。

1)存在以下一项或多项:①嗜睡;②入睡困难,睡眠维持障碍,频繁觉醒或者无恢复性睡眠;③觉醒时呼吸急促;④打鼾;⑤呼吸暂停的证据。

2)房颤,充血性心力衰竭或者神经系统疾病。

3)在诊断性PSG或者CPAP滴定时PSG检测发现。①每小时中枢性呼吸暂停/中枢性低通气大于等于5次;②中枢性呼吸事件占整夜所有呼吸事件的50%以上;③通气节律符合陈-施呼吸的条件。

4)不能被其他现存的其他睡眠障碍或者使用的药物、毒品(鸦片类)更好地解释。

如果不能满足条件1),那么中枢性睡眠呼吸暂停将在PSG检查报告中列为检查发现,不作诊断。中枢性睡眠呼吸暂停的诊断并不代表排除阻塞性睡眠呼吸暂停的诊断。

(2)躯体疾病所致的不伴陈-施呼吸的中枢性睡眠呼吸暂停:躯体疾病所致的不伴陈-施呼吸的中枢性睡眠呼吸暂停是指中枢性呼吸暂停由于躯体疾病或神经系统疾病引起,但缺乏陈-施呼吸节律的中枢性睡眠呼吸暂停。这类中枢性睡眠呼吸暂停的患者多为脑干受损,例如:脑干发育异常、血管疾病、肿瘤、变性、脱髓鞘疾病等。诊断必须满足以下1)~3)的每一项标准。

1)存在以下一项或多项:①嗜睡;②入睡困难,睡眠维持障碍,频繁觉醒或者无恢复性睡眠;③觉醒时呼吸急促;④打鼾;⑤呼吸暂停的证据。

2)PSG检测发现:①每小时中枢性呼吸暂停/中枢性低通气大于等于5次;②中枢性呼吸事件占整夜所有呼吸事件的50%以上;③不存在陈-施呼吸。

3)中枢性呼吸暂停是由于躯体疾病或神经系统疾病引起,而不是由药物或毒品的使用所致。

(3)高海拔所致的中枢性呼吸暂停:高海拔所致的周期性呼吸是指近期上升到高海拔地区后睡眠时交替出现的中枢性呼吸暂停和低通气。周期性呼吸被认为是对于上升到高海拔地区的生理性反应,只有当伴随显著的临床症状,如嗜睡、失眠、觉醒时呼吸急促、晨起头痛和呼吸暂停时,才诊断为高海拔所致的中枢性呼吸暂停。这类型中枢性呼吸暂停的呼吸模式周期一般短于40秒,通常呼吸周期以12~20秒居多。周期性呼吸的发生随着海拔的上升而增加,海拔2 500米的发病率约为25%,海拔4 000米是几乎100%。其诊断必须满足以下1)~4)的每一项标准。

1)近期到达高海拔地区。

2)存在以下一项或多项:①嗜睡;②入睡困难,睡眠维持障碍,频繁觉醒或者无恢复性睡眠;③觉醒时呼吸急促或者晨起头疼;④呼吸暂停的证据。

3)这些临床症状归因于高海拔相关的周期性呼吸,或者PSG发现反复出现在NREM期的中枢性呼吸暂停/低通气事件每小时≥5次。

4)中枢性呼吸暂停不能由其他现存的睡眠疾病、躯体或神经系统疾病、药品的使用(例如麻醉剂)或者毒品使用解释。

有以下几点说明:①高海拔所致的中枢性呼吸暂停一般发生在海拔2 500米以上,也有部分患者发生在海拔1 500米以上的地方;②高海拔引起的周期性呼吸十分常见,必须引起相关临床症状时才能做出高海拔所致的中枢性呼吸暂停的诊断。没有一个确切的AHI值区分生理性和病理性高海拔所致的中枢性呼吸暂停;③高海拔所致的中枢性呼吸暂停的诊断并不代表排除阻塞性睡眠呼吸暂停的诊断。

(4)药物或毒品相关的中枢性睡眠呼吸暂停:麻醉药或阿片类药物所致的中枢性睡眠呼吸暂停:指使用长效的阿片类药品引起的中枢性睡眠呼吸暂停,最常见的药品是美沙酮。同样,使用长效吗啡、羟考酮和芬太尼贴片也会引起中枢性呼吸暂停。其诊断必须满足以下1)~5)每一项条件。

1)患者正在使用阿片类或者其他呼吸抑制剂。

2)存在以下一项或多项:①嗜睡;②入睡困难,睡眠维持障碍,频繁觉醒或者无恢复性睡眠;③觉醒时呼吸急促;④打鼾;⑤呼吸暂停的证据。

3)在诊断性PSG或者CPAP滴定时PSG检测同时发现以下三项:①每小时中枢性呼吸暂停/中枢性低通气大于等于5次;②中枢性呼吸事件占整夜所有呼吸事件的50%以上;③无陈-施呼吸;④中枢性呼吸暂停的发生是由于阿片类药物或者呼吸抑制药物使用的结果;⑤不能被其他现存的其他睡眠障碍所解释。

药物或毒品相关的中枢性睡眠呼吸暂停的诊断并不代表排除阻塞性睡眠呼吸暂停的诊断。

(5)特发性中枢性呼吸暂停:特发性中枢性呼吸暂停病因未明,较少见,多发生于中年和老年人,男性较女性更为常见。以贯穿整夜反复出现的中枢性呼吸暂停为特征。特发性中枢性呼吸暂停可引起睡眠片段化、白天过度嗜睡和频繁的夜间觉醒等症状。特发性中枢性呼吸暂停患者在清醒时动脉$PaCO_2$水平倾向正常偏低值(低于40mmHg)。诊断必须符合以下1)~4)的每一项标准。

1)至少符合以下一条:①嗜睡;②入睡困难或睡眠维持障碍或无恢复性睡眠;③觉醒

时呼吸困难;④打鼾;⑤观察到的呼吸暂停。

2)PSG 检查结果提示:①每小时 5 次或以上中枢性呼吸暂停或中枢性低通气;②中枢性呼吸暂停/低通气事件占>50%总呼吸是暂停/低通气;③无陈-施呼吸。

3)白天和晚上无肺通气不足的证据。

4)疾病不能由当前存在的其他睡眠障碍、躯体共病或神经系统疾病、药物使用或物质依赖解释。

3.治疗　对于中枢性睡眠呼吸暂停推荐治疗方案为:持续气道正压通气(CPAP)、夜间氧疗、伺服式通气治疗(ASV)、双水平正压通气治疗(BPAP)。对于气道正压通气不能耐受或无效的患者,口服乙酰唑胺和茶碱可能有效。在没有呼吸抑制风险的情况下,可使用唑吡坦和三唑仑治疗特异性中枢性睡眠呼吸暂停。

第三节　过度换气综合征

过度换气综合征(hyperventilation syndrome,HVS)是呼吸科常见疾病,由呼吸过快或过深造成。过度换气综合征患者每分钟呼吸的空气是正常呼吸者的 2~3 倍。由于过度换气身体排出过多的二氧化碳,引发呼吸性碱中毒,即血液 pH 过高,影响神经系统的正常电生理过程,部分患者出现手、足、唇等部位麻痹或微微叮咬感、口齿不清、晕眩、胸痛、心跳加速和手脚冰冷等。由于呼吸性碱中毒导致患者不适,造成其出现紧张情绪;患者越紧张,呼吸越快,由此出现恶性循环,严重者更会出现昏厥。

过度换气可由生理性或心理性因素造成。患者通常误认为自己缺氧,加快呼吸频率,但其动脉血中的氧含量正常,只是二氧化碳含量过低,引致血管收缩,同时由于玻尔效应,引起对重要器官的输氧量减少。

在一般人群中,过度换气综合征的发病率为 6%。过度换气综合征的高发年龄是 15~55岁,但是在除了婴儿,其他所有年龄层均有该病的报道。该病在女性中常见,女性∶男性发病比例为 7∶1。

一、发病机制

过度换气综合征的发病机制目前仍未清晰,但是已有研究发现一些患者的发作与应激、应用乳酸钠盐、接触其他化学物质和情感诱发相关。大多数过度换气综合征患者存在一种特有的无序呼吸方式:遇到应激源后,这些患者依赖胸式呼吸而不是横隔呼吸,从而导致胸腔过度扩张、残余肺容量增加。由于残余肺容量增加.患者不能在下一次呼吸时获得正常的潮气量从而感到呼吸困难。同时,肺部和胸壁的本体感受器会对大脑发出"窒息警报"的信号,引起兴奋性神经递质释放,产生心悸、震颤、焦虑和出汗等症状。过度换气在一级亲属中的发生率较一般人群高,但明确的遗传因素仍未清晰。

二、病理生理特征

过度换气综合征表现为急性和慢性两种形式。急性过度换气综合征只占所有病例的 1%，较易诊断。慢性过度换气综合征表现多样.可出现呼吸、心脏、神经或消化系统等多种症状，且患者常缺乏典型过度换气表现，较难诊断。由于慢性过度换气综合征表现多种多样，因此很多患者在确诊前花费了大量金钱和时间进行检查，以试图找到各种躯体不适的原因。

过度换气综合征的潜在机制并不明确。一种理论认为，一些特定的应激源引起过度的呼吸反应。这些应激源包括情感性应激源、乳酸钠、咖啡因、垂体后叶素、缩胆囊素和二氧化碳。此外，过度换气综合征的易感性在儿童中已有体现，例如过度换气综合征患者童年时受父母的溺爱或者过分的保护，这类儿童在随后的生活中遇到突如其来的应激可引起首次过度换气综合征发作。

若静脉注射乳酸盐，80% 的惊恐障碍患者和 10% 的正常人可诱发出现惊恐发作症状。约 50%对乳酸反应者在惊恐发作时出现急性过度换气。惊恐障碍患者体内的乳酸水平较正常人增高且维持时间更长，这说明了乳酸代谢异常可能是惊恐障碍发作的一个潜在机制。但是，乳酸代谢异常是否在单纯过度换气综合征的发生起机制性调节作用，目前仍未清晰。

体内二氧化碳水平的增加也会引起大多数惊恐障碍患者的惊恐发作。这类患者在发作前呼吸的变异性更大，同样在过度换气综合征患者中也有类似的发现。这种类似的发现说明惊恐障碍和过度换气综合征可能存在类似的病理生理学发病机制。

呼吸力学原理可以解释部分过度换气综合征的发生。正常的潮气量大约为每次吸气 500mL 或者 7mL/kg 体重。胸廓的弹性回缩防止肺部的过度扩张而超出正常潮气水平；吸气量超过这个水平被认为是呼吸困难或努力呼吸。过度换气综合征的患者倾向于使用上胸式呼吸而不是使用横隔呼吸，这样的呼吸模式会造成慢性肺部过度扩张。当应激诱导需要进行深呼吸时就会感觉到呼吸困难。这种呼吸困难的感觉引起焦虑，焦虑又刺激进一步深呼吸，造成恶性循环。

另一种理论认为，惊恐障碍患者的对抗-回避应答的阈值较低。在易感患者中，即便是很小的应激源也能触发症状，主要表现为一些精神症状，例如濒死感、灾难即将发生或者幽闭恐惧症。相反，过度换气综合征患者更多的关于因过度换气引起的生理变化相关的躯体症状。起始的刺激和不寻常的应激反应可能在惊恐障碍和过度换气综合征患者中完全相同，但是两类患者有不同的表现。

三、临床表现

急性过度换气综合征患者可表现为烦躁不安和焦虑，最常见表现的是在应激事件后突发的呼吸困难、胸痛或者神经病学的症状（例如头晕、疲乏、麻痹和晕厥）。慢性过度换气综合征患者的症状与急性发作类似，包括反复的胸痛、呼吸困难和神经功能受损的表现，而且通常在过去也有过类似的表现。

1.急性过度换气　患者通常表现为烦躁不安并伴随明显的呼吸深快而急速、胸痛、呼吸困难、喘鸣、头晕心悸、手足强直痉挛、感觉异常、全身乏力和晕厥。患者通常主诉有窒息感。这些症状是否诱发于一件紧急的情感性突发事件，通常可以对急性过度换气综合征进行鉴别,包括以下相关症状。

(1)心脏相关症状:与过度换气综合征相关的胸痛通常表现不典型,但是有时候也会和典型的心绞痛表现十分类似。与心绞痛相比.过度换气综合征相关的胸痛通常持续几个小时而不是几分钟;通常运动不会触发胸痛而是能缓解胸痛;使用硝酸甘油不能缓解。当缺乏心脏病风险因素的年轻患者表现为胸痛时,特别是当胸痛表现为和感觉异常和手足痉挛相关时,应考虑过度换气综合征的诊断。但是,这个诊断的给出需要慎重,因为很多其他致命性的情况可以引起年轻患者的胸痛,例如:肺栓塞和自发性气胸。心电图变化在过度换气综合征患者中非常常见,包括:QT 间期延长,ST 段压低或抬高,和 T 波倒置。需要提出注意的是,在患有亚临床冠状动脉狭窄的患者中,低碳酸血症引起的血管收缩可引起心肌受损。

过度换气综合征在二尖瓣脱垂的患者中高发,与二尖瓣脱垂相关的胸痛可能是由于过度换气引起的。过度换气综合征可诱发变异型心绞痛,但是与变异型心绞痛相关的胸痛通常使用硝酸甘油和钙离子通道拮抗剂可有效缓解。

(2)中枢神经系统症状:中枢神经系统症状是由于低碳酸血症造成的大脑动脉的收缩和大脑血流量下降引起的。动脉二氧化碳分压($PaCO_2$)每下降 1mmHg,大脑血流量下降 2%。头晕、乏力和烦躁激动非常常见。患者可能会感到人格解体和有视幻觉。过度换气可能还会触发晕厥和惊厥。感觉异常常出现在双侧肢端,口周的麻木也十分常见。过度换气综合征是晕眩症十分常见的诱因。25%的晕眩症患者被诊断患有 HVS。最佳诊断方法是让患者快速呼吸两分钟。这样会诱发症状,以确定患者的症状是由于呼吸过度导致的。这项检查只能在患者没有症状的时候进行。

(3)消化系统症状:腹胀、暖气和胃肠胀气这些胃肠道的症状可能由于从口过度吸入气体到胃肠道引起的。

(4)急性代谢异常:急性代谢改变是由于呼吸性碱中毒引起的细胞内环境的变化和蛋白质及各种电解质结合造成的。急性继发性低钙血症可引起手足痉挛、肌肉颤搐、心电图 QT 间期延长、Chvostek 和 Trousseau 征阳性。低钾血症比低钙血症少见,但是可以引起全身乏力。急性低磷酸盐血症也十分常见,可引起感觉异常和全身乏力。

2.慢性过度换气　慢性过度换气的诊断较急性过度换气诊断难得多,因为过度换气通常在临床上并不典型。通常这类患者在确诊前已经进行了大量的医学检查和被误诊。大概 2/3 的慢性过度换气综合征患者持续存在轻微的低 $PaCO_2$ 水平来代偿肾脏碳酸氢盐的代谢,使 pH 接近正常范围。慢性过度换气综合征患者常存在明显的中枢神经系统症状、典型的呼吸困难和胸痛。

偶尔的深叹息样呼吸在慢性患者十分常见,使呼吸性碱中毒的持续存在。当遇到突发的应激事件引起过度通气,生理性的酸-碱储备减少,慢性过度换气综合征患者较正常人更容易出现急性过度换气综合征的症状。

口干在用嘴呼吸和焦虑时出现。很多慢性过度换气综合征患者同时患有强迫障碍,表现为性和婚姻困难,同时对压力的适应困难。

慢性过度换气综合征患者可能会有一些严重器质性疾病的症状,例如:胸痛,但是通常缺乏那些器质性疾病的典型特征。

四、辅助检查

曾有过度换气发作病史的患者如果在之前已有恰当的检查排除严重的躯体疾病，在再次发作时可不进行进一步的实验室评估。

1.指脉氧监测　单纯的过度换气综合征的不会引起患者血氧低下，若伴随血氧低下，需要进一步查明过度换气产生的原因。正常的血氧范围对疾病的诊断并没有帮助，因为严重的气体交换障碍可被过度换气效应遮掩。一部分慢性肺栓塞的患者存在代偿性的慢性过度换气，与原发性过度换气的表现类似，需要鉴别。

2.动脉血气分析　当怀疑患者存在呼吸系统异常时，应进行动脉血气分析。动脉血气分析可确诊由于过度换气引起的呼吸性碱中毒和肺部气体分流或气体交换障碍。在慢性过度换气综合征患者中，动脉血气分析通常能确定大多数案例的代偿性呼吸性碱中毒；pH 通常接近正常水平，$PaCO_2$水平降低和血清中碳酸氢盐水平低下。动脉血气分析还能排除一氧化碳中毒、高铁血红蛋白血症和硫化血红蛋白血症。

3.其他实验室检查　如果考虑是急性肺栓塞，进行定量酶联免疫测定（ELISA）、D-二聚体分析有助于鉴别。

（1）影像学检查：在过度换气综合征诊断明确是，并不需要进行影像学检查。在不典型的过度换气综合征患者中，影像学检查结果通常是正常的。胸部 X 线片可能会表现为肺部过度充气。由于肺栓塞可出现和过度换气综合征类似的症状，因此在首次急性过度换气综合征发作时可能需要进行通气/灌注扫描或者肺血管造影 CT 检查，排除肺栓塞的情况。胸部 X 线检查适用于有呼吸或肺部疾病高危人群。只有在过度换气综合征诊断不明确时才使用胸部 X 线检查。

（2）心电图：心电图的改变非常常见：①ST 段的压低或抬高；②QT 间期延长；③T-波倒置；④窦性心动过速。

（3）体位性呼吸频率改变：在正常人群中，从平卧位转变成站立位，呼吸频率显著增加。过度换气综合征患者的呼吸频率显著增加，潮气末二氧化碳水平显著降低，二氧化碳和氧气的通气量显著增加。因此，站立位的对气体交换的非侵入性检查有助于对过度换气综合征的诊断。

五、诊断与鉴别诊断

1.诊断　对老人或者躯体共病患者中做出过度换气综合征诊断时一定要格外注意，特别需要排除可引起生命安危的重大躯体疾病，例如：急性呼吸窘迫综合征、急性冠状动脉综合征等。

目前还没有对过度换气综合征一致的诊断标准。临床医师需要意识到患者有过度换气综合征的可能性，熟知可使用辅助诊断的工具和手段和治疗方法。过度换气综合征的诊断需要结合过度换气综合征特征性症状和排除由于躯体原因引起的过度通气而成立的。

（1）急性过度换气

1）呼吸频率：急性过度换气综合征常表现出显著的呼吸急促和呼吸深快。

2)胸壁压痛:胸壁压痛十分常见,但是这并不是特异性,因为胸壁压痛也常出现在肺炎、气胸、肺栓塞、冠状动脉综合征和各种其他严重的胸腹部疾病。

3)痉挛:急性低碳酸血症引起的钙和磷酸盐水平的下降会引起手足的痉挛,表现为手部的痉挛更为常见。由于过度换气引起的低钙血症,佛氏征(Chvostek sign)和特鲁索征(Trousseau signs)可能表现出阳性。由于低碳酸血症引起的支气管痉挛,可能伴随喘鸣。

4)焦虑:急性过度换气综合征也会表现出一些焦虑症的临床症状,例如:震颤、瞳孔放大,脸色苍白、心动过速等。出现人格解体和幻觉,需要引起注意。

(2)慢性过度换气综合征:过度通气通常在慢性换气综合征患者中不典型。频繁的叹息样呼吸(2~3次/分)和频繁的打哈欠比较常见。可伴随胸壁压痛、麻木和刺痛感。慢性换气综合征特征的表现为,患者存在各种各样的症状却缺乏躯体疾病的证据。

2.鉴别诊断　过度换气综合征包括器质性、生理性、情绪性和习惯性。只有少于5%的过度换气患者有唯一的器质性因素,60%患者伴随精神性因素(情绪性和习惯性),其余的包含多种混杂因素。可引起过度换气的器质性疾病包括:药物的作用,例如水杨酸、咖啡因和托吡酯;肝硬化和肝昏迷;急性疼痛,例如:心肌梗死;脾曲综合征、胆囊炎、发热和败血症;主动脉夹层、动脉瘤、呼吸运动障碍、肺栓塞、气胸、间质性肺病、哮喘等。

(1)心血管系统急性冠脉综合征,心律失常,心房纤颤,心房扑动,心力衰竭,扩张性心肌病,限制性心肌病,左心室功能紊乱,心肌梗死,心包炎,心室破裂,腱索断裂。

(2)呼吸系统急性呼吸窘迫综合征,哮喘,细菌性肺炎,慢性阻塞性肺病和肺气肿,间质性肺病,气胸,肺栓塞,肺纤维化,肺高压,胸腔积液,肝肺综合征。

(3)神经、精神系统中枢性神经系统损伤,惊恐障碍,焦虑障碍,抑郁症,撤药反应,酒精戒断,戒断症状。

(4)内分泌系统糖尿病酮症酸中毒,甲状腺功能亢进,低钙血症,酸中毒,高铁血红蛋白症,硫化血红蛋白血症。

(5)其他阿司匹林中毒,一氧化碳中毒,阿米巴虫病,高原反应,鼻咽部狭窄,疼痛,怀孕,发热,败血症,烟雾吸入损伤,静脉空气栓塞。

六、并发症

过度换气综合征患者并发症的发生主要和用于排除其他疾病的侵入性操作和检查相关(例如:血管造影术)。但是,并发症也可由过度换气间接产生,如由于过度换气引起晕厥相关的跌伤。

七、治疗

由于呼吸困难和胸痛和许多潜在严重的疾病相关,过度换气综合征的诊断不能在患者发病的现场即时做出诊断。即便当患者在之前已有过类似的发作和被诊断为过度换气综合征,同样需要把患者转运到医院进行进一步的检查而确诊。

目前不再建议使用纸袋呼吸治疗过度换气综合征。因为在被误诊为过度换气综合征的急性心肌梗死、气胸和肺栓患者,进行纸袋呼吸治疗时有死亡病例的发生。过度换气综合征患者可由有治疗经验的精神科医生、心理科医生或者全科医生进行治疗。一些有丰富经验的物理治疗师和呼吸治疗师,可对患者进行呼吸技巧的培训。药物治疗可能会有一定的帮助。过度换气综合征患者一般不需要进行专科会诊。

1.呼吸技巧训练 在急诊室对于过度换气症状的治疗通常是无效的。在由于器质性疾病引起过度换气的患者(例如肺水肿和代谢性酸中毒),增加动脉二氧化碳分压($PaCO_2$)和降低氧含量可能会引起致命性的伤害。此外,由于患者较难遵循纸袋呼吸技巧,纸袋呼吸法常常不能缓解过度换气综合征的症状。而且,二氧化碳可能是诱发这些患者焦虑发作的化学物质。因此,使用纸袋呼吸治疗法已经不再推荐。

一旦危及生命的情况被排除,对患者简单地解释过度换气所引起的症状和做出不会造成严重不良后果的解释后,通常可以有效地终止过度换气的发作。令患者自发过度换气 3~4 分钟诱发相关的症状,通常可以确诊过度换气综合征,但是这样做比较耗时和可能无效。

多数过度换气患者使用上胸式呼吸和在整个呼吸周期中肺都处于过度充气状态。由于患者的剩余肺容量高,因此患者在呼吸时不能获得全潮气量而感到呼吸困难。物理性压缩上胸部和令患者最大量地呼气从而降低肺部过度充气的状况可改善症状。指导患者使用腹式呼吸(使用横膈膜呼吸,而不要使用胸式呼吸)可以改善呼吸困难和很多相关的症状。指导患者使用膈肌呼吸不但可降低呼吸频率,而且在患者发作时练习可分散注意力,为患者提供可自我控制过度换气的信心。这种呼吸训练方法对于大多数的过度换气患者十分有效。

2.药物治疗 多种药物被用于降低过度换气发作的频率和严重程度,这些药物包括:苯二氮䓬类和选择性五羟色胺受体拮抗剂(SSRIs)。这些药物需要长期使用,并在门诊对患者进行跟踪随访,不建议在短期或者偶尔使用。

(1)苯二氮䓬类:使用苯二氮䓬类药物可通过重置中枢神经系统对各种应激事件反应的模式,有效缓解应激诱发的过度换气且可能需要长期治疗。然而由于长期使用苯二氮䓬类药物有依赖性,因此不建议在疾病诊断的起始就开始长期使用。

苯二氮䓬类药物对于治疗由于焦虑和惊恐发作所引起的过度换气有效。通过与特定的受体位点结合,苯二氮䓬药物促进抑制性神经递质 GABA 和其他抑制性神经递质的作用,对治疗发挥作用。

阿普唑仑:阿普唑仑可有效治疗焦虑症和惊恐发作。

劳拉西泮:劳拉西泮是具有镇静催眠作用、起效时间短和半衰期较长的苯二氮䓬类药物。劳拉西泮通过增强抑制性神经递质 GABA 的作用,引起中枢神经系统各个层面,包括边缘系统和网状结构的抑制作用,从而有效控制由于焦虑和惊恐发作诱发的过度换气。

地西泮:地西泮对控制由于焦虑和惊恐发作诱发的过度换气的作用机制和劳拉西泮类似。

(2)抗抑郁药物-SSRIs:SSRIs 类药物对治疗焦虑症相关的过度换气有效。帕罗西汀可用于治疗过度换气综合征。它是五羟色胺经元再摄取的强效选择性抑制剂,但对去甲肾上腺素和多巴胺的神经元再摄取的弱效果。

(3)针灸治疗:有报道指出,针灸治疗可能能有效缓解患者的焦虑,从而缓解过度换气综合征相关症状。此外,降低患者的焦虑程度可降低发作频率。

(4)减压疗法:β受体阻滞剂和呼吸训练法都能有效降低过度换气发作的频率和严重程度。如果过度换气综合征的诊断一经确定,患者应该由有经验的医生进行治疗和训练,并长期应用这些技术以避免再次发作。

八、预后

慢性过度换气综合征患者通常一生中会有多次急性发作。儿童时期有过度换气综合征的急性发作史,往往成年会再有发作。一些患有其他相关疾病(如广场恐惧症)却以过度换气综合征的症状为主要临床症状的患者,对潜在原发疾病的治疗可控制过度换气的发作。进行呼吸训练治疗、减压治疗和药物治疗能有效降低急性发作频率和严重程度。

由于过度换气综合征致死的案例十分罕见,但是由 $PaCO_2$ 引起的氧合血红蛋白曲线左移和血管痉挛可能会引起冠状动脉疾病患者的心肌缺血。

呼吸调节不稳定/环路增益加大可引起过度换气,过度换气引起血中二氧化碳分压下降,当血中二氧化碳分压下降到低于刺激呼吸中枢的阈值时,就会引起一次呼吸暂停。呼吸暂停引起氧分压下降,二氧化碳分压上升高于呼吸中枢阈值时,呼吸暂停终止,呼吸周期出现。由于入睡时呼吸调节减弱和失去意识对呼吸的控制,过度换气综合征患者在入睡阶段可反复出现中枢性睡眠呼吸暂停事件。

第四节 肺泡低通气综合征

动脉血 CO_2 分压($PaCO_2$)是反映肺泡通气量的可靠指标,健康人的自主呼吸主要由化学感受器和呼吸中枢调节,在正常情况下,氧耗量和 CO_2 生成量发生改变时,机体的呼吸中枢可出现相应的反应,同时伴有每分通气量(V_E)的变化,以维持动脉氧分压(PaO_2)和动脉 CO_2 分压($PaCO_2$)在一个狭小的正常范围内,使机体内环境保持在一个相对稳定的状态。当 $PaCO_2$>45mmHg(1mmHg=0.133kPa)即表示存在肺泡低通气。当 $PaCO_2$ 达到 50~70mmHg 时,与其相伴的低氧血症可导致红细胞增多、肺动脉高压、肺源性心脏病和呼吸衰竭等一系列病理生理改变及临床症状,称为肺泡低通气综合征。

一、病因及发病机制

正常体内有血液灌注的肺泡才能参与气体交换,肺泡内的 O_2 和 CO_2 按其浓度梯度在肺泡与肺间质间弥散,CO_2 的弥散速度约为 O_2 的 20 倍,机体不断从血中排出 CO_2 的量与适当的肺泡通气量(V_A)密切相关。当 V_A 增加,CO_2 排出增多,则 $PaCO_2$ 下降,而 V_A 降低时,$PaCO_2$ 增加,则为肺泡低通气。肺泡血流灌注不良造成无效腔通气增加,通气/血流(V/Q)比例失衡,也可发生肺泡低通气。由于肺泡的空间是固定的,肺泡内 CO_2 的增加必然会导致 O_2 的降低,从而造成低氧血症。

多种因素可通过影响呼吸控制系统的一个或数个环节导致肺泡低通气。这些因素主要包括:①中枢调节受抑制,如代谢性碱中毒、原发性肺泡低通气、原发性肺泡低通气、慢性缺氧/高碳酸血症等;②神经肌肉疾病,如脊髓损伤、前角细胞疾病、外周神经病变、神经肌肉接头病变、某些肌肉疾病等;③胸廓及肺疾患,如胸壁畸形、上呼吸道阻塞及下呼吸道阻塞。

虽然低通气的流行病学特点目前尚不清楚,但几乎所有可导致明显高碳酸血症的疾病均伴有睡眠低通气表现。睡眠可使低通气表现得更严重,此时低氧血症和高碳酸血症更进一步加重。但部分患者仅在睡眠时出现严重的低氧血症和高碳酸血症,而在清醒状态则难以觉察到这种病理生理变化。正常人在睡眠期间有各种呼吸类型的变化,其通气改变与睡眠时相明显相关,在非快速眼动期(NREM),行为控制系统的功能下降,呼吸中枢驱动力降低,对低氧和高 $PaCO_2$的通气反应下降;在快速眼动期(REM),低氧和 $PaCO_2$升高所致的通气反应最小。通气反应下降,潮气量减少,导致 $PaCO_2$增加 3~10mmHg,而 PaO_2降低 2~8mmHg。在清醒时,与睡眠相关的 $PaCO_2$升高可导致过度通气,驱使 $PaCO_2$下降到清醒时的水平。睡眠时氧饱和度(SaO_2)降低的严重程度与清醒时的 SaO_2相关,清醒安静状态下的 SaO_2越低.睡眠时的 SaO_2减少程度越严重。根据睡眠疾病国际分类第三版(ICSD-3)的分类,睡眠相关低通气包括肥胖低通气综合征(OHS)、先天性中枢性肺泡低通气综合征(CCHS)、迟发型中枢性低通气综合征伴下丘脑功能障碍(LO-CCHS)、特发性中枢性肺泡低通气(ICAH)、药物或物质致睡眠相关低通气及疾病致睡眠相关低通气。

OHS 患者的肺总量比单纯肥胖者少 20%,最大通气量低于 40%,吸气肌肌力减少 40%;与正常人相比,OHS 患者的胸壁、肺的顺应性显著降低,呼吸功增加 250%,并伴有 CO_2生成的增加。OHS 患者 $PaCO_2$增加的主要原因是中枢呼吸控制系统存在某种缺陷,对适宜的化学刺激,产生较低的中枢通气反应。新近的研究结果表明,在体重指数>35kg/m²的成年住院患者中有 31%存在肥胖低通气综合征,其并发症的发生率和病死率均明显增高,但绝大多数未能引起医护人员的注意。

二、临床表现

患者的临床症状主要分为两组,一是与基础疾病有关的症状,二是与通气不足有关的表现。后者的严重程度与 $PaCO_2$及 PaO_2水平、起病缓急和病程长短有关,发绀、红细胞增多、肺动脉高压及肺源性心脏病多与长期低氧血症有关,而头痛、意识模糊、嗜睡等神经精神症状多与高 CO_2血症及睡眠质量下降有关。由于高碳酸血症和缺氧总是同时出现,两者的区分并非绝对,病情严重者可出现Ⅱ型呼吸衰竭。在疾病的早期,除引起低通气综合征的原发疾病的症状和体征外,可完全无症状。随着低通气综合征的进行性发展,逐渐出现劳累后呼吸困难,静息时呼吸困难,夜间睡眠障碍和白天嗜睡、困倦、精神恍惚,甚至智力受损。部分患者可伴有反复的下呼吸道感染、咳嗽、咳痰等。疾病后期的严重的低通气,可使患者出现严重的高碳酸血症和(或)低氧血症并表现相应的症状和体征。

1.原发性肺泡低通气综合征　原发性肺泡低通气综合征由于呼吸中枢对二氧化碳敏感性低下,造成肺泡气体交换障碍,导致低氧血症和高碳酸血症及相应一系列临床症状的综合征。1962 年由 Severioghans 和 Mitehell 首次报告。该综合征是一种少见的呼吸中枢调控机制紊乱、病因尚不完全清楚的疾患,临床特点是慢性呼吸衰竭,但没有肺、心、神经肌肉或胸壁的原发疾病。原发性肺泡低通气综合征易与继发性低通气综合征相混淆。

原发性肺泡低通气综合征诊断的关键在于排除其他原因引起的继发性低通气，尤其是肌肉和神经病变。临床主要表现为慢性呼吸衰竭、低氧血症和高碳酸血症综合征，包括发绀、红细胞增多症、外周水肿和肺心病。

2.肥胖低通气综合征　与肥胖有关的呼吸阻力负荷增加、呼吸中枢的低氧及高 CO_2 反应性降低、合并慢阻肺及呼吸肌疲劳均与肺泡低通气相关。肥胖低通气综合征的主要临床表现为肥胖、嗜睡、气短、红细胞增多，绝大多数在睡眠中可出现睡眠呼吸紊乱，严重者双下肢水肿，右心功能不全。其中睡眠紊乱是引起白天通气不足的原因之一。

3.慢性阻塞性肺疾病患者的肺泡低通气　“紫肿型”慢性阻塞性肺疾病患者的肺功能受损并不太严重时，即可出现白天的肺泡通气不足、CO_2潴留。患者多肥胖、缺氧及高碳酸血症较重，易发生右心衰竭，但气短症状较轻。睡眠时的低氧血症及高碳酸血症较清醒时更重。同时，此类患者的心律失常的发生概率增高、肺动脉高压程度重、夜间死亡概率上升。

三、辅助检查

肺泡低通气综合征有关的实验室检查主要包括动脉血气分析、血常规、电解质分析、胸部 X 线片、睡眠呼吸监测、超声心动图、甲状腺功能测定及肺功能检查。其中动脉血气分析和肺功能检查对确立低通气的诊断和明确病因有重要作用。

1.动脉血气分析　在白天自主呼吸时，患者血 $PaCO_2$的增加，常作为患者低通气诊断的线索。但大部分患者只是在睡眠时才出现严重的高碳酸血症，应进一步分析其睡眠时呼吸类型的变化及气体交换的异常。低氧血症通常较轻，而 SaO_2的监测方法，对低通气的诊断并不敏感。

2.肺功能测定　即使症状典型、诊断明确者，肺功能测试也应作为常规检查，以明确呼吸控制系统受损的环节。对活动时气短症状重者，支气管激发/扩张试验有助于与运动性哮喘鉴别。怀疑膈肌收缩减弱者除测定最大吸气压及最大呼气压外，还可测定跨膈压。

3.呼吸调节的测定　呼吸调节是机体一种复杂的功能，它是通过中枢神经系统、神经性反射和体液化学的变化等途径来进行的，呼吸调节的测定是一项较新的技术，其测定结果的分析还有待继续深入探讨。

(1)低氧的通气反应试验：低氧通气反应是指受试者肺泡与动脉血氧分压逐渐减低时的通气变化。低氧主要是刺激周围化学感受器，进行性低氧时 PaO_2与 V_E不呈直线相关，但 SaO_2与 V_E则呈直线相关。测定时，先让受试者呼吸气囊中含有充足氧的空气，随后将氮气逐渐加入囊中以造成低氧状态。同时加入 CO_2以防止 CO_2水平的波动影响通气反应，让受试者重复呼吸，测定不同阶段呼出气或肺泡 PaO_2及 SaO_2的变化。正常人对低氧的通气反应呈双相曲线型，当 $PaO_2<60mmHg$ 时，才出现显著的通气反应，在此水平，V_E明显增加；伴有高碳酸血症时。在任何水平的 PaO_2，都可出现 V_E的显著变化。

(2)高碳酸血症的通气反应试验：CO_2重复呼吸试验是测定吸入 CO_2浓度增加时的通

气反应。CO_2主要是刺激中枢化学感受器，由于CO_2易于通过血脑屏障，因而在细胞外液可迅速达到相应的浓度。试验时，让受试者重复呼吸，预先加入气囊中含有7%～8%CO_2及充O_2(92%～93%)的混合气体(充足的O_2可防止低氧血症使通气反应受到影响)。该气囊的容积为受试者肺活量加1L，每次测定约需4分钟，可持续监测整个过程中$PaCO_2$与V_E的相关曲线。$PaCO_2$增加所致的通气反应呈直线型，直线的斜率反映了呼吸中枢对$PaCO_2$的敏感性，正常的反应是$PaCO_2$每增加1mmHg，VE增加2～5L/min。当伴有低O_2血症时，呼吸中枢对CO_2敏感性增加，通气反应的强度大于单有低O_2或高碳酸血症时。

(3)口腔闭合压(mouth occlusion pressure，$P_{0.1}$)测定：临床上，$P_{0.1}$的测定可较准确地反映中枢的呼吸驱动力。试验时，受试者通过口器呼吸，该装置的吸入气道上安装有闭合阀，在口腔附近装有压力传感器以测定口腔压。在受试者没有预先知道的情况下突然阻断气道(通常在吸气末)，测定患者吸气刚开始0.1秒时口腔内所产生的压力即为$P_{0.1}$。$P_{0.1}$测定的重复性好，无创易行，不受患者意识影响。在正常人，$P_{0.1}/PaCO_2$与$V_E/PaCO_2$相关性好。但目前认为通过测定$P_{0.1}$来反映中枢呼吸驱动能力的准确程度仍有争议，因为$P_{0.1}$反映了吸气肌群对中枢驱动的反应及肌群的收缩功能，而吸气肌群的收缩水平也影响$P_{0.1}$的测定数值。

4.呼吸肌功能的测定　对低通气综合征患者进行呼吸肌功能测定，是判断低通气的原因及严重程度的重要手段。

(1)呼吸肌肌力测定：测定最大静态吸气和呼气的口腔压力，是衡量呼吸肌肌力的简单而常用的方法。患者取坐位，夹上鼻夹，在残气位和肺总量位时，通过口器与其相连管道作最大用力吸气和呼气时，测得最大并维持至少1秒的口腔压，重复3次以上，记录最高值。它是对全部吸气肌和呼气肌的强度的测定。最大吸气压和最大呼气压除受性别、年龄及患者的主观因素的影响外，主要受肺容量的影响。因吸气肌在残气位、呼气肌在肺总量位时，肺活量、肌群都处于最佳做功状态，呼吸系统的外向和内向弹性回缩力都最强。该测定设备简单，重复性好，临床应用较广。

(2)跨膈压(transdiaphragmatic pressure，Pdi)测定：膈肌是最主要的吸气肌群，在吸气过程中，膈肌所起的作用占呼吸肌的60%～80%。通过测定Pdi，可评价膈肌的收缩功能。试验时，将气囊分别放置在受试者胃和食管中下1/3处，分别测定胃内压力(gastric pressure，Pga)和食管内压力(endocsophageal pressure，Pes)，Pga与Pes的差值即为Pdi。当受试者呼气至功能残气位时，突然阻断气道，立即作最大努力吸气所产生的Pdi最大值则为最大跨膈压(PdiMAX)，PdiMAX反映了膈肌作最大收缩时所产生的压力。当膈肌疲劳时Pdi及PdiMAX均明显下降，多见于重度COPD及神经肌肉疾病患者。膈肌收缩力也受其初长度的影响，因而在高肺容积及胸廓膨隆(如重度肺气肿)时，PdiMAX亦明显降低。

5.其他　胸部X线片、心电图上的肺动脉高压和右心室肥大等也提示慢性低通气的存在。血小板和血红蛋白升高提示合并严重低氧血症。

四、诊断和鉴别诊断

1.诊断　低通气综合征的患者的评估包括以下2个步骤：第一：判定是否存在肺泡低

通气；第二：发现引起低通气的病因。

（1）病史及体检：与低通气有关的症状及体征缺乏特异性，但系统的病史及体检常可提示低通气的病因，发现与低通气有关的并发症并评价其严重程度。另外，还有助于了解原发病的进展情况，估计预后。临床观察到胸腹部矛盾运动常提示膈肌收缩功能受损。

（2）辅助检查：如上所述，肺泡低通气综合征的有关实验室检查中动脉血气分析及肺功能检查对确立低通气的诊断及明确病因具有重要作用。

另外，许多患者在早期并无清醒时通气不足，相关症状系由睡眠时低通气引起，睡眠呼吸监测有助诊断。多导睡眠检测中脑电图可用于寻找睡眠呼吸暂停和呼吸不足。当 $PaCO_2$ 比清醒状态下平卧时升高>10mmHg，SaO_2 在睡眠时下降数分钟且无法用呼吸暂停和呼吸不足解释时，提示睡眠低通气。用血氧计整夜监测经皮二氧化碳分压（$PtcCO_2$）和夜间氧饱和度的动态变化可作为 PSG 之前的筛查实验。

2.鉴别诊断　临床需与肺心病鉴别。注意结合病症的特点和肺心病的特点综合考虑，患者都有慢性咳嗽、咳痰或哮喘史，逐步出现乏力、呼吸困难。体检是明显肺气肿表现，包括桶状胸、肺部叩诊呈过度清音、肝浊音上界下降、心浊音界缩小，甚至消失。听诊呼吸音低，可有干湿啰音，心音轻，有时只能在剑突下处听到。肺动脉区第二音亢进，上腹部剑突下有明显心脏搏动，是病变累及心脏的主要表现。颈静脉可有轻度怒张，但静脉压并不明显增高。

3.诊断流程　具体诊断流程如图 14-1 所示。

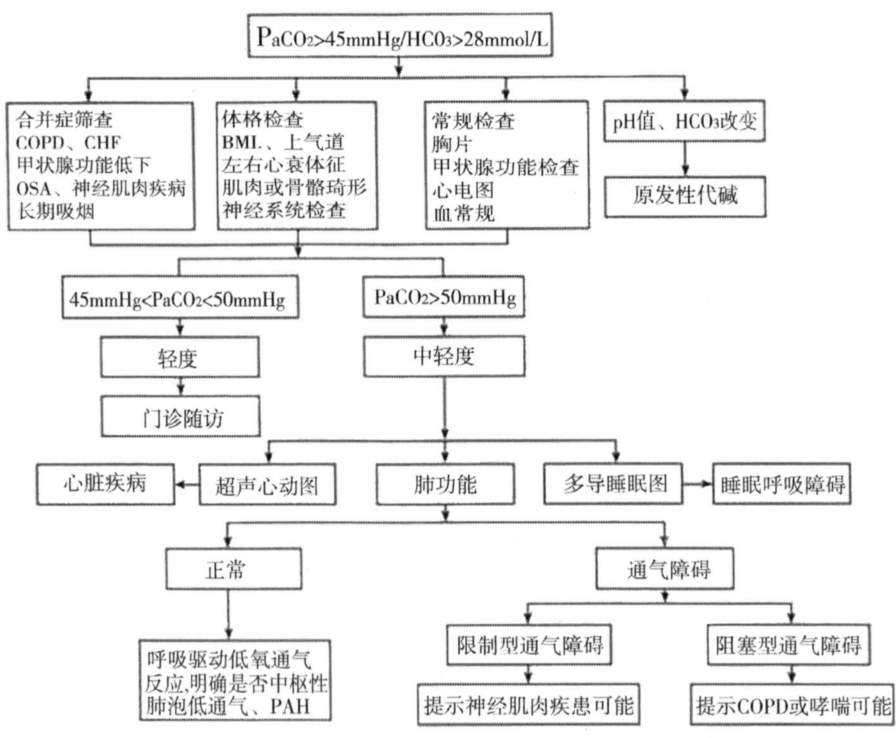

图 14-1　肺泡低通气综合征诊断流程

五、治疗

1.治疗原则　治疗原则包括治疗原发病、去除诱发因素，纠正电解质紊乱及酸碱失衡，慎用镇静安眠药；通过药物、吸氧及机械通气等方式改善患者的通气状况。

2.治疗方法及具体措施

(1)吸氧：肺泡低通气患者常有高碳酸血症和低氧血症。氧疗虽不能纠正低氧血症的基础疾病，但能预防低氧的并发症。对单纯COPD合并低氧血症的患者，进行持续低流量吸气可明显降低死亡率，然而对COPD合并REM相关夜间氧饱和度降低(nocturnal oxygen desaturation，NOD)的患者进行夜间吸氧，虽能降低肺动脉高压，但是对死亡率并无明显的影响。对继发于充血性心力衰竭的陈-施氏呼吸，氧疗可明显降低呼吸暂停-低通气指数(AHI)和纠正低氧血症。对其他疾病如神经肌肉疾病或胸廓畸形等，氧疗有可能加重高碳酸血症，其他治疗方法将更利于患者。

(2)呼吸兴奋剂：在肺泡低通气的患者中，呼吸兴奋剂的应用价值相当有限。甲羟孕酮通过增加呼吸中枢的驱动力，对OHS和COPD患者有治疗作用。应用甲羟孕酮20mg，每天3次后，可使患者清醒和睡眠中的$PaCO_2$下降0.667～1.33kPa(5～10mmHg)并增加PaO_2，该效应与潮气量(V_T)和V_E的增加有关。

都可喜作用于颈动脉体的周围感受器，增加对低氧血症的通气反应。COPD患者应用都可喜后，可在清醒和睡眠期间改善气体交换。但需注意都可喜能增加因低氧血症而产生的肺血管收缩反应，而引起肺动脉高压。

乙酰唑胺通过促进利尿排出HCO_3^-，可产生代谢性酸中毒，因而可增加通气反应。对CSAS患者，乙酰唑胺250mg，每天3次，能降低中枢呼吸暂停指数(CHI)。在开始应用该药时药效较明显，但1个月后效果降低。

茶碱类药物可以改善心功能，增加中枢对缺氧的反应，降低AHI和改善低氧血症。

(3)辅助通气：对严重的低通气患者，应用机械通气可以增强患者的自主呼吸。机械通气的应用指征：①夜间低通气症状(如晨起头痛、活动能力降低、噩梦、夜尿等)；②静息状态下呼吸困难或睡眠时呼吸功增加；③低通气诱发肺心病($PaCO_2 > 55mmHg$，pH <7.32)；④夜间低通气，虽经氧疗，$SaO_2<88\%$。

应用辅助通气治疗肺泡低通气，常用方法有两种：有创机械通气和无创正压机械通气，具体选取指征：①有创机械通气(气管插管、气管切开加正压通气)：患者气道分泌物增多，上呼吸道管理困难，神志不清，无创机械通气失败；②无创正压机械通气(CPAP或Bi-PAP)：患者气道分泌物较少，上呼吸道易于管理，清醒。部分患者需长期家庭使用，但多数只需睡眠时应用即可。

有创机械通气和无创正压机械通气，两者各有优缺点，临床应用时可为互补。有创机械通气的优点为能有效地管理患者的气道，吸取分泌物，临床上应用可靠性强；其缺点为需要气管插管或切开，易并发呼吸道感染，患者不能说话，影响吞咽。无创正压机械通气可以避免气管插管或切开，患者可说话和进食，无恐惧感，易被接受。大多数患者经鼻罩应用无创正压通气如CPAP或BiPAP可取得良效，部分患者需长期家庭应用，但多只需睡眠时应用即可。

夜间负压辅助通气对于改变夜间严重的低氧血症和高碳酸血症有肯定的临床效果，这种方式适用于非阻塞性低通气障碍，不能被所有的患者耐受，限制吸气容量并易造成上气道阻塞。

（4）其他治疗方法

1）膈肌起搏：对重症低通气患者，膈肌起搏为一种有效的治疗手段。应用时需要一个射频传感器和接收器，将电脉冲传到膈神经，使膈肌产生收缩。但是膈肌起搏应用价值有限，价格昂贵，应用中有突然失效的可能，可发生上气道阻塞，有潜在的膈肌疲劳的可能性，需要手术植入电极及接收器。如成功应用则可使患者避免机械通气，尤其高位颈部脊髓损害所致中枢性低通气患者，应用膈肌起搏较为理想。

2）呼吸肌训练：通过训练呼吸肌，增加呼吸肌肌力和耐力，可加强咳嗽，促使分泌物排出，增强通气能力。

本病的预后主要取决于原发疾病的治疗及控制情况。

（郭水根）

第十五章　恶性胸腔积液

恶性胸腔积液(malignant pleural effusion,MPE)是肿瘤晚期常见的并发症,临床常见肿瘤如肺癌、乳腺癌等均可引起。MPE的发生往往意味着疾病进展。有研究指出,MPE患者平均生存期约为4个月。如能尽早准确的诊断并予以适当的治疗,则可改善患者生存质量,延长生存期。目前,针对MPE的诊断及治疗方法较多。

一、病因和发病机制

正常情况下,胸腔和腹膜腔内都有少量液体起润滑作用,其产生和吸收处于平衡状态,当两者失衡时即可产生胸腔积液。恶性胸腔积液的发生机制包括以下几方面。

1.原发性胸膜恶性肿瘤——胸膜间皮瘤　胸膜间皮瘤为胸膜原发性肿瘤.是来源于脏层、壁层、纵隔或横膈四部分胸膜的肿瘤,可合并或不合并胸腔积液。胸膜间皮瘤近年发病率有明显上升趋势,男性多见,与石棉接触有关。所有种类的石棉纤维均是胸膜间皮瘤的致病因素,但每种纤维的危险性有所差异,危险性最大的是青石棉,最小是黄石棉。胸膜间皮瘤的发病率与接触石棉的时间和严重程度呈正比,第一次接触石棉到发病的潜伏期一般为20~40年。其他非石棉接触因素包括:天然矿物纤维、胸膜腔慢性感染(结核性胸膜炎、猿病40 SV40感染)及反复肺部感染。也有报道接触放射线后引起胸膜间皮瘤的病例,从接触放射线到发现胸膜间皮瘤的时间为7~36年,平均16年。根据细胞类型、病变范围和恶性程度,胸膜间皮瘤可分为局限性和弥漫性,前者为低度恶性,后者为高度恶性,均可合并胸腔积液,尤其是后者。

2.肿瘤转移侵犯胸膜　转移性恶性胸腔积液一般由于邻近肿瘤,如肺癌、乳腺癌和胸壁恶性肿瘤等浸润所致。肿瘤瘤栓使脏层胸膜功能障碍,或肿瘤细胞通过血道转移至脏层胸膜,使胸膜腔积液的回流吸收受阻,出现胸腔积液。血管内皮生长因子介导的毛细血管的通透性增加,也是恶性胸膜腔积液产生的原因之一。若肿瘤细胞侵犯淋巴结,造成淋巴管破坏,还可产生乳糜胸。

目前资料显示,胸膜最常见的转移性肿瘤男性为肺癌(37.5%),女性为乳腺癌(16.8%),其他依次为淋巴瘤(11.5%)、生殖系统肿瘤(9.4%)、胃肠道肿瘤(6.9%),未明肿瘤来源者为10. 7%。

3.恶性肿瘤旁胸腔积液　某些情况下,恶性肿瘤的胸腔积液并非由肿瘤侵犯胸膜所引起,有学者将其称为恶性肿瘤旁胸腔积液。形成恶性肿瘤旁胸腔积液的机制包括:①肿瘤压迫淋巴管,淋巴回流障碍;②阻塞性肺不张,肺容积下降,导致胸膜腔内压力降低;③肺梗死或肺栓塞;④心包受累,体循环毛细血管内压上升;⑤全身营养不良、低蛋白血症。肿瘤患者合并恶性肿瘤旁胸腔积液仍有手术机会。20%~30%的非霍奇金恶性淋巴瘤和霍奇金恶性淋巴瘤伴有胸腔积液,大多数霍奇金淋巴瘤胸腔积液为胸导管堵塞所致的“恶性肿瘤旁胸腔积液”;而非霍奇金淋巴瘤胸腔积液则多因肿瘤直接浸润胸膜所致。事实上,恶性肿瘤旁胸腔积液是否归为恶性胸腔积液,尚存争议。

二、临床表现

恶性胸腔积液患者年龄多在40岁以上,部分患者在原发疾病表现的基础上出现胸腔积液;部分则以胸腔积液为首发表现,经检查后发现肿瘤。活动后呼吸困难是最常见的症状,随着积液量的增加而加重,反映出胸壁顺应性下降、同侧膈肌活动受限、纵隔移位和肺容积减少,抽液后可迅速缓解。若抽液后无明显缓解,应考虑肺组织被肿瘤严重侵犯。大量积液患者静息时也可出现呼吸困难,健侧卧位更明显。咳嗽是另一典型症状,尤其在大量胸腔积液患者,抽液后也可明显改善。胸痛不常见,是否出现胸痛通常与恶性肿瘤累及壁层胸膜、肋骨及其他肋间组织结构有关。若出现胸痛,则多呈持续性,积液增加时胸痛不见减轻反而加重。胸膜间皮瘤的胸痛较为突出,多局限在病变部位,一般表现为钝痛,且进行性加重。除呼吸系统症状外,常伴有体重减轻、乏力、食欲减退等全身症状,晚期可出现恶病质。

小量胸腔积液的患者可没有任何体征,中到大量积液可见患侧胸廓饱满,呼吸运动减弱,语颤减低,叩诊浊音或实音,呼吸音减弱或消失。亦可有原发肿瘤的体征及转移体征。

三、辅助检查

1.影像学检查　大多数恶性胸腔积液患者胸部X线检查可观察到中-大量的胸腔积液,一般500~2 000mL,其中约10%的患者表现为大量胸腔积液(胸腔积液占一侧胸腔的一半以上),约15%的患者胸腔积液<500mL。胸腔大量积液时若纵隔未向对侧移位,提示纵隔固定、支气管主干被肿瘤堵塞而出现肺不张或胸膜广泛浸润,常见于恶性胸膜间皮瘤。

CT有助于发现恶性肿瘤患者少量积液,有助于判断是否伴有纵隔淋巴结转移,并能对潜在的肺实质病变进行评估。CT发现胸膜斑提示患者曾有石棉暴露史。

超声检查可辅助了解患者胸膜受累情况,并有助于胸腔穿刺术的定位,减少胸腔穿刺术的并发症。MRI对恶性胸腔积液的诊断价值有限,但可能有助于评估肿瘤侵袭纵隔或胸壁范围。有研究初步显示,氟脱氧葡萄糖正电子发射CT扫描(PET-CT)对恶性胸腔积液具有良好的预测价值,但有待更多的循证医学证据支持。

恶性胸膜间皮瘤约半数以上患者除了胸腔积液外,胸部X线片或CT还可见到沿胸膜侧壁呈现波浪形生长的多发胸膜团块影及弥漫性胸膜结节性增厚,可伴有胸膜钙化,这为恶性弥漫性胸膜间皮瘤的诊断提供了极有价值的线索。同侧肺被肿瘤组织包裹,纵隔移向有肿瘤一侧,患侧胸腔变小;晚期可见纵隔增宽,心包渗液使心影扩大及肋骨破坏。作为CT的补充,MRI还可确定恶性胸膜间皮瘤的肿瘤范围及是否能够手术切除,MRI的矢状面图像可以清楚地显示纵隔及膈肌侵袭情况。

2.诊断性胸腔穿刺

(1)胸腔积液常规检查:常规检测项目包括有核细胞计数和分类、总蛋白、葡萄糖、乳酸脱氢酶及肿瘤细胞学等。绝大多数恶性胸腔积液为渗出液,细胞分类以淋巴细胞为主;但也有极少数是漏出液。在原发病明确的情况下,漏出液不必进行常规细胞学检查。

(2)胸腔积液细胞学检查：是诊断恶性胸腔积液最简单的方法，其诊断率为62%～90%，与原发性肿瘤的类型及其分化程度有关。多次检查可提高阳性率。

(3)肿瘤标志物检查：如癌胚抗原、细胞角蛋白片段21－1、糖类抗原(如CA125、CA153、CA199等)有助于恶性胸腔积液的诊断。这些指标的敏感度普遍不高，多为40%～60%，但特异度较高，可达到80%～90%，因此具有一定的参考价值。联合检测多种肿瘤标志物可提高其诊断效率。

(4)其他方法：如应用单克隆抗体对肿瘤标志物进行免疫组化染色及染色体分析等，有助于胸腔积液的鉴别诊断。由于其敏感性和特异性相对较低，因此不能仅用这些方法确诊。染色体分析可能有助于淋巴瘤和白血病的诊断，特别是初次细胞学检查结果为阴性时，可应用流式细胞术检测DNA非整倍体以协助诊断。

3.闭式胸膜活检　闭式胸膜活检对恶性胸腔积液诊断的敏感度为40%～70%，低于细胞学检查，可能与肿瘤累及胸膜的范围较小，胸膜活检未能取至肿瘤部位，操作者经验不足等有关。若CT发现胸膜异常(如间皮瘤)，建议在超声或CT引导下行经皮闭式胸膜活检另有研究显示，细胞学检查阴性的恶性胸腔积液患者仍有7%～12%可通过闭式胸膜活检术确诊。

4.内科胸腔镜检查　内科胸腔镜检查主要用于不明原因渗出性胸腔积液的鉴别诊断，也可通过内科胸腔镜喷洒滑石粉行胸膜固定术治疗恶性胸腔积液。与外科胸腔镜检查相比，内科胸腔镜检查具有某些优势，如只需要进行局部麻醉或镇静，可对胸壁、膈膜、纵隔、心包膜及肺脏的病灶进行活检，比外科胸腔镜检查创伤性小且价格便宜等。

5.外科活检　外科活检可采用胸腔镜或开胸两种方式。外科胸腔镜活检术通常要求全身麻醉和双腔气管插管，由于术中单侧肺通气，因此外科胸腔镜的可视范围比内科胸腔镜广阔，可同时进行诊断与治疗操作。患者不能耐受单肺通气是外科胸腔镜活检术的禁忌证，此时应

考虑开胸活检术。胸腔有粘连时进行胸腔镜检查有一定的风险，操作时应格外注意。术前胸部X线检查或胸腔超声检查发现明显的胸膜粘连则应行开胸活检术。

6.支气管镜检查　当怀疑存在肺内占位、出血、肺膨胀不全、支气管黏膜病变或大量胸腔积液无纵隔移位时则应行支气管镜检查。支气管镜检查术也可用于排除胸膜固定术后肺膨胀不全的支气管管腔阻塞。

四、诊断及评价指标

临床上，B超等检查可明确诊断胸腔积液的存在，而对于胸腔积液性质的判断，则需要结合生化、微生物学和细胞病理学检查，现在常用的指标有以下几种。

1.肿瘤标志物　Shitrit等通过对以往文献进行回顾研究发现，MPE中癌胚抗原(CEA)、细胞角蛋白19可溶性片段(CY-FRA21-1)、糖类抗原15-3(CA15-3)、CA19-9和CA125水平比在良性组中更高，其中具有最高准确度的标志物是CEA(85.3%)，CA15-3、CYFRA21-1和CA19-9具有相似的准确度(分别为75.2%、72.4%、71.5%)，CA125准确度最低(40.5%)；肿瘤标志物组合诊断MPE比单独的CEA诊断没有更高的

准确度。研究显示,CEA 对 MPE 的特异度达 100%,对结核性胸膜炎和 MPE 的鉴别诊断有重要意义,可作为二者鉴别诊断的指标。Tozzoli 等研究指出,胸腔积液中 CEA 的敏感性和准确性显著高于胸膜细胞学检查,在不确定病因的胸腔积液患者中,测定胸腔积液 CEA 安全有效,可以帮助临床医生对患者行进一步评估。

2.酶学检查　乳酸脱氢酶(LDH)水平可以用来预测患有 MPE 的肺腺癌患者的生存情况。Verma 等进行回顾性队列研究发现,MPE 患者胸腔积液 LDH≤1 500U/L 与 >1 500U/L的生存率有着明显区别,高 LDH(>1 500U/L)可预测生存期较短(不足 1 年)。在初始诊断时,低水平的 LDH 可被认为是预后较好的指征之一。腺苷脱氨酶(ADA)是一种嘌呤核苷代谢的重要酶类。国内研究发现,MPE 组患者可溶性簇分化抗原26(sCD26)和 CEA 水平明显高于良性胸腔积液组($P<0.05$),ADA 水平明显低于良性胸腔积液组($P<0.05$)。提示胸腔积液 sCD26、CEA 及 ADA 的检测在积液类型的区分鉴别中有一定的临床参考价值。国内研究认为,ADA 测定结果可作为结核性胸膜炎的一个诊断依据,但需结合 LDH 及 CA125 等指标鉴别良恶性胸腔积液。

3.血清白蛋白及 C 反应蛋白(CRP)　有学者发现,高水平的血清 CRP、低血清白蛋白和低胸膜蛋白,具有远处转移的 MPE 患者预后较差,认为这些是 MPE 患者重要的预后因素。Park 等发现,高胸膜 CRP(P-CRP)表达与较短的总生存期显著相关。P-CRP 的定量检测可能是对 MPE 肺癌患者有用的补充诊断和预后因子。

4.溶血磷脂酸(LPA)　LPA 是体液中重要的细胞外信号传递物和细胞内第二信使。越来越多的证据表明,LPA 可以刺激癌细胞增生和促进肿瘤侵袭和转移。有研究结果表明,LPA 可以用作诊断由肺癌引起的 MPE 的新生物标志物。

5.存活素(survivin)　存活素是一种新近发现的细胞内蛋白,能抑制凋亡,增强增生和促进血管生成。有研究表明,MPE 患者存活素水平显著升高,特别是原发性肺癌 MPE 患者的存活素水平显著高于良性起源者。

6.其他检测指标　MPE 与增强的纤维蛋白溶解有关,也有研究发现 MPE 中 D-二聚体水平较高,D-二聚体可能用作 MPE 诊断的简单的、非侵入性的替代标志物。Fiorelli 等研究发现,VEGF 在 MPE 中的浓度明显高于良性胸腔积液($P<0.05$),亦可作为标记物。胸腔积液中癌细胞 DNA 甲基化的测定具有一定的临床意义,葡萄糖转运蛋白(glucose-transporter-1,GLUT-1)测定、胰岛素样生长因子Ⅱ mRNA 结合蛋白 3(IMP3)检测对 MPE 的鉴定也有所帮助。

五、诊断要点

1.确定有无胸腔积液　中等量以上胸腔积液诊断不难,症状和体征均较明显。少量积液仅表现肋膈角变钝,有时易与胸膜粘连混淆,可行胸部 DR、CT、胸腔积液 B 超检查以确定有无胸腔积液。

2.区别胸腔积液性质　诊断性胸腔穿刺可区别漏出液与渗出液。详见辅助检查相关内容。

3.寻找病因　漏出液常见病因是充血性心力衰竭,多为双侧胸腔积液,积液量右侧多于左侧。肝硬化胸腔积液多伴有腹腔积液。肾病综合征胸腔积液多为双侧,可表现为肺底积液。低蛋白血症的胸腔积液多伴有全身水肿。腹膜透析胸腔积液类似于腹透液,葡萄糖高,蛋白质<1.0g/L。如不符合以上特点,或伴有发热、胸痛等症状应行诊断性胸腔穿刺,送标本做实验室检查。

渗出液在我国最常见有病因为结核性胸膜炎,多见于青壮年,胸痛(积液增多后胸痛减轻或消失,但出现气急),并常伴有干咳、潮热、盗汗、消瘦等结核中毒症状,胸腔积液检查以淋巴细胞为主,间皮细胞<5%,蛋白质多>40g/L,ADA增高,胸腔积液找结核杆菌或培养或呈阳性,但阳性率仅约20%。胸膜活检阳性率达60%~80%,PPD皮试强阳性。老年患者可无发热,PPD皮试亦常阴性,应予注意。

类肺炎性胸腔积液是指肺炎、肺脓肿和支气管扩张症引起的胸腔积液,如积液呈脓性则称脓胸。通常先有肺实质的浸润影,或肺脓肿和支气管扩张症的表现,然后出现胸腔积液,积液量一般不多。胸腔积液呈草黄色甚或脓性,白细胞明显升高,以中性粒细胞为主,葡萄糖和pH降低,诊断不难。脓胸是胸腔内致病菌感染造成积脓,多与未能有效控制肺部感染,致病菌直接侵入胸腔有关。急性脓胸常表现为高热、胸痛等。

恶性肿瘤侵犯胸膜引起恶性胸腔积液,常由肺癌、乳腺癌和淋巴瘤直接侵犯或转移至胸膜所致,其他部位肿瘤包括胃肠道和泌尿生殖系统。以45岁以上中老年人多见,有胸部钝痛、咳血丝痰和消瘦等症状,胸腔积液多呈血性、量大、增长迅速,肿瘤标志物增高,胸腔积液脱落细胞检查、胸膜活检、液基细胞学等有助于诊断。

六、临床治疗

1.治疗原则　恶性胸腔积液的诊断一旦明确,应尽早考虑姑息治疗。对患者的症状、一般情况及预期生存时间进行全面评估,然后再制订治疗方案。治疗的主要目的是减轻患者症状。

2.治疗方法及具体措施　恶性胸腔积液治疗方案的选择取决于多种因素,包括患者的症状和体能状况、原发肿瘤类型及对全身治疗的反应、胸腔积液引流后肺复张程度等。治疗方法包括临床观察、治疗性胸腔穿刺、肋间置管引流及胸膜固定术、门诊长期留置胸腔引流管、胸腔镜及其他治疗等。

(1)临床观察:临床观察是指针对恶性胸腔积液本身不做任何治疗干预,推荐用于原发肿瘤已明确但无症状的恶性胸腔积液患者。对有症状的恶性胸腔积液患者,需咨询呼吸科专科医生的意见,决定是否采取单纯观察。

(2)治疗性胸腔穿刺术:随着疾病进展,绝大多数恶性胸腔积液患者至某一阶段均会出现症状而需治疗。治疗性胸腔穿刺术可暂时缓解患者呼吸困难,使部分预期生存时间短、体能状况差的患者避免住院,适用于体质虚弱和终末期患者。胸腔穿刺排液量取决于患者的症状(咳嗽、胸部不适),第一次穿刺排液量应控制在600mL内,最多不超过1 000mL,并注意放液速度不能过快。建议治疗性胸腔穿刺术应在超声定位或引导下进行。若胸腔穿刺后呼吸困难不缓解,则要考虑淋巴管扩散、肺膨胀不全、心功能不全、肺栓塞及肿瘤压迫或侵袭血管等情况。穿刺后胸腔积液迅速增多提示需要尽快采取其他治疗措施。

目前尚无证据表明,早期胸腔穿刺术会影响导管引流后胸膜固定术的疗效。但反复胸腔穿刺易导致壁层和脏层胸膜粘连包裹,影响内科胸腔镜检查术的操作视野。

(3)留置胸腔引流管:对预期寿命极短的患者一般不推荐反复行胸腔穿刺术,可于肋间置入小口径引流管引流胸腔积液,以缓解呼吸困难症状。大量恶性胸腔积液的引流量应逐步增加,首次排液不应超过1L。随后每隔2小时可引流1L,引流过程中患者一旦出现胸部不适、持续性咳嗽或血管迷走神经性症状应停止引流。复张性肺水肿是一种较少见的严重并发症,往往由于肺脏长期受压,首次引流胸腔积液量过大、过快或早期过度使用胸腔负压吸引使萎陷的肺脏快速复张所致。

(4)胸膜固定术:胸膜固定的原理是胸膜腔内注入硬化剂引起胸膜弥漫性炎症反应及局部凝血系统激活伴纤维蛋白沉积等,从而引起壁层和脏层胸膜粘连,最终导致胸膜腔消失而达到治疗目的。若肺脏无明显萎陷,肋间置管引流后应行胸膜固定术以防止恶性胸腔积液复发。胸膜固定术成功的最重要标准为影像学证实脏层和壁层胸膜闭锁满意。肺萎陷是胸膜固定术失败的最主要原因,可能与脏层胸膜过厚、胸膜多发小腔形成、近端大气道阻塞或持续漏气有关。肿瘤广泛胸膜转移,胸膜纤维蛋白溶解活性增加,也是造成胸膜固定术失败的原因。目前尚无可靠的方法来预见胸膜固定术的失败,亦无研究提示胸膜固定术失败后下一步应采取何种治疗措施,推荐继续引流胸腔积液,并根据肺复张情况决定是否再次行胸膜固定术或肋间置管引流。当胸膜闭锁不完全,但已有超过一半以上的壁层、脏层胸膜发生接触时,也可考虑再次胸膜固定术,这种情况下推荐留置肋间引流管。

胸膜固定术失败。胸膜固定术的操作与注意事项如下。

1)镇痛和术前用药:胸腔内注射硬化剂可致疼痛,行胸膜固定术前经引流管注射局麻药可减轻不适感。利多卡因是胸腔注射最常用的局麻药,其起效迅速,应在注射硬化剂前即时给药。利多卡因常用剂量为3mg/kg,一次最大剂量为200mg。

行胸膜固定术前应考虑用药缓解患者的焦虑情绪及减轻疼痛,恰当的镇静水平应该在减轻焦虑的同时保证患者能充分配合医生。给予镇静剂时应对患者行持续的脉搏血氧饱和度监测,并备好心肺复苏抢救设备。

2)肋间引流管的口径:传统的方法是使用大口径(24~32F)引流管进行肋间置管,理由是其不易被纤维蛋白沉积物堵塞,但迄今无证据支持此观点。此外,置入大口径引流管时不适感明显。近来的RCT研究比较了大口径和小口径(10~14F)引流管控制恶性胸腔积液的疗效,结果发现两者疗效相似。经小口径胸腔穿刺引流管注入常用硬化剂的成功率与大口径引流管相当,且不适感轻微。推荐在超声定位引导下置入小口径肋间引流管行胸腔积液引流和胸膜固定术。

3)硬化剂的选择:胸腔内注射硬化剂后最常见的不良反应是胸膜炎性胸痛和发热。理想的硬化剂必须具备以下几个特征:分子量大、有化学极性、局部清除率低、全身清除迅速、剂量-反应曲线陡峭、人体可耐受且无或仅有轻微的不良反应等。硬化剂的选择取决于硬化剂的成功率、可获取性、安全性、给药便利性、完全起效所需给药次数及费用等。

滑石粉是最有效的胸膜固定硬化剂。相对非均粒滑石粉，均粒滑石粉可减少胸膜固定术所致低氧血症的风险，应当优先选用。注射滑石粉匀浆或喷洒滑石粉粉末控制恶性胸腔积液的疗效相当，每次剂量一般为 2.5～10g。但我国目前不生产也不销售可供用于胸膜固定的医用滑石粉。

博来霉素是另一种可选择的硬化剂，每次剂量一般为 45～60mg，疗效中等。其他可供选择的硬化剂还有短小棒状杆菌、多西环素、四环素等.疗效不一。

胸膜固定术后患者转动体位与否不影响药物在胸腔内的分布，因此无论选择何种硬化剂，胸腔注射后患者均不需要转动体位。

4）夹闭和拔除肋间引流管：胸腔内注射硬化剂后可短暂夹闭肋间引流管（1 小时），以防药物迅速流出胸腔。由于尚无研究证实延长引流时间效果更好，且考虑至延长引流时间给患者带来不适感，推荐注射硬化剂 24～48 小时拔除引流管，前提是胸部 X 线证实肺完全复张且引流量< 150mL/d。若未达到拔管指征应适当延长引流时间。

5）肋间引流置管通道处肿瘤细胞种植转移：对怀疑或已证实为恶性胸膜间皮瘤的患者，应在大口径胸腔引流管置入处、胸腔镜检查操作部位及外科手术切口处给予预防性放疗，目前尚无证据支持胸腔穿刺处或胸膜活检处需要采取这种治疗。对非胸膜间皮瘤所致的恶性胸腔积液，诊断性或治疗性胸腔穿刺术、胸膜活检、肋间置管引流和胸腔镜操作导致局部肿瘤复发或肿瘤细胞种植少见，各种胸腔有创检查后不推荐行预防性放疗。

（5）胸腔内注射纤维蛋白溶解剂：胸腔内注射纤维蛋白溶解剂可通过降解胸膜腔中的纤维蛋白，降低胸腔积液的黏稠度，清除胸膜粘连及分隔，避免或减少多房性包裹性胸腔积液形成。与全身用药不同，胸腔内注射纤维蛋白溶解剂极少出现免疫介导的不良反应或出血倾向等并发症。对多房性恶性胸腔积液或单纯引流效果不佳的患者，推荐胸腔内注射纤维蛋白溶解剂，如尿激酶、链激酶等，减轻胸膜粘连、改善恶性胸腔积液引流以缓解呼吸困难症状。

（6）经胸腔镜治疗：胸腔镜是一项安全、并发症发生率低的操作，其优势在于一次操作可同时进行诊断、胸腔积液引流和胸膜固定术。同时，胸腔镜便于处理分隔小腔，清除血性胸腔积液的血凝块，松解胸膜粘连，因此有助于肺复张及滑石粉喷洒后的胸膜固定。

胸腔镜术的围术期病死率低（<0.5%）。最常见的并发症为脓胸和继发于感染或复张性肺水肿的急性呼吸衰竭；分次缓慢引流胸腔积液可预防复张性肺水肿。

对已明确诊断的恶性胸腔积液且胸部影像学提示肺萎陷的患者，行胸腔镜术获益相对较少。然而，全麻状态下经胸腔镜可直视肺脏再膨胀情况，明确肺脏是否有萎陷，进而指导下一步治疗，包括行滑石粉喷洒或置入胸腔引流管。

（7）其他治疗

1）全身治疗：某些肿瘤如小细胞肺癌胸膜转移所致的恶性胸腔积液可能对化疗有较好的反应，如无禁忌证可考虑全身治疗，同时联合胸腔穿刺或胸膜固定术。化疗对乳腺癌和淋巴瘤合并的恶性胸腔积液也有较好的疗效，对前列腺癌、卵巢癌、甲状腺癌、胚细胞瘤有关的恶性胸腔积液可能有效。此外，可选择适合的患者试用靶向治疗。

2）外科治疗：与单独采用胸膜固定术相比，治疗恶性胸腔积液的外科手术包括壁层胸膜切除术、胸膜剥脱术或胸膜全肺切除术等，但其创伤大，脓胸、出血、心功能不全、呼吸衰竭等并发症发生率高，术中病死率可达10%~19%，因此目前极少使用，暂不推荐应用胸膜切除术替代胸膜固定术或留置胸腔导管治疗复发性胸腔积液或肺萎陷。然而，联合外科手术与滑石粉胸膜固定术和(或)胸腹膜分流术可减轻症状，可通过外科胸腔镜小切口开胸进行。此外，有少数研究报道，外科胸腔镜下胸膜切除术用于胸膜间皮瘤的治疗，但其确切价值尚待验证。

3)胸腔内治疗：当恶性肿瘤局限于胸腔内时，胸腔内注射抗肿瘤药物除了可减少胸腔积液渗出外，还可治疗肿瘤本身。为了达到最大的抗瘤活性且全身不良反应最小，需要胸腔内注射局部分布浓度高而全身分布浓度低的化疗药物。然而，目前尚无足够的循证医学证据支持此种疗法。

可尝试将细胞因子直接注入胸腔内治疗恶性胸腔积液。既往有学者将IL-2、IFN-β、IFN-γ等直接注入胸腔治疗恶性胸腔积液及间皮瘤。国内也有研究尝试胸腔内注入金黄色葡萄球菌素、香菇多糖；还有学者试用胸腔局部热灌注治疗恶性胸腔积液。所有这些方法疗效不一，均未得到多中心大样本RCT研究证实，有必要开展严格的临床研究以收集至可靠的证据。

七、中医中药的应用

任何因素使胸膜腔内液体形成过快或吸收过缓，即产生胸腔积液，简称胸腔积液。其产生可因胸膜毛细血管内静水压增高、胸膜通透性增加、胸膜毛细血管内胶体渗透压降低、壁层胸膜淋巴结引流障碍、损伤(包含药物或操作)等原因。临床以呼吸困难为主要表现，常伴有胸痛、咳嗽等表现。悬饮归属于痰饮。痰饮是体内液体不归正化所导致的一类病证，以不同的形式反映疾病过程中多种复杂症状、体征的内在本质，其既可是病因，也可以是病理产物或临床表现。《金匮要略·痰饮咳嗽病脉证并治》“问曰：四饮何以为异？师曰：其人素盛今瘦，水走肠间，沥沥有声，谓之痰饮；饮后水流在胁下，咳唾引痛，谓之悬饮；饮水流行，归于四肢，当汗出而不汗出，身体疼痛重，谓之溢饮；咳逆倚息，短气不得卧，其形如肿，谓之支饮。”又谓“病痰饮者当以温药和之”，故结合胸腔积液的胸痛、咳嗽的临床表现胁下有水的体征，将其归属于中医“悬饮病”范畴，其总治法同痰饮，为“温药和之”，但究其饮邪形成的原因不同，治法上又有所差别。

1.逐水化饮、益气扶正法　恶性肿瘤如肺癌、乳腺癌、肝癌等都常可引起胸腔积液，葛信国教授治疗肺癌恶性胸腔积液时指出：早期治疗扶正为主兼攻逐水饮，晚期扶正为主兼温化水饮，用药既包含人参、麦冬、五味子、焦山楂、鸡内金等扶正健脾的药物，也包含葶苈子、猫人参、蜈蚣、石见穿、山慈姑、红豆杉等逐饮化瘀，以及现代医学研究有抗肿瘤效果的药味。可以达到去水不伤正、标本兼治的目的，对于不耐受西医治疗的患者，疗效显著，不良反应低。与其有相似理念的医师甚多，他们在长期临床实践的过程中总结出明辨病机，因势利导，祛邪为主，兼扶正气的主要治则，认为恶性肿瘤引起的胸腔积液有水饮之邪实，治疗当攻逐水饮为主，但其本因是正气不足，或为阳不足或为气有虚，治疗过程中特别是后期尤当重视扶正之法。其他非肿瘤引起的胸腔积液亦可运用本法，如用制附子、山萸肉、桂枝、白术、茯苓、猪苓、泽泻、丹参、牛膝、车前草、麻黄、杏仁、炙甘草、生姜等组成的“温阳化饮方”治疗早期糖尿病肾病并胸腔积液，结果显示两组胸腔积液大部分均吸收或减少，但治疗组吸收更显著，治疗组患者空腹血糖及糖化血红蛋白控制得更好，总体取得了较好的疗效，从其方药组成上可以看出，其治法也是以逐水化饮为主兼以扶正。

2.补虚培元法　悬饮又可见于肺痨者，其临床以潮热盗汗、咳嗽痰中带血为主要表现，可见其阴虚尤甚。如《寿世保元》有云“夫阴虚火动，劳瘵之疾，盖有相火上乘肺金而成之也。”陈氏在论及自己对此病的认识时也指出：本病应结合脏腑病机进行分证，区别阴虚、阴虚火旺、气虚的不同，掌握肺与脾、肾的关系。因其临床以肺阴亏损为重，治疗当补虚培元和治痨杀虫为原则，重视阴虚不足之本，此外可视其情况，兼或不兼以温化饮邪。如孙氏运用“百合固金汤”联合化疗治疗肺痨发现，使用百合固金汤加减的观察组患者痰结核菌检测转阴率明显高于仅使用常规化疗的对照组，X 线检查结果也显示观察组的总有效率明显高于对照组，且未见明显不良反应。肺痨为痨虫为病，其病有传染性，治疗除药物上的治疗外，还需重视隔离患者，以免传染致病，如《外台秘要・传尸方》所说“传尸之疾……莫问老少男女，皆有斯疾……不解疗者，乃至灭门”。

3.清热利湿、化痰利水法　痰热湿邪阻滞水液运行，导致水液停聚局部，成湿成饮也是临床胸腔积液常见致病原因。其标为水饮停聚，但其本在于痰热湿邪阻滞水液运行，故其治疗主要在于清热除湿、化痰利饮。如周氏选择了 44 例复杂性肺炎旁胸腔积液患者进行观察，对照组单纯西医治疗，治疗组在此基础上予以中药桂枝、桃仁、金银花、鱼腥草、黄芩、甘草、连翘、川贝母水煎服治疗。此方以清热化痰、排脓利浊为主，结合其药物现代医学发现有杀菌、抗炎、康宁、促纤溶等作用，治疗后能明显增加治愈率，加快胸腔积液吸收、缩短住院天数，适合推广。肺炎旁胸腔积液根据其水饮停聚胁下的特点可归属于悬饮范畴，根据其热腐化痈的特点又可归属于疮疡内痈范畴，但无论如何，总结其病因常为感受痰湿热邪或是外感寒湿郁久化热而起，故治以清热化痰为主要治法，结合化痰利水。

4.活血化瘀、行气逐饮法　心气不足，不能推动血液运行，常常导致血液壅塞、瘀血内生，瘀血又进一步使血液运行受阻加重，导致心气壅塞不畅、肺气喘满不降，对应到临床上即可出现急性、慢性心力衰竭，引起胸腔积液。其病机多为心气不足（不畅）、瘀血内生，故治疗重在行气活血、化瘀逐饮。如张同风用三子逐饮汤治疗治疗充血性心力衰竭引起的胸腔积液时，采集了 78 例充血性心力衰竭合并胸腔积液的患者，随机分为两组后予以西医常规治疗，治疗组在此基础上予以，三子逐饮汤治疗（葶苈子、白芥子、苏子、瓜蒌皮、云苓皮、当归、丹参、桃仁、红花），以达到行气逐饮、活血化瘀散结之功，试验显示治疗组总有效率远高于对照组，提示中西医结合治疗充血性心力衰竭合并胸腔积液可以取得满意疗效。此外创伤引起的胸腔积液也多因为创伤导致血行脉外、瘀血内生，水液运行不畅，故停聚于局部成水饮之害，故其治疗仍重视活血化瘀之法。如周炜东等在观察创伤性胸腔积液患者的治疗时，治疗组加用选用血府逐瘀口服液（组成为当归、生地黄、桃仁、红花、枳壳、赤芍、柴胡、川芎、桔梗、牛膝、甘草）治疗，治疗 3~4 周后发现，治疗组治愈率明显高于对照组(80%>50%),且治疗组胃肠道反应轻。伍氏则研究了四子散药熨肺俞穴治疗肋骨骨折导致的胸腔积液,认为四子散熨烫肺俞穴可以达到活血化瘀、温中行气、调理气机的作用,结果显示其胸腔积液、胸闷症状消失及住院时间等都远短于仅西医常规治疗的对照组患者。

胸腔积液是临床常见病症,可见于多种疾病,众多研究显示,中医药结合现代医学治疗各种原因导致的胸腔积液可增加疗效、缩短病程,又可减少其不良反应、减轻经济负担、改善患者生活质量,确有很大的临床价值,值得广泛应用。但临床需要注意:胸腔积液归属于中医“悬饮”范畴,病机主要为阳虚阴盛、水饮内停,且现代医学治疗之法大都损伤正气,故其本在虚,治疗需兼顾正气,不可一味重在利邪;且阳虚阴盛,水饮为阴邪,又可损伤阳气,故其虚又重在阳虚,治疗主要在于“温药和之”。但临床治疗不可盲目遵从温法,例如痨病也常见悬饮之症,但其病机则多为肺阴亏损,一味温化水饮,反而可能导致肺阴进一步损伤。再则结合胸腔积液病因复杂,常与瘀血、水饮、气郁等实邪有关,故还当辨证结合化瘀、利水、行气之法,急则治其标,缓则治其本。

(陈伟云)

第十六章　婴幼儿及儿童呼吸系统常见疾病

第一节　儿童生长发育与呼吸系统解剖及生理特点

一、儿童生长发育

小儿是正在发育中的个体,无论在生理解剖或是智能发育上都是循序渐进,不断成长,而且每到一定阶段就有一定的特点,但又不能截然划分。为便于说明起见,通常将其从胎儿起至青春止划分为七个阶段。

1.胎儿期　从受孕到娩出前的这一阶段称为胎儿期。在正常情况下约为 280 天(约 9 个月)。特点:胚胎成长迅速,根据其发育情况大致可分三个过程。受孕初 3 个月为形体的形成,在这期间最易因各种原因而发生畸形;中间 3 个月为内脏发育期;后 3 个月为形体增长,此时胎儿体重增加更快,一切营养均需依靠母体获得,故孕妇应注意孕期保健。孕妇的生活应有规律,避免情绪激动,多摄入富有营养的食品,为防止各种疾病,尤其是病毒性疾病的感染,防止接触各种有毒气体和化学物品,以预防各种先天性畸形、胎儿发育不全、早产或由于母体缺乏某种营养素而引起的胎儿营养缺乏症等。

2.新生儿期　胎儿娩出至生后 28 天内为新生儿期。特点:胎儿在母体内依赖母体生存,新生儿脱离母体开始逐渐发展到独立生活是一个重要的转折时期。

(1)大脑皮层发育不全:新生儿大脑皮层发育不全主要现象为:机体抵抗力弱,体温调节中枢、呼吸中枢等调节功能差,特别容易发生细菌性感染,如肺炎等,且常易发展为败血症。物质代谢不完善、消化能力差、酶的活力不足,因而容易得消化道疾病。

(2)生命力弱:生命力弱,导致死亡率高。新生儿因出生后生活环境发生显著变化,适应环境还需要有一定的时间,因此在护理中稍一疏忽,即威胁生命。所以在这一时期死亡率特别高,占婴儿死亡率中的 60%~70%。其中又有大半在出生后 24 小时内死亡。死亡原因主要是:身体各器官未成熟、先天畸形、产伤、先天与后天感染等。在此期内,除应注意分娩过程中的各项注意事项外,还应加强新生儿护理,严密观察,及时发现各种反常现象,并认真处理,如脐炎、口腔炎、红臀、黄疸等都不可忽视。

3.乳儿期或婴儿期　从出生后 28 天至 1 周岁为乳儿期。特点:生长发育快、营养需求高、免疫能力差、疾病易扩散。

(1)生长发育最迅速和最旺盛的阶段:乳儿期是婴儿生长发育最迅速和最旺盛的阶段,体重比出生时增加 2 倍以上,身长增加出生时的一半。脑部发育也很迅速。由只会仰卧哭叫,到能起立行走,到会认亲人,会说简单语言;从吸吮乳汁,到会吃成人膳食。此时如摄入不足就容易引起营养不良、贫血、佝偻病等营养缺乏症。因此,在此时期更应细心保育,注意喂养,多让小儿在户外接触阳光和空气,进行体格锻炼。

(2)对营养需求高:婴儿胃肠道消化功能弱,易引起消化功能紊乱或营养障碍。因此在哺乳期,尤其是人工喂养儿和断奶前后,蛋白质、钙质、铁质很容易缺乏,更应注意辅助食品的添加。

(3)先天免疫力逐渐消失:婴儿后天免疫力尚未完善,因此容易感染各种急性传染病。而且疾病局限能力差,容易扩散至全身,出现中毒症状。因此必须按期做好各项预防接种,以防止急性传染病发生。

(4)大脑皮层迅速发育:大脑皮层迅速发育,皮层调节中枢逐渐占主要地位,但大脑的兴奋与抑制过程容易扩散,一旦患病,便容易出现昏迷或惊厥等症状。

4.幼儿期　1~3周岁为幼儿期,特点:智能发育快,接触外界环境机会增多,易得传染病。

(1)体格发育速度相对缓慢:幼儿体格发育速度相对缓慢,而动作和语言发育特别迅速;消化功能进一步发展,故应有足够的营养供应。早期教育应在这一阶段开始。

(2)大脑皮层活动增强:开始能与成人或小朋友进行交往,行动模仿性大,性格可塑性高,因此更应注意对他们进行适合年龄特点的早期教育。

(3)容易发生营养紊乱和急性传染病:由于开始学步,活动范围显著扩大,故接触传染的机会增多,容易发生菌痢、百日咳、猩红热和流行性脑膜炎等传染病及肠虫症、尿路感染和意外损伤。

5.学龄前期　从4~6周岁为学龄前儿童,特点:思维、模仿能力丰富,并开始形成记忆和一些习惯。

肠虫症与龋齿发病率渐增高。同时因与外界接触面进一步广泛,猩红热、流行性腮腺炎等类传染病亦较多发,故在传染病流行季节尤其要注意预防。

6.学龄期　7周岁以后是学龄儿童期,在7~12周岁为小学儿童;12~17周岁为中学儿童期,特点:大脑皮层功能更加发达,社会活动逐渐增加,体格及智力发育旺盛。中学儿童正处在青春发育期,性发育逐渐开始以至成熟,体格的生长逐渐接近于成人,性格易变、情绪不稳定。

7.青春期　从十三四岁开始到十八九岁。

二、新生儿呼吸系统解剖生理特点

新生儿出生时随着胎儿-胎盘循环的中断,肺成为呼吸器官。由于新生儿呼吸器官的结构和功能均不成熟,而且呼吸系统需经历适应性变化,导致新生儿期呼吸系统疾病的发病率和死亡率均明显高于其他年龄。

1.肺的生长发育及出生后的适应性变化　肺的生长发育可分为出生前的胚胎期、假腺管期、小管期、囊形期和肺泡期。许多因素可以影响肺的发育和成熟,例如,激素、肺液对胎肺的扩张,以及胎儿正常的呼吸运动,对于肺的发育成熟十分必要,如果缺乏,将会导致肺发育不全。肺通气和气体交换只有在小管期的末期才能进行,因此只有肺发育到小管期末期(胎龄24周)的早产儿才有可能存活。肺表面活性物质(PS)是决定早产儿能否存活的主要因素之胎龄22~24周时PS已存在于Ⅱ型肺泡上皮细胞,但分泌量不足,

30 周时 PS 出现在终末气囊,34~35 周以后 PS 迅速进入肺泡表面。胎儿经阴道娩出时,胸廓受到压迫,新生儿出生后最初几次呼吸会引起肺内 40~70mmHg(1mmHg=0.133kPa)负压,这有助于清除肺泡内液体,同时建立起肺内接近 30mL/kg 的气体容积,即功能残气量。

2.新生儿呼吸系统解剖生理特点　在胸廓内,扩张肺的回缩倾向产生弹性回缩力,这种弹性回缩力和胸壁的弹性阻力使肺维持扩张状态。但是新生儿胸壁柔软、功能残气量接近于残气量、肺内氧储备较少,所以比成人甚至儿童更容易发生呼吸衰竭。新生儿肋骨处于水平位,与脊柱几乎成直角,胸廓前后径约等于横径,类似于圆柱形,而非成人的椭圆形,因此新生儿吸气时不能通过抬高肋骨增加潮气量。另外,新生儿的胸部呼吸肌不发达,膈呈横位,倾斜度小,收缩时易将下部肋骨拉向内,使胸廓内陷;同时新生儿胸壁柔软,用力吸气时产生较大负压,在肋间、胸骨上、下和肋下缘均可引起内陷。这些特点最终导致新生儿肺扩张受限,呼吸效率降低。新生儿耐疲劳的呼吸肌肌纤维明显少于成人,早产儿更甚,故新生儿尤其是早产儿呼吸肌易疲劳,容易发生呼吸衰竭。新生儿呼吸道狭窄,早产儿更窄,呼吸道阻力明显高于成人,足月儿为 0.025~0.03cmH_2O/(mL/s)是成人的 16 倍,早产儿为 0.06~0.08cmH_2O/(mL/s)。5 岁儿童外周呼吸道阻力在整个呼吸运动阻力中占 50%,而成人只占 20%。这些呼吸力学上的不利因素使新生儿尤其是早产儿呼吸肌更容易疲劳,从而发生呼吸衰竭。

3.新生儿肺通气和肺换气特点　为了通过产道而不出现骨折,新生儿胸壁弹性好,胸壁顺应性较大,柔软的肋软骨也有助于胸壁生长,因此新生儿胸廓易扩张。但是潮气量的增加需要获得更大的胸腔负压,而新生儿胸壁的高顺应性对潮气量有一定限制。决定胸腔负压的其他因素如肺向内的弹性回缩力也可影响潮气量,尤其在患有呼吸窘迫综合征(RDS)、肺顺应性降低的早产儿中,这就需要呼吸肌更加用力扩张顺应性较低的肺。平静呼吸时气体进出肺部主要通过膈肌和肋间肌舒缩完成,而用力呼吸时,呼吸的辅助肌肉、胸锁乳突肌、颈部、背部肌肉和上呼吸道肌肉均参与呼吸过程,进而增加胸廓容量并产生胸膜腔负压,增加肺扩张,提高通气能力。由于新生儿肺顺应性低、空气通过肺内呼吸道分支所产生的阻力大,常通过增加呼吸频率降低工作负荷。在肺顺应性低的情况如 RDS,通过浅促呼吸可尽可能减少做功,而呼吸道阻力明显增加的患儿呼吸则变得深大。在标准环境中,肺从吸入的气体中获取 O_2,并从血中释放 CO_2,O_2被转运入血液而 CO_2被排入大气,通气血流比(V_Q)=1,CO_2和 O_2在肺内和组织中应以同样的速度进行交换,但实际上呼出的 CO_2比吸入的 O_2少,所以呼吸交换率(R)并不等于 1,而是约等于 0.8。如果没有弥散障碍,肺泡腔和血液中气体成分达到平衡,肺泡腔所有气体分压的总和等于外界大气压。标准肺泡气体分压为:PO_2=100mmHg,PCO_2=40mmHg,PN_2=573mmHg,水气分压 PH_2O=47mmHg,动脉血的各种气体分压也与之相同。因此,在标准情况下动脉血和肺泡腔各种气体分压差值为零。在正常情况下或肺有疾病时,不存在这种标准状况,通气与换气并不相等。通气不足可见于肺膨胀不全、肺水肿或支气管狭窄,肺内局部通气减少可能会引起另一部分通气增加。换气减少主要发生于慢性心脏疾病,和通气功能一样,肺内局部换气减少可能引起另一部分换气增加。新生儿常有静脉反流,如开放的卵圆孔和动脉导管、肺内动静脉短路或呼吸道发育不良的肺间质右向左分流,这既增加了混合静脉血流向动脉血,也显著增加了动脉-肺泡氧分压差。但因为静脉 CO_2 分压只稍高于动脉,所以对动脉-肺泡 CO_2 分压差没有太大影响。从这个分析来看,低氧血症是由于右向左分流和低 V_Q 肺泡单位开放所致。气体分子通过肺泡-毛细血管膜(肺泡膜)进行交换是弥散的过程,与下列因素有关。

(1)肺泡膜厚度:正常肺泡膜厚度 0.5μm,新生儿易形成透明膜、肺间质水肿和纤维化,使肺泡膜通透性下降、弥散距离增加,影响气体交换。

(2)肺泡膜面积:肺叶切除、肺气肿、肺不张、肺发育不良、膈疝时肺泡膜面积会减少。

(3)气体溶解度:气体溶解度、分子质量、肺泡膜两侧气体分压差 CO_2 在体液中的溶解度较 O_2 大,所以虽然 CO_2 在肺两侧分压差小、分子质量大,其弥散能力仍较 O_2 高 20 倍,因而临床上弥散功能障碍主要导致低氧血症。

(4)血液与肺泡气体接触时间:根据动脉-肺泡氧分压差可估计换气状况。低氧血症时,动脉-肺泡氧分压差增加,表明低氧血症是由于 V_Q 比率失调、弥散障碍、肺内心内分流引起;动脉-肺泡氧分压差正常,则由于单纯通气不足造成。吸入空气时新生儿动脉-肺泡氧分压差正常值<25mmHg,吸入纯 O_2 时<100mmHg。吸入纯 O_2 时动脉-肺泡氧分压差明显增大提示有动静脉分流。

4.新生儿肺顺应性特点　肺顺应性指单位压力下肺容量的改变,有动态和静态顺应性之分。静态肺顺应性的测定需要已知进入肺中的气体容积量,并要测量无呼吸运动时达到平衡的呼吸道压力,以代表肺和胸壁的弹性阻力,这种测定方法较烦琐。动态肺顺应性需要在呼气末和吸气末气流速度为 0 的情况下测定,肺顺应性等于这两个时点的容量差/肺内压力改变,这种测定是在婴儿呼吸时进行。健康婴儿的肺动态顺应性应等于静态顺应性。肺顺应性受肺容量大小影响,如 $5cmH_2O$ 压力仅增加新生儿的气体容量 25mL,肺顺应性为 $5mL/cmH_2O$,却能增加成人肺容量 500mL,肺顺应性为 $100mL/cmH_2O$。因此,比较肺顺应性应先校正肺容量,最常用的校正方法是肺顺应性/静息时肺容积,所得值为肺特异顺应性。新生儿静息肺容积一般为 100mL,成人静息肺容积一般为 2 000mL,特异顺应性均为 $0.05mL/cmH_2O$。

肺顺应性与肺容量相关,在固定潮气量时降低,在深呼吸打开通气不好的肺泡时增高,自发呼吸时定期叹息可以增加肺顺应性和氧合。呼吸时间常数是近端呼吸道压力和肺泡压力达到平衡需要的时间。许多呼吸系统疾病可以导致肺中小呼吸道阻力不均匀增加,因此,如果肺顺应性保持相对不变,呼吸时间常数会随阻力改变而改变。肺膨胀时肺阻力可保持正常,具有较短呼吸时间常数的肺单位可以迅速被扩张。当肺阻力增加时,呼吸时间常数变长,肺膨胀速度减慢。当呼吸频率增加时,吸气时间变短,只有呼吸时间常数短的肺单位才能扩张,通气肺组织变得更小,测得的肺顺应性会相应增加。当婴儿存在不均匀通气时,随着呼吸频率增加肺顺应性会相应降低,提示小呼吸道不均匀梗阻。新生儿 RDS 时肺顺应性大大降低($\leq 1.6mmH_2O$),但呼吸道阻力正常[$0.025 \sim 0.03cmH_2O/(mL/s)$],呼吸时间常数可短至 0.05 秒,呼吸道和肺泡压力能很快达到平衡,5 个呼吸时间常数仅需 0.25 秒,即可使肺泡完全充气,排气时间几乎与此相同。故主张在 RDS 早期机械通气时使用较长吸气时间，即反 IE 比值（如 1.5：1 甚至 2：1），这样可提高平均气道压，使肺泡有更多的氧合机会，不必用很高的吸气峰压和氧体积分数，不必担心呼气时间不足。

5.新生儿呼吸控制的特点　呼吸控制是一个非常复杂的过程，关系到呼吸中枢、中枢感受器和呼吸肌。呼吸中枢是位于脑干的一组神经元，接受和整合来自感受器的传入信息，轮流发出刺激信号给呼吸肌，从而调节呼吸运动。呼吸调节机制在新生儿期会经历一个显著的成熟过程。早产儿呼吸中枢不成熟，易有不规则呼吸、周期性呼吸及呼吸暂停。睡眠状态对呼吸调节有非常显著的影响。成年人觉醒状态下的呼吸运动在很大程度上属于随意控制，在新生儿期还不十分清楚，但婴儿的活动和情绪会明显影响呼吸模式。呼吸中枢位于延髓的前包钦格复合体（pre- botzinger complex，PBC），由 150~200 个神经元组成，是呼吸节律起源的关键部位。PBC 的神经元可被位于脑桥下部的长吸中枢激活，被脑桥上部的呼吸调节中枢抑制。大脑不同部位损伤时，中枢和外周化学感受器及各种机械感受器提供反馈信息给呼吸中枢，通常表现出异常呼吸模式。中枢化学感受器位于延髓腹外侧浅表部位，其生理刺激是脑脊液中 H^+浓度的变化，当脑脊液中 pH 下降时会引起通气功能增强。血中的 H^+和 HCO_3^-不易透过血脑屏障，但 CO_2能迅速通过血脑屏障，使脑脊液中 pH 下降，从而增强通气功能。由于脑脊液中碳酸酐酶含量少，CO_2水合反应慢，所以脑脊液对 CO_2的反应有一定延迟。但是当血中的 CO_2分压发生相同程度的改变时，CO_2能迅速通过血脑屏障，使脑脊液中 pH 下降。如果 CO_2分压一直较高，脑脊液 pH 通过 HCO_3^-的代偿逐渐恢复正常。这种代偿性呼吸性酸中毒与相对正常的脑脊液 pH 相关，所以血中 CO_2分压较高的新生儿通气功能并未发生明显改变。动脉血 PaO_2降低、$PaCO_2$或 H^+浓度升高是位于颈动脉体和主动脉体外周化学感受器的生理刺激。但是血中氧浓度过高会抑制化学感受器对 CO_2的反应。

上述三种因素对化学感受器的刺激作用有互相增强的现象，两种因素同时作用时比单一因素的作用强。这种协同作用有重要意义，当机体发生循环或呼吸衰竭时，常常 $PaCO_2$升高和 PaO_2降低同时存在，它们的协同作用可加强对化学感受器的刺激，从而促进代偿性呼吸增强反应。

6.允许性高碳酸血症对新生儿呼吸生理的影响　允许性高碳酸血症指在用机械通气治疗患儿的过程中，容许 $PaCO_2$一定程度升高，以避免过分追求正常 $PaCO_2$水平而采取高峰压、大潮气量，甚至过度通气引起的肺损伤。允许性高碳酸血症目前公认的优点是可以减少肺的牵拉，但对心脏和大脑的影响也十分重要。无论是代谢性酸中毒还是呼吸性酸中毒，均打破了人体内酸碱环境的平衡。当血 pH 下降至 7.15 时，全身血流动力学开始发生微小变化，心排出量和血压小幅度升高。许多研究已经证实，当 pH 下降至 7.2 时，无论是成人还是儿童均可以耐受。Carlo 等进行的多中心研究显示，出生体重为 751~1 000g 的超低出生体重儿 $PaCO_2$>50mmHg 超过 48 小时可减少支气管肺发育不良的发生。但高碳酸血症也有一些不利影响，$PaCO_2$升高会增加肺血管阻力，减弱摄氧功能，增加脑血流。目前认为 $PaCO_2$以控制在 45~60mmHg 为宜，血气分析 pH 应>7.25。尤其是存在以下情况时应作为允许性高碳酸血症的禁忌证：①心功能不全和低血容量；②严重

V/Q 比例失调;③严重代谢性酸中毒;④颅内病变;⑤肾衰竭;⑥早产儿有视网膜病变高危因素。

三、小儿呼吸系统的解剖及生理特点

小儿各年龄阶段其呼吸系统具有不同的解剖生理特点,而这些特点与呼吸道疾病的发生、预后及防治有着密切的关系。因此,了解这些特点有助于对疾病的诊断、治疗和预防。目前临床上以环状软骨下缘为界,将呼吸系统分为上、下呼吸道两个部分。上呼吸道指鼻旁窦、鼻腔、咽及耳咽管、喉等部位;下呼吸道指气管、支气管、毛细支气管及肺泡。

1.解剖特点

(1)上呼吸道

1)鼻和鼻窦:婴幼儿时期,由于头面部颅骨发育不成熟,鼻和鼻腔相对短小,后鼻道狭窄,缺少鼻毛,鼻黏膜柔嫩,富于血管组织,故易受感染。感染时鼻黏膜充血肿胀使鼻腔更加狭窄,甚至堵塞,引起呼吸困难及吮吸困难。婴儿时期鼻黏膜下层缺乏海绵组织,至性成熟时期才发育完善,故婴儿极少发生鼻衄,6~7 岁后鼻出血才多见。此外,小儿鼻泪管较短,开口部的瓣膜发育不全,在上呼吸道感染时易侵犯眼结膜,引起结膜炎症。婴幼儿鼻窦发育未成熟,上颌窦及筛窦出生时虽已形成,但极小,2 岁后才开始发育,至 12 岁才发育充分。额窦在 1 岁以前尚未发育,2 岁时开始出现。蝶窦出生即存在,5~6 岁时才增宽。婴儿可患鼻窦炎,但以筛窦及上颌窦最易感染。

2)咽和咽鼓管:小儿咽部相对狭小及垂直,鼻咽部富于集结的淋巴组织,其中包括鼻咽扁桃体和腭扁桃体。鼻咽扁桃体在 4 个月即发育,如增生过大,称为增生体肥大;腭扁桃体在 1 岁末逐渐退化。因此,扁桃体炎多发生在年长儿,而婴幼儿则较少见到。扁桃体具有一定防御及免疫功能,对其单纯肥大者不宜手术切除,但当细菌藏于腺窝深处,形成慢性感染病灶,长期不能控制,则可手术摘除。小儿咽后壁间隙组织疏松,有颗粒型的淋巴滤泡,1 岁以内最明显,以后逐渐萎缩,故婴儿期发生咽后壁脓肿最多。婴幼儿咽鼓管较宽,短而直,呈水平位,故上呼吸道感染后容易并发中耳炎。

3)喉:小儿喉部相对较长,喉腔狭窄,呈漏斗形,软骨柔软,声带及黏膜柔嫩,富于血管及淋巴组织,容易发生炎性肿胀,由于喉腔及声门都狭小,患喉炎时易发生梗阻而致吸气性呼吸困难。

(2)下呼吸道

1)气管和支气管:小儿气管和支气管管腔相对狭小,软骨柔软,缺乏弹力组织。支气管以下分为叶间支气管、节段支气管及毛细支气管。婴幼儿毛细支气管无软骨,平滑肌发育不完善黏膜柔嫩、血管丰富、黏液腺发育不良,分泌黏液不足而较干燥,黏膜纤毛运动差,清除吸入的微生物等作用不足,因此,不仅易感染,而且易引起呼吸道狭窄与阻塞。儿童气管位置比成人高,右侧支气管较直,由气管直接延伸,左侧支气管自气管侧方分出,因此支气管异物多见于右侧,引起右侧肺段不张或肺气肿。

2)肺脏:小儿肺组织发育尚未完善,弹力组织发育较差,肺泡数量少,气体交换面积不足但间质发育良好,血管组织丰富,毛细血管与淋巴组织间隙较成人为宽,造成含气量少而含血多,故易于感染。炎症时也易蔓延,感染时易引起间质性炎症、肺不张及坠积性肺炎。由于肺弹力纤维组织发育差,肺膨胀不够充分,易发生肺不张和肺气肿。

3)肺门:肺门包括支气管、血管和几组淋巴结(支气管淋巴结、支气管分叉部淋巴结和气管旁淋巴结),肺门淋巴结与肺部其他部位淋巴结相互联系,当肺部出现各种炎症时肺门淋巴结易引起炎症反应。

(3)胸廓与纵隔:小儿胸廓较短小,其前后径与横径基本相等,呈圆桶状。肋骨处于水平位,与脊柱几乎成直角。膈肌位置较高,使心脏呈横位,胸腔狭小,但肺脏相对较大,几乎充满胸廓;胸部呼吸肌不发达,主要靠膈肌呼吸,易受腹胀等因素影响。肺的扩张受到限制不能充分地进行气体交换,使小儿的呼吸在生理和病理方面经常处于不利的地位。小儿纵隔相较成人大,占胸腔的空间较大,故肺的活动受到一定限制。纵隔周围组织柔软而疏松,富于弹性,当胸腔大量积液、气胸、肺不张时,易引起纵隔器官(气管、心脏及大血管)的移位。

2.生理特点

(1)呼吸频率和节律:根据小儿胸廓解剖特点,肺容量相对较小,使呼吸受到一定限制,而小儿代谢旺盛,需氧量接近成人,为满足机体代谢和生长需要,只有增加呼吸频率来代偿。因此年龄愈小,呼吸频率愈快,在应付额外负担时的储备能力比成人差。婴幼儿因呼吸中枢发育不完善,呼吸运动调节功能较差,迷走神经兴奋占优势,易出现呼吸节律不齐、间歇呼吸及呼吸暂停等,新生儿尤其明显。不同年龄小儿的每分钟呼吸、脉搏次数见表 16-1。

表 16-1　不同年龄小儿呼吸、脉搏次数的平均值(次/分)

年龄	呼吸	脉搏	呼吸：脉搏
0~1 个月	45~50	120~140	1：3
1 岁以内	30~40	110~130	1：(3~4)
1~3 岁	25~30	100~120	1：(3~4)
4~7 岁	20~25	80~100	1：4
8~14 岁	18~20	70~90	1：4

(2)呼吸形式:婴幼儿胸廓活动范围受限,呼吸辅助肌发育不全,故呼吸时肺向横膈方向移动,呈腹(膈)式呼吸。随年龄增长,肋骨由水平位逐渐成斜位,呼吸肌也逐渐发达,胸廓前后径和横径增大,膈肌和腹腔器官下降,至 7 岁以后大多数改变为胸腹式呼吸,少数 9 岁以上的女孩可表现为胸式呼吸。

(3)呼吸功能的特点

1)肺活量:肺活量指一次深吸气后作尽力呼气时最大呼气量,包括潮气量、补吸气量及补呼气量总和。它表示肺最大扩张和最大收缩的呼吸幅度,小儿正常值为 50~70mL/kg 在安静时儿童仅用肺活量的 12.5%来呼吸,而婴儿则需用 30%左右,说明婴儿呼吸潜力较差。凡可使呼吸运动受限制的疾病及肺组织受损疾病均可使肺活量明显减少。

2)潮气量:潮气量即安静呼吸时每次吸入或呼出的气量。小儿约 6mL/kg,仅为成人的 1/2 量，年龄越小，潮气量越小，其值随年龄的增长而增加，见表 16-2。

表 16-2　不同年龄小儿的潮气量数值

年龄	潮气量约值(mL)
新生儿	15~20
1 岁	30~50
2 岁	86
4 岁	120
6 岁	150
8 岁	170
10~12 岁	230~260
14~16 岁	300~400
成人	400~500

3)每分通气量

每分通气量=潮气量×呼吸频率

通气量的多少与呼吸频率和呼吸深浅幅度有关，足够的通气量是维持正常血液气体组成的重要保障。正常婴幼儿由于呼吸频率快，每分通气量为 3 500~4 000mL/m^2，与成人相似，CO_2排出量亦与成人相似。

4)气体的弥散：气体的弥散是指氧和二氧化碳通过肺泡毛细血管膜的过程。气体弥散的多少，取决于该气体弥散系数和分压差，与弥散面积距离也有关系。小儿肺脏小，肺泡毛细血管总面积和总容量均比成人小，故气体总弥散量也小，但以单位肺容量计算则与成人近似。因 CO_2在体液的溶解度远远超过 O_2，其弥散能力远比 O_2大，因此，临床上所指的气体弥散障碍是对 O_2而言。

5)气道阻力：气道阻力的大小取决于管径大小和气体流速等。管道气流与管腔半径的 4 次方呈反比。小儿气道阻力大于成人，气道管径随发育而增大，阻力随年龄而递减。婴幼儿患肺炎时，气道管腔黏膜肿胀，分泌物增加，支气管痉挛等，易使管腔极为狭窄，气道阻力增大，因此小儿肺炎易发生呼吸衰竭。

(4)血液气体分析：婴幼儿时期肺功能的检查较难进行，临床上较少应用。目前通过血液气体分析观察呼吸功能更为准确实用，为诊断治疗提供客观依据。

1)动脉血氧饱和度(SaO_2)：动脉血氧饱和度是指每 100mL 血液中血红蛋白的氧合程度，故以百分数表示，其反映肺脏情况和血液运输氧的能力。正常值为 0.91%~0.977%，缺氧时血氧饱和度降低，当动脉血氧饱和度降至 0.85%以下时，临床即出现青紫。

2)动脉血氧分压(PaO_2)：动脉血氧分压是指动脉血中溶解的氧所产生的压力或张力，它是反映肺脏换气功能的重要指标。正常值为 10.64~13.3kPa(80~100mmHg)，血氧分压下降说明有缺氧。

3)动脉血二氧化碳分压($PaCO_2$)：动脉血二氧化碳分压是指动脉血中溶解状态的二

氧化碳分子所产生的压力或张力。2 岁以内小儿 $PaCO_2$ 为 3.99～467kPa（30～35mmHg），成人为 467～600kPa（35～45mmHg），二氧化碳分压是衡量肺泡通气量的重要指标。二氧化碳分压增高，表示通气量不足，有呼吸道阻塞或呼吸中枢受抑制，当升高达到 6.67kPa（50mmHg）以上时，即为高碳酸血症。二氧化碳分压降低，表示通气过度，说明有呼吸性碱中毒或代谢性酸中毒的代偿。

4）动脉血 pH：动脉血 pH 是指动脉血中氢离子浓度的负对数，表示血液的酸碱度。正常值为 7.35～7.45，pH 高于正常值提示碱中毒，低于正常值提示酸中毒。若肺通气功能障碍引起二氧化碳潴留和缺氧所致的严重酸中毒，pH 下降至 7.2 以下，可干扰细胞代谢和心脏功能。

3.免疫特点　小儿机体免疫功能尚未健全，免疫球蛋白 A（IgA）不能通过胎盘，新生儿血清中无 IgA，生后 3 个月开始逐渐合成，1 岁以后逐渐增加，12 岁时才达到成人水平。分泌型 IgA 是呼吸道黏膜抵抗感染的重要因素，但新生儿及婴幼儿呼吸道黏膜分泌型 IgA 水平较低，尤其是那些不能从母乳得到分泌型 IgA 的人工喂养儿更低，加之其他免疫球蛋白如免疫球蛋白 G（IgG），免疫球蛋白 M（IM）在生后 5～6 个月时亦不足，此外，乳铁蛋白、溶菌酶、干扰素、补体等数量不足，肺泡巨噬细胞功能不足，故婴幼儿期易患呼吸道感染。

第二节　小儿呼吸系统的检查方法与辅助诊断技术

一、检查方法

1.呼吸系统体格检查时的重要体征

（1）呼吸频率：呼吸增快为婴儿呼吸困难的第一征象，年龄越小越明显。在小儿呼吸系统疾病过程中出现慢或不规则的呼吸是危险的征象，需特别引起重视。

世界卫生组织（WHO）儿童急性呼吸道感染防治规划特别强调呼吸增快是肺炎的主要表现。呼吸急促指：幼婴<2 月龄，呼吸≥60 次/分；2～12 月龄，呼吸≥50 次/分；1～5 岁，呼吸≥40 次/分。

（2）呼吸音：儿童特别是小婴儿胸壁薄，容易听到呼吸音。要特别注意其强度，以此估计进气量的多少，在严重气道梗阻时，几乎听不到呼吸音，称为闭锁肺，是病情危重的征象。

（3）发绀：发绀是血氧下降的重要表现，由于毛细血管床还原血红蛋白增加所致。毛细血管内还原血红蛋白量达 40～60g 时可出现发绀。末梢性发绀是指血流较慢，动、静脉氧差较大部位（如肢端）的发绀；中心性发绀是指血流较快，动、静脉氧差较小部位（如舌、黏膜）的发绀。由于发绀与还原血红蛋白量有关，所以严重贫血时虽然血氧饱和度明显下降但不一定出现发绀。

（4）吸气时胸廓凹陷：婴幼儿上呼吸道梗阻或肺实变时，由于胸廓软弱，用力吸气时胸腔内负压增加，可引起胸骨上、下及肋间凹陷，即所谓“三凹征”，其结果吸气时胸廓不但不能扩张,反而下陷,成为矛盾呼吸,在增加呼吸肌能量消耗的同时,并未能增加通气量。

(5)吸气喘鸣:吸气喘鸣常伴吸气延长(I∶E=3∶1或4∶1)是上呼吸道梗阻表现。

(6)呼气呻吟:呼气呻吟是小婴儿下呼吸道梗阻和肺扩张不良的表现,常见于早产儿呼吸窘迫综合征。其作用是在声门半关闭情况下,声门远端呼气时压力增加,有利于已萎陷的肺泡扩张。

(7)杵状指:杵状指(趾)骨末端背侧软组织增生,使甲床抬高所致。常见于支气管扩张、亦可见于迁延性肺炎,慢性哮喘等慢性肺疾患;肺外因素有青紫型先天性心脏病等。在除外肺外原因后,杵状指可反映肺病变的进展情况。

2.血气分析　了解氧饱和度和血液酸碱平衡状态,为诊断治疗提供依据。

3.换气功能　换气功能是反映气体在肺泡和血液间的交换,临床实用的指标有肺内分流量、肺泡动脉氧分压差、生理无效腔。这些检查方法不需患儿合作,在婴幼儿亦可应用。

4.肺容量测定　肺容量测定包括潮气量、肺活量、功能残气量、残气容积、肺总量,5岁以上小儿逐渐能配合,才可做上述较全面的肺功能检查。

最大呼气流速-容积曲线:检查方法与深吸气后做用力肺活量相同,但曲线描记出以流速为纵坐标,肺容量为横坐标的图形。可显示某一点的用力呼气流速。通常以$FEF_{50\%}$和$FEF_{25\%}$表示50%和25%肺活量时的流速,它们较$FEV_{1.0}$更敏感地反映了小气道的病变。在阻塞性肺疾患早期,$FEF_{50\%}$和$FEF_{25\%}$即下降。

5.肺脏影像学　胸部X线片是最常用的检查方法。近20年,肺脏影像学发展迅速。CT、磁共振成像、核医学革新了肺脏影像学,数字化胸部X线照射术已迅速取代了传统方法,可迅速获得、传送并阅读胸部放射片。

(1)磁共振成像术(MRI):MRI特别适合于肺门及纵隔肿块或转移淋巴结的检查,在显示肿块与肺门、纵隔血管关系方面优于CT。利用三维成像技术可发现亚段肺叶中血管内的血栓。气管及血管的同时三维成像能非常清楚地显示小儿异常血管环对气道的压迫。

(2)HRCT(高分辨率CT):HRCT对许多肺脏疾病有无法估量的价值,尤其是对慢性肺间质病变的描述。HRCT是应用一种薄层技术(层厚1~2mm),详细评价肺实质病变,它能描述小至200~300μm的肺脏解剖细节,识别直径1~2mm的气道和直径0.1~0.2mm的血管。

6.纤维支气管镜　适用于咯血或痰中带血、慢性咳嗽、喘鸣、肺不张、肺炎、肺门增大及阴影的诊断与鉴别诊断。可钳取异物、清除分泌物,做肺活检及灌洗等。仿真(虚拟)支气管镜检查又称计算机断层支气管造影术,可以产生非常好的气管支气管树内影像(可达4~5级支气管水平),三维重建可清楚地显示气管及支气管的内外结构。

7.胸腔镜的应用　胸腔镜是利用带有光源的金属细管,经胸壁切口进入胸腔,用以观察胸膜及肺部病变,并治疗某些胸膜腔疾病。

二、儿童支气管镜检查

儿童支气管镜检查治疗术具有直观、安全、无创、痛苦小等特点。目前使用的支气管镜直径在28~49mm,适用于各年龄段的儿童,其镜身柔软,可以前后弯曲,能进入患儿气管及部分支气管，使得检查具有了可视范围扩大、检查阳性率提高、适应证扩大、患儿痛苦减小、并发症减少等诸多优点。

检查过程也比较快捷，通常患儿在实施检查前一晚禁食禁水6小时，完成相关检查（胸部X线片、CT、血常规等）后，第二日在镇静状态下，由3~4名医护人员共同完成，操作时间短。凭借先进的仪器设备、丰富娴熟的操作技术、完善严格的术前准备和术中术后检测观察制度使儿童支气管镜检查治疗术的安全性得到最大保证。

儿童支气管镜检查治疗术是儿童呼吸系统疾病诊断治疗的一项重要的检查手段，主要用于支气管肺炎、肺不张、支气管异物、支气管哮喘、支气管内膜结核、支原体肺炎等常见呼吸系统疾病的诊断治疗。同时对于先天性支气管肺畸形、先天肺囊肿、纤毛不动症、支气管扩张、先天支气管肺气管发育不良、肺纤维化、肺泡蛋白沉着症、外伤后气管支气管损伤、支气管肿瘤等少见疑难疾病诊治有重要作用。不仅可以完成对支气管肺病变的观察诊断，而且可以吸取深部呼吸道分泌物标本、灌洗液上皮细胞及肺组织活检等进行应用电镜超微结构、细胞学及病原学检测，同时应用钳取、灌洗、注药、微波等进行介入治疗；提高临床对呼吸疾病的认识及诊断水平。

开展支气管检查治疗技术以来，呼吸科对小儿呼吸道疾病的认识和研究更加深入从过去仅靠临床表现和影像学检查来判断病情，到借助支气管镜直视、观察整个呼吸道的结构、各部位的发育畸形、黏膜充血、水肿及电镜下纤毛结构的异常等，检查范围扩展到了每个肺叶及各个细支气管的分支，小儿呼吸道疾病的诊断水平显著提高。纤支镜技术也使得呼吸道疾病的治疗效果更加令人满意，比如在诊断和摘除气道异物时，其创伤小、耐受性好、无须全麻下操作的优点使之更易被患者接受，摘取成功率也大大提高；在小儿感染性阻塞性肺炎及肺不张的治疗方面，也解决了以前仅靠打针吃药造成病程延长、肺复张效果不良、肺炎迁延不愈的治疗困境。现在通过支气管镜能直接对病变部位进行治疗，局部灌洗1~2次就能使肺复张疗程大大缩短，治疗有效率达95%以上，减少住院天数和花费。

三、儿童肺功能检查

儿童肺功能检查是呼吸系统疾病的必要检查之一，儿童肺功能对哮喘的诊断、鉴别诊断、病情严重程度的评价、疗效判断及预后起着重要作用。目前儿童肺功能检查有：婴幼儿肺功能仪测定潮气呼吸肺功能，学龄及少年儿童测定呼气流速-容积曲线。主要指标有用力呼气峰流速（PEF）、第1秒用力呼气量（FEV_1）、达峰时间比（TPTEF/T）、达峰容积比（VPEF/E）、流速-容量环的形态等，可反应哮喘患儿的气道阻塞情况。

1.正常值

（1）支气管激发试验无气道反应性增高的反应。气道通畅，气体非常容易进出。

（2）支气管舒张试验，计算吸药后FEV_1改善率小于12%为舒张试验阴性。

2.临床意义

（1）支气管激发试验：有气道反应性增高，诊断有可能是不典型哮喘。

（2）支气管舒张试验：试验前12小时内停用短效β_2激动剂，48小时内停用长效β_2激动剂，对茶碱缓释片应停用24小时，阿托品类药物应停用8小时，首先测定受试者基础FEV_1，然后雾化吸入β_2激动剂，吸入后15～20分钟重复测定FEV_1，计算吸药后FEV_1改善率≥12%以上为舒张试验阳性可协助诊断哮喘。提示目前存在气道痉挛哮喘轻微发作。需要检查人群：肺功能存在问题及呼吸道问题的儿童。咳嗽长达1个月，抗生素治疗无效；或是1年当中反复喘息4次以上，哮喘急性发作治疗一段时间后，已经没有任何咳喘症状的儿童。

3.注意事项　不适宜人群：有心肺功能不全、高血压、冠心病、甲状腺功能亢进、妊娠等疾病患者。检查前禁忌：受试前一月无呼吸道感染史；哮喘患者处于症状缓解。检查时要求：儿童可能会对检查害怕，在检查前与检查时要给予安抚和引导。

4.检查过程　6岁以上儿童能较好地配合肺功能检测，检测方式及结果分析主要参照成人；6岁以下儿童尤其是%岁以下儿童，肺功能检查有很多方式，目前在国内及国际上应用于儿童较为广泛的检测方法有常规通气法、潮气呼吸法、阻断法、体描法、胸腹腔挤压法、弥散法、脉冲振荡法、气道反应性测定等，这些方法各有其优势及局限性，可用来测定潮气呼吸参数、呼吸系统的顺应性及气道阻力。

(1)肺量计法：肺量计法在肺功能检查中最为常用。肺量计分为容量测定型及流量测定型2种。静态肺容量测定是研究肺通气的过程，指标有潮气量(V_T)、补吸气量(IRV)、用力吸气量(IVC)、补呼气量(ERV)、用力呼气量(EVC)。残气量(RV)、肺总量(TLC)和功能残气量(FRC)不能通过肺量计法测定。体描法和多次呼吸洗出法可测定。动态肺容量测定是描述容量和时间、流速和容积的关系，指标有用力呼气肺活量(FVC)、第1秒用力呼气量(FEV_1)、FEV_1/FVC、呼气峰流速(PEF)，吸气峰流速(PIF)、用力呼出25%肺活量时的呼气流速($FEF_{25\%}$)、$FEF_{50\%}$、$FEF_{75\%}$、用力呼出25%～75%肺活量时的呼气流速($FEF_{25\%\sim75\%}$)。婴儿及小年龄儿不能完成用力呼气动作，因此肺容量测定只能在潮气呼吸状态下进行，也可通过气囊式夹克实现用力呼气。在潮气呼吸后或深吸气后快速挤压胸腹部，该方法获得的曲线只能反应肺容积较小时的呼气流速，因此只能获得流速-容量曲线的一部分。潮气呼吸状态下的胸腹腔挤压法仅能在某些临床中心进行，现主要用于临床研究。

潮气呼吸流速容量环或曲线(TFV)测定主要用于婴儿及小年龄组儿童，可分析曲线的形状并且获得一些简单的参数，如达峰时间比(TPTEF/TE)。潮气呼吸肺功能主要在反映呼吸系统疾病(如哮喘、肺炎等)严重程度、明确损伤部位、性质，评估手术耐受性等方面有重要作用而在临床上广泛应用。潮气呼吸肺功能因无创、重复性好、无须配合而广泛应用于临床。研究发现，健康婴儿、哮喘婴儿及患有严重慢性肺部疾病的早产儿中该参数值会出现明显变化，对疾病诊断有较大帮助，潮气呼吸流速容量曲线的分析在囊性纤维化及其他气道阻塞性疾病的诊断和疗效判定方面也有较为明显的临床意义。用力呼气流速容量曲线可提供更多的信息，用力呼气状态下的PEF是呼吸系统疾病随访中一个简单、粗略的指标，在哮喘患儿随访中尤为如此。流速容量曲线在某些通气障碍性疾病中有显著特点，在阻塞性通气障碍性肺疾病中，曲线的呼气部分向内凹陷，胸内型气道阻塞可致曲线呼气部分出现呼气平台期；胸外形阻塞影响曲线的吸气部分；固定型阻塞曲线的吸气部分及呼气部分均受影响。限制性病变中,曲线的形状没有病理性改变,因为所有指标均下降,其诊断要结合体描法测出的 TLC 和 RV。肺量计法是儿童肺功能检测中的一种基础方法,对中央气道阻塞性疾病有较好的评估作用,但在周围小气道阻塞性病变诊断中的临床意义有限,单纯依靠该项指标判定可能会低估疾病的严重程度;肺量计法对于限制性疾病仅有一些间接的提示作用,阻塞性疾病合并限制性疾病的诊断还要结合其他的检查方法,并且肺量计法的检测结果与患儿的配合程度有密切关系。

(2)呼吸感应体积描计法(RIP):RIP 是一种测量呼吸频率、肺容量尤其是潮气量的一种非侵入性检查方法,也可同时测量气体流速、胸腹运动的同步性,但该方法目前主要用于临床研究。神经肌肉或阻塞性肺部疾病引起的胸腹运动不同步可通过该方法进行测量。一项有关囊性纤维化的前瞻性研究表明,胸腹运动不同步性的增加与该病进展有关。RIP 也可用于睡眠障碍及术后呼吸暂停的监测。

(3)体描法:体描法是测定气道阻力(Raw)和肺容量的金标准。该方法可以用于测量所有的静态及动态肺容量指标,包括 RV、FRC 和 TLC。如果该方法测得的 FRC 值较惰性气体洗出法测得的值大,则提示部分肺未参与通气。体描法适用于所有年龄段的患儿,其在评估婴儿呼吸系统疾病严重性及发现气体潴留中也有用,但因购买设备及维护费用高及测试方法较复杂,仅在某些呼吸系统疾病研究中心应用。

(4)气道阻断法:气道阻断法分为单阻断法和多阻断法。单阻断法于一次平静吸气末阻断气道评估被动呼吸系统的特性如呼吸系统的顺应性,阻力和时间常数。平静吸气或用力吸气至 FRC 位后阻断气道可分别用来评估呼吸驱动力和呼吸肌的力量。多阻断法在呼气时多次阻断气道,在口腔测压,描绘出 V-P 曲线,最小平方线回归得出的斜率就是呼吸系统的顺应性,再通过公式计算出阻力。除了测定呼吸肌力量时需要用力吸气外,其他参数的测定都是在正常的平静呼吸状态下进行,无须配合。该方法简便易行,但其操作规则及临床应用范围并没有规范化,因而并不是临床上的常规检查方法。

(5)氦气稀释法:氦气稀释法是一种在平静呼吸下测量肺容量的简便易行的方法,尤其是 FRC。它也常被应用于肺弥散功能的测定。但该方法仅能测得肺内参与通气的肺容积,未参与通气的部分不能测定,因而体描法测得的 FRC 与该方法测得的 FRC 的差值等于未参与通气的气体量。

(6)多次呼吸惰性气体洗出法:多次呼吸惰性气体洗出法可用于评估整个肺通气的不均一性及 FRC。该方法主要用于小气道阻塞性疾病,而运用肺量计法或体描法不能发现或会低估小气道病变的严重程度。惰性气体洗出法可以揭示整个肺通气的不均一性。近年来发现一些指标可以用来描述肺通气的不均一性,其中研究最多的是肺清除指数(LCI),它的敏感度高,LCI 越高,提示肺通气越不均匀。有研究发现,存在小气道病变的一些早期肺部疾病患者虽然 FEVI 正常,但 LCI 升高,该方法能够在患儿没有或仅有轻微的临床症状的时候早期发现肺部疾病。该方法适用于任何年龄段患儿,不需要配合,LCI 能够早期发现肺通气不均一性,发现肺组织的结构改变导致的功能改变,与胸部 CT 相比,因其没有 X 射线的辐射可能会成为一种更好的方法,协助诊断早期肺结构改变。

(7)强迫振荡技术和脉冲振荡技术:强迫振荡技术和脉冲振荡技术是基于呼吸系统

对外界振荡的反应来评估呼吸系统的特性，可以测定呼吸系统的阻力（Rrs）和呼吸系统电抗（Xrs）。该方法只能在平静呼吸下进行，与肺量计法互补。Rrs 和 Xrs 可用来评估气道阻塞的严重性，在限制性病变中，需要结合肺量计法测定的肺活量（vital capacity，VC）来评估。

（8）呼出气一氧化氮量测定：呼出气中的多种物质可以作为气道炎症标志物，研究最多的是一氧化氮（NO），尤其是在哮喘患儿中。一口气法可以快速检测呼出气 NO 量，但需要患儿的配合。小年龄儿常不能保持较长时间的恒定呼气流速，因此小年龄儿可在潮气呼吸状态下进行，但要求监测到平稳的呼吸模式，不规律的呼吸模式会影响结果。一口气法测定呼出气 NO 量具有可重复性，受年龄、身高、种族等影响，也受药物、肺部炎症性疾病的影响。研究发现某些疾病，如囊性纤维化患者的呼出气 NO 量明显降低；原发性纤毛不动症患者鼻部 NO 量明显降低；近年研究证实呼出气 NO 测定可以作为快速检测哮喘患儿病情进展的工具。

（9）呼出气冷凝集法：呼出气冷凝集物可作为气道氧化应激及炎症的标志物。呼出气冷凝集物包含很多标志物，尤其是与气道阻塞性病变有关的物质。研究最多的物质是过氧化氢、亚硝酸盐、硝酸盐、腺苷、花生四烯酸代谢产物、白细胞介素、8-异前列腺素、组胺等，这些冷凝集物在哮喘、囊性纤维化和其他呼吸呼吸系统疾病中研究较多。该检查方法是一种非侵入性检查，然而检查时间比较长，而且婴儿主要为鼻呼吸，因此需要面罩或能够收集到鼻部呼出气的装置。

（10）弥散法：该方法通过测定一氧化碳（CO）的弥散量来评估肺的换气功能。对于学龄期儿童可通过一口气法测定一氧化碳弥散量（D_LCO），小年龄儿可通过多次呼吸来测量。该方法主要用于间质性肺部疾病等存在气体交换障碍的疾病，可通过监测 D_LCO 来评估疾病的严重程度。

（11）电阻抗断层成像（EIT）：EIT 是一种功能成像方法，用来评估肺部通气分布的均一性。EIT 没有射线，而且适用于不同年龄段患儿。现阶段该检查在临床中并不常用，仅一些临床研究中心开展了该项技术，研究其在局部肺通气障碍性疾病中的评估作用。与惰性气体洗出法评估整个肺通气的不均一性相比，EIT 可以在局部水平发现肺通气的不均一性。

支气管激发试验、支气管舒张试验等在疾病的诊断中也有重要的作用，尤其是在哮喘的诊断和鉴别诊断中。因其研究较多、较成熟，在此不再赘述。除了上述肺功能检查方法，还有一些侵入性的检查方法，如食管气囊测压法，因其属于侵入性操作并且儿童肺功能检查技术逐步发展，这些检查测量的指标可以用其他非侵入性的检查方法替代而在临床上很少应用。

5.儿科呼吸疾病与潮气呼吸肺功能关系　肺部病变的严重程度往往在肺功能上会有非常客观的反应，病变性质也会有所体现，如哮喘、支气管肺炎以阻塞性病变为主，大叶性肺炎、肺不张、婴儿支气管肺发育不良（BPD）、间质性肺病则以限制性病变为主。肺功能检查除了在呼吸系统疾病的诊断、治疗及随访中有重要作用外，对于其他系统的疾病如先天性心脏病、内分泌系统疾病、血液系统疾病等的诊断、鉴别诊断及治疗中也有一定的提示作用。

（1）肺炎与肺功能的关系：成人或大龄儿童肺炎时肺功能的改变以限制为主，气道阻塞较轻或不明显。小年龄婴幼儿肺炎时主要表现为阻塞，而反映限制的指标无明显降低。造成这种情况除了与不同年龄儿童自身免疫力不同，使病变病理情况出现差异有关，此外最主要的原因是婴幼儿由于肺泡发育尚未成熟，肺容量小，肺泡对周围气道的牵拉力弱且肺弹性回缩力小，因此维持小气道开放的力量较弱，加之在炎症情况下，气道管腔由于痉挛，分泌物阻塞，气道管腔更为狭窄，在呼气过程中随着肺容量减小，小气道发生不同程度压缩，使阻力增大，流速受限，呼气降支斜率变大甚至向内凹陷。研究表明，婴幼儿肺炎治疗前与健康对照组相比潮气量变化不大，而呼吸频率（RR）增快，吸气时间（TI）及呼气时间（TE）下降，平均吸气流速（MIF）、平均呼气流速（MEF）、潮气呼气峰流速（PTEF）等流速增快，剩余75%潮气量时流速（$TEF_{75\%}$）、$TEF_{25\%}$也增快，但$TEF_{25\%}$与健康对照组的差异无统计学意义；达峰时间（TPTFE）、达峰容积（VPTEF）、TPTEF/TE、达峰容积比（VPTEF/VE）均明显降低。以健康儿童FVL环为基准，肺炎时PEF上升，而$TEF_{75\%}$、$TEF_{50\%}$、$TEF_{25\%}$上升的幅度逐渐缩小，$TEF_{25\%}$基本不变，肺炎越重，阻塞越重，此种趋势越明显，TFV环上的呼气降支就会出现向内凹陷。研究表明，婴幼儿重症肺炎患儿潮气呼吸肺功能明显受损，临床症状缓解后其肺功能损害可持续存在，潮气呼吸测定能反映婴幼儿重症肺炎气道病变的程度、临床治疗的效果及预后情况。治疗前重症肺炎患儿RR显著增高，每千克体重潮气（V_T/kg）、TI、TE、TI/TE、TPTEF、TPTEF/TE、VPTEF/VE均显著下降；临床治愈时重症肺炎患儿RR较治疗前显著下降，与健康对照组相当；V_T/kg，TI、TE较治疗前增高，与健康对照组水平相当；TPTEF、TPTEF/TE、VPTEF/VE与治疗前比较增高，但仍显著低于对照组；出院后3个月V_T/kg，TI、TE、TI/TE、TPTEF、TPTEF/TE，VPTEF/VE逐渐恢复，V_T/kg，TI、TE、TI/TE与健康对照组比较相当，而TPTEF、TPTEF/TE、VPTEF/VE仍显著低于对照组。说明临床虽已明显好转，甚至已无症状，但气道损伤仍需要进一步修复，至于肺功能的恢复何时才能完全，尚需进一步随访。因此，肺功能可以用来评估肺炎严重程度及治疗效果。

1）呼吸道合胞病毒（respiratory syncytial virus，RSV）肺炎与肺功能的关系：RSV广泛流行于世界各地，是导致婴幼儿和儿童下呼吸道感染的主要病原。研究表明，RSV肺炎患儿治疗前和健康组比较，PTEF、RR增快，PTEF/TPTEF、PTEF/VE比值±曾大，TPTEF/TE、TPTEF、VPTEF、VPTEF/VE、剩余25%潮气量时的呼气流速/峰流速（ratio of TEF25% to PTEF，25/PF）降低。治疗后与治疗前比较，PTEF、TPTEF、PTEF/TPTEF、TPTEF/TE、RR、25/PF、PTEF/VE均有显著差异，但是除了PTEF、RR和PTEF/VE外，TPTEF/TE、TPTEF、PTEF/TPTEF、25/PF同健康组比较仍然存在差异性。另外TI/TE、VPTEF和VPTEF/VE在治疗后并没有得到明显改善。无论是治疗前还是治疗后患儿VT/kg，呼气中期流速（ME）、吸气中期流速（MI）及ME/MI同健康组比较均没有差异性。

2）腺病毒肺炎与肺功能关系：腺病毒肺炎是常见的婴幼儿急性下呼吸道感染，主要流行于我国北方，南方多为散发病例，病死率高。研究发现，婴幼儿腺病毒肺炎在急性期呈现小气道阻力增高、V_T下降、混合性通气功能障碍改变。婴幼儿腺病毒肺炎RR、

PTEF、PTEF/VE 增加，V_T、V_T/kg，TI、VPTEF/VE、TPTEF/TE 减少。

3）甲型 H1N1 流感肺炎与肺功能关系：甲型 H1N1 流感是由流感病毒 H1N1 亚型引起的急性呼吸道传染病，多数表现为上呼吸道感染症状，重症可发展为肺炎。研究表明，甲型 HIN 流感肺炎患儿其急性期肺功能改变主要表现为气道阻塞性通气功能障碍。TFV 环变窄，呼气曲线升支陡峭，高峰提前，降支呈波谷样凹陷，尤其 1 个月～3 岁年龄组患儿。潮气呼吸肺功能测定可为甲型 H1N1 流感肺炎患儿评判病情程度及预后评估提供客观依据。

4）肺炎支原体（MP）肺炎与肺功能的关系：MP 肺炎是小儿常见的一种肺炎。研究发现，1～2 岁 MP 肺炎患儿 ME/MI、TI/TE、TPTEF/TE、VPTEF/VE、25/PF 有明显下降，与正常学龄前儿童有显著差异；2～3 岁 MP 肺炎患儿 TPTEF/TE、VPTEF/VE、25/PF 有明显下降，与正常学龄前儿童有显著性差异。该研究提示，1～2 岁 MP 肺炎患儿急性期肺功能改变呈现大小气道阻力增高，2～3 岁 MP 肺炎患儿急性期肺功能改变相对较小，仅呈现小气道阻力增高表现。MP 肺炎患儿气道阻塞和气流受限，是气道黏膜受肺炎支原体直接损害和间接免疫所致。而气道黏膜损伤又是 MP 诱发哮喘发作的重要原因。因此，随访 MP 肺炎患儿肺功能改变有助于早期发现有可能发展为哮喘者，进行早期干预治疗。

5）肺炎链球菌肺炎与肺功能关系：肺炎链球菌肺炎是儿童时期最常见的细菌性肺炎，孙激扬等研究表明，婴幼儿肺炎链球菌肺炎患儿与正常健康对照组相比，RR 增快，PTEF/TPTEF 升高，V_T/kg，VPTEF/VE、TPTEF/TE、TEF25%、25/PF、MEF 及 MIF 下降，差异均有统计学意义。

（2）哮喘、毛细支气管炎等喘息性疾病与肺功能的关系：哮喘是常见的慢性呼吸道疾病之一，可累及所有年龄组，病情反复发作，严重者可引起猝死，而肺功能可以客观地反映哮喘的严重程度、监测病情变化及评估治疗效果。哮喘组患儿与健康对照组比较，TPTEF/TE、VPTEF/VE 等反映小气道阻塞的指标明显下降。毛细支气管炎急性期患儿 V_T/kg TPTEF/TE、VPTEF/VE 均明显下降，提示存在小气道病变。临床上毛细支气管炎与哮喘关系密切，进一步随访监测喘息患儿肺功能改变，有助于对可能转化为哮喘者进行预防性或早期治疗。

（3）慢性肺部疾病与肺功能关系：研究发现，非 BPD 早产儿 TPTEF/TE、25/PF 比足月儿低，轻、中、重 BPD 的 TPTEF/TE、25/PF 比非 BPD 早产儿低，TPTEF/TE、25/PF 与 BPD 严重程度明显相关。提示 BPD 患儿小气道阻塞明显，阻塞程度与 BPD 严重程度有关。重度 BPD 患儿比足月儿及非 BPD 早产儿潮气吸气峰流速（peak tidal inspiratory flow，PTIF）、PTEF、TEF75%高，而 TPIF、TPEF、TEF75%主要反映大气道阻力，提示重度 BPD 患儿大气道狭窄明显。肺功能有助于区分 BPD 严重程度，有助于评估临床治疗效果和疾病恢复情况。Ramsey 和 Ranganathan 发现，囊性纤维化在儿童各年龄中均表现有第 0.5 秒用力呼气量（forced expiratory flow in 0.5 second，$FEV_{0.5}$）下降，提示存在阻塞性通气功能障碍，潮气呼吸肺功能主要参数有无改变尚需进一步研究。闭塞性细支气管炎（bronchiolitis obliteans，BO）是由多种原因所致小气道炎症病变而造成慢性气流阻塞的临床综合征，肺功能表现为典型的以小气道阻塞为主的阻塞性通气功能障碍。研究发现，

BO 患儿的 FVL 曲线呼气相升支陡峭,中后段斜率偏大,呈现向横轴凹陷趋势。

第三节　急性上呼吸道感染

急性呼吸道感染通常分为急性上呼吸道感染和急性下呼吸道感染。急性上呼吸道感染(简称上感),指自鼻腔至喉部之间的急性炎症的总称,是最常见的感染性疾病,90%左右由病毒引起。细菌感染常继发于病毒感染之后,是小儿时期最常见的疾病,亦常用“急性鼻咽炎”“急性咽炎”“急性扁桃体炎”等名词诊断,统称为上呼吸道感染,简称“上感”。急性上呼吸道感染一年四季均可发生,以冬春季节发病率最高,常可侵及口腔、中耳眼部、颈淋巴结等邻近器官。

一、病因

1.病毒感染(35%)　以病毒为主,可占原发上呼吸道感染的 90%以上,支原体和细菌较少见,病毒感染后,上呼吸道黏膜失去抵抗力,细菌可乘虚而入,并发混合感染。

(1)鼻病毒:有 100 余种不同血清型,冠状病毒分离需特殊方法,两者皆为常见的病原,其感染症状局限于上呼吸道,多在鼻部。

(2)柯萨基病毒及埃可(ECHO)病毒:此类病毒均微小,属于微小病毒常引起鼻咽部炎症。

(3)流感病毒:分甲、乙、丙三种血清型,甲型可因其抗原结构发生较剧烈的变异而导致大流行,估计每隔 10~15 年一次,乙型流行规模较小且局限,丙型一般只造成散发流行,病情较轻,以上三型在小儿呼吸道疾病中主要引起上感,也可以引起喉炎、气管炎、支气管炎、毛细支气管炎和肺炎。

(4)副流感病毒:分 4 种血清型,1 型称“红细胞吸附病毒 2 型”(HA2);2 型称“哮吼类病毒”1 型(HA1),往往引起细支气管炎或肺炎,也常出现哮吼;3 型为地方性流行,全年均可发生,传染性强,能引起婴儿气管炎和肺炎,多数 1 岁内可感染;4 型又称 M-25,较少见,可在儿童及成人中发生上呼吸道感染。

(5)呼吸道合胞病毒:仅有一型,对婴幼儿呼吸道有强致病力,可引起小流行,1 岁以内婴儿 75%左右发生毛细支气管炎,30%左右致喉炎、气管炎、支气管炎及肺炎等,2 岁以后毛细支气管炎发病减少,5 岁以后,仅表现为轻型上感,下呼吸道感染明显减少,以上所述后三种病毒均属于黏液病毒,在急性上呼吸道感染中以副流感病毒、呼吸道合胞病毒及冠状病毒较为多见。

(6)腺病毒:有 41 种不同血清型,可致轻重不同的上呼吸道感染,如鼻咽炎、咽炎、咽-结膜炎滤泡性结膜炎,也可引起肺炎流行,3、7 型腺病毒可持续存在于上呼吸道腺体中,可引起致死性肺炎,第 8 型腺病毒容易在学龄儿童中引起流行性角膜结膜炎,第 3、第 7、第 11 型可致咽、结膜炎,1979—1983 年夏季曾由于游泳在北京引起 3、7 型腺病毒咽结膜热流行。

2.支原体感染(10%)　肺炎支原体:又名肺炎原浆菌或胸膜肺炎样微生物(简称 PP-

LO),不但引起肺炎,也可引起上呼吸道感染,肺炎多见于5~14岁小儿。

3.细菌感染(15%) 常见细菌:仅为原发性上呼吸道感染的10%左右,侵入上呼吸道的继发性细菌感染大多属于β溶血性链球菌A组,肺炎球菌,嗜血流感杆菌及葡萄球菌,其中链球菌往往引起原发性咽炎。卡他奈瑟球菌是鼻咽部常见菌群之一,有时在呼吸道可发展为致病菌感染,且有增多趋势,但次于肺炎链球菌和流感杆菌感染。

4.抵抗力下降(20%) 营养不良,缺乏锻炼或过度疲劳,以及有过敏体质的小儿,因身体防御能力降低,容易发生上呼吸道感染,特别在消化不良、佝偻病及有原发性免疫缺陷病或后天获得性免疫功能低下的患儿,并发这类感染时,往往出现严重症状,在气候改变较多的冬春季节,更易造成流行。必须指出,上呼吸道感染的发生发展不但取决于侵入的病原体种类、毒性和数量,且与宿主防御功能和环境因素有密切关系,如居住拥挤、大气污染,被动吸烟、间接吸入烟雾,均可降低呼吸道局部防御能力,促使病原体生长繁殖,故加强锻炼、改善营养状况与环境卫生对预防上感十分重要。

二、发病机制

小儿由于防御功能不完善,易患呼吸道感染,呼吸道黏液腺分泌不足,纤毛运动差,因而物理性的非免疫防御功能就较成人为差,分泌型IgA生成不足使气道易受微生物侵袭,通过含有病毒的飞沫、雾滴或经污染的用具进行传播,常于机体抵抗力降低时,如受寒、劳累、淋雨等情况,原已存在或由外界侵入的病毒和(或)细菌,迅速生长繁殖,导致感染,此外,由于支气管高反应性的存在,致使部分婴幼儿因呼吸道感染等因素而诱发呼吸道变态反应性疾病。

三、临床表现

病情轻重程度相差很大,一般年长儿较轻,婴幼儿时期则重症较多。

1.潜伏期 多为2~3天或稍久。

2.轻症 只有鼻部症状,如流清鼻涕、鼻塞、喷嚏等,也可有流泪,轻咳或咽部不适,可在3~4天自然痊愈,如感染涉及鼻咽部,常有发热、咽痛、扁桃体炎及咽后壁淋巴组织充血和增生,有时淋巴结可轻度肿大,发热可持续2~3天至1周,在婴幼儿常易引起呕吐和腹泻。

3.重症 体温可达39~40℃或更高,伴有冷感、头痛、全身无力、食欲锐减、睡眠不安等,可因为鼻咽部分泌物引起较频繁的咳嗽,咽部微红,发生疱疹和溃疡时称为疱疹性咽炎,有时红肿明显波及扁桃体,出现滤泡性脓性渗出物,咽痛和全身症状加重,鼻咽部分泌物从稀薄变成稠厚,颌下淋巴结显著肿大,压痛明显。如果炎症波及鼻窦、中耳或气管,则发生相应症状,全身症状也较严重,要注意高热惊厥和急性腹痛,并与其他疾病作鉴别诊断。急性上呼吸道感染所致高热惊厥多见于婴幼儿,于起病后1天内发生,很少反复发生,急性腹痛有时很剧烈,多在脐部周围,无压痛,早期出现,多为暂时性,可能与肠蠕动亢进有关;也可持续存在,有时与阑尾炎的症状相似,多因并发急性肠系膜淋巴结炎所致。

4.急性扁桃体炎 急性扁桃体炎是急性咽炎的一部分,其病程和并发症与急性咽炎不尽相同，因此可单独作为一个病，也可并入咽炎，由病毒所致者有时可在扁桃体表面见到斑点状白色渗出物，同时软腭和咽后壁可见小溃疡，双侧颊黏膜充血伴散在出血点，但黏膜表面光滑，可与麻疹鉴别。由链球菌引起者，一般在2岁以上，发病时全身症状较多，有高热、冷感、呕吐、头疼、腹痛等，以后咽痛或轻或重，吞咽困难，扁桃体大多呈弥漫性红肿或同时显示滤泡性脓性渗出物，患者舌红苔厚，如治疗不及时，容易发生鼻窦炎、中耳炎和颈部淋巴结炎。

5.病程　轻型病例发热时间自1~2天至5~6天不等，但较重者高热可达1~2周，偶有长期低热达数周者，由于病灶未清除，需较长时间才能痊愈。

四、检查

1.血常规　白细胞计数分类对区分病毒或细菌感染有一定意义，前者白细胞计数正常或偏低，后者白细胞总数大多增高，本病多为病毒感染，一般白细胞偏低或在正常范围，但在早期白细胞和中性粒细胞百分数较高；细菌感染时白细胞总数多增高，严重病例也可减低，但中性粒细胞百分数仍增高。

2.血生化检查。

3.心电图　必要时做心电图检查，以明确有无心肌损害。

4.X线检查　做胸部X线检查，明确有无并发支气管炎或肺炎等。

五、诊断及鉴别诊断

1.诊断　应注意下列几方面。

(1)流行情况：了解当地疾病的流行情况对诊断和鉴别诊断均有帮助，患某种急性上呼吸道感染时，不但患者症状相似，其并发症也大致相同。

(2)临床特点：全面体格检查以排除其他疾病，观察咽部包括扁桃体、软腭和咽后壁，如扁桃体及咽部黏膜明显红肿，咽后壁淋巴滤泡增生，婴幼儿时期的急性上呼吸道感染往往以突然高热，甚至发生高热惊厥为突出表现，同时有呕吐、腹泻等，较长儿童以鼻咽炎症状为主，表现接近成人，但常伴有腹痛。

(3)血常规：发热较高，白细胞较低时应考虑常见的急性病毒性上呼吸道感染，并根据当地流行情况和患儿的接触史排除流感、麻疹、疟疾、伤寒、结核病等，白细胞持续增高时，一般考虑细菌感染，但在病毒感染早期也可以高达15×10^9左右，但中性粒细胞很少超过75%，白细胞特别高时，应排除细菌性肺炎、传染性单核细胞增多症和百日咳等，急性咽炎伴有皮疹、全身淋巴结肿大及肝脾大者，应检查异常淋巴细胞，排除传染性单核细胞增多症。

2.鉴别诊断

(1)急性传染病：根据临床表现和体征一般均可做出诊断，但某些急性传染病如幼儿急疹、麻疹百日咳、猩红热、流行性脑膜炎等，前驱症状与急性上呼吸道感染相似，因此应仔细询问病史，注意当地流行情况，结合流行病学、体征及观察病情发展才能及时做出诊断，如扁桃体上有较大的膜性渗出物或超出扁桃体范围，需认真排除白喉，当扁桃体上有脓性分泌物时应考虑链球菌感染，一般以咽涂片检查细菌，必要时培养。

(2)败血症和脑膜炎:如在急性咽炎同时还有出血性皮疹,则必须排除败血症和脑膜炎。

(3)与流感鉴别:流感有明显的流行病史,多有全身症状如高热、四肢酸痛、头痛等,可有衰竭状态,一般鼻咽部症状如鼻分泌物多和咳嗽等较全身中毒症状为轻。

(4)与消化系统疾病鉴别:婴幼儿时期的急性上呼吸道感染往往有消化道症状,如呕吐、腹痛、腹泻等,可误诊为原发性胃肠病,上呼吸道感染伴有腹痛,可由于蛔虫骚动,肠系膜淋巴结炎引起需与急腹症,急性阑尾炎相鉴别。

(5)过敏性鼻炎:有些"感冒"患儿的全身症状不重,常为喷嚏、流涕、鼻黏膜苍白水肿,病程较长且反复发作,则应考虑过敏性鼻炎,在鼻拭子涂片检查时,如见到嗜酸性粒细胞增多,可助诊断,此病在学龄前和学龄儿多见。

(6)传染性单核细胞增多症:急性咽炎伴有皮疹,全身淋巴结肿大及肝脾大者应检查血常规,如白细胞特别高,异常淋巴细胞高时,应除外传染性单核细胞增多症。

六、并发症

急性上呼吸道感染如不及时治疗,可引起很多并发症,在婴幼儿时期常并发急性心肌炎、支气管炎、肺炎等,较长儿童可并发肾炎、风湿热、鼻窦炎等,并发症分三大类。

1.感染蔓延至附近器官　感染自鼻咽部蔓延至附近器官,较为常见的有急性结膜炎、鼻窦炎、口腔炎、喉炎、中耳炎和颈淋巴结炎,其他如咽后壁脓肿、扁桃体周围脓肿、上颌骨骨髓炎、支气管炎和肺炎等。

2.感染播散到全身　病原通过血液循环播散到全身,细菌感染并发败血症时,可导致化脓性病灶,如皮下脓肿、脓胸、心包炎,腹膜炎、关节炎、骨髓炎、脑膜炎、脑脓肿和泌尿系感染等。

3.变态反应性疾病　由于感染和变态反应对机体的影响,可发生风湿热、肾炎、肝炎、心肌炎、紫癜类风湿病及其他结缔组织病等

七、治疗

以充分休息、对症、预防并发症为主,并重视一般护理和支持疗法。

1.药物疗法　可分去因疗法和支持疗法。去因疗法中对病毒感染多采用中药治疗。有人从初乳中提取分泌型 IgA 滴鼻,0.3~0.5mg/(kg·d),分 6~8 次,连续 2~3 天,疗效较好。细菌性感染则用青霉素和其他抗生素。大多数急性上呼吸道感染为病毒感染,抗生素非但无效,还可引起机体菌群失调,必须避免滥用。当合并细菌感染时,如 β 溶血性链球菌 A 组引起的咽炎或扁桃体炎,青霉素有效,如 2~3 天后无效,应考虑其他病原体感染。高热时可用退热药如对乙酰氨基酚或布洛芬,根据病情可 4~6 小时重复一次,1 天不超过 4 次。但避免用量过大以免体温骤降、多汗,甚至虚脱。对轻症咳嗽的小儿,尤其是小婴儿,不宜用大量止咳的中西药品。

2.局部治疗　如有鼻炎,为了使呼吸道通畅,保证休息,应在进食和睡前用小儿滴鼻药,4~6 次/天,每次每鼻孔 2 滴。婴儿忌用油剂滴鼻,恐吸入下呼吸道而致类脂性肺炎。年长儿患咽喉炎或扁桃体炎时,可用淡盐水或复方硼酸溶液漱口。

3.对并发症的治疗　对常见并发症的治疗，是处理急性上呼吸道感染的一个重要环节，必须根据轻重缓急而采取适当措施。

4.一般护理　注意休息和护理，发热期宜给流食或软食，多饮水；吃奶婴儿应少量多次喂奶，以免导致吐泻等消化不良症状。室温宜恒定，保持一定湿度，有喉炎症状时更要注意。为了减轻咽痛及颈淋巴结疼痛，年长儿可用冷敷或热敷。鼻咽分泌物过多时，可取俯卧位。

八、预后

本病预后良好，有自限性，一般5~7天痊愈。全身症状如精神、食欲等，常较体温和白细胞数更为重要。如饮食、精神如常者多预后良好；精神萎靡、多睡或烦躁不安面色苍白者，应加警惕。

第四节　急性支气管炎

急性支气管炎是由于各种病原引起的支气管黏膜炎症所致。常继发于上呼吸道感染，或为急性传染病的一种临床表现。气管常同时受累，故又称急性气管支气管炎。婴幼儿多见，且症状较重。主要是感染引起，病原为各种病毒、细菌、肺炎支原体，或为混合感染。大多先有上呼吸道症状，之后以咳嗽为主要症状，开始为干咳，以后有痰。婴幼儿症状较重。一般无全身症状。

一、病因

1.病毒(30%)　肺炎支原体或细菌，或为其合并感染，病毒感染中，以流感、腺病毒、3型副流感及呼吸道融合胞病毒等占多数，肺炎支原体亦不少见，凡可引起上呼吸道感染的病毒都可成为支气管炎的病原体，在病毒感染的基础上，致病性细菌可引起继发感染较常见的细菌是肺炎球菌、β溶血性链球菌A组、葡萄球菌及流感杆菌，有时为百日咳杆菌、沙门氏菌属或白喉杆菌。

2.营养不良(20%)　常继发于一些医学和外科的原因，如慢性腹泻、短肠综合征和吸收不良性疾病。营养不良的非医学原因是饮食习惯不良、缺乏营养知识、家长忽视科学喂养方法等。对于营养不良者通常可以通过治疗原发病、提供适当的膳食，对家长进行教育和仔细的随访而治疗。

3.其他因素(10%)　佝偻病、变态反应及慢性鼻炎、咽炎等皆可为本病的诱因。

二、临床表现

发病可急可缓，大多先有上呼吸道感染症状，也可忽然出现频繁而较深的干咳以后渐有支气管分泌物，在胸部可听到干、湿啰音，以中等不泡音为主，偶可限于一侧，婴幼儿不会咳痰，多经咽部吞下，症状轻者无明显病容，重者发热38~39℃，偶达40℃，多2~3天即退，感觉疲劳，影响睡眠食欲，甚至发生呕吐、腹泻、腹痛等消化道症状，年长儿再诉头痛及胸痛，咳嗽一般延续7~10天，有时迁延2~3周，或反复发作，如不经适当治疗可引起肺炎,白细胞正常或稍低,升高者可能有继发细菌感染。

三、检查方法

1.胸部X线检查　肺纹理增粗或正常,偶有肺门阴影增浓。

2.血液生化检查　周围血白细胞总数正常或偏低,由细菌引起或合并细菌感染时白细胞总数升高,中性粒细胞增多。

四、诊断及鉴别诊断

1.诊断　胸部啰音或粗或细,大多是中等湿啰音,主要散在下胸部,咳出分泌物后,啰音可暂时减少,偶因支气管内积痰太多,呼吸音可减低,但咳出痰液后,呼吸音即恢复正常,重症支气管炎与肺炎早期难以鉴别,如听到较深啰音或捻发音,咳嗽后啰音无明显减少时,应考虑肺炎做胸部X线检查以确诊。

2.鉴别诊断

(1)病情较轻者:须与上呼吸道感染作鉴别。上呼吸道感染症状,体征:发热、鼻塞、流涕、喷嚏、咳嗽;乏力、食欲缺乏、呕吐、腹泻,儿童可诉头痛、腹痛、咽部不适,咽部充血,有时扁桃体充血、肿大,颈淋巴结可肿大并压痛,肺部听诊多正常。

(2)支气管异物:当有呼吸道阻塞伴感染时,其呼吸道症状与急性气管炎相似,应注意询问有无呼吸道异物吸入史,经治疗后,疗效不好,迁延不愈,反复发作,胸部X线检查表现有肺不张、肺气肿等梗阻现象。

(3)肺门支气管淋巴结核:根据结核接触史,结核菌素试验及胸部X线检查。

(4)毛细支气管炎:多见于6个月以下婴儿,有明显的急性发作性喘憋及呼吸困难,体温不高,喘憋发作时肺部啰音不明显,缓解后可听到细湿啰音。

(5)支气管肺炎:急性支气管炎症状较重时,应与支气管肺炎作鉴别。

五、并发症

身体健壮的小儿少见并发症,但在营养不良、免疫功能低下、先天性呼吸道畸形、慢性鼻咽炎、佝偻病等小儿则易并发肺炎、中耳炎、喉炎及副鼻窦炎。副鼻窦炎:表现在鼻塞,轻重不等,多因鼻黏膜充血肿胀和分泌物增多所致,鼻塞常可致暂时性嗅觉障碍。

头痛:慢性化脓性鼻窦炎一般有明显局部疼痛或头痛。

六、治疗

1.一般治疗

(1)房间注意清洁、安静,保持光线充足、通风。但避免对流风直接吹向患儿。

(2)高热时卧床休息。婴儿须经常调换卧位,使呼吸道分泌物易于排出。

(3)咳嗽频繁时可给镇咳药,但避免给药过量以致抑制分泌物的咳出。

(4)给予易消化物,供给足够水分。

(5)注意口腔、鼻及眼的局部清洁。并注意呼吸道隔离。

(6)发生痉挛而致呼吸困难时,轻者参考以下中医疗法“实热喘”处理,重者参考毛细支气管炎及支气管哮喘的治疗处理。

2.其他治疗

(1)10%氯化铵溶液,使痰液易于咳出。剂量为每次0.1~0.2mL/kg。

(2)用适量的吐根糖浆,使痰液易于咳出。婴幼儿每次2~15滴,年长儿每次1~2mL,每日4~6次。

(3)并发细菌感染时,可选用适当抗菌药物。

(4)迁延性支气管炎可加用超短波或紫外线照射。

七、预防及护理

1.预防

(1)加强身体锻炼,增强抗病能力。

(2)注意寒暖调节,防止受凉,尤其是秋冬季节,特别注意胸部保暖。

(3)对反复发作者可药物预防,如黄芪每日6~9g连服2~3个月,也可用疫苗预防复发。

2.护理

(1)注意休息,多喝水,忌油腻食物。

(2)发热时要注意卧床休息,选用物理降温或药物降温(参考急性上呼吸道感染护理)。

(3)室内保持空气新鲜,适当通风换气,但避免对流风,以免患儿再次受凉。

(4)须经常协助患儿变换体位,轻轻拍打背部,使痰液易于排出。

第五节　毛细支气管炎

支气管炎是指支气管发生炎症,小儿最常见且较严重的是毛细支气管炎。好发于冬春季,可引起局部流行。毛细支气管炎的病变主要发生在肺部的细小支气管,也就是毛细支气管,所以病名为“毛细支气管炎”。通常是由普通感冒、流行性感冒等病毒性感染引起的并发症,是小儿常见的一种急性下呼吸道感染。

一、病因

1.病毒感染(45%)　毛细支气管炎可由不同的病毒所致,呼吸道合胞病毒(RSV)是最常见的病原。在中国医科院儿科研究所所见病例,分离出合胞病毒者占58%。此外,副流感病毒(3型较常见)、腺病毒、流感病毒、偏肺病毒与鼻病毒均可引致毛细支气管炎。过去,偶自本病患儿分离出流感杆菌,可能在极个别情况下为病原菌,但也可能为带菌或病毒与细菌混合感染。

2.粉尘刺激(25%)　当气温骤降、呼吸道小气管痉挛缺血、防御功能下降等利于致病,烟雾、粉尘、污染大气等慢性刺激亦可发病。

3.过敏(10%)　过敏因素也有一定关系。

二、发病机制

病变主要侵及直径75~300μm的毛细支气管,黏液分泌增加,有细胞破坏产物,纤维素堵塞,出现上皮细胞坏死及支气管周围淋巴细胞浸润,炎症可波及肺泡、肺泡壁及肺间质,肺不张,肺气肿较为明显。

三、临床表现

常在上呼吸道感染以后 2~3 天出现持续性干咳和喘息,可以出现发作性呼吸困难。咳与喘憋同时发生为本病特点,症状轻重不等,重者呼吸困难发展甚快,咳嗽略似百日咳。初起时呼吸症状远较中毒症状严重,出现发作性喘憋。体温高低不一,低热(甚至无热)、中等度发热及高热约各占三分之一,体温与一般病情并无平行关系。一般虽有呕吐,但不严重,也多无严重腹泻。由于肺气肿及胸腔膨胀压迫腹部,常易影响吃奶及进食。喘憋发作时呼吸快而浅,常伴有呼气性喘鸣,呼吸频率可达 60~80 次/分,甚至 100 次/分以上。脉快而细,常达 160~200 次/分,有明显鼻翕及三凹征。

四、检查

1.血常规　白细胞总数及分类多在正常范围,中性粒细胞常不增加,嗜酸性细胞正常。

2.血气分析　病情较重的小婴儿血气分析检查可有代谢性酸中毒,约 1/10 的病例可有呼吸性酸中毒,血气检查可见血 pH 降低,PaO_2及 SaO_2下降,$PaCO_2$可降低(过度换气),或增高(CO_2潴留)。

3.病原学检查　病毒快速诊断用免疫荧光技术、酶标抗体染色法或 ELSA 等法进行。有条件的单位可进行病毒分离及双份血清检查,以确定各种病毒感染。鼻、咽拭子细菌培养与健康儿无明显不同(二者均可有带菌情况)。

4.X 线检查　可见全肺有不同程度的梗阻性肺气肿,摄片可显现支气管周围炎征象,或有肺纹理粗厚。不少病例肺泡亦明显受累,有小的点片状阴影,但无大片实变,与腺病毒肺炎不同。故与其他急性肺炎较易区别。

5.心电图　心率增快,少数病例可有心肌受损表现。

五、诊断及鉴别诊断

1.诊断　重症患儿有明显的梗阻性肺气肿,苍白及发绀,胸部体征常有变异,叩诊呈鼓音。当毛细支气管接近于完全梗阻时,呼吸音明显减低,或听不见,在喘憋发作时往往听不到湿啰音。当喘憋稍缓解时,可有弥漫性细湿啰音或中湿啰音,喘鸣音往往很明显。发作时每有肋间增宽,肋骨横位,横膈及肝、脾因肺气肿推向下方。由于过度换气引起的不显性失水量增加和液体摄入量不足,部分患儿可发生比较严重的脱水。在小婴儿还可能有代谢性酸中毒,重度喘憋者可有二氧化碳潴留,出现呼吸性酸中毒,动脉血氧分压降低。经过正确治疗后,发展成心力衰竭者已较少见。本症患者年龄偏小,多见于 2 岁以内,尤以 6 个月内婴儿为多。发热一般不高或正常,在发病初期可有发作性呼吸困难,喘憋明显。体检两肺满布哮鸣音,结合胸部 X 线片检查可明确诊断。

2.鉴别诊断　本病有时须与以下几种疾病鉴别。

(1)婴幼儿哮喘:婴儿的第一次感染性喘息发作,多数是毛细支气管炎。如有反复多次喘息发作,亲属有变态反应史,则有婴幼儿哮喘的可能。可试用肾上腺素或氨茶碱,哮喘者可迅速有效,而本症则效果不明显。

(2)喘息性支气管炎:与轻型毛细支气管炎有时不易区别,但本症无明显肺气肿存在。因而咳喘表现不重,亦无中毒症状,且以后有反复发作为其特点。

(3)腺病毒肺炎:多见于6~24个月婴幼儿,高热、热程长,有明显中毒症状,且喘憋症状出现较晚肺炎体征较明显,在胸部X线片检查中,多可见到大片状融合性病灶。

(4)粟粒型肺结核:有时呈发作性喘憋,但一般听不到啰音。尚有其他结核病症状,结核菌素试验阳性及X线所见,均有助于结核的诊断。

(5)其他疾病:百日咳、充血性心力衰竭、心内膜弹力纤维增生症、异物,都可发生喘憋,有时也需鉴别。

六、治疗

1.促进排痰 增加空气内的湿度极为重要,一般可使用室内加湿器。重症病例合理应用雾化治疗对患儿有一定帮助,一般雾化器可结合给氧进行雾化,超声雾化只在有呼吸道痰堵时应用,每次20分钟,3~4次/天,吸雾后要叩背吸痰。应用加温湿化有时可使患儿安静下来。至于直接冲洗咽喉部及从喉支气管吸出痰液的办法,只能对个别病例在耳鼻喉科配合下应用喉镜进行。

2.纠正缺氧 对喘憋重者首先要抬高头部与胸部,以减少呼吸困难;遇有明显缺氧时,最好应用雾化器给氧,应连接口罩,或用头罩,对轻度缺氧病例,有条件的地方可试用冷空气疗法,也可采用鼻管给氧,导管尖端放在鼻前庭即可。

3.止喘 在喘憋发作期间,宜用异丙嗪缓解支气管痉挛,一般口服每次1mg/kg,3次/天,也可应用支气管扩张药雾化吸入。例如,烦躁明显,可与等量的氯丙嗪(冬眠灵)合用(即冬眠Ⅱ号)肌内注射,并可加用水合氯醛加强镇静作用。如效果仍不明显,可以氢化可的松或地塞米松静脉点滴,于数小时内输入。如喘憋非常严重,一般方法难以控制时,可试行徐徐静脉推入5%碳酸氢钠3~5mL/kg,有时可见显著效果。也可试用酚妥拉明加间羟胺(阿拉明)静脉滴注或缓慢静脉推入,或试用东莨菪碱静脉滴注。最近有人报告用硫酸镁静脉滴注,维生素K_3雾化吸入,小剂量异丙肾上腺素静脉滴注治疗毛细支气管炎喘憋发作,也可审慎试用。

4.水、电解质平衡 争取多次口服液体以补充快速呼吸时失去的水分,不足时可以静脉点滴补液,般用10%葡萄糖溶液,加入少量(约1/5容量)生理盐水,遇有代谢性酸中毒,可静脉输入1/6g分子浓度(1.4%)碳酸氢钠。如有血气测定条件,可按[0.3×体重(kg)×剩余碱(负值)=输给的碳酸氢钠毫当量数]的公式计算,先输给总量的1、2,视情况再输其余的1/2。

5.呼吸道通畅 对呼吸性酸中毒宜用雾化吸痰等方法使呼吸道通畅。对个别极端严重呼吸衰竭病例可进行气管插管及应用加压人工呼吸。

6.纠正心力衰竭 并发心力衰竭时应及时应用洋地黄类药物,对疑似心力衰竭病例,也可及早试用。

7.肾上腺素 对疑似哮喘患儿,可试用小剂量肾上腺素,无效时不再重复。

8.其他　最近有人试用干扰素雾化疗法,对本病及喘息性支气管炎均有疗效。对能服用汤药的患儿,中医治疗效果较好,一般可用射干麻黄汤、定喘汤或小青龙汤加减,遇有苔黄、舌红等热象明显者可用麻杏石甘汤加减。本症系病毒引起,故一般不需用抗生素。但隔离条件较差时,可酌用青霉素控制继发细菌感染。如发现葡萄球菌或流感杆菌等继发感染,应积极进行抗菌治疗。抗病毒治疗利巴韦林(三氮唑核苷)雾化吸入疗效较好,国内研究证明,双黄连雾化吸入效果亦较明显,也可以加用干扰素。可参见 RSV 肺炎的抗病毒治疗。

七、预后

病程一般为 5~15 天,平均为 10 天,治疗恰当时可缩短。在咳喘发生后 2~3 天病情常较为严重,经过正确治疗后大多迅速恢复,并在数天内见愈。近期预后多数良好,在住院的毛细支气管炎患者中,病死率约为 1%,原有心肺疾病和其他先天畸形的婴儿及新生儿、未成熟儿的死亡危险性高。死亡多由于喘憋时间过长,呼吸暂停、呼吸衰竭,非代偿性呼吸性酸中毒及严重脱水酸中毒等原因所致。患儿易于病后数年间反复发生喘鸣,长期随访观察,2.18%~53.2%患小儿哮喘。

八、预防及护理

1.预防　合理喂养,良好的卫生习惯,避免感冒等患者接触小儿,不去空气流通不好的公共场所,是预防急性毛细支气管炎的基本措施。冬季气温起伏大,要预防呼吸道疾病,首先要注意保暖。同时,冬春季气候干燥,空气粉尘含量高,人体鼻黏膜容易受损。要多喝水,保持合适的室内湿度,并适当补充维生素,特别是维生素 A 等。保持良好的家庭环境卫生,保持室内空气流通,控制和消除各种有害气体和烟尘。注意及时添减衣服,避免受凉感冒,预防流感。

2.护理

(1)保持居室良好环境,患儿所处居室要温暖,通风和采光良好,并且空气中要有一定湿度,防止过分干燥。

(2)毛细支气管炎时有不同程度的发热,水分蒸发较大,应注意给患儿多喂水。

(3)注意保暖,避免寒冷刺激。

第六节　支气管哮喘

支气管哮喘简称哮喘病,是儿科常见的呼吸道疾病之一。目前认为支气管哮喘是一种慢性气道持续的炎症性疾病,许多细胞在其中起到重要作用。如淋巴细胞、嗜酸粒细胞、肥大细胞等,并伴有非特异性气道反应明显增高,以气道的高反应性(BHR)为主要临床特征的一种多因性疾病。在临床上主要表现为反复可逆性的喘息和咳嗽发作,胸闷、呼吸困难,这些症状常是可逆的,但也可变重偶致死亡。故对哮喘的防治应重视。

一、病因

1.呼吸道感染(25%)

(1)呼吸道病毒感染:在婴幼儿期主要有呼吸道合胞病毒(RSV)、副流感病毒、流感病毒和腺病毒,其他如麻疹病毒、腮腺炎病毒、肠道病毒、脊髓灰质炎病毒偶尔可见。

(2)支原体感染:由于婴幼儿免疫系统不成熟,支原体可以引起婴幼儿呼吸道慢性感染,若处理不恰当,可以导致反复不愈的咳嗽和喘息。

(3)呼吸道局灶性感染:慢性鼻窦炎、鼻炎、中耳炎、慢性扁桃体炎,是常见的儿童上呼吸道慢性局灶性病变,一方面可以引起反复的感染,另一方面又可以通过神经反射引起反复的咳喘,需要对这些病灶进行及时处理。

2.吸入过敏物质(18%)　1岁以上的幼儿,呼吸道过敏逐渐形成,如对室内的尘螨、蟑螂、宠物皮毛和对室外的花粉等变应原过敏,长期持续低浓度变应原吸入,可以诱发慢性气道过敏性炎症,引起机体致敏,并产生气道慢性特应性炎症,促进BHR形成。随着接触变应原时间增加,气道炎症和BHR逐渐加重,往往发展成儿童哮喘,短时间吸入高浓度变应原可以诱发急性哮喘。这类哮喘发作较为突然,多数在环境中变应原浓度较高的季节发作。

3.胃食管反流(15%)　由于解剖结构的原因,也有医源性因素(如应用氨茶碱、β受体兴奋药等)可以引起胃食管反流,在婴幼儿尤为多见,它是导致喘息反复不愈的重要原因之一,临床上多表现为入睡中出现剧烈的咳嗽、喘息,平时有回奶或呕吐现象。

4.遗传因素(12%)　许多调查资料表明,哮喘患者亲属患病率高于群体患病率,并且亲缘关系越近,患病率越高;患者病情越严重,其亲属患病率也越高,目前,对哮喘的相关基因尚未完全明确,但有研究表明,有多位点的基因与变态反应性疾病相关,这些基因在哮喘的发病中起着重要作用。

5.其他因素(10%)　吸入刺激性气体或剧烈运动、哭闹、油漆、煤烟、冷空气吸入均可作为非特异性刺激物诱发哮喘发作,其中油漆散发的气体可触发严重而持续的咳喘发作,应尽量避免,剧烈运动,哭闹使呼吸运动加快,呼吸道温度降低或呼吸道内液体渗透压改变,而诱发哮喘发作。

二、发病机制

哮喘的发病机制不完全清楚,多数人认为,变态反应、气道慢性炎症、气道反应性增高及自主神经功能障碍等因素相互作用,共同参与哮喘的发病过程。

1.变态反应　当变应原进入具有过敏体质的机体后,通过巨噬细胞和T淋巴细胞的传递,可刺激机体的B淋巴细胞合成特异性IgE,并结合于肥大细胞和嗜碱性粒细胞表面的高亲和性的IgE受体,若变应原再次进入体内,可与肥大细胞和嗜碱性粒细胞表面的IgE交联,从而促发细胞内一系列的反应,使该细胞合成并释放多种活性介质导致平滑肌收缩,黏液分泌增加,血管通透性增高和炎症细胞浸润等,炎症细胞在介质的作用下又可分泌多种介质,使气道病变加重,炎症浸润增加,产生哮喘的临床症状。根据变应原吸入后哮喘发生的时间,可分为速发型哮喘反应(IAR)、迟发型哮喘反应(LAR)和双相型哮喘反应(OAR)。IAR 几乎在吸入变应原的同时立即发生反应,15~30 分钟达高峰,2 小时后逐渐恢复正常。LAR 约 6 小时左右发病,持续时间长,可达数天,而且临床症状重,常呈持续性哮喘表现,肺功能损害严重而持久。LAR 的发病机制较复杂,不仅与 IgE 介导的肥大细胞脱颗粒有关,主要是气道炎症反应所致,现在认为哮喘是一种涉及多种炎症细胞相互作用,许多介质和细胞因子参与的慢性气道炎症疾病。

2.气道炎症　气道慢性炎症被认为是哮喘的基本的病理改变和反复发作的主要病理生理机制不管哪一种类型的哮喘,哪一期的哮喘,都表现为以肥大细胞、嗜酸性粒细胞和 T 淋巴细胞为主的多种炎症细胞在气道的浸润和聚集,这些细胞相互作用可以分泌出数十种炎症递质和细胞因子,这些介质、细胞因子与炎症细胞互相作用,构成复杂的网络,相互作用和影响,使气道炎症持续存在。当机体遇到诱发因素时,这些炎症细胞能够释放多种炎症递质和细胞因子,引起气道平滑肌收缩,黏液分泌增加,血浆渗出和黏膜水肿,已知多种细胞,包括肥大细胞、嗜酸性粒细胞、嗜中性粒细胞、上皮细胞、巨噬细胞和内皮细胞都可产生炎症递质。主要的介质有:组胺、前列腺素(PG)、白三烯(LT)、血小板活化因子(PAF)、嗜酸性粒细胞趋化因子(ECF-A)、嗜中性粒细胞趋化因子(NCF-A)、主要碱基蛋白(MBP)、嗜酸性粒细胞阳离子蛋白(ECP)、内皮素-1(ET-1)、黏附因子(adhesion molecules,AMs)等。总之,哮喘的气道慢性炎症是由多种炎症细胞、炎症递质和细胞因子参与的,相互作用形成恶性循环,使气道炎症持续存在,其相互关系十分复杂,有待进一步研究。

3.气道高反应性(AHR)　表现为气道对各种刺激因子出现过强或过早的收缩反应,是哮喘患者发生发展的另一个重要因素,目前普遍认为气道炎症是导致气道高反应性的重要机制之一,气道上皮损伤和上皮内神经的调控等因素亦参与了 AHR 的发病过程。当气道受到变应原或其他刺激后,由于多种炎症细胞释放炎症递质和细胞因子,神经轴索反射使副交感神经兴奋性增加,神经肽的释放等,均与 AHR 的发病过程有关。AHR 为支气管哮喘患者的共同病理生理特征,然而出现 AHR 者并非都是支气管哮喘,如长期吸烟、接触臭氧、病毒性上呼吸道感染、慢性阻塞性肺疾病(COPD)等也可出现 AHR,从临床的角度来讲,极轻度 AHR 需结合临床表现来诊断,但中度以上的 AHR 几乎可以肯定是哮喘。

4.神经机制　神经因素也认为是哮喘发病的重要环节,支气管受复杂的自主神经支配,除胆碱能神经、肾上腺素能神经外,还有非肾上腺素能非胆碱能(NANC)神经系统。支气管哮喘与 β-肾上腺素能受体功能低下和迷走神经张力亢进有关,并可能存在有 α 肾上腺素能神经的反应性增加。NANC 能释放舒张支气管平滑肌的神经介质,如血管肠激肽(VIP)、一氧化氮(NO),以及收缩支气管平滑肌的介质,如 P 物质、神经激肽等,两者平衡失调,则可引起支气管平滑肌收缩。

三、临床表现

儿童哮喘起病可因不同年龄、不同诱因有所不同,婴幼儿哮喘多数在上呼吸道病毒感染后诱发,起病较缓,而儿童哮喘多由吸入变应原诱发,起病较急。哮喘发病初期主要表现为刺激性干咳,随后出现喘息症状,喘息轻重不一,轻者无气急,双肺仅闻散在哮鸣音和呼气时间延长;重者出现严重的呼气性呼吸困难,烦躁不安,端坐呼吸,甚至出现面色苍白,唇、指甲端发绀及意识模糊等病情危重表现。体检时可见三凹征,呼气时肋间饱满,叩音两肺呈鼓音,肝上界下移,心界缩小,表现有明显的肺气肿存在,全肺可闻及哮鸣音,如支气管渗出较多,可出现湿性啰音,严重病例由于肺通气量极少,两肺哮鸣音可以消失,甚至听不到呼吸音。哮喘一般自行或给予药物后缓解本病为反复发作,部分患者有明确的季节性,夜间发病较多,发作间歇期,多数患儿症状可完全消失,少数患儿有夜间咳嗽,自觉胸闷不适。

四、检查

1.血常规检查 发作时可有嗜酸性粒细胞增高,但多数不明显;如与病毒感染有关,一般白细胞计数正常或减低;如并发感染可有白细胞数增高,分类嗜中性粒细胞比例增高。

2.痰液检查 涂片在显微镜下可见较多嗜酸性粒细胞,可见嗜酸性粒细胞退化形成的尖棱结晶(Charcot- Leyden 结晶体),黏液栓(Curschmann 螺旋)和透明的哮喘珠(fennec 珠),如合并呼吸道细菌感染,痰涂片革兰染色、细胞培养及药物敏感试验有助于病原菌诊断及指导治疗。

3.血气分析 哮喘严重发作可有缺氧,PaO_2和SaO_2降低,由于过度通气可使$PaCO_2$下降,pH 上升,表现呼吸性碱中毒。如重症哮喘,病情进一步发展,气道阻塞严重,可有缺氧及CO_2潴留,$PaCO_2$上升,表现呼吸性酸中毒,如缺氧明显,可合并代谢性酸中毒。

4.特异性变应原的检测 可用放射性变应原吸附试验(RAST)测定特异性 IE,过敏性哮喘患者血清 IgE 可较正常人高 2~6 倍,在缓解期可做皮肤过敏试验判断相关的变应原,但应防止发生过敏反应。

5.胸部 X 线检查 早期在哮喘发作时可见两肺透亮度增加,呈过度充气状态;在缓解期多无明显异常,如并发呼吸道感染,可见肺纹理增加及炎症性浸润阴影,同时要注意肺不张、气胸或纵隔气肿等并发症的存在。

6.肺功能检查 缓解期肺通气功能多数在正常范围,在哮喘发作时,由于呼气流速受限,表现为第 1 秒用力呼气量(FEV_1)、一秒率(FEV/FVC%)、最大呼气中期流速(MMER)、呼出 50%与 75%肺活量时的最大呼气流量(MEF50%与 MEF75%)及呼气峰值流量(PEFR)均减少,可有用力肺活量减少,残气量增加,功能残气量和肺总量增加残气占肺总量百分比增高,经过治疗后可逐渐恢复。

7.其他 必要时可做 CT 或 MRI 检查或纤维支气管镜检查以明确诊断。

五、诊断

1.婴幼儿哮喘的特点

(1)日间或夜间咳喘明显,运动后加重。

(2)病理上以黏膜肿胀、分泌亢进为主,哮鸣音调较低。

(3)对皮质激素反应相对较差。

(4)易患呼吸道感染。

2.儿童哮喘的特点

(1)多在2岁以后逐渐出现呼吸道过敏。

(2)发病季节与变应原类型有关。

(3)有明显的平滑肌痉挛,哮鸣音调高。

(4)对糖皮质激素反应较好。

3.咳嗽变异性哮喘的特点

(1)长期咳嗽,无喘息症状。

(2)咳嗽在夜间或清晨及剧烈运动后加重。

(3)抗生素治疗无效。

(4)支气管扩张药及糖皮质激素有特效。

(5)部分患儿存在呼吸道过敏。

(6)一些患儿最终发展成支气管哮喘。儿童支气管哮喘根据年龄和临床表现不同分成3种:婴幼儿哮喘、儿童哮喘和咳嗽变异性哮喘。

4.婴幼儿哮喘诊断标准

(1)年龄<3岁,喘息≥3次。

(2)发作时肺部有哮鸣音,呼气延长。

(3)有特应性体质(湿疹,过敏性鼻炎)。

(4)有哮喘家族史。

(5)排除其他喘息性疾病。

有以上第1、第2、第5条即可诊断婴幼儿哮喘;喘息发作2次,并具有第2、第5条,诊断为可疑哮喘或喘息性支气管炎,如同时具有第3条和第4条时,可考虑给予治疗性诊断。

5.儿童哮喘诊断标准

(1)年龄>3岁,喘息反复发作。

(2)发作时两肺有哮鸣音,呼气延长。

(3)支气管舒张剂有明显疗效。

(4)排除其他原因的喘息、胸闷和咳嗽。

(5)对各年龄组疑似哮喘同时肺部有哮鸣音者,可做以下任何一项支气管舒张试验用β_2受体激动药的气雾剂或溶液雾化吸入;1%肾上腺素皮下注射0.01mL/kg,最大量不大于每次0.3mL,15分钟后,观察有无明显疗效。

6.咳嗽变异性哮喘诊断标准

(1)咳嗽持续或反复发作(夜间,清晨,运动,痰少,无感染)。

(2)气管舒张剂治疗有效(必须标准)。

(3)皮肤变应原试验阳性,有过敏史或家族史。

(4)气道呈高反应性,支气管激发试验阳性。

六、鉴别诊断

由于哮喘的临床表现并非哮喘特有,所以,在建立诊断的同时,需要排除其他疾病所引起的喘息、胸闷和咳嗽。

1.心源性哮喘　心源性哮喘常见于左心心力衰竭,发作时的症状与哮喘相似,但心源性哮喘多有高血压，急性肾炎并发严重循环充血，冠状动脉粥样硬化性心脏病，风心病和二尖瓣狭窄等病史和体征，常咳出粉红色泡沫痰，两肺可闻广泛的水泡音和哮鸣音，左心界扩大，心率增快，心尖部可闻奔马律，胸部 X 线检查时，可见心脏增大，肺淤血征，心脏 B 超和心功能检查有助于鉴别，若一时难以鉴别可雾化吸入选择性 β_2激动药或注射小剂量氨茶碱缓解症状后进一步检查，忌用肾上腺素或吗啡，以免造成危险。

2.气管内膜病变　气管的肿瘤，内膜结核和异物等病变，引起气管阻塞时，可以引起类似哮喘的症状和体征，通过提高认识，及时做肺流量容积曲线，气管断层 X 线片或纤维支气管镜检查，通常能明确诊断。

3.喘息型慢性支气管炎　实际上为慢性支气管炎合并哮喘，多见于中老年人，有慢性咳嗽史，喘息长年存在，有加重期，有肺气肿体征，两肺可闻及水泡音。

4.支气管肺癌　中央型肺癌导致支气管狭窄或伴感染时或类癌综合征，可出现喘鸣或类似哮喘样呼吸困难，肺部可闻及哮鸣音，但肺癌的呼吸困难及哮鸣症状进行性加重，常无诱因，咳嗽可有血痰，痰中可找到癌细胞。胸部 X 线片、CT 或 MRI 检查或纤维支气管镜检查常可明确诊断。

5.变态反应性肺浸润　见于热带性嗜酸性细胞增多症、肺嗜酸粒细胞增多性浸润、多源性变态反应性肺泡炎等，致病原因为寄生虫、原虫、花粉、化学药品、职业粉尘等，多有接触史，症状较轻，可有发热等全身性症状，胸部 X 线检查可见多发性、此起彼伏的淡薄斑片浸润阴影，可自行消失或再发，肺组织活检也有助于鉴别。

七、并发症

哮喘患者若出现严重急性发作，救治不及时时可能致命。控制不佳的哮喘患者对日常工作及日常生活都会发生影响，可导致误工、误学，导致活动、运动受限，使生命质量下降，并带来经济上的负担及对家人的生活发生负面影响。发作时可并发气胸、纵隔气肿、肺不张；长期反复发作和感染或并发慢性支气管炎、肺气肿、支气管扩张、间质性肺炎、肺纤维化和肺源性心脏病，可导致慢性阻塞性肺疾病、肺心病、心力衰竭、呼吸衰竭等并发症。

八、治疗

1.喷射雾化方案

（1）应用原理：通过高压气体冲击液体，产生雾滴，它具有雾滴直径均匀、大小适中（1～5μm）、对液体中药物成分无影响等优点。

（2）应用原则

1）平喘药物可用拟肾上腺素和抗胆碱能药物合用，拟肾上腺素药物主要作用于小气道，起效快，但维持时间短；抗胆碱能药物主要作用于小气道，起效相对较慢但维持时间较长，因而两者合用有互补作用。

2）如要用雾化吸入糖皮质激素，最好先吸入平喘药物，再吸糖皮质激素，以增加糖皮质激素的吸入量。

3）要严格掌握用药剂量，用药期间注意心血管方面不良反应的产生。

2.GINA 治疗方案

(1)制订的 GINA:1994 年在美国国立卫生院心肺血液研究所与世界卫生组织的共同努力下,共有 17 个国家的 30 多位专家组成小组,制订了关于哮喘管理和预防的全球策略。即《全球哮喘防治创议》(Global Initiative for Asthma,GINA),用来规范缓解期哮喘的治疗。

1)首先需要对哮喘患者的哮喘发作次数、夜间症状及肺功能状态进行分级。

2)随后根据哮喘分级确定吸入性糖皮质激素用量。

3)然后每间隔 3 个月,对哮喘患者重新进行评估分级,根据新的分级情况重新确定吸入性糖皮质激素用量,病情加重者加量,好转者减量,直到最小维持量;因而这一方案又称阶梯式治疗。

4)除吸入性糖皮质激素外,还可用白三烯受体拮抗药、细胞膜稳定药减轻气道炎症,减少糖皮质激素用量。

5)用长效或缓释支气管解痉药缓解咳喘症状。

(2)吸入性糖皮质激素(GCS)种类:吸入性 GCS 治疗哮喘的高效性和局部选择性的主要化学基础是在于 GCS 甾体核的 16α 和 17α 或 17β 位置上有一个亲脂基团的置换。

1)重要特性:当 GCS 甾体核的 D 环上用亲脂基团替代可得到 3 种重要特性。①与 GCS-R 有非常高度的亲和性,这是在呼吸道黏膜发挥作用所必需的;②吸入 GCS 后能增加局部摄取(浓度)和延长在组织中储存时间;③全身吸收后,易被肝脏转化而快速灭活。但一定程度的水溶性也十分重要,GCS 必须首先溶解在气道黏液中,然后才能作用于气道组织,因而一个理想的吸入性 GCS 除了较强的脂溶性外,还需要定的水溶性。

2)GCS 的局部/全身作用的比例取决于这几个方面:①药物在气道中的局部活性;②下呼吸道与口咽部药物沉积之比;③药物经肺或胃肠道吸收和首过代谢的周身活性。

3)吸入性 GCS:目前临床上常用的吸入性 GCS 有以下三大类:①倍氯米松(丙酸倍氯米松、可酮、必酮蝶、贝可乐、BDP):水溶性小,肝脏灭活速度慢(比 BUD 慢 2~4 倍),因而全身不良反应相对较大,吸入药物后要注意反复漱口,以减少药物从胃肠道进入机体;②布地奈德(丁地曲安西龙、普米克都保、英福美、BUD):比倍氯米松有较高的受体亲和性和水溶性。肝脏灭活速度较倍氯米松快,肝脏通过两种代谢途径进行代谢,首过代谢为 90%,半衰期 28 小时;③氟替卡松(Fluticasone Propionate,FP):水溶性低,但受体亲和力高,只通过一种代谢途径,首过代谢为 100%,半衰期 8~14 小时。长半衰期增加了反复用药的危险性,可导致组织内药物高浓度;长半衰期可能与其高亲脂性有关,可增加组织结合和分布容积。应用吸入糖皮质激素应注意根据年龄选择合适的吸入装置,以增加吸入效率。

(3)白三烯受体拮抗药:白三烯是人体三种必需脂肪酸之一的花生四烯酸的脂氧化酶代谢产物,包括 LTA4、LTB4、LTC4、LTD4 和 LTE4;其中 LTC4、LTD4 和 LTE4 被称为“硫醚肽白三烯”或“半胱氨酰白三烯”,因为它们都包含一个硫醚连接的肽,是 20 世纪 70 年代末发现的所谓“慢反应物质(SRS-A)”,主要由嗜酸细胞、肥大细胞、巨噬细胞、单核细胞和嗜碱性细胞产生。半胱氨酰白三烯是引起哮喘慢性气道炎症的重要炎性递质之一。孟鲁司特钠和扎鲁司特是口服的选择性白三烯受体拮抗药,能特异性抑制半胱氨酰白三烯(CysLT1)受体,以阻断白三烯引起的气道炎症;与糖皮质激素合用,可减少激素用量。

1）孟鲁司特钠（顺尔宁咀嚼片）：每片 5mg；6～14 岁 5mg，2～6 岁 4mg 每晚服。

2）扎鲁司特（安可来）：每片 20mg，12 岁以上儿童使用 20mg，1～2 次/天。

（4）肥大细胞膜稳定剂：肥大细胞膜稳定剂是一种非糖皮质激素类抗炎制剂，可抑制肥大细胞释放递质，对其他炎症细胞释放递质也有选择性抑制作用；主要用于轻中度哮喘患者。

1）色甘酸钠：每喷 5mg；每次 5～10mg，3～4 次/天。

2）尼多酸钠：每喷 2mg；每次 4mg，3～4 次/天。

3）酮替芬：每片 1mg；<1 岁每天 0.08～0.12mg/kg，>1 岁 1mg，2 次/天。

（5）长效或缓释支气管扩张药：长效或缓释支气管扩张药主要用于缓解阶梯式治疗期间的轻中度咳喘症状，特别是夜间咳喘及运动后咳喘。部分长效 β 受体激动药有抗炎作用。

1）长效或控释 β_2受体激动药。有以下几种常见的药：①沙丁胺醇控释片（全特宁）：每片 4mg，4mg/次，12 小时吞服；②沙丁胺醇缓释片（爱纳灵）：每片 4mg，3～12 岁 4mg，12 小时一次；③丙卡特罗（美喘清）：每片 25μg。<6 岁每次 1pg/kg；>6 岁每次 25μg，12 小时一次；④班布特罗（帮备，Banbec）1mg/mL×100mL。2～6 岁 5mL；>6 岁 10mL，每晚服；⑤福莫特罗（Ois 都保）：4.5μg/喷。每次 4.5μg，1 次/天或 12 小时一次吸入。

2）氨茶碱控释片。分别为两种：①茶碱（舒弗美）：每片 100mg。3～6 岁 50mg，>6 岁 100mg，2 次/天；②茶碱（优喘平）：每片 400mg。200～400mg，1 次/天。

3.特异性免疫治疗（脱敏治疗）　脱敏治疗是通过使用高效、标准化的纯化抗原，使机体对变应原反应性降低，减轻气道过敏性炎症脱敏。与成人哮喘相比，呼吸道过敏在儿童哮喘中更为突出，使脱敏成为一种重要的治疗儿童哮喘方法。天然变应性原制剂疗法有几十年的历史，是 IgE 介导的过敏疾患的唯一对因疗法。这种疗法的唯一缺点是需要多次注射才能达到（个体）最大剂量，而且由于 IgE 介导的（B 细胞抗原决定族引起的）不良反应，每次注射的变应原剂量不能随意增大。目前主要通过对变应原加工，进行化学修饰（如使用甲醛），改变蛋白结构，制成类变应原。这种类变应原，变应原性减弱（B 细胞抗原决定簇丧失），而大多数 T 细胞抗原决定簇保留下来，免疫原性也得以保留。对类变应原的进一步开发使类变应原吸附在氢氧化铝上，与类变应原水溶剂相比，不良反应进一步减轻，作用持续时间延长，注射次数减少。目前认为脱敏治疗对下列物质过敏治疗有效。

（1）花粉引起的哮喘和过敏性鼻炎。桦属和桦木科植物花粉、禾本科植物花粉、豚草属植物花粉、Parietaria 植物花粉。

（2）屋尘螨引起的哮喘和过敏性鼻炎。

（3）猫皮屑引起的哮喘。

（4）真菌引起的哮喘。链格孢属、支孢霉属真菌。现强调脱敏治疗应从早期开始进行，它可以抑制已形成的变应原过敏状态的进一步发展，还能阻止机体对其他变应原过敏的形成。脱敏治疗之前应进行特异性诊断试验，以明确机体对什么过敏，以及过敏的强度，特异性诊断试验包括皮肤试验、变应原支气管激发试验、血清变应原特异性 IgE 测定等方法，现多采用皮肤挑刺试验。脱敏治疗包括两个阶段：递增阶段和维持阶段。递增阶段是一个逐渐增加变应原浓度的过程，目的是在减少机体反应性同时，使 IgE 介导的不良反应降到最低程度。维持阶段的时间需要 3~5 年。

4.哮喘的长期管理计划　哮喘的长期管理是哮喘防治的重要环节之一，由于哮喘是一种慢性呼吸道疾病，治疗时间长，而且大部分时间在家中治疗，因而对患儿进行病情的随访、监控，及时接受患儿及家长的咨询，对于控制疾病尤为重要。

(1)哮喘的长期管理计划：①教育患者与医生发展成伙伴关系；②尽可能应用肺功能评估和监测哮喘的症状的严重程度；③避免和控制哮喘的触发因素；④建立长期管理计划；⑤建立哮喘发作时的计划；⑥提供定期的随访。

(2)哮喘长期管理的目标：①达到并维持症状的控制；②防止哮喘的发作；③最低限度(理想是不需要)应用快速缓解药 β_2激动药治疗；④不需要再上急诊或住院；⑤维持正常的活动水平，包括运动；⑥尽可能地维持肺功能的正常；⑦最少的(或无)药物不良反应。

九、预后

哮喘的转归和预后与疾病的严重程度有关，更重要的是与正确的治疗方案有关。多数患者经过积极系统的治疗后，能够达到长期稳定。尤其是儿童哮喘，通过积极而规范的治疗后，临床控制率可达 95%。青春期后超过 50%的患者完全缓解，无须用药治疗。个别病情重，气道反应性增高明显，或合并有支气管扩张等疾病，治疗相对困难。个别患者长期反复发作，易发展为肺气肿，肺源性心脏病，最终导致呼吸衰竭。从临床的角度来看，不规范和不积极的治疗，使哮喘长期反复发作是影响预后的重要因素。

十、预防及护理

1.预防　只要能够合理、规范地长期治疗，绝大多数患者能够使哮喘症状得到理想的控制，减少复发乃至不发作，与正常人一样生活、工作和学习。吸入疗法是达到较好疗效和减少不良反应的重要措施。哮喘患者的教育和管理是提高疗效、减少复发、提高患者生活质量的重要措施，根据不同的对象和具体情况，采用适当的、灵活多样的、为患者及其家属乐意接受的方式对他们进行系统教育，提高积极治疗的主动性、提高用药的依从性，才能保证疗效。对哮喘患者进行长期系统管理，包括以下部分：①避免和控制哮喘促(诱)发因素，减少复发；②制订哮喘长期管理的用药计划；③制订发作期处理方案；④定期随访保健；⑤增强体质，增强抗病能力。

2.护理

(1)居室宜空气流通，阳光充足。冬季保暖，夏季要凉爽通风。避免接触特殊气味。

(2)饮食宜清淡而富有营养，忌进生冷油腻、辛辣酸甜及海鲜鱼虾等可能引起过敏的食物。

(3)注意心理护理，关心、安慰患儿，减少心理压力及恐惧感，增强战胜疾病信心。

(4)注意呼吸、心率变化，防止哮喘持续发作。

(张俊艳)

第十七章　常见老年呼吸系统疾病的防治

第一节　老年人慢性病康复管理

一、慢性病患者存在生存质量渐进性恶化

《中国慢性病报告》指出,慢性病多为终身性疾病,预后差,并常伴有严重并发症及残疾,使存活者的生命质量大大降低。以糖尿病为例,患者肾衰竭发生率比非糖尿病患者高17倍。2001年对我国30个省市大医院住院的糖尿病患者调查发现:73%糖尿病患者患有一种以上的并发症,其中60%患者并发高血压及心脑血管病变,1/3并发糖尿病肾病;1/3并发眼病。目前,我国由慢性病引起的失能调整生命年(Disability Adjusted Life Years,DALYS)损失已达70%。2001年,中国前十位主要死因中,心脑血管病、慢性阻塞性肺部疾患及恶性肿瘤等慢性病居DALYS的前三位。全国第三次死因调查显示慢性非传染性疾病占我国人群死因构成已从1973年的53%上升至目前的85%。每年约370万人因慢性非传染性疾病过早死亡。2011年5月28日在重庆举行的第二届中国慢性病预防控制管理论坛上时任卫生部疾病预防控制局副局长孔灵芝说,心脑血管疾病、恶性肿瘤、慢性呼吸系统疾病、糖尿病等慢性非传染性疾病已成为当今世界的头号杀手,目前全世界超过60%死亡和残疾的原因是慢性病引起的。

2011年世界银行发布的一份《创建健康和谐生活:遏制中国慢性病流行》报告称,慢性病已成为中国的头号健康威胁。如果不加以有效的控制,慢性病不仅将会加剧预期的劳动力短缺,还会危及人力资本的质量,进而增加未来中国出现经济减速的概率,并对社会构成严重的挑战。世界银行在报告中指出,癌症、糖尿病、心血管疾病、慢性呼吸道疾病为中国的四种主要慢性病。慢性病已成为中国的主要死亡杀手,每年全国死亡总人数约1030万,其中超过80%由慢性病所致。报告还指出,中国人当前的健康寿命(即没有疾病和残疾困扰的健康年数)仅为66岁,比二十国集团一些主要成员国少10岁;慢性病死亡率高于二十国集团的其他主要成员国:(脑)卒中死亡率比日本、美国和法国高4到6倍慢性阻塞性肺部疾病死亡率约为日本的30倍。报告指出,在未来30年(2010—2040年)内,如果中国每年能将心血管病死亡率降低1%,所产生的总体经济效益就相当于2010年中国实际GDP的68%,超过10.7万亿美元。报告认为未来10年对于中国防控慢性病流行是一个关键时期。只要根据国情采取国际上证明有效的良好做法,中国大部分的慢性病负担都是可以避免或控制的。

以高血压病为例,高血压病是一类严重威胁人类生命健康的慢性疾病,目前尚无根治的方法,需要通过终生服药治疗使血压维持在正常范围。治疗高血压不仅需要控制血压,还应提高患者的生存质量。老年高血压患者的患病时间较长,降压药物的终身服用

及额外的医疗开支导致生活经济来源紧张,随着时间推移,疾病程度不断加重,他们既不能为家人解忧,也帮不了做重体力劳动,家庭地位的调整和角色的改变均加重了患者的心理压力,获得家庭内支持将更加困难,长时间大量消耗着家庭经济资源和劳动力资源,家庭功能障碍便容易显现出来,这些均对老年高血压患者产生躯体及心理上的影响,进而影响生存质量。

注:生命质量(quality of life,简称 QOL)又称为生活质量、生存质量,由于慢性疾病患者因长期患病与治疗,使患者在心理、日常生活及社会活动等方面均受到不同程度的影响。慢性疾病因其使身体结构及功能改变,无法彻底治愈,需要长期治疗、护理及特殊康复训练的疾病,潜伏期长、起病隐匿、病程时间长且不宜控制,易出现并发症等特点,其患者的生命质量也已成为临床评价疗效的重要指标之一,国际上对慢性疾病患者生命质量(QOL)已经有很多成熟的测量量表,如简明健康状况调查问卷(SF-36)、疾病影响度量表(SI)、诺丁汉姆健康调查表(NHP)、健康指数(QWB)等。

二、慢性病需要康复治疗干预

1.康复　康复在器官、个体、社会水平上分别关注功能受限、活动受限、参与受限问题。康复是英文 rehabilitation 的大陆地区译名(台湾地区译为复健,香港特区译为复康)。Rehabilitation,词头 re,词干 habilis 和词尾 ation,合成而成的。其中 re-是重新的意思,habilis 是使得到能力或适应的意思,ation 是行为状态的结果。因此 rehabilitation 是重新得到能力或适应正常社会生活的意思。该词源于拉丁语,最初指重新恢复到作为一个人所期望的状态,在欧洲中世纪被更多的应用于宗教,指教徒违反教规被逐出教门后得到赦免恢复教藉,而在近代被引入法律用语,指囚徒服刑期满或得到赦免。尽管历史变迁,各个时代的价值取向迥异,但该词"作为人的权利、资格和尊严"这一内核始终贯穿,所区别者,仅仅是不同时代背景下"人的权利、资格和尊严"的外在表象不同。该词在不同时代所进入的不同领域均是该时代的主要价值判断所在,这也侧面说明"作为人的权利、资格和尊严"是人类社会长久的追求。基于同样的原因,rehabilitation 在现代社会被赋予新的内容:重新恢复因伤、病所致活动、社会参与受限者的活动、社会参与,从而重新恢复因活动、社会参与受限而受损的"作为人的权利、资格和尊严"。

康复用于现代医学领域,主要是指身心功能,职业能力,社会生活能力的恢复。其后,世界卫生组织(WHO)康复专家委员会(1969)对康复的定义作了如下说明"康复是指综合地和协调地应用医学的社会的,教育的和职业的措施,对患者进行训练和再训练使其能力达到尽可能高的水平。"经过数十年的发展康复的目的更加明确,即所谓重返社会。因此,1981 年 WHO 医疗康复专家委员会又把康复定义为"康复是指应用各种有用的措施以减轻残疾的影响和使残疾人重返社会。"在 1993 年 WHO 的一份正式文件中提出"康复是一个帮助病员或残疾人在其生理或解剖缺陷的限度内和环境条件许可的范围内,根据其愿望和生活计划,促进其在身体上、心理上、社会生活上、职业上、业余消遣上和教育上的潜能得到最充分发展的过程"。

康复不仅针对疾病而且着眼于整个人、从生理上、心理上,社会上及经济能力进行全面康复，它包括医学康复（利用医学手段促进康复）、教育康复（通过特殊教育和培训促进康复）、职业康复（恢复就业能力取得就业机会）及社会康复（在社会层次上采取与社会生活有关的措施，促使残疾人能重返社会），其最终目标提高残疾人生活素质，恢复独立生活、学习和工作的能力，使残疾人能在家庭和社会过有意义的生活。为达到全面康复，不仅涉及医学科学技术，而且涉及社会学、心理学、工程学等方面的技术和方法。

2.康复对象及康复的价值意义　随着康复医学的发展，康复对象也逐渐扩大，目前已包括以下 4 种人。

（1）残疾人：包括肢体残疾者，盲人和聋哑人等视、听器官残疾者，心、肺等内脏器官病引起功能损害，智力迟钝和精神异常致不能生活自理及从事正常和社会活动者。据世界卫生组织（WHO）估计，全世界残疾人口约占全人口的 10%。据 1987 年全国抽样调查，我国残疾人总数为 5164 万人，占当时全国人口的 4.9%。这些残疾人大部分需要一定时期的积极的康复治疗，使他们的活动能力恢复到最高水平，从而减少对家庭的依赖并改善其生活质量。

（2）慢性病患者：很多心血管、呼吸系统、代谢系统慢性病患者，疾病与功能损害互为因果，使疾病趋向恶化。康复医疗即功能疗法有助于切断这一恶性循环，控制病程，提高总的治疗效果。

（3）急性病、创伤及手术后患者：在全身基本情况稳定后，及早开始康复治疗，可加速罹患器官及全身的功能恢复，防止并发症和功能后遗症。

（4）老年人：老年人经历着一个身心功能衰退的过程，这种衰退主要由遗传因素决定，也和年龄增长时实际活动水平习惯性下降有关，保持适当活动有可能减缓心血管、代谢及肌肉功能的减退速度，保持较好的活动能力，使晚景愉快。老年人常患有某些慢性病，也需要康复治疗的帮助。随着人口老龄化，老年康复的任务越来越重要。

3.康复服务方式

（1）康复机构的康复：包括综合医院的康复科、康复门诊、专科康复门诊、康复医院、专科康复医院等等。一般有较完备的设施与正规的训练人员。

（2）上门康复服务：具有一定水平的康复人员，走出康复机构到病、伤、残者的家中或社区进行康复服务，但服务的内容有限制。可有家庭病床式的上门治疗；指导家庭训练员；上门直接指导患者三种形式的家庭康复。

（3）社区康复：也称基层康复，依靠社区资源（人、财、物、技术）为本社区的病、伤、残者就地服务。强调发动社区、家庭和残疾者、残障者参与，以全面康复为目标，并有固定的转诊系统，以解决当地无法解决的各种康复问题。

三种康复服务方式是相互联系，彼此依存的。要达到全面康复的目标，有时必须经过康复机构的康复，而巩固康复效果，又必须在社区持续进行，因此这样的康复服务网络，提供了组织保障。

4.康复的主要方法

（1）康复评定：康复评定是康复治疗的基础。康复评定是客观的、准确地检查、判断患者功能障碍的性质、部位、范围、程度；确定尚存的代偿能力情况；估计功能障碍的发展、转归和预后;找出康复目标;制订康复措施;判定康复效果;决定患者去向的过程。评定不同于诊断,远比诊断细致而详尽。由于康复医学的对象是患者及其功能障碍,目的是最大限度地恢复、重建或代偿其功能,康复评定不是寻找疾病的病因和诊断,而是客观地、准确地评定功能障碍的原因、性质、部位、范围、严重程度、发展趋势、预后和转归,为康复治疗计划打下牢固的科学基础。

1)运动功能评定:徒手肌力检查(MMT)、关节活动度(ROM)检查、步态分析(GA)、日常生活能力测定(ADL)等。

2)神经-肌肉功能评定:肌电图、诱发电位(EP)。

3)心肺功能及体能测定。

4)心理评定:心理、行为及认知能力等检测。

5)语言能力测定。

6)职业评定:测定残疾人的作业水平和适应职业的潜在性。

7)社会生活能力测定:人际交往能力、适应能力、个人社会角色的实现。

(2)康复治疗

1)主动锻炼:在医务人员指导下由患者自己完成或主动参与的锻炼,是促进功能恢复及功能代偿的主要手段,也是利用各种功能替代设施的必要过程。按目的与方法又有以下几种。

①运动疗法属于物理疗法(physiotherapy,PT),可对受损害的系统或器官的基本功能进行针对性的锻炼,促进其功能恢复或代偿,也可对整个机体进行健身训练,以改善患者的体质。其应用极为广泛并常需长期进行。是最基本、最积极,因而是最重要的康复医疗手段。

②作业疗法(occupational therapy,OT)指导残疾人进行实用活动功能的锻炼,目的在帮助患者尽量恢复生活自理的能力,重新就业的能力,从事文娱活动的能力及参与社会生活的能力,也可对精神、心理活动起调节作用。

③语言疗法(speech therapy,ST)是语言障碍患者的语言学习或再学习过程。

④气功疗法是通过主动的“调身、调息、调心”,对机体生理功能进行调节的一种方法,特别适用于高血压、溃疡病、神经衰弱等身心性疾病的康复。

2)被动治疗:被动治疗包括物理疗法、针灸、推拿、牵引治疗,穴位注射疗法及药物治疗等除直接的功能治疗作用外,多数作用在消除炎症及症状,为功能恢复创造条件,并为功能锻炼提供方便,也是临床上的非手术治疗。

①物理疗法(PT):包括物理治疗、体育疗法、运动疗法。应用较多的如肌肉电刺激,对防止肌肉萎缩及促进其恢复有效。功能性电刺激(FES)可模拟肢体功能活动,帮助恢复行走功能。热疗、超声等治疗可软化瘢痕组织,便利关节活动度的恢复。其他很多疗法可以消炎、止痛,便利功能活动和功能锻炼。

②穴位药物注射疗法:选择合适的药物,选定穴位和特定的部位上注射,可发挥药物疗效和穴位刺激的双重作用,从而达到调整机体功能和治疗疾病目的的一种方法。

③针灸、推拿疗法:我国的针灸、推拿疗法可调节机体功能,或舒筋活血、消炎镇痛,

为功能恢复创造条件。

④牵引疗法:通过机械作用扩大椎间隙或神经孔,以解除脊神经根受压;或通过减轻淤血肿胀而减轻神经受压,并解除肌痉挛,是颈椎病和腰椎间盘突出症的重要非手术疗法,为功能恢复创造必要条件。

⑤药物治疗:康复治疗中根据病情需要常配合使用一些药物,以消炎、消肿、控制基础病原发病,便利功能锻炼。在脑瘫、偏瘫、截瘫等患者有严重肌肉痉挛时,使用适当的解痉药物对改善功能十分重要。

3)康复工程:康复工程是为残疾人设计制作各种功能辅助或功能替代装置,如各种功能支架、假肢、拐杖、轮椅、特制生活用具、助听器、导盲器、人工喉、人工耳蜗、室内环境调控装置等。

4)康复手术:康复手术旨在改善功能的手术,如脊髓灰质炎后遗症的矫形手术、白内障复明手术、人工关节置换、人工喉、人工耳蜗植入等手术。对某些残疾的康复起关键作用。

5)心理康复:观察患者各阶段的心理反应,采取必要对策。通过宣教解释、讨论交流、集体治疗、经常的鼓励等方法,给予心理支持,使患者建立康复信心,提高功能锻炼的积极性,克服悲观、抑郁、消极情绪。及各种思想负担。必要时使用行为疗法及抗抑郁、抗焦虑的药物治疗。

6)康复护理:康复护理要求执行活动性全活制度,防止过多休息,缺乏运动引起肺炎、压疮、静脉血栓形成等并发症,以及长期少动的不利影响,在日常护理工作中要生理护理、心理护理并重,结合进行功能训练及心理引导,为功能恢复创造良好条件。

5.慢性病患者接受康复治疗时进行管理的必要性　慢性病、老年病是康复的重要对象,这两类疾病的分类依据不同,前者依据病程,后者依据患病主要群体的年龄段。

慢性病习称慢病,是慢性非传染性疾病的简称,不是特指某种疾病,而是对一组起病时间长,缺乏明确的病因证据,一旦发病即病情迁延不愈的非传染性疾病。慢性病是在多个遗传基因轻度异常的基础上,因长期不健康的生活、饮食习惯,紧张疲劳,忽视自我保健和心理应变平衡逐渐积累进而发生的疾病,其中生活习惯是其主要原因,即使有慢性病(如高血压)的遗传背景,发病与否大部分取决于生活习惯的负荷。老年病是指人在老年期所患的与衰老有关的,并且有自身特点的疾病,主要是因为人进入老年期后,人体组织结构进一步老化,各器官功能逐步出现障碍,身体抵抗力逐步衰弱,活动能力降低,以及协同功能丧失。作为一门学科,老年医学(Geriatrics)在1909年由纽约内科医生Nascher首先提出,并于1914年出版了第一部老年医学专著《老年医学》,目前的研究中,老年性疾病被分为3类:①老年人特有的疾病:这类疾病与衰老退化变性有关,在老年人变老过程中,功能衰退和障碍发生,如老年性痴呆,老年性精神病,老年性耳聋,脑动脉硬化及由此引致的脑卒中等;②老年人常见的疾病:这类疾病既可在中老年期(老年前期)发生,也可能在老年期发生,以老年期更为常见或更为严重,它与老年人的病理性老化,机体免疫功能下降,长期劳损或青中年期患病使体质下降有关。如高血压病、冠心病、糖尿病、恶性肿瘤、痛风、震颤麻痹、老年性变性骨关节病、老年性慢性支气管炎、肺气肿、肺源性心脏病、老年性白内障、老年骨质疏松症、老年性皮肤瘙痒症、老年肺炎、高脂血症、颈椎病、前列腺肥大等;③青中老年皆可发生的疾病:但在老年期发病则有其特点,这类疾病在各年龄层都有发生,但因老年人功能衰退,同样的病变,病因、病理机制更为复杂,病程、症状、并发症、对治疗的反应及预后有其自身特点。

可见,老年病的第二类基本上是指在老年阶段发生的慢性病,而同样,根据慢性病的发病机制,慢性病发生在老年阶段居多,卫生部调查表明,老年人慢性病患病率为76%~89%,明显高于中青年(23.7%);60%~70%的老年人患有2~3种慢性病,患慢性病的老人中,46%有运动功能障碍,17%生活不能自理,且≥60岁老年人慢性病患病率和致残率是总人口的3.2倍和3.6倍,老年人是最重要的带病生存人群,其特点是疾病与功能损害互为因果,正因为如此,康复治疗是慢性病及老年病治疗的重要环节,随着医学模式的改变,康复治疗从传统的神经疾病、骨关节疾病领域走了出来,在心血管、肺部疾病等慢性病的治疗上体现出日趋重要的作用,对传统医疗模式重临床轻预防康复、重疾病轻功能恢复等问题,在康复治疗中如何做到疾病管理,完善医疗服务链,体现服务和关爱,从而综合的、有取舍的通过主动锻炼、被动治疗、康复工程、康复手术、心理康复、康复护理等措施,促进患者功能恢复,截断其恶性循环,使其功能受限、活动受限、社会参与受限的程度降到最低程度。

《中国慢性病防治工作规划(2012—2015)》提出:基层医疗卫生机构要全面履行健康教育、预防、保健、医疗、康复等综合服务职能,建立规范化居民电子健康档案,及时了解社区慢性病流行状况和主要问题,有针对性地开展健康教育,免费提供常见慢性病健康咨询指导。要求:心脑血管病、肿瘤、糖尿病等专病防治机构要推广慢性病防治适宜技术,及时对本机构各级专科诊治从业人员进行诊治规范培训,逐步实现慢性病的规范化诊治和康复。各级各类医院要严格遵照卫生行政部门制订的诊疗技术规范和指南,完善专科医师的专业化培训制度,注重康复治疗的早期介入。在提供规范化诊断、治疗和康复的同时,要加强对患者及家属的咨询指导和科普宣传。医院开展慢性病相关信息登记报告,提供慢性病危重急症患者的诊疗、康复服务,为基层医疗卫生机构开展慢性病诊疗、康复服务提供技术指导;建立和基层医疗卫生机构之间的双向转诊机制;加强对康复治疗人员的培养力度,提高慢性病患者的康复医疗服务水平,降低慢性病致残率和残疾程度。

三、我国慢性病康复管理的现状

如果将康复医学的成长过程比喻成一个人,那么对骨关节系统的康复介入其少年时期,当进入神经系统疾患后成长到青年阶段,而介入对心肺疾病等慢性病所致的功能、活动、社会参与受限标志着康复医学进入成年期,我国目前的康复医学发展大多停留在骨关节与神经系统阶段,而慢性病所重点关注的心肺疾病还处在起步阶段,主要存在如下问题:①三级预防(如心肌梗死后的康复)、二级预防(如高血压、糖尿病、肥胖等的预防)尚未引起足够重视;②有氧运动治疗(包括糖尿病、高血压、冠心病术后、心力衰竭及糖尿病等)未作为有效治疗措施得到推广;③阻抗运动治疗技术认识存在误区,开展较少;④社区家庭康复(如运动治疗)未普及。

针对以上问题,有如下建议。

第一,尽快扭转“算小账不算大账”的思路:在目前我国的医疗卫生体制下,公立医院发展仍然紧盯本单位经济效益,否则生存与发展堪忧,不能产生直接经济效益的二级预防缺乏责任主体,无从管理及要求,只能号召,因为不能从根本上解决问题,从而导致慢性病发病率居高不下,整个社会及众多患者家庭因此所承受的经济负担沉重,有养虎为患之虞。

第二,社保政策导向亟须改变:目前社保政策制订时重临床轻预防康复,重药物手术轻其他治疗手段,直接导致相关治疗技术如运动疗法等物理治疗技术在我国开展面临诸多困难,如患者接受程度低,医生治疗师开展压力大。而此类治疗技术效果明显,社会成本低,消耗的资源大多为可再生,绿色环保,值得大力推广。

第三,从国家层面推动康复医学、康复治疗学学科发展:因为顶层设计的忽视,我国康复发展明显滞后国际先进水平,在社会中积压了庞大的康复治疗需求,给社会发展带来了不可忽视的负面影响,这需要国家层面积极推动国际康复人员交流、支援,以期康复医学能在较短时期内获得长足发展

第四,国内康复医学界应着眼学科未来,跨越式发展,与相关学科如心血管、神经、呼吸、肾脏、内分泌等积极互动,将康复理念及治疗技术推广应用到临床治疗中去,而慢性病相关医护人员及管理者需要积极接受康复理念,关注慢性病患者功能、活动及社会参与受限问题,了解康复医学相关基础知识,明确康复缺位则慢性病治疗欠完整的观点,最终为人群谋福利,为学科谋发展。

四、慢性病康复管理策略

1.康复治疗的特殊性　康复治疗有其特殊性,不论何种疾病,康复所关注的是基于生物-心理-社会医学模式(biopsy chosocial medical model)下的功能、活动、社会参与受限问题,符合 WHO1947 年颁布的健康概念:astate of complete physical,mental and social well-being,即身体、心理和社会适应上的完好状态。康复的工作形式是康复治疗组(rehabilitation team),Alfred1961 年指出:康复医学的建立不是一种偶然,而是许多人员的积极合作,悉心筹划的一个详尽方案,从而组成一个重建功能的集体。这个集体的微观表达就是康复治疗组,一个康复治疗组理论上由康复医师、物理治疗师、作业治疗师、言语治疗师、心理治疗师、假肢与矫形器师、文体治疗师、社会工作者共同组成,执行康复治疗时具体专业按需组成,一般以“康复医师、康复护士和物理治疗师、作业治疗师”为主体。如有中枢神经疾病患者再加入言语治疗师,骨科加入康复工程师,还包括患者及其家属;组成专业随病情需要动态变换,小组人员的组成应是动态的,应根据康复治疗不同时期患者的需要而随时调整。

康复治疗具体服务方式,根据患者疾病及功能受限情况,具有康复机构康复、上门康复、社区康复服务方式的不同,其中,康复机构康复中还存在三级转诊问题的考量,2012 年 9 月 21 日,四川省省卫生厅颁发了《四川省卫生厅关于印发建立康复医疗服务双向转诊机制的指导意见的通知》。该指导意见按照四川省开展建立完善康复医疗服务体系试

点工作的相关要求，为充分整合区域康复医疗资源，明确三级康复医疗机构间分工协作关系，探索建立分层级、分阶段的康复医疗服务体系，为患者提供早期、专业、系统、连续的康复医疗服务，明确界定了双向转诊范畴和双向转诊指征，将双向转诊分为横向转诊和纵向转诊，细化了上转和下转的指征，并遵循患者自愿、分级诊治、区域协同管理三大双向转诊原则。康复治疗也有其特定的工作流程：专业评定、集体制订、分头实施、中期调整、结果评定、出院建议、社区康复。

2.慢性病患者康复管理的基本原则　管理是由计划、组织、指挥、协调及控制等职能为要素组成的活动过程。基于以上，慢性病患者接受康复治疗时进行管理的基本原则有以下几点。

(1)明确主体，厘定职责：慢性病患者接受康复治疗时进行管理首先是康复医师和治疗师的职责所在，康复医师是对患者进行管理的主体，也是对整个康复治疗组进行管理的主体，康复治疗师在本专业范畴内根据分工职责不同对患者进行协同管理；在整个康复治疗进展到末期时，作为管理主体的康复医师、康复治疗师要将管理职责顺延递交到患者本人手中，此时，需要强调自我管理，管理主体成为患者本人，要求其对自我主动锻炼、康复训练进行管理，对日常生活行为习惯等进行矫正，对功能缺失或代偿后的情况要进行环境适应性训练等。

(2)区分对象，分类管理：康复治疗追求的是改善患者的功能，提高其生活质量，帮助其回归社会。根据功能受限、活动受限、参与受限的程度不同，不同程度的患者对康复治疗的需求侧重点不同，其中，功能受限集中在器官水平，活动受限指个体水平，参与受限是就社会水平而言。在这个层面上，管理的对象是患者，但需要分类管理。当管理主体顺延成为患者本人时，其管理对象还是自身，其实质是自我要求，自我约束，根据分类要求自我管理，在这个意义上来说，“管理就是管好自己、理顺关系”。

(3)团队协作，合理组织：康复治疗采用多专业联合的方式，通过康复治疗组(team work)形式实现，康复治疗组(rehabilitation team)是指来自相同与不同学科有着相同的理念与目标的专业人员以一定的方式有机地结合而成的一个团体。治疗组的活动是“以患者为中心，医师为指导，团结各类人员共同为患者的全面康复服务”，一个康复治疗组由物理医学与康复医师(physiatrist)作为组长，理论上成员包括物理治疗师/士(PT)、作业治疗师/士(OT)、言语矫正师(ST)、心理治疗师、假肢与矫形器师(P&O)、文体治疗师(RT)、社会工作者(SW)。康复治疗组具有7种职能：①认识评估：了解患者功能受限情况，掌握患者的整体需求；②适度预见：康复治疗的预后；③制订方案：决定康复治疗的基本方针；④合理分工：根据治疗方案决定个专业治疗师需要承担的任务；⑤分头实施：执行康复计划；⑥中期调整：治疗中期根据患者康复情况进行中期评定，根据评定结果调整治疗方案；⑦结果评定：治疗结束时进行结果评定，给出出院建议或社区康复建议。康复治疗组工作一般由高年资康复医师负责，在组长的统一领导下，围绕共同目标，分工协作，与其他治疗专业的成员及时沟通，相互理解和支持，防止依赖、脱节和矛盾等现象的出现。其管理包括人员的安排及其工作分工与协调，小组内不同意见与冲突的处理，小组各成员间良好的交流体系的维持等。美国学者 Rother 认为要使康复小组的工作更有成效,必须做到:①教会小组成员如何协同工作并在小组工作中给予足够的实践时间;②确保各个成员能学习、理解和尊重他人的知识和技能;③明确界定小组成员的角色和行为;④鼓励成员潜能的尽情发挥与应用;⑤开展和保持各成员间的有效交流,打破各学科间可能存在的隔阂;⑥保持小组的凝聚力,其基本成员从共同工作中获得满足感;⑦根据患者的需要随时更换小组成员;⑧确保小组领导对其他成员的充分尊重;⑨建立一个内在的体制来明确每一个小组成员应负的职责与义务;⑩在小组内部有冲突时及时提上议事日程并以强化小组作用的方式予以解决。最终达成日本康复医学专家初山泰弘在21世纪首届中日康复医学学术交流会上提出的,职业同志之间密切配合,坚信与之共存的残疾康复理念,为众多的残疾人努力实践,就一定能够成为被利用者依赖的职业。

(4)着眼需求,侧重功能:康复治疗强调个体化治疗,因人而异,因功能受限情况而异,不适宜划的管理模式,而是要求根据不同患者不同的功能恢复需求,制订康复治疗计划和实施方案,分别推进,在这一过程中,如何合理安排治疗组中治疗师及患者本人的主被动治疗,使各要素充分发挥作用,如何根据功能恢复的目标要求合理地使用各专业治疗师乃止患者、患者陪护,以求得最佳的康复效果都是管理需要解决的问题。在具体工作中,如何正确处理治疗组中康复医师与治疗师之间、各专业康复治疗师之间,康复医师与患者之间,各专业康复治疗师与患者之间的相互关系,如何建立和完善康复治疗组工作机制,如何激励康复治疗组内工作人员,从而最大限度地调动各方面的积极性和创造性,为实现患者功能恢复、重返社会的目标等也是管理需要解决的。

(5)适时介入,循序渐进:康复治疗对介入时机非常敏感,同种疾病,介入时机不同,康复治疗效果迥异,不同的康复治疗手段也对治疗时机有不同要求,康复治疗介入后必须遵从循序渐进的基本原则,按阶段进行治疗,这就要求管理细化、专业化,尊重学科要求,统筹先后次序及康复进度。如脑卒中,大量临床康复实践表明,早期康复有助于改善脑卒中患者受损的功能,减轻残疾的程度,提高其生活质量。脑卒中患者康复的最佳时机是发病3个月内,原则上只要脑卒中患者生命体征平稳,病情48小时内无进展,就可以进行康复治疗;临床中脑梗死患者只要神志清楚,一般发病后3~4天即可开始进行;而脑出血患者只要病情平稳,康复亦可在病后7~10天开始进行。脑卒中后的急性期,一般为发病后2~4周,待病情稳定后,康复治疗即可与临床治疗同时进行。此时康复的目的,主要是预防肌肉萎缩、关节挛缩、压疮、呼吸系统和泌尿系统感染、下肢深静脉血栓等,并尽早开始床上的生活自理,为恢复期功能训练做准备。恢复期指发病后1个月至半年,其中发病后1~3个月是康复治疗和功能恢复的最佳时期。此期康复的目标包括运动功能的康复,重点是抑制痉挛、原始反射和异常运动模式,增强肌力,促进协调性和精细运动,提高和恢复日常生活活动能力;进行翻身、坐起和站起训练;步行训练,改善步态,恢复实用步行能力。并同时开展言语治疗以改善患者的交流能力,开展认知功能的作业训练等,以促进患者的全面康复。后遗症期的康复治疗,一般指发病半年以上的时期,此期患者留下了不同程度的后遗症,如痉挛、挛缩畸形、共济失调、姿势异常甚至仍然处在软瘫。此期康复治疗的目的是维持性训练,并最大可能地调用残余功能,防止功能退化。

第二节　衰老对呼吸系统结构及功能的影响

人体的出生、生长、发育、成熟、衰老和死亡，是一个必然的不可逆转的连续、渐进的过程。呼吸系统亦不例外地经历这种渐变过程直至活动停止。人的肺在12岁进入生长发育期，肺泡数量增加，各项肺功能增强，约至25岁发育成熟，肺泡数量增至最大可达新生儿时期的18倍，肺功能亦达到高峰。此后呼吸系统开始老化，结构开始出现退行性改变，功能减退也随增龄而加速。有研究表明，老年人肺活量、最大呼吸效能、最大摄氧量比年轻人几乎降低一半，甚至更显著。由于呼吸系统的主要结构与外界直接相通，而老年的呼吸系统器官又长期受到正常和病理两个因素的综合刺激，老年人呼吸系统的变化难以区分是正常老化的生理学改变，还是异常的病理性损害。在呼吸系统增龄变化至老化研究方面，缺乏同一个体逐渐老化的纵向研究结果，而所取得的数据常是同时从不同年龄的不同个体的横断面研究得来的，因此这些研究结果除了受年龄因素外，其他因素存在较大的个体差异。尽管如此，以往的横向性研究得出了呼吸系统老化过程的基本规律和特点，可供医务工作者利用和借鉴。对人体呼吸系统老化过程的纵向追踪观察是今后老年呼吸病学的研究重点和方向之一。

一、肺脏结构的变化

研究表明，衰老肺随着增龄前后径增大，肺的形状为圆桶状，主要是胸腔形状改变所致。虽然肺的形状发生变化，但其功能并未发生显著变化。

1.传导气道的变化　传导气道是从口腔到呼吸性细支气管之间的气体通道。传导气道的容量组成了解剖无效腔，其形态学改变决定了气道阻力。含有软骨的大气道随增龄管径轻度增大，导致解剖无效腔轻度增加，也可能不会引起解剖无效腔的增加。此外，虽然传导气道壁软骨的钙化和支气管黏膜腺体的肥大，这些变化几乎不会产生任何生理学意义。

2.肺实质的变化　在30岁以后，呼吸性细支气管和肺泡管管径逐渐增大。由于主要是肺泡管管径增大，因此这种变化也被称为管性扩张。肺泡管直径的增大，并伴有肺泡囊形态学的改变，肺泡囊变浅。这些形态学上的改变，与衰老所致的肺弹性组织减少和胶原增加有关。动物实验表明，肺的胶原含量和Ⅲ型胶原蛋白比例随年龄而增加。胶原交联可以分为两型：赖氨酰氧化酶介导的和无酶催化外加葡萄糖加合物介导的交联。有研究者提出一种假说，认为随年龄增长肺的两种主要胶原交联类型失衡，由赖氨酰氧化酶介导的交联减少而由葡萄糖加合物介导的交联增加。这种老化的糖基化产物的堆积，改变了胶原和细胞外基质的机械性质，比如溶解性和弹性的降低。此外，沿肺泡壁增加的Ⅲ型胶原，弹性纤维在老年肺中减少。这些生化改变是衰老的肺组织生理学改变的基础。有研究使用抗Ⅳ型胶原蛋白和抗层粘连蛋白抗体行免疫组织化学染色也证实肺泡基底膜增厚。在肺老化过程中，肺表面活性物质将随肺泡Ⅱ型细胞的萎缩和减少而减少；电镜下可见肺泡间隔或内皮细胞和上皮细胞的基底膜间有凝缩的弹力板和胶原层。

这些改变和增龄引起的肺组织硬化并发展为肺气肿有关。弹力蛋白除量的改变外,更重要的是化学结构的改变,即弹性蛋白中的交叉链数目随增龄而不断增加,使每一根弹力纤维的伸展性减弱。电镜下可见弹力纤维的分支减少,而平行排列的纤维数目增加,这些改变都和回弹能力下降有关。因此肺泡的可伸展性随增龄而逐渐减弱。

3.胸廓和呼吸肌的结构改变　由于老年椎骨退行性变、关节软骨及韧带渐进发生硬化及钙化,造成胸椎后凸;胸骨向前突出;椎骨变形引起肋骨走向改变,即由青年时的后上方向前下方斜行变成老年时由后向前的水平走行,上部肋间隙增宽,引起上叶相对扩大。最终造成胸廓前后径增大、左右径缩小而形成"桶状胸",且诸关节的活动度减低,整个胸廓的活动度受限制,胸廓变形和硬化,使其弹性降低、顺应性下降。一项研究连续观察 67 例轻度脊柱后突 10~48 年,发现后突角小于 100°的话,肺功能并没有明显的降低。因此脊柱正常轻微的僵硬或强直并未造成肺活动的显著效应随着年龄的增长,肌肉力量下降,其也是将来活动丧失的独立预测因子。呼吸肌力也随着年龄增长而下降。与年龄有关的骨骼肌的变化包括肌肉能量代谢效能的变化、运动单元萎缩、肌电活动异常等,这些变化导致骨骼肌随增龄其工作效能降低。依据对其他骨骼肌的认识,呼吸肌作为特殊骨骼肌也会出现其他骨骼肌类似的变化。胸廓的僵化导致膈肌和腹部肌肉参与呼吸增加,而胸部肌肉减少。横膈的缺损导致横膈连续性的丢失,也随年龄增长而增加。因此随年龄增长发生的膈肌收缩力的降低使老年患者呼吸肌疲劳从而需要高的分钟通气量。但使用最大吸气压或测量最大跨膈压,也没有得到横膈缺损与随年龄增长横膈收缩力的降低间关联的结果。尽管呼气是一被动过程,但是外侧的肋间内肌也参与收缩,而且在非通气活动如咳嗽和打喷嚏中有重要作用。与膈肌随年龄增长而维持不变比较,在50 岁以后人群,呼气肋间肌和吸气肋间肌,平均横截面积分别萎缩接近 20%和 7%。早期研究通过测量年龄 20~70 岁的 120 名健康人(吸烟和非吸烟者)最大呼气压和最大吸气压,证实随着年龄增长呼吸肌功能下降。未观察到年龄小于 55 岁的健康人随年龄相关的呼吸肌变化。但近来研究表明,在年龄 55 岁以下相似研究中得到了不同结论,即从一个体到另一个体,最大呼吸压的变异率很大,但与年龄无明显相关。

相反,老年人最大呼气压明显降低,老年组最大吸气压下降从 32%至 36%,而呼气压下降从 13%到 23%。另外研究发现,呼吸肌对抗阻力负荷的耐力随着年龄增长其明显降低。有研究报道,经常活动的男性比不活动的男性吸气肌耐力增强,持续的呼吸肌训练可能导致比较好的呼吸肌功能储备。以往研究中通常定义的健康人仅仅没有疾病或没有运动受限,缺乏有关呼吸肌增龄变化的纵向研究。

二、肺的机械特性的改变

正常老年人和肺气肿患者弹性回缩力明显低于年轻人。弹性回缩力的丧失是肺气肿的生理学标志,使得压力容积曲线左移。然而肺气肿比老化引起弹性回缩力减少更为明显。老化对肺的顺应性的影响还存在争议。一般认为,随年龄变化的肺顺应性改变不会产生明显的生理学意义。弹性回缩力的大部分是由存在于小气道和肺泡的气液交互形成的表面张力构成的,其次是由肺的纤维骨性收缩产生的回缩力构成。随年龄变化所致肺弹性回缩力的减低与增龄所致肺表面积减少有关。伴随年龄发生的表面积减少与气液交互面积减少有关,最终导致表面张力减少,肺总的弹性回缩力减少。是否由于气液交互的减少或是肺脏结构大分子的变化,弹性回缩力的降低会导致肺泡气体交换和用力呼气流速的变化,尚需进一步研究。

三、呼吸控制与调节

年轻人分钟通气量与其代谢需求匹配,因此从静息态到运动动脉血气保持稳定,而氧耗量和二氧化碳产生量变化很大。通气控制的情况可以通过包括低氧血症或高碳酸血症的反应来测定。年轻人和老年人之间,通气和心血管系统的反应存在明显的差异。有研究比较了年轻人和老年人对高碳酸血症的通气反应,结果显示老年个体对高二氧化碳的通气反应降低。也有研究在恒定的二氧化碳下对低氧的通气反应,发现年轻人和老年人之间存在明显差异,在肺泡二氧化碳分压 40mmHg 时,年轻人分钟通气量为 40.1L/min,而老年人为 10.2L/min,老年人对低氧的通气反应减弱。随着年龄增长对低氧血症和高碳酸血症通气反应降低,其可能是由于通气驱动的反应降低或呼吸中枢神经输出减少有关。还不能确定通气驱动的降低是由于化学感受器功能的变化所致还是呼吸中枢功能改变所致。以往研究更倾向于感受器功能改变所致通气驱动的降低。

机体通常呼吸机械负荷反射性代偿来保证变化期间通气恒定。有研究观察了年轻人和老年人对吸气流速阻力负荷的反应,发现两组之间存在显著差异,年轻人吸气负荷导致口腔闭合压增加,吸气负荷并没有改变对高碳酸血症的通气反应;而给予老年人吸气负荷,口腔闭合压却没有变化。老年人吸气负荷增加时,对于高碳酸血症的通气反应降低,驱动补偿作用减少。因此,在相同的病理生理改变下,老年人比年轻人更容易出现呼吸困难症状。

四、肺循环的变化

如上所述,从成熟到衰老,肺的结构发生改变,肺循环亦不例外会发生变化,肺循环的结构和功能也会随着增龄进行性衰退。肺血管随增龄特征性变化表现为肺血管僵硬、肺血管压力和阻力增加的肺血管重构。这些变化与肺泡通气及肺灌注不均一性增加及由于肺毛细血管表面积的减少所致肺毛细血管血流量和膜弥散量的减少相伴行。随着年龄的增长,肺动脉的伸展性降低、肺血管床僵硬度增加。这种僵硬度增加与年龄相关的肺血管重构有关。可以观察到老年肺血管中平滑肌的含量增加,动脉和静脉血管壁轻度增厚。有研究表明,随年龄的增长,肺血管僵硬与肺血管中胶原纤维与弹力纤维的比例变化有关,但肺血管中胶原和弹力纤维的变化并没有得到一致的结果。有报道肺血管胶原纤维随增龄而增加,肺血管中的弹力纤维增加、降低或不变。因此与年龄相关的肺血管僵硬度增加的确切机制仍不十分清楚。

增龄引起的肺血管结构的变化及肺血管僵硬度增加在老年个体会影响静息肺血管压和血流动力学。

随增龄肺动脉压和肺楔压轻度增高,45 岁以后更为明显。理论上,年龄相关的肺循环变化会使老年人在运动时更容易出现气体交换的异常,但尽管随着年龄增长肺通气储备下降，健康老人仍保持足够的肺泡通气量，保证动脉血气在正常范围内。

随着年龄增长，肺动脉血流动力学改变的研究有限，往往是回顾性研究。不能排除患者选择的偏倚和吸烟对其影响。有研究表明，随年龄增长肺血管阻力轻度增高，运动时肺动脉楔压增高。这些变化并没有明显的生理学意义。

五、气体交换的变化

肺和胸廓力学上的改变可以导致老年人气体交换功能的变化。由于小气道关闭所致通气灌注比例失调、由于细支气管和肺泡管改变引起的气流受限、肺泡壁胶原含量的增加和肺泡表面积的减少均促成肺泡动脉氧分压差的增大。由于肺泡表面积的丢失，即使是健康非吸烟者，肺一氧化碳弥散量（D_Lco）也是下降的。这种下降随增龄进行性加剧、运动状态比静息状态的减少更为明显。

1.O_2和CO_2分压随增龄的变化　安静时动脉血二氧化碳分压（$PaCO_2$）、肺泡氧分压（PAO_2）基本上不随增龄而改变，但动脉氧分压（PaO_2）随增龄而降低。由于PAO_2不变而PaO_2降低，形成$P(A-a)O_2$随增龄而加大。因此CO_2在肺内的弥散不受增龄的影响，而O_2在肺内的弥散随增龄而降低，但不是因为肺通气障碍所致。24岁至75岁正常人，在运动状态下肺泡二氧化碳分压（$PACO_2$）保持稳定，不受增龄的影响，主要是由于CO_2弥散系数大，扩散能力快，老年人虽然增大运动负荷仍能维持正常的扩散量，但最大负荷下的O_2摄取量随增龄而降低，表明老年人O_2的扩散潜力要比CO_2小得多。

2.呼吸膜的厚度和有效面积　健康成人肺泡管至肺泡壁的气体扩散距离平均为0.5mm，肺泡气可在0.002秒内混合均匀。老年人由于肺泡管和肺泡均扩大，使得肺泡管至肺泡壁的距离增大至7mm，肺泡气均匀混合的时间延长至0.38秒，致使呼吸膜的厚度相对增加。30岁时最大有效交换面积约为$70m^2$，而70岁减少为$60m^2$。

3.肺通气量与肺血流量的比值（V/Q）　心排血量随增龄而减少。人站立位时，肺下区的血流量增多而肺上区的血流减少，这种肺血流的不均匀分布、可由于老年人心排血量的减少而进一步加大。老年人肺最大通气量降低，而肺最大通气量在各肺区分布不均匀，这种不均匀分布也随增龄而逐渐加大。老年人因心功能减弱，肺毛细血管的血流速度也减慢，也可使气体交换受影响。老年人肺组织弹性减弱，胸膜腔内压上升，尤其是在用力呼气时更为明显，对肺毛细血管构成外压力。因此以上这些因素，导致老年人V/Q比例的失调。虽然老年人肺通气和肺血流量均减少，在肺上区，通气量减少比血流量减少的幅度小，V/Q增大，肺下区的V/Q变化使得肺的换气效能降低，表现在虽然肺泡气的PO_2正常，但动脉血的PO_2随增龄而降低。

4.血气的变化　肺泡气的PO_2并不随增龄而变化，而动脉血PO_2随增龄而降低，这种变化从40岁以后开始，其降低的幅度并不大。研究仰卧位健康非吸烟人群，发现PaO_2与年龄存在线性的倒数关系，回归方程为$PaO_2=109-(0.43\times$年龄$)$。另一项研究检测年龄从40~90岁194名非吸烟者的动脉血气值，以每5年间隔做分层研究，发现70~74岁PaO_2明显下降，75~90岁PaO_2轻微上升，因此显示65岁以后PaO_2下降与年龄增长不成线性关系。65~90岁老年健康人群，PaO_2在海平面保持相对稳定于83mmHg，这一水平是生存所必需的。

六、肺功能的变化

呼吸系统的功能是吸入 O_2 和排出 CO_2，其包括四个连续而同步进行的环节：肺通气、肺换气、血液中的气体运输、组织换气。从生理学和临床意义上，最重要的是肺通气和肺换气。呼吸系统通气功能随增龄而降低，就是肺通气动力的减弱和肺通气阻力的增加。肺通气功能的改变和评价可概括为三个方面，即肺容量、肺通气量和呼吸的动力学。

1.肺容量的变化　肺容量是指肺处于不同状态下的容积。肺容量随增龄有不同的变化。

(1)潮气量：是指在平静呼吸时，一次吸入或呼出的气量。潮气量并不随增龄而改变，基本保持稳定。潮气量的实现有赖于胸廓运动、气道通畅及肺组织弹性回缩力等，肺衰老时，这些因素受到不同程度的损害，但由于肺脏的潜力巨大，衰老造成的损害，不影响自然平静状态下的潮气量。

(2)补吸气量：是指在平静吸气末，再用力吸气所增加的最大气量，其主要依赖于呼吸肌力和胸廓、肺的顺应性，反映了吸气贮备部分。由于老年人这些结构的活动均减弱，导致补吸气量的减少，因此大多数学者认为，补吸气量随增龄而逐渐减少，但减少的程度并不显著。

(3)补呼气量：是指平静呼气末尽力呼气所增加的气量，常表示呼气的贮备能力。补呼气量也随增龄而逐渐减少，在老年人补呼气量比补吸气量减少更为明显，主要由于正常情况下呼气贮备小于吸气贮备、呼气相更依赖于胸廓和肺组织的弹性回缩力，而胸廓和肺组织的弹性回缩力在老化过程中退化更为明显。

(4)肺活量：是指一次深吸气后能呼出的最大气量。有学者提出 40 岁后，肺活量随增龄而减少；也有研究表明，在 50~60 岁时，肺活量下降最多；老年人肺活量减少是呼吸系统结构全面退化的结果。

(5)残气量和功能残气量：残气量是指尽力呼气后肺内残余的气量。功能残气量是指在平静呼气末在肺内残留的气量。残气量和功能残气量常呈同方向变化，随增龄变化而增加。残气量占肺总量的百分比在增龄情况下比较敏感，年轻人为 20%~25%，老年人到 60 岁以后可以增大到 40%。

(6)肺总量：指肺能容纳的最大气量。老年人肺总量随增龄变化的结果不是很一致：多数学者认为，肺总量比较稳定，不随增龄改变；另外一些学者认为，肺总量随增龄而逐渐减少；因此归纳文献的结果，肺总量随增龄变化不显著。

2.肺通气量的变化　肺通气量包括：每分静息通气量、最大随意通气量和肺泡通气量。

(1)每分静息通气量：是指静息状态下，每分钟吸入或呼出的总气量。有研究表明，在 45 岁以后，每分静息通气量并未因增龄而有变化，每分静息通气量与增龄的关系不明显。

(2)最大随意通气量：指在单位时间内作最深最快呼吸时，呼出或吸入的气量，其反映在连续动态的状态下，所能达到的最大通气能力和通气贮备能力。最大随意通气量随增龄显著降低，尤其在 65~75 岁更呈直线下降趋势，其原因在于老年胸廓和肺组织的顺应性降低、老年呼吸肌力下降及舒缩的转换速率降低、老年气道口径变窄引起的气流阻力增高。

(3)肺泡通气量:指能与血液进行气体交换的有效通气量。由于老年人无效腔增大,肺泡通气量随增龄而减少,也是老年人换气功能减退的主要原因。

3.呼吸的动力学

(1)用力呼气量:指一次尽力吸气后,尽快尽力呼出的最大气量。有关用力呼气量随增龄变化的研究很多,英国一项大于400人、对年龄超过70岁居住在家且是非矿区城镇的老年人调查显示,第一秒钟用力呼气容积(FEV_1)和用力肺活量(FVC)是随年龄增长而明显下降,且不受吸烟和环境暴露的影响。FEV_1在不吸烟男性每年减少约30mL,女性每年减少约23mL,65岁后下降速度会明显加快。

(2)用力呼气流速:将用力呼气量的曲线人为平均划分为四段,计算各段肺活量时的呼气流速,主要了解气道气流的特征,以便说明各种肺容量下气道的气流阻力。从以往的研究报告得到呼气流速在各种肺容量时随增龄而降低。

(3)气道阻力:指从鼻到肺泡整个呼吸道的总阻力,亦即肺通气的非弹性阻力,约占肺通气阻力的三分之一。老年人气道阻力增加,其主要原因是气道口径随增龄变窄。气道变窄的最早部位在小气道,尤其在呼气相,气道阻力增加更为明显。

(4)闭合气量和闭合容量:闭合气量是指深吸气后再缓慢匀速呼气中,肺下部小气道开始闭合后,再继续呼出的气量,而闭合容量是指这时的肺容量。老年人深吸气后的呼气过程中,肺下部小气道的闭合早于年轻人,主要由于老年人肺组织弹性减低,使呼气时牵拉小气道管壁的作用减弱,同时胸腔内压增高,使小气道扩张的力量减弱,闭合的力量增大。在呼气时小气道开始关闭的部位更加移向气道远端,气道在较小的呼气潮气量时发生关闭,闭合容积增加。闭合容积在44岁时开始超过仰卧时功能残气量,接近65岁时超过坐位时的功能残气量。

七、运动能力

在静息和运动状态下,最大耗氧量和功量随增龄明显降低。最大氧耗量逐渐增加到20岁,男性和女性在25岁以后最大耗氧量降低,每年降低大约1%。如果最大耗氧量按每公斤体重氧耗量表示,随增龄下降的时间会更早,可能在生命开始的第一个十年,公斤体重耗氧量就会随增龄而降低。纵向研究氧耗量降低的程度比横断面研究更为明显,静息态氧耗量降低的速度比运动状态快两倍。大多数研究表明,最大耗氧量的降低与年龄的变化呈线性关系,但也有研究认为两者并不呈现线性关系,出现差异的原因与影响运动能力的变量类型和数量有关。

运动能力随增龄而降低不仅是老化的结果,而且生活方式也会促进其变化。衰老与身体形态的显著变化有关。特别是由于非脂质群随增龄而下降,体重增加主要是脂质群增加。这些变化对静息状态的人群影响比较大。主要以肌纤维萎缩致使肌肉群减少,同时伴有肌肉毛细血管化和氧化能力的降低。从20岁到70岁,肌肉强度每年下降2%。运动能力随增龄降低的同时,机体也保持对运动适应的能力。老年人对耐力和阻力训练的反应与年轻人相当。

八、肺防御能力

老年人呼吸道黏膜纤毛系统的清除能力降低。肺泡巨噬细胞功能及细胞介导的免疫反应随增龄而降低。肺泡巨噬细胞作为肺脏防御系统的第一道防线在肺的防御中发挥重要作用。尽管没有资料显示肺泡巨噬细胞的数量随增龄变化,但老年人存在的多种疾病会损伤肺泡巨噬细胞的功能。随着年龄的增长,老年人产生细胞免疫反应的能力下降。天然免疫中中性粒细胞的功能在老年人防御和限制细菌性肺炎中起着重要作用。尽管老年人中性粒细胞的趋化性保持完整无缺和趋化肽 fMLP 导致的超氧阴离子产物的产生无明显变化,但是其外周血中性粒细胞对细菌和酵母菌的调理作用减弱,部分原因可能是由于细胞表面 CD16 表达随年龄增长而降低。

肺的老化包括呼吸功能的老化及非呼吸功能的老化。肺老化在解剖结构的改变主要是小气道的改变、肺泡管直径增大、肺泡囊形态学改变。肺功能的改变主要是肺活量减少,残气量增加,第一秒用力呼气容积和用力肺活量随年龄增长而明显下降,最大吸气压和最大呼气压随年龄增长而降低。提高对肺老化的认识,避免这些危险因素,可以帮助减少老年人的患病率和病死率。

第三节　老年慢性支气管炎

慢性支气管炎(简称“慢支”)是气管、支气管黏膜及其周围组织的慢性非特异性炎症。临床上以咳嗽、咳痰或伴有气喘等反复发作为主要症状,每年持续 3 个月,连续 2 年以上。早期症状轻微,多于冬季发作,春夏缓解。晚期因炎症加重,症状可常年存在其病理学特点为支气管腺体增生和黏膜分泌增多。病情呈缓慢进行性进展,常并发阻塞性肺气肿,严重者常发生肺动脉高压,甚至肺源性心脏病。本病为我国常见多发病之一,发病年龄多在 40 岁以上,吸烟患者明显高于不吸烟患者,在我国患病率北方高于南方,农村较城市发病率稍高。

一、病因

1.外因

(1)吸烟:吸烟是慢性支气管炎最主要的病因。吸烟者的慢性支气管炎发病率比不吸烟者高 4~5 倍,并且发病率随吸烟的年限及吸烟量的增加而升高。烟草的烟雾中含有多种有害成分,如焦油、尼古丁、一氧化碳、糠醛等。这些有害物质直接或间接地损伤支气管黏膜上皮,甚至引起鳞状上皮化生;抑制或损害支气管黏膜纤毛运动,使其倒伏、变短甚至脱落;刺激黏液腺增生,黏液过度分泌,分泌物稽留易继发微生物感染;抑制肺巨噬细胞的吞噬功能;吸烟还可引起支气管痉挛。

(2)感染因素:感染是慢支发生发展的重要因素,主要为病毒和细菌感染。

(3)理化因素:如刺激性烟雾、粉尘、大气污染的慢性刺激,常为慢支的诱发病因之一。大气中的有害气体,如二氧化氮、二氧化硫、氯等对支气管黏膜有刺激和细胞毒性作用,可引起黏膜发炎;大气中有害的有机和无机粉尘,如二氧化硅、煤粉、棉屑、灰尘等也可以引起肺纤维组织增生,使肺清除功能受损,为病原微生物入侵创造条件。

(4)气候:寒冷常为慢支发作的重要原因和诱因。特别是寒冷、干燥、高热都可以损害纤毛功能和呼吸道黏膜血液循环,使局部屏障功能下降而易继发病原微生物的感染。

(5)过敏因素:内源或外源性抗原可以引起迟发或速发型变态反应,使支气管痉挛并导致组织损害和炎症。尤其是对于喘息型慢性支气管炎,过敏因素是一个重要的原因。

2.内因

(1)呼吸道局部防御及免疫功能减低。

(2)遗传因素。

(3)其他:自主神经功能失调可能是本病的一个内因。维生素缺乏,尤其是维生素C、A的缺乏可以降低机体抵抗力而易患慢性支气管炎。老年人性腺及肾上腺皮质功能衰退、喉头反射迟钝、呼吸道防御功能退化、单核巨噬细胞系统功能衰退、营养不良等都可以使慢性支气管炎发病率增加。综合上述因素,当机体抵抗力减弱时,呼吸道存在不同程度敏感性(易感性)的基础上,有一种或多种外因的存在,长期反复作用,可发展成为慢支。

二、临床表现

1.起病多缓慢,病程较长,反复急性发作而加重主要症状有慢性咳嗽、咳痰、喘息。开始症状轻微,如吸烟、接触有害气体过度劳累、气候变化或变冷感冒后,则引起急性发作或加重;或由上呼吸道感染迁延不愈,演变发展为慢支;到夏天气候转暖时多可自然缓解。

2.早期无明显体征,晚期并发肺气肿早期多无任何异常体征,或可在肺底部闻及散在干、湿啰音,咳嗽排痰后啰音可消失,急性发作期肺部啰音可增多,其数量多寡视病情而定。慢性支气管炎合并哮喘的患者急性发作时可闻及广泛哮鸣音并伴呼气延长,晚期患者因并发肺气肿常有肺气肿的体征。

3.分型与分期

(1)分型:根据1979年全国慢性支气管炎临床专业会议将慢性支气管炎分为单纯型和喘息型两种。

1)单纯型:符合慢性支气管炎诊断标准,具有咳嗽、咳痰两项症状。

2)喘息型:符合慢性支气管炎诊断标准,具有喘息症状,并经常或多次出现哮鸣音(目前大多认为该型应属慢性支气管炎合并哮喘)。

(2)分期:按病情进展可分为3期。

1)急性发作期:指在1周内出现脓性或黏液脓性痰,痰量明显增加,或伴有发热等炎症表现,或咳、痰、喘任何一项症状明显加剧。

2)慢性迁延期:指有不同程度的咳、喘症状迁延1个月以上者。

3)临床缓解期:经治疗或自然缓解,症状基本消失或偶有轻微咳嗽和少量痰液,保持2个月以上者。

三、检查

1.X 线检查　早期可无异常，晚期可见两肺纹理增粗、紊乱呈网状或条索状、斑点状阴影，以下肺野较明显。

2.呼吸功能检查　早期常无异常，发展到呼吸道狭窄或有阻塞时，就有阻塞性通气功能障碍的肺功能表现。

3.血液检查　慢支急性发作期或并发肺部感染时，可见白细胞计数及中性粒细胞增多，缓解期多无变化。

4.痰液检查。

四、诊断

诊断主要依靠病史和症状，在排除其他心、肺疾病（如肺结核尘肺、支气管哮喘、支气管扩张、肺癌、心脏病、心功能不全等）后，老年人凡有慢性或反复的咳嗽、咳痰或伴喘息，每年发病至少持续 3 个月并连续 2 年或以上者，诊断即可成立。如每年发病持续不足 3 个月，而有明确的客观检查依据（如 X 线、肺功能等）亦可诊断。

五、并发症

晚期慢支患者可并发肺气肿、支气管肺炎、支气管扩张、肺动脉高压，甚至肺源性心脏病。

六、预后

慢性支气管炎一般预后良好。如病因持续存在，迁延不愈或反复发作，并发阻塞性肺气肿，甚至肺动脉高压和肺心病者，预后则不良。

七、治疗

1.注意事项

（1）戒烟：慢性支气管炎患者不但要首先戒烟，而且还要避免被动吸烟，因为烟中的化学物质如焦油、尼古丁、氢氰酸等，可作用于自主神经，引起支气管痉挛，从而增加呼吸道阻力；还可损伤支气管黏膜上皮细胞及其纤毛，使支气管黏膜分泌物增多，降低肺的净化功能，易引起病原菌在肺及支气管内的繁殖，致慢性支气管炎的发生。

（2）注意保暖：在气候变冷的季节，患者要注意保暖，避免受凉，因为寒冷一方面可降低支气管的防御功能，另一方面可反射地引起支气管平滑肌收缩、黏膜血液循环障碍。

（3）加强锻炼：慢性支气管炎患者在缓解期要进行适当的体育锻炼，以提高机体的免疫能力和心、肺的贮备能力。

（4）预防感冒：注意个人保护，预防感冒发生，有条件者可做耐寒锻炼以预防感冒

（5）做好环境保护：避免烟雾、雾霾、粉尘和刺激性气体对呼吸道的影响，以免诱发慢性支气管炎。

2.药物治疗　针对慢支的病因、病期和反复发作的特点，采取防治结合的综合措施。在急性发作期和慢性迁延期应以控制感染和祛痰、镇咳为主。伴发喘息时，应予解痉平

喘的治疗。对临床缓解期宜加强锻炼，增强体质，提高机体抵抗力，以预防复发为主。应宣传、教育患者自觉戒烟，避免和减少各种诱发因素。

(1)急性发作期的治疗原则是以控制感染、祛痰平喘为主

1)控制感染：根据痰细菌培养对抗生素敏感试验的结果进行抗感染药物的选择，对未能确定病原菌者可采取经验治疗。轻者可口服抗生素，较重患者用肌内注射或静脉滴注抗生素。常用的有青霉素、红霉素、氨基苷类、喹诺酮类、头孢菌素类抗生素等。能单独应用窄谱抗生素者应尽量避免使用广谱抗生素，以免二重感染或产生耐药菌株。抗感染药物的疗程视病情轻重而定，一般1~2周。

2)祛痰、镇咳：对急性发作期患者在抗感染治疗的同时，应用祛痰、镇咳药物，以改善症状。迁延期患者尤应坚持用药，以求消除症状。常用药物有氯化铵合剂、溴己新、喷托维林(维静宁)等。中成药止咳也有一定效果。对老年体弱无力咳痰者或痰量较多者，应以祛痰为主，协助排痰，畅通呼吸道。应避免应用强力镇咳药，如可卡因等，以免抑制中枢及加重呼吸道阻塞和炎症，导致病情恶化。

3)解痉、平喘：支气管扩张药常选用氨茶碱、特布他林等口服或用沙丁胺醇等吸入剂。若气道舒张药使用后呼吸气道仍持续阻塞，可使用皮质激素，泼尼松20~40mg/d。

4)气雾疗法：气雾湿化吸入或加复方安息香酊，可稀释气管内的分泌物，有利于排痰。如痰液黏稠不易咳出，采用超声雾化吸入有一定帮助，亦可加入抗生素及痰液稀释药。

(2)缓解期：治疗原则是以增强体质、提高抗病能力和预防复发为主。

加强锻炼、增强体质、提高免疫功能、加强个人卫生，避免接触和吸入各种诱发物质。耐寒锻炼能预防感冒。亦可注射气管炎菌苗，每周皮下注射1次，剂量自0.1mL开始，每次递增0.1~0.2mL，直至0.5~1.0mL为维持量，一般在发作季节前开始注射，如有效应坚持使用1~2年。卡介苗多糖核酸隔日肌内注射1次，每次1mL(含0.5mg/L)，注射18次为1个疗程，连用3个疗程，可减少感冒及慢性支气管炎急性发作。亦可肌内注射人血丙种球蛋白，每次5mL，每2~4周一次，于发病季节前用药。还可以根据中医辨证施治的原则予以扶正固本治疗，提高免疫功能。

(3)TNB纳米生物靶向技术：我国在“九五”和“十五”期间的“863计划”启动了国家纳米振兴计划，并将纳米生物技术在支气管炎领域的研究列为专题项目予以优先支持发展。经上海解放军部队医院和国际专家们不懈努力共同研发而成的“TNB纳米生物靶向技术”掀起了全球呼吸系统技术革命。其治愈的过程如下。

1)靶向定位，精准治疗：纳米载体具有高度靶向、溶解能力和生物相容能力等优点，应用纳米作为载体导入体内，能够精准定位病变细胞，并在细胞摄取作用下进入细胞内进行生物抗炎免疫治疗，这样使治疗更彻底。

2)抗炎再生，杜绝复发：作用于体内，进行诱导、激发细胞免疫、修复受损细胞及免疫细胞再生，从根本上消除细胞炎症及炎症递质和细胞因子，恢复肺部及支气管正常功能，清除病原体，杜绝复发。

3)修饰遗传因子，降低遗传性：通过修饰遗传因子，能够复制、转录正常的基因编码，逆转病变遗传因子，改变支气管炎遗传基因，降低支气管炎的遗传性。

4)高端技术结合,安全无不良反应:该技术打破传统治疗模式,将纳米技术和生物技术结合应用到治疗中,通过皮下植入的方式作用于病变细胞,提高了治疗的安全性,并且纳米载体和生物基因的代谢产物少,对身体没有任何不良反应。

八、预防

20 世纪 70 年代,周恩来总理曾号召:“一定要攻克老年性支气管炎”,但几十年过去了,医学界对这一疾病仍无特效方法。笔者认为要想不患老年性支气管炎还是需要从预防入手。

1.预防感冒　避免感冒,能有效地预防慢性支气管炎的发生或急性发作。

2.饮食调摄　饮食宜清淡,忌辛辣荤腥。

3.戒烟　是预防慢性支气管炎的重要措施之一因为吸烟会引起呼吸道分泌物增加,反射性地引起支气管痉挛,排痰困难,有利于病毒、细菌的生长繁殖,使慢性支气管炎进一步恶化。

4.腹式呼吸　腹式呼吸能保持呼吸道通畅,增加肺活量,减少慢性支气管炎的发作,预防肺气肿、肺源性心脏病的发生。具体方法:吸气时尽量使腹部隆起,呼气时尽力呼出使腹部凹下。每天锻炼 2~3 次,每次 10~20 分钟。

5.避毒消敏　有害气体和毒物如二氧化硫、一氧化碳、粉尘等会使病情加重,家庭中的煤炉散发的煤气能诱发咳喘,厨房居室应注意通风或安装抽油烟机,以保持室内空气新鲜。寄生虫、花粉、真菌等能引起支气管的特异性过敏反应,应保持室内外环境的清洁卫生,及时清除污物,消灭过敏原。

6.冬病夏治　在夏季大暑天用消喘膏外贴能起到防病治病的作用。具体做法:将消喘膏外敷于大椎穴、天突穴、肺俞穴、膻中穴。每次敷贴 2 天,间隔 3~5 天换药 1 次,敷贴 3 次为 1 个疗程。每年 1 个疗程,连续 3 年夏季敷贴。

7.适当休息　发热、咳喘时必须卧床休息,否则会加重心脏负担,使病情加重;发热渐退、咳喘减轻时可下床轻微活动;平时应参加适当活动或劳动。

8.坚持锻炼　增强体质,提高免疫力和耐寒能力,可根据自身体质选择医疗保健操、太极拳、五禽戏等项目,坚持锻炼,能提高机体抗病能力,活动量以无明显气急、心跳加速及过分疲劳为度。

9.污染严重天气减少外出雾霾、沙尘暴等污染严重天气尽量不要外出,必要时需戴上口罩防护。

10.其他

(1)控制职业性或环境污染,以避免粉尘、烟雾及有害气体吸。

(2)定期监测肺功能及早发现气流受限并及时采取措施亦十分重要。

(3)加强卫生教育,改善工作条件与卫生习惯和增加营养等对预防慢性支气管炎均可发挥积极的作用。

(4)加强个人卫生,避免各种诱发因素的接触和吸入。

第四节　老年肺炎

一、定义

老年肺炎,此处指老年社区获得性肺炎,即 65 岁及以上的人群发生的肺炎。社区获得性肺炎(community acquired pneumonia,CAP)是指在医院外罹患的感染性肺实质(含肺泡壁,即广义上的肺间质)炎症,包括具有明确潜伏期的病原体感染在患者入院后于潜伏期内发病的肺炎。

二、危险因素

研究显示,吸烟合并 2 种及以上慢性基础疾病(如慢阻肺和高血压等)及低白蛋白血症是老年肺炎发病的独立危险因素。

三、常见病原体

《中国成人社区获得性肺炎诊断和治疗指南(2016 年版)》提出对于老年患者(年龄≥65 岁),常见感染的病原体为肺炎链球菌、流感嗜血杆菌、肺炎克雷伯菌等肠杆菌,肺炎衣原体,流感病毒,呼吸道合胞病毒,卡他莫拉菌,厌氧菌等。其中,肺炎链球菌是老年肺炎的主要病原体。有多项研究显示鲍曼不动杆菌、铜绿假单胞菌、真菌等感染也占了一定的比例。并且,肺炎链球菌感染在逐渐减少,而肺炎支原体等不典型病原体感染在不断增加。同时,老年肺炎病原体的另一个特点是混合感染增多,以非典型病原体合并细菌感染为主,而肺炎支原体是最多见的混合感染病原体。

四、临床表现

老年肺炎于冬春季节多发,发病多与受凉、烟酒、进食呛咳等有关,由于有基础疾病的存在,其症状往往不明显。

1.全身症状　老年肺炎患者的体温正常或不升高的情况达 40%~50%,即使发热,也大多数表现为轻中度发热,表现为高热的患者很少。

2.呼吸道症状　呼吸急促是老年肺炎的一个敏感指标,应予以重视。只有半数的患者有咳嗽和咳痰,常表现为咳嗽无力,痰多为白色黏痰或黄脓痰,少数患者表现为咳铁锈色痰及痰中少量带鲜红色血。

3.非呼吸道症状　与青中年肺炎患者相比,老年患者更多地表现为循环、神经、消化等系统的症状,如恶心、食欲缺乏、腹胀、腹泻、胸闷、心律不齐、尿频、尿失禁、脱水、情绪异常等,很容易发生漏诊和误诊。

4.肺部体征　肺部体征主要表现为干湿啰音及呼吸音降低。

5.实验室检查　老年肺炎外周血常规指标值多不升高,白细胞数升高仅占半数或更低,半数患者表现为中性粒细胞数升高。因此,白细胞数不是判定肺炎轻重程度的依据。而有研究提示多数老年肺炎患者有 C-反应蛋白水平升高,并且随着肺炎好转,C-反应蛋白水平逐渐下降，提示在临床工作中重视老年患者C-反应蛋白的检查，帮助尽早进行抗感染治疗。

6.影像学检查　胸部X线片或(和)胸部CT检查多呈小片状或斑片状影，少数呈大片状、网状影。多为单侧病变，也有双侧病变。还有少部分表现为肺脓肿，同时少数患者可伴有胸腔积液、肺不张等。

五、诊断标准

社区获得性肺炎诊断标准[即《中国成人社区获得性肺炎诊断和治疗指南》(2016年版)]内容摘要如下所示。

1.社区发病。

2.肺炎相关性临床表现　①新近出现的咳嗽、咳痰或原有呼吸道疾病症状加重，伴或不伴脓痰、胸痛、呼吸困难及咯血；②发热；③肺实变体征和(或)闻及湿性啰音；④外周血白细胞数>10×10或<4×10，伴或不伴细胞核左移。

3.胸部影像学检查显示新近出现的斑片状浸润影、叶或段实变影、磨玻璃影或间质性改变，伴或不伴胸腔积液

符合以上三项中的任何一项，并排除肺结核、肺部肿瘤、非感染性肺间质性疾病、肺水肿、肺不张、肺栓塞、肺嗜酸性粒细胞浸润症及肺血管炎等后，可建立临床诊断。

六、治疗要点

1.抗生素

(1)药物选择：对于既往体健、无基础疾病的轻中度感染的老年患者，推荐青霉素静脉滴注，半合成广谱青霉素氨苄西林或哌拉西林静脉滴注；新型大环内酯类抗生素阿奇霉素静脉滴注；半合成青霉素与β-内酰胺酶抑制剂复合制剂静脉滴注，如氨苄西林舒巴坦、阿莫西林/棒酸、哌拉西林/他唑巴坦等。对于伴有基础疾病的轻中度感染的老年患者，可考虑选择：半合成青霉素与β-内酰胺酶抑制剂复合制剂、第2代头孢菌素如头孢呋辛静脉滴注；头孢克洛；喹诺酮类抗生素(氧氟沙星、环丙沙星、左氧氟沙星)等。

对于高龄老年患者、重症肺炎及同时伴有多种基础疾病的患者，应及时选择对革兰阳性球菌、革兰阴性杆菌均有较强作用的广谱高效抗生素：第3代或第4代头孢菌素，如头孢他啶、头孢曲松、头孢噻肟、头孢吡肟；新型碳青霉烯类抗生素，如亚胺培南、美罗培南；β-内酰胺类抗生素与喹诺酮类抗生素或氨基糖苷类抗生素联合用药等。

合并基础疾病患者及老年患者需评估产超广谱β-内酰胺酶(extendedectrum B- lactamase，ESBL)肠杆菌科菌的危险因素，有产ESBL耐药菌感染高风险的患者可按经验选择头孢霉素类、哌拉西林他唑巴坦、头孢哌酮舒巴坦、厄他培南或其他碳青霉烯类。相关危险因素包括有产ESBL肠杆菌定植或感染史、前期曾使用3代头孢菌素、有反复或长期住院史、有留置医疗器械及肾脏替代治疗等。

门诊患者一般不进行病原学检查，临床医生同时要根据当地的流行病学来制订合理的抗菌治疗方案。

老年人的脏器功能减退，在治疗时需关注各脏器的功能，避免发生不良反应。肾脏

排泄功能降低导致药物半衰期延长,治疗时应根据年龄和肌酐清除率等情况适当调整药物剂量。

(2)用药时间:一般可于退热2~3天、主要呼吸道症状明显改善、外周血炎症指标逐渐下降后停用抗感染治疗的药物,但疗程应视病情严重程度、缓解速度、并发症及不同病原体而异,不必以肺部阴影吸收程度作为停用抗菌药物的指征。合并基础疾病患者可根据病情适当延长抗菌药物的用药时间,但需警惕长期应用抗生素导致的二重感染。

(3)抗菌药物的序贯疗法和降阶梯治疗:对重症老年肺炎患者,治疗初期予以静脉给药,待血流动力学稳定、临床症状及体征明显改善后可改为口服治疗。静脉用药时间一般为3~5天,依据抗菌谱、疗效、安全性及费用等方面将静脉给药改成同类,或抗菌谱相近,或对致病原敏感的制剂口服给药。研究显示,肺炎患者采用序贯疗法和降阶梯治疗是安全、有效的。

2.营养支持治疗　老年肺炎虽然以抗生素治疗为主,但仍需配合其他对症、支持等综合治疗以提高治愈率。

(1)营养支持:饮食应以高蛋白、高维生素为主,根据病情必要时输注氨基酸、白蛋白及血浆等,可能有利于营养不良的老年肺炎患者的康复。

(2)痰液引流:治疗上应避免过多使用利尿药、镇咳药等,保持呼吸道通畅。可采用经口入气管吸痰法、化痰药物雾化吸入法、盐酸氨溴索注射液静脉给药等治疗方法以促进痰液引流。

(3)积极治疗基础疾病,及时处理并发症:纠正酸碱失调和水、电解质紊乱。老年患者的心肺储备能力下降,易导致呼吸衰竭、心力衰竭,治疗的同时需兼顾其心肺功能。

七、基层医院(包括社区医院)管理和自我管理

1.老年肺炎的基层医院(包括社区医院)管理

(1)正确判断严重程度,及时转诊

1)CURB-65评分。CURB-65评分(C:意识障碍;U:尿素;R:呼吸频率;B:血压;65:年龄)具有简洁、敏感度高、易于临床操作等优点,适合门诊医生对患者病情的严重程度做出快速判断。可使用CURB-65评分作为判断CAP患者是否需要住院治疗的标准。评分0~1分:原则上门诊治疗即可;2分:建议住院或在严格随访下的院外治疗;3~5分:应住院治疗。但任何评分系统都应结合患者的年龄、基础疾病、社会经济状况、胃肠功能及治疗依从性等进行综合判断。

2)CURB-age评分。CURB-65评分用于成人CAP患者病情严重程度评估有其优势,但由于老年患者有其特殊性,有研究提出CURB-65评分会低估老年患者CAP病情的严重程度,故提出CURB-age评分用于评估老年CAP患者病情的严重程度。

CURB-age评分标准:①意识障碍,为1分;②血尿素浓度>7mmoL,为1分,血尿素浓度>11mmol/L,为2分;③呼吸频率>30次/分,为1分;④收缩压<90mmHg或舒张压<60mmHg,为1分;⑤年龄≥65岁,为1分,年龄≥85岁,为2分。

研究显示,CURB-age评分对老年CAP患者早期病死率及病情严重程度有较好的临

床评估价值,可在临床上使用。

(2)治疗后随访:需对患者密切随访直至肺部影像学提示病灶已经完全被吸收。

(3)预防接种

1)肺炎球菌疫苗:预防接种肺炎球菌疫苗可减少特定人群罹患肺炎的风险。目前应用的肺炎球菌疫苗包括肺炎球菌多糖疫苗(pneumococcal poly-saccharide vaccine,PPV)和肺炎球菌结合疫苗(pneumococcal conjugate vaccine,PCV)。中国已上市23价肺炎球菌多糖疫苗(PPV23),可有效预防侵袭性肺炎链球菌的感染。PPV23建议接种人群:①年龄≥65岁者;②年龄<65岁,但伴有慢性肺部疾病、慢性心血管疾病、糖尿病、慢性肾衰竭、肾病综合征、慢性肝病(包括肝硬化)、酒精中毒、耳蜗移植、脑脊液漏、免疫功能低下、无脾(器质性或功能性)者;③长期居住于养老院或其他医疗机构者;④吸烟者。建议肌肉或皮下注射1剂,通常不建议在免疫功能正常者中开展复种,但可在年龄<65岁并伴有慢性肾衰竭、肾病综合征、无脾(器质性或功能性)及免疫功能受损者中开展复种,2剂PPV23之间至少间隔5年,首次接种年龄≥65岁者无须复种。13价肺炎球菌结合疫苗(PCV13)可覆盖中国70%~80%的肺炎链球菌血清型,有良好的免疫原性,但目前中国还未上市。

2)流感疫苗:流感疫苗可预防流感发生或减轻流感的相关症状,对流感病毒性肺炎和流感继发细菌性肺炎有一定的预防作用,建议每年在流感季接种1剂,联合应用肺炎球菌疫苗和流感疫苗可降低老年患者的病死率。

(4)健康教育:健康教育包括加强心理教育,鼓励患者并树立患者战胜疾病的信心;调整饮食结构;适宜锻炼;注意居室卫生;干预治疗等。这些措施有助于提高治愈率,改善生活和生命质量。

2.老年肺炎的自我管理

(1)注意日常起居:戒烟,避免酗酒,保证充足营养,保持口腔健康,有助于预防肺炎的发生保持良好的手卫生习惯,有咳嗽、喷嚏等呼吸道症状时戴口罩或用纸巾、肘部衣物遮挡口鼻,有助于减少呼吸道感染病原体播散。

(2)预防吸入性肺炎:吸入性肺炎是指食物、口咽分泌物、胃内容物等被吸入到喉部和下呼吸道所引起的肺部感染性病变,不包括吸入无菌胃液所致的肺化学性炎症。吸入性肺炎多由隐性误吸引起。

诊断吸入性肺炎时应注意以下几点:①有无吸入的危险因素(如脑血管病等各种原因所致的意识障碍、吞咽困难、牙周疾病或口腔卫生状况差等);②胸部影像学显示病灶是否以上叶后段、下叶背段或后基底段为主,呈坠积样特点。

吸入性肺炎多为厌氧菌、革兰阴性菌及金黄色葡萄球菌感染,治疗应覆盖以上病原体,并根据患者病情的严重程度选择阿莫西林/克拉维酸钾、氨苄西林舒巴坦、莫西沙星、碳青霉烯类等具有抗厌氧菌活性的药物,或联合应用甲硝唑、克林霉素。

研究提示,老年患者吸入性肺炎与患者年龄、意识障碍、体位不当、胃食管反流、吞咽困难、基础疾病、反复吸痰、鼻饲饮食和义齿等因素有关,需要采取针对性的措施以加强患者的气道管理,这对提高患者的治疗效果、预防吸入性肺炎有重要作用。

对于有误吸危险因素的老年患者需要加强护理,减少吸入性肺炎的发生:①长期卧床者若无禁忌证,应把床头抬高35°~40°,并采用适当的进食体位;②保持口腔卫生,减少口咽部的细菌定植;③少食多餐,餐后半小时内避免平卧,对严重吞咽困难和已发生误吸的老年患者,应权衡利弊,留置胃管给予鼻饲饮食;④停用或少用抗精神病药物、抗组胺药物和抗胆碱能药物。

第五节　老年睡眠呼吸暂停综合征

打呼噜就是人在睡着的时候会发出的鼾声。这是因为气流在通过狭窄的气道时受到了阻碍,一般是指呼吸道狭窄(鼻、咽喉、气管等),气流冲击了这个狭窄的部位而发出了声音,就和哨子能发出声音的原理是一样的,阻塞的位置越狭窄,声调就会越高;阻塞的位置越宽则声调就越小,越低沉。大家不要认为打呼噜是平常事,严重的打呼噜却是一种危害人体健康的疾病之打呼噜,俗称鼾症,医学上称睡眠呼吸暂停综合征(sleep apnea syndrome,SAS),别名睡眠无呼吸综合征。睡眠呼吸暂停综合征是仅次于失眠的第二大睡眠障碍疾病,可引起严重的低氧血症及睡眠紊乱,与高血压、心律失常、心脑血管疾病及呼吸衰竭等疾病的发生密切相关,少数患者可夜间猝死。此外,由于白天嗜睡,记忆力及反应能力受损,患者的工作能力下降,意外事故的发生率增加。近年医学统计证明,其患病率高达1%~4%,65岁以上人群发病率高达20%~40%。

一、病因

1.呼吸道阻塞或狭窄　阻塞性睡眠呼吸暂停发病原因主要是睡眠时上呼吸道的阻塞或狭窄造成的,因此,从前鼻孔到气管上口,任何一个部位的狭窄或阻塞,都可能导致呼吸暂停,常见的有下列疾病。

(1)鼻部疾病:各种原因造成的鼻腔狭窄或阻塞,如急慢性鼻炎、鼻窦炎,鼻中隔偏曲,血肿,脓肿,鼻腔粘连,鼻息肉,鼻腔、鼻旁窦肿瘤及其他占位性病变等。

(2)鼻咽部疾病:常见的有腺样体肥大,鼻咽部肿瘤,鼻咽腔闭锁,颅底肿瘤等。

(3)口咽部疾病:如扁桃体肥大,软腭低垂、肥厚,腭垂过长、肥大,咽侧索肥厚,口咽腔瘢痕狭窄,咽旁间隙的肿瘤,脓肿等

(4)下咽部疾病:如舌根淋巴组织增生,舌根肿瘤,巨大会厌囊肿,脓肿,会厌肿瘤,下咽后壁或侧壁脓肿、肿瘤等。

(5)口腔科疾病:如舌体肥大或巨舌,舌体、舌根、口底肿瘤,颌下脓肿,先天性小下颌畸形或下颌后缩等。

(6)其他疾病:病理性肥胖,肢端肥大症,甲状腺功能低下,颈部巨大肿瘤等

2.中枢性睡眠呼吸暂停　老年人或婴儿睡眠时观察到周期性低通气,可视为中枢的原因,正常成年人在快动眼睡眠时相或在高原,亦可见到中枢性睡眠呼吸暂停,病理性的中枢性睡眠呼吸暂停可见于多种疾病:脊柱损伤、癫痫、脑肿瘤、脑干梗死、脑炎、脑膜炎、脑血管意外,颅脑外伤;神经系统的病变,脊髓前侧切断术,血管栓塞或变性病变引起的

双侧脊髓病变,家族性自主神经异常;与胰岛素相关的糖尿病;其他如肌肉的疾病,先天性肌病、膈肌麻痹、枕骨大孔发育畸形、延髓型脊髓灰质炎、先天性肺泡通气不足、动脉导管未闭,颈动脉化学感受器瘤、贫血、肺部疾病所致慢性低氧血症、心律失常、充血性心力衰竭等。

睡眠呼吸暂停综合征的发病是一个渐进的过程,常常是几种病因共同起作用的结果,特别在体重增加、肥胖、老年、上呼吸道感染、心脏病、仰卧位睡眠、长期抽烟、饮酒及服用安眠药等诱因下病情会明显加重。

3.阻塞性睡眠呼吸暂停的危险因子

(1)性别:男性患病的机会为女性的 2~8 倍。但是女性在停经后,患病的机会与男性相当。

(2)年龄:随着年龄增长,上呼吸道肌肉张力将降低,致使咽壁松弛、塌陷而内移,引起打鼾或睡眠呼吸暂停综合征。

(3)肥胖:大于理想体重的 120%以上者,有较大的危险性。颈咽部组织拥挤,导致呼吸阻塞。据 Gurlleminault 等(1973)统计,70%患有严重打鼾或 SAS 者的体重超过正常。

(4)颈围:男性大于 43 厘米,女性大于 38 厘米者。

(5)解剖结构异常:舌后或后悬雍垂空间过小,舌头太大,扁桃体肥大,口、鼻咽软组织过多,软腭过高,下腭后缩,下腭过小或颜面畸形。

(6)特殊先天性疾病:例如唐氏症,是一种先天性疾病,主要特征为智能低下、体格发育迟缓和特殊面容。

(7)内分泌疾病:如甲状腺功能低下、出现黏液水肿;肢端肥大症。

(8)抽烟、喝酒、服用镇定药或安眠药则会使上呼吸道肌肉张力减少而使情况恶化。

二、分类

1.阻塞性睡眠呼吸暂停　即在睡眠中因上气道阻塞引起呼吸暂停,表现为口鼻腔气流停止而胸腹呼吸动作尚存在。它是一种累及多系统并造成多器官损害的睡眠呼吸疾病,是高血压、冠心病、心律失常、(脑)卒中等多种疾病的独立危险因素。

2.中枢性睡眠呼吸暂停　即口鼻腔气流和胸腹呼吸动作同时停止,主要是由于中枢神经系统的呼吸中枢功能障碍或支配呼吸肌的神经或呼吸肌病变,虽然气道可能无堵塞,但呼吸肌不能正常工作导致呼吸停止。

3.混合性睡眠呼吸暂停　即上述两者并存,以中枢性呼吸暂停开始,继之表现为阻塞性睡眠呼吸暂停。睡眠中潮气量减小,即呼吸气流降低超过正常气流强度的 50%以上,伴血氧饱和度下降 4%以上称为呼吸不全或低通气。

三、症状

睡眠打鼾、张口呼吸、睡眠过程中出现频繁呼吸暂停,睡眠中反复憋醒,睡眠不安宁,噩梦多,睡眠时异常动作,如肢体抽动等;睡不解乏、白天困倦、嗜睡,看电视、开会、坐车、听课时不可抑制地睡眠;晨起口干、头痛、头晕,睡后血压升高;睡觉当中出汗,因为舌后坠等原因,导致缺氧,从而发生二氧化碳重流,时间长了就出汗。夜间睡眠心绞痛、心律失常；夜间睡眠遗尿、夜尿增多；记忆力减退、反应迟钝、工作学习能力下降；性功能减退，如男性阳痿、女性月经失调；性格改变如暴躁易怒，抑郁不振，夜间不敢入睡，有恐惧感，过早老年痴呆。持久者可导致精神异常、疲劳、心肺衰竭和糖尿病等，甚至猝死。

四、并发症

并发症如高血压、右心扩张征、心动过缓、心律失常、红细胞增多症、性功能减退等。对于呼吸系统，循环系统，神经系统都具有定的异常并发症，睡眠不好引起智力减退、晨间头痛、高血压、心力衰竭、肺动脉高压、肺源性心脏病、红细胞增多症、糖尿病、心肌梗死、猝死等并发症。

五、高危人群

呼吸暂停综合征最常发生在 30 岁以上的人群中，但在儿童中也时有发生，称为儿童阻塞性睡眠呼吸暂停综合征，简称小儿鼾症。

据美国流行病学调查初步估计，40 岁以上男性的患病率为 1.24%，30~35 岁的人群中，有 20%男性和 5%女性打鼾：60 岁左右者，则有 60%男性和 40%女性打鼾；肥胖者打鼾的要比体重正常者多 3 倍；严重的打鼾者与相同年龄和体重的不打鼾者比较，前者患高血压的可能性更大，且往往发展成为阻塞性睡眠呼吸暂停。总之，鼾症可发生于任何年龄，甚至婴儿和儿童；男女均可发病，但男性多见于 40 岁以上；女性则多见于绝经后，其病情较男性为轻。少数患者可有家族史。

六、诊断标准

睡眠呼吸暂停综合征的诊断标准明确清晰，目前国际上认同的诊断标准是：全夜7 小时睡眠中，超过 10 秒钟呼吸暂停现象反复出现 30 次以上，或平均每小时超过 10 秒钟呼吸暂停与低通气次数之和超过 5 次。

低通气是指呼吸气流强度降低超过正常呼吸气流强度的 50%以上，并伴有 4%血氧饱和度下降。睡眠呼吸暂停综合征最常见的症状，是睡眠过程中反复出现持续时间超过 10 秒钟口鼻气流中断。

七、治疗

1.一般治疗

(1)采取侧卧位睡眠，可以减轻或防止咽腔部软组织和舌根后坠；减轻颈部和胸部脂肪组织对气道压力，从而有助减轻鼾声，甚至防止呼吸暂停。

(2)减肥和坚持体育锻炼。通过控制饮食、积极体育锻炼，从而达到减轻体重、减肥的目的。

(3)保持鼻部通畅，及时治疗鼻、鼻窦部位的疾病。如果患者是吸烟者，应戒烟，因为吸烟会刺激鼻、咽腔黏膜，产生慢性炎症会使已经不通畅的呼吸道变得更加糟糕。

(4)慎服镇静安眠药等。

2.氧疗　对于绝大多数睡眠呼吸暂停综合征患者，氧疗并无必要；有氧疗指征者，也应与气道持续正压通气结合进行，以免单纯吸氧延长SAS持续时间而引起CO_2潴留，加重睡眠紊乱。

3.药物治疗　如黄体酮20~30mg肌内注射，每日2次，连用2~3周，有兴奋呼吸中枢作用。或氨茶碱，三环抗抑郁药氯米帕明（氯丙米嗪）及乙酰唑胺250mg口服，3次/日；普鲁替林5~30mg，睡前口服。

4.口器治疗　在口腔佩戴相关器具，打开气道。口腔矫治器有很多种类，根据其功能不同主要可分下颌前移器、舌牵引器、软腭作用器三大类。缺点是患者常不能耐受，应用范围较窄。

5.呼吸机治疗　经鼻持续正压通气的呼吸机治疗，睡眠时佩戴鼻面罩呼吸机，输送一定压力的空气，从而消除鼾声及呼吸暂停。优点是无创、高效，尤其对重症患者应首选。缺点是费用较高、需长期佩戴。应用持续气道正压通气治疗睡眠呼吸暂停综合征的主要原理是通过增加咽腔内的正压来对抗吸气负压，防止气道塌陷。目前世界上有70%~80%患者使用这种治疗方法。

6.手术治疗　手术治疗主要基于两个目的：①绕开睡眠时易发生阻塞的咽气道，建立第二呼吸通道；②针对不同的阻塞部位，去除解剖狭窄扩大气道。由于其有创性及疗效有限，除一些具有手术适应证者、年轻轻症患者或持续正压通气的呼吸机治疗失败者外，手术治疗对大多数老年睡眠呼吸暂停综合征患者不作为首选；对中枢性睡眠呼吸暂停患者无效。

（1）常规手术：主要有气管切开造口术，悬雍垂软腭成形术扁桃体、腺样体切除术，鼻中隔偏曲矫正，鼻息肉摘除，鼻甲切除等鼻部手术；针对喉咽部解剖狭窄的手术如颌骨前徙术、舌骨悬吊术、舌成形术。

近年来新开展的还有激光辅助悬雍垂软腭成形术和射频消融微创手术。

（2）新技术

1）激光辅助悬雍垂软腭成形术：该技术是在软腭的两侧各切除约3/4的悬雍垂，当瘢痕组织形成后可缩短软腭的长度，由此减轻打鼾。激光法与用电烧灼效果近似，优点是医生手术经验丰富的话可立竿见影，费用也较低廉，缺点是手术同样较为痛苦，术后进食困难，约有15%的人在创伤期还可能因怕痛而诱发呼吸困难。

2）射频消融微创手术：该技术是近几年被国际医疗界普遍认可的一种治疗鼾症的有效微创技术。该技术比激光辅助疗法及电烧灼引起的痛苦小得多。该技术是利用射频的能量来加热软腭组织，用较和缓的方式逐步引起软腭组织的变形和瘢痕化，它的温度只有40~70℃，不像激光有150℃，因此很少出血，疼痛也不明显，可重复治疗，一般要经过3~6周的治疗才能达到最佳疗效，术后也不影响饮食。该技术还可以解决其他方法无法解决的舌根肥大问题，其唯一的缺点是价格较贵。

八、预防

1.做到早发现，早治疗定时定期到医院去做身体检查，特别是40岁以上者，是该病的高发人群，更要注意，尽量做到早发现，早治疗。

2.平时要保持室内环境空气的流通　这样才能保证吸入足够的氧气,降低呼吸急促的发生,自然舒缓呼吸肌

3.要养成良好的睡眠习惯　尽量做到早睡早起,午睡的时间不宜过长,最好不超过1小时,太长了会影响晚上的睡眠质量。

4.睡前不能吃东西　特别是对于高血压或心脏病患者,在夜间的消化能力就不好,食物残留在胃中,容易造成反流,反流后误吸堵住气管或者咽部,那就难以挽救

5.纠正睡姿　睡姿一定要正确,采取侧卧位入眠,枕头不能太低,特别是冠心病患者,最好是斜躺着,保持血液循环的流畅,只要血液流畅,供氧量充足,睡眠呼吸暂停低通气综合征就不容易发生。

6.平时饮食以清淡为主　注意合理搭配膳食,营养均衡。晚餐不宜过饱,炒菜时不要放太多盐。尽量不要喝咖啡和浓茶。

7.坚持体育锻炼,积极减肥　每天坚持慢跑或打太极拳,跳广场舞等运动来减轻体重,并通过改变饮食现状、纠正患者饮食、生活习惯和行为疗法,让患者自觉控制饮食,在规定时间内降低体重的5%~10%。劝其戒除烟酒,睡眠前避免使用镇静药。

8.利用非手术手段　经鼻持续气道正压呼吸,此方法贵在坚持;各种矫治器,对打鼾效果显著;吸氧及各种药物治疗,常见的药物有神经呼吸刺激药,这也是治疗方法之一。必要时可以借助手术。

第六节　老年呼吸衰竭

呼吸衰竭是各种原因引起的肺通气和(或)换气功能严重障碍,以致不能进行有效的气体交换,导致缺氧伴(或不伴)二氧化碳潴留,从而引起一系列生理功能和代谢紊乱的临床综合征。其标准为在海平面大气压、静息状态、呼吸空气的情况下,动脉血氧分压(PaO_2)<60mmHg伴或不伴动脉血二氧化碳分压($PaCO_2$)50mmHg,无心内解剖分流和心排血量降低等因素。

一、我国老年人呼吸衰竭面临的严峻形势

21世纪是全球人口老龄化的时代。预计到2050年,全球60岁及以上的人口比例将从2006年的约11%增加至22%。我国社会老龄化问题十分严峻,据2010年第6次人口普查结果显示,我国60岁及以上人口总数已达1.79亿,占总人口的13.26%。预计到2020年这个数字将分别为2.5亿和17.2%,其中80岁以上的高龄老年人将达到3067万。

作为呼吸衰竭的高危人群,老年人呼吸衰竭将变得日益常见,入住重症监护病房(ICU)的比例亦会上升。来自美国的数据表明,ICU中≥65岁老年人的比例占到近1/2,且这个数字还在逐年升高。我国一项纳入了1 297例入住ICU患者的研究中,8.9%的患者并发慢性呼吸衰竭,27.1%并发急性肺损伤(ALI)/急性呼吸窘迫综合征(ARDS);高龄是ICU患者死亡的危险因素之一,死亡患者与非死亡患者的年龄分别为(64.6±18.6)岁和(57.0±18.1)岁(P<0.001)。同时,可引起呼吸衰竭的许多呼吸系统和非呼吸系统疾病

患病率随年龄增加而升高,如慢性阻塞性肺疾病(COPD)在≥70岁年龄组的患病率是40~49岁年龄组的近9倍(2.3%vs20.4%);心力衰竭在60~69岁年龄组患病率约为2%,而在≥85岁年龄组则升高至8%以上。

老年呼吸衰竭人数的增加必然会带来呼吸支持技术在这组人群中应用增多。庞大而不断增多的老年人呼吸衰竭人群是对临床医师的巨大挑战,同时也对公共卫生系统提出更多要求,涉及公共卫生、社会、伦理和经济学等诸多层面。

二、呼吸功能随年龄增长而下降

呼吸功能随年龄的增长呈现全面下降,老年人对呼吸衰竭易感性明显增加。

1.呼吸系统改变

(1)肺和胸壁:与年龄相关的胸壁和肺脏变化导致老年人呼吸功能衰退。老年人发生脊柱关节病、肋软骨钙化、脊柱后凸概率增加,导致胸廓活动度减少,胸壁顺应性下降。肺脏由于弹性纤维逐渐丧失导致老年人肺实质的顺应性增加。肺和胸壁总体顺应性是下降的,从而导致呼吸功增加。

老年人身体组成成分发生改变,脂肪含量增加而肌肉比例降低。研究表明约从55岁开始,呼吸肌和膈肌的力量开始逐渐下降。老年人膈肌力量较年轻人下降约25%。在没有基础疾病的情况下,这种肌力的下降可能没有症状。但当出现肺炎等使分钟通气量明显增加的疾病时,老年人极易出现呼吸肌疲劳,呼吸衰竭的概率明显增加。胸壁刚性增加会引起胸廓前后径增加从而导致横膈膜曲率减少,由于横膈半径与最大膈肌压力呈负相关,因此要产生同样的压力则需要膈膜更强的收缩,呼吸功增加导致呼吸肌疲劳。

胸壁和肺脏结构的改变引起老年人肺脏功能的改变。由于胸廓活动度减少,而肺脏弹性纤维丧失,因此呼气时小气道会过早塌陷,减少气体交换面积和增加残气量,在吸烟者中尤为突出。从20岁之后,第一秒用力呼气容积(FEV_1)便逐年下降,男性下降速度约为每年30mL,女性下降速度约为每年23mL。用力肺活量也呈逐年下降趋势,男性下降速度为每年14~30mL,女性下降速度为每年15~24mL,吸烟者下降则更快。

肺弥散功能随年龄增长而下降,从40岁起每10年一氧化碳弥散率下降5%,而男性比女性下降得更快,可能与雌激素对血管的保护作用有关。肺泡表面积从20岁的$75m^2$下降至70岁的$60m^2$。此外,肺循环血液量随着年龄的增长而减少,加之吸入气体分布的改变,促进通气/灌注比例失调和无效腔通气增加。

老年人呼吸系统的防御功能也明显下降。由于纤毛清除功能和咳嗽反射下降,意识状态差,以及食管运动功能和吞咽功能的降低,导致老年人易患肺炎,特别是吸入性肺炎。老年人细胞和体液免疫功能均下降。因此,老年人是下呼吸道感染的高危人群,这种感染也导致呼吸衰竭的概率增加。

(2)呼吸驱动和控制:随着年龄增长,呼吸中枢化学感受器对低氧血症和高碳酸血症的敏感性显著降低,呼吸驱动下降。同时,老年人使用麻醉剂、镇静剂的概率增高,而中枢对麻醉剂、镇静剂的敏感性增高,导致老年人呼吸中枢更加受抑制,呼吸代偿能力明显下降。

2.循环及其他系统改变　众所周知，心脏和肺脏在病理生理中紧密相关，心力衰竭可以引起呼吸衰竭，呼吸衰竭引起的低氧血症和高碳酸血症也会影响心功能。随着年龄的增加，心脏储备明显下降，包括心肌数量减少、心肌收缩力下降、冠脉血流减少及心室顺应性下降，等等。心脏的这些改变也会导致老年人对呼吸衰竭的易感性增加。

随着医疗水平的提高，患致命性危重疾病的老年患者存活率明显升高，如心肌梗死、肾功能不全、肿瘤、心功能不全、严重营养不良等，这些情况均导致肺储备下降，是呼吸衰竭的危险因素；凝血/纤溶功能异常导致肺栓塞、ARDS 等疾病风险升高。

三、老年人呼吸衰竭的特点

老年人呼吸衰竭具有以下临床特点。

1.发病率高　呼吸衰竭的发病率随年龄的增长而增加，45~54 岁年龄组约为 0.1%，65~74 岁年龄组增至 0.5%，因此呼吸衰竭是老年人群中的常见病

2.临床表现不典型　老年人中许多引起呼吸衰竭的原发病（如肺炎等）症状不典型，同时由于老年人呼吸中枢敏感性下降、意识状态欠佳，呼吸衰竭的症状如呼吸窘迫、心率增快等表现均不突出。

3.病因复杂　易并发多脏器衰竭。

4.病死率高，预后差，反复发生率也高　Benhamou 等人组了 478 例 RICU 中的呼吸衰竭患者，分为>80 岁年龄组和≤80 岁年龄组，发现>80 岁年龄组住院病死率高达 38%，而≤80 岁年龄组仅为 12%；并且，>80 岁年龄组远期预后也很差，2 年内再住院率为 22%~55%，2 年生存率仅为 12%。

老年人呼吸衰竭诊断经常被延误。老年人中，精神异常如谵妄、定向力障碍，通常可能是呼吸衰竭的前兆，但临床医生经常将意识改变归咎于年龄、脑血管病等，而忽略了潜在低氧血症和高碳酸血症的可能性。老年人对于呼吸困难的感知能力随年龄增长而下降，而反射性心率增快可能由于自主神经反应迟钝而不出现。并且，由于老年人可能存在的认知功能障碍，导致老年人与医生交流困难而无法清晰地描述自己的症状。因此，老年人呼吸衰竭的诊断对医生来说是个挑战，延误诊断可能会错过早期干预的时机，影响预后。临床医生需对老年人呼吸衰竭应保持高度的警惕性和敏感性，及时进行动脉血气分析检查，以提高早期诊断率，改善预后。

四、老年人急性呼吸衰竭的病因学特点

老年人急性呼吸衰竭（acute respiratory failure，ARF）的病因学较年轻人有其自身的特点，熟练掌握这些特点，将有助于避免误诊漏诊和提高治疗的针对性。

EPIDASA 的前瞻性研究评价 514 例急诊科的老年 ARF 患者（平均年龄 80 岁）的主要病因：充血性心力衰竭（congestive heart failure，CHF，43%），社区获得性肺炎（community acquired pneumonia，CAP，35%），慢性阻塞性肺疾病急性加重（AECOPD，32%），肺栓塞（pulmonary embolism，PE18%）。来自尸检的结果提示，老年人急性呼吸衰竭病死率最高的疾病为 CAP 和 CHF，而这两种疾病生前常被漏诊。因急性呼吸衰竭而需要进行机械通气的疾病前四位分别为 CHF（16%）、CAP（16%）、COPD（14%）和脓毒症（10%）。老年

人呼吸衰竭的基础疾病易并发存在，在>65 岁急性呼吸衰竭患者中多达 47%的患者有 2 种或 2 种以上的基础病因，其中最常见的是 CHF 伴 CAP（17%），而气胸、严重脓毒症和严重支气管哮喘不常见（<5%）。

五、老年人急性呼吸衰竭的诊断与临床评估

1.老年人急性呼吸衰竭识别困难　老年人急性呼吸衰竭患者原发病症状常常不典型。老年 CAP 并发急性呼吸衰竭患者中只有 32%有呼吸困难、咳嗽和发热等典型症状，而出现意识障碍却十分常见（45%）；CHF 的症状体征亦不典型，意识模糊、下肢水肿或喘息等常见；肺栓塞的漏诊误诊在老年人群中常发生。并且在老年人群中，肺外因素导致急性呼吸衰竭概率明显升高，如谵妄、脑血管意外、营养不良、镇静剂的应用等。老年人呼吸中枢对低氧血症和高碳酸血症的敏感性差，而对镇静剂敏感，因此老年呼吸急性衰竭患者通常没有呼吸窘迫症状，这也造成呼吸衰竭在老年人中容易漏诊。据报道，急诊科医生对以下疾病的诊断敏感度分别为：肺炎 86%、肺栓塞 75%、CHF71%。临床医生需要提高对老年急性呼吸衰竭常见病因的识别，及时进行动脉血气分析，减少误诊和漏诊。

2.老年人急性呼吸衰竭的临床评估　除了明确急性呼吸衰竭的原发病以外，对患者病情进行临床全面评估非常重要。临床评估的最重要目的是决定患者是否需要马上采取抢救措施，如进行气管插管和正压通气等。评估内容包括：患者的神志意识状态，呼吸方式及节律，皮肤、唇和甲床有无发绀及心肺的听诊。临床医生应着重观察上述体征，为进一步的处理提供依据，早期识别出需要立即抢救和机械通气的患者，以免延误抢救时机、影响预后。

六、老年人急性呼吸衰竭的治疗策略

1.如何提高初始治疗的正确性　Patrick Ray 等的研究提示，老年人急性呼吸衰竭初始治疗的准确性是影响预后的重要因素。下列措施可以提高初始治疗的准确性，改善预后。

（1）超声心动图（UCG）的应用：UCG 具有无创性的特点，可评估各心腔大小、有无肺动脉高压及有无收缩性心力衰竭。

（2）B 型脑利钠肽（brain natriuretic peptide，BNP）检测：BNP 对心功能不全具有较高的敏感性和特异性，可为心源性或肺源性呼吸困难的鉴别提供重要的诊断依据。BNP 与 NT- proBNP 的诊断价值近似。

（3）炎性标志物的检测：老年 CAP 识别困难，如漏诊延误抗感染治疗，将影响预后。CAP 的一些生物标志物如 C-反应蛋白（C- reactive protein，CRP）和降钙素原（procalcitonin，PCT）的检查对细菌感染具有提示作用。PCT 较 CRP 敏感性和特异性更高，同时具有评估预后和观察疗效的价值。

（4）胸部影像学：遇到原因不明的急性呼吸衰竭时，考虑胸部 CT 检查，用肺窗看有无胸部 X 线片上漏诊的肺炎或充血性心力衰竭；如仍无法解释呼吸衰竭或怀疑肺栓塞时，可进一步进行 CT 肺血管造影检查。

2.机械通气方式的选择　近二十年来，随着无创机械通气（non- invasive positive pressure ventilation，NPPV）的广泛应用，越来越多的循证医学研究发现许多老年急性呼吸

衰竭患者可以应用 NPPV 治疗。高达 40%～50%本需气管插管机械通气患者应用无创通气后可避免气管插管而取得治疗成功，从而减少呼吸机相关肺炎（ventilator- associated pneumonia，VAP）的发生率，缩短 ICU 居住时间，节约医疗花费。循证医学已证实 NPPV 可用于 AECOPD、充血性心力衰竭、序贯撤机等，而这些都是老年人呼吸衰竭的常见病因。

在老年人群中，NPPV 适应证应适当放宽。如患者和家属拒绝气管插管或切开，意识障碍甚至昏迷的患者也可以考虑试用 NPPV。NPPV 的有效性与操作者的经验、床旁实时监测和调节密切相关。随着 NPPV 技术的进步，老年急性呼吸衰竭应用 NPPV 的比例逐渐增加。

在急性呼吸衰竭治疗过程中，有创机械通气的撤离一直是关注的焦点问题，上机时间越长，机械通气相关并发症越多；但过早撤机拔管后再插管，会导致肺炎的发生率升高 8 倍，病死率升高 6～12 倍。

撤机时机的判断是一个难题。而有创-无创序贯通气在慢性呼吸衰竭急性加重，特别是 COPD 急性加重中已取得良好效果。我国学者首次提出以“肺部感染控制（pulmonary infection control，PC）窗”的出现作为切换点进行有创-无创序贯通气。PLC 窗是指临床的感染征象（支气管/肺部感染影较前吸收、痰量减少、白细胞总数和体温下降等）得到基本控制。出现 PC 窗时，意味着临床感染情况已得到控制，严重的呼吸衰竭得以纠正，但仍然存在呼吸肌疲劳及呼吸力学异常，这时及时过渡为无创机械通气将减少有创机械通气时间，减少 VAP 的发生，降低住院期间死亡率。

七、预后

EPIDASA 研究提示，以下 5 个因素与死亡相关：初始治疗不正确，$PaCO_2$>45mmHg，肌酐清除率<50mL/min，BNP 或 NT- proBNP 升高及出现急性呼吸衰竭的临床表现。上述指标可以用于评估预后；而提高初治的正确率，有助于改善预后。

第七节　老年急性呼吸窘迫综合征

急性呼吸窘迫综合征（acute respiratory distress syndrome，ARDS）是一种由多种原因导致的肺损伤所致的严重呼吸系统功能障碍，病理表现为弥漫性肺泡损伤伴中性粒细胞浸润、肺泡出血、肺泡塌陷、透明膜形成，临床表现为呼吸系统顺应性严重下降和顽固的低氧血症，是临床上常见的急危重症。

ARDS 广义上属于急性呼吸衰竭的范畴，但其发病机制完全不同于多数急性呼吸衰竭，临床表现和病理生理有自身特点，治疗困难、预后差，因此，本节将 ARDS 独立出来进行阐述。

针对老年人 ARDS 研究较少，而很多 ARDS 的研究又将老年人排除在外，因此老年 ARDS 领域面临着很多困境和空白，还有待进一步研究。本节中的很多内容是建立在普通人群 ARDS 的研究基础上。

一、ARDS 的诊断标准的变迁

ARDS 是 1967 年由 Ashbaugh 等首次报道的。他在总结 272 名 ICU 中需要呼吸支持治疗的患者后发现,其中 12 名患者出现严重呼吸困难、呼吸频数、氧疗难以纠正的发绀、呼吸系统顺应性下降、胸部 X 线片显示弥漫性肺泡渗出。7 人死后尸检病理见肺不张、血管充血、出血、严重肺水肿和透明膜形成,与新生儿呼吸窘迫综合征(neonatal respiratory distress syndrome,NRDS)相似。1971 年,Petty 等将这一组病变命名为成人呼吸窘迫综合征(adult respiratory distress syndrome,ARDS)。自此,ARDS 作为一种独立的疾病出现在各种会议、文章、教科书中,对其研究也不断发展。然而,对于 ARDS 的本质和病因存在很大争议,更重要的是,缺乏恰当的治疗手段,死亡率居高不下。

早期的诊断标准主要围绕疾病的以下 3 个特点。①低氧血症(不同研究定义的严重程度不同);②影像学上表现为弥漫浸润性阴影(并没有特别提出浸润影的程度和类型);③呼吸系统顺应性下降(几乎从无直接测量)。

有些研究者试图通过定义一个“正常”的肺动脉楔压来除外心源性肺水肿,但是这一数值从≤12mmHg 到≤18mmHg 不等。由于在实践过程中很难衡量毛细血管的通透性增加和肺泡的损伤情况,因此 ARDS 的诊断主要是临床表现、氧合状态、血流动力学变化和影像学特点集合而成,使人感觉 ARDS 涵盖了异质性很大的一组人群,是许多不同病变的混合体,从而使得 ARDS 的病理生理机制研究、自然病程和对于新治疗方法的评估一直存在争议。

1994 年美国胸科学会和欧洲重症学会共同组织的美国-欧洲共识会议(American-European Consensus conference,AECC)上发布了迄今为止国际上应用最广泛的 ARDS 诊断标准。AECC 明确提出 ARDS 应该是“急性”呼吸窘迫综合征(acute respiratory distress syndrome)而不是“成人”呼吸窘迫综合征;认识到 ARDS 是一个临床演变过程,包括氧合状态和胸部 X 线异常的动态演变,在此前 ARDS 诊断标准中应用这些异常值的切点可能是随意的;首次提出了急性肺损伤(acute lung injury,ALI)的概念,涵盖了这一疾病演变过程中的更多部分,从而有助于更早识别,同时认为 ARDS 是急性肺损伤最严重的阶段;AECC 定义内容为:①急性起病;②ARDS:PaO_2/FiO_2≤200mmHg;急性肺损伤(acute lung injury,ALI):PaO_2/FiO_2≤300mmHg;③胸部 X 线片示双肺浸润影;④PCWP≤18mmHg 或除外心源性肺水肿。

由于当时机械通气使用情况和临床医师实践方式具有明显差异性,且学者们认为患者对 PEEP 的反应不是持续的,故不认为其是定义 ALVARDS 的必要条件。

AECC 标准临床操作性强,公布后被临床研究者和临床医师广泛应用,开展了很多临床、基础及流行病学研究,取得了许多公认具有临床价值的成果,如小潮气量肺保护性通气策略、允许性高碳酸血症、最佳 PEEP 的选择及针对炎症过程的基础研究等。但 AECC 标准的实施中一直存在质疑之声,很多 ARDS 治疗手段尤其是药物治疗的研究结论可重复性差,甚至得到相悖的结论,造成这一现象的一个重要原因被认为是 AECC 标准本身存在问题。主要表现在以下方面:①“急性起病”的时间没有明确界定;②未考虑机械通气参数的影响，多项研究发现不同的机械通气参数（如 PEEP、FiO_2）对氧合指数影响很大，且与 ARDS 预后有良好的相关性；③胸部 X 线片诊断的特异性低，胸部 X 线片"双肺浸润影"特异性差，而且在不同读片者间也可能存在很大差异；④肺动脉导管在临床上应用减少，Swan-Ganz 导管测定肺毛细血管楔压（PCWP）并发症发生率高，且 ALI/ARDS 患者经常并发心功能不全，不能完全将二者割裂讨论；⑤在 AECC 标准能否准确评价预后方面，不同研究得出的结果不一；⑥AECC 标准与病理吻合程度较低，如果将 DAD 作为 ARDS 金标准来对 AECC 标准进行评价，尸检研究发现，其敏感度仅 75%，特异性 84%；肺活检研究发现，根据 AECC 标准诊断的 ARDS 患者中 60%无 DAD 表现。

基于 AECC 标准所存在的问题及十余年来对 ARDS 认识的深入，2012 年，欧洲重症学会倡议、美国胸科学会和重症学会共同制订了 ARDS 柏林标准。其内容为：①具有高危因素者 1 周以内新发症状或症状加重；②无法用胸腔积液、肺不张或结节完全解释的双肺斑片模糊影；③无法完全用心力衰竭或容量负荷过重解释的呼吸衰竭；④轻度：$200mmHg<PaO_2/FiO_2 \leq 300mmHg$ 且 PEEP 或 CPAP $\geq 5cmH_2O$；中度：$100mmHg<PaO_2/FO_2 \leq 200mmHg$，且 PEEP $\geq 5cmH_2O$；重度：$PaO_2/FiO_2 \leq 100mmHg$，且 PEEP $\geq 5cmH_2O$。

与 AECC 标准相比，柏林标准主要在以下几个方面做出了修订：①将具有高危因素的 ARDS"急性起病"时间界定为一周内；②将 PEP 和 FiO_2 干预作为评价氧合的指标；③影像学诊断沿用 AECC 标准，但加入了鉴别诊断要点和胸部 CT 的应用；④剔除了 PCWP 排除心功能不全的方法，换用其他客观指标（如超声心动图），且不完全排斥心功能不全的存在，临床医师认为患者的呼吸衰竭不能够以心力衰竭和液体容量负荷过重解释，即可认为患者有 ARDS；⑤不再保留 ALI 概念，根据氧合情况将 ARDS 分为轻度、中度和重度。

柏林标准也面临很多争议和挑战。主要有以下几个方面：①应用的统计学方法存在争议；②不是预后评估的模式；③对严重 ARDS 甄别尚不令人满意；④将 AL 纳入 ARDS 可能降低了诊断的门槛。

未来 ARDS 的最佳分类应涵盖气体交换、器官功能不全、病因、并发症、生物标志物等多个变量形成一个类似于肿瘤 TNM 分期的评估系统，对每个组别的治疗、预后判断都有各自较为精准的判断。

二、ARDS 的发病机制

ARDS 的发病机制尚未完全明了，但它与普通的急性呼吸衰竭不同。普通的急性呼吸衰竭是原发病较重或原发病进展的结果，但 ARDS 是多种炎症细胞及其释放的炎性递质和细胞因子介导的全身炎症反应综合征（systemic inflammatory response syndrome，SIRS）在肺部的表现。在 SIRS 基础之上，肺泡-毛细血管通透性增加，高蛋白成分的液体进入到肺间质及肺泡腔，形成不同于心源性肺水肿的肺水肿；肺顺应性明显下降，并出现严重的通气/血流失调，导致难于纠正的低氧血症。ARDS 是多器官功能障碍综合征（multiple organ dysfunction syndrome，MODS）中最先或最常出现的器官功能障碍，也是 MODS 死亡的重要原因之一。

肺微血管内皮的损伤是ARDS最重要的始动因素。有证据表明，当肺微血管内皮损伤、通透性增加时，即使肺血管压力正常，也会有富含蛋白的水肿液渗出导致肺水肿。中性粒细胞在肺微血管内皮损伤中起到核心的作用。不论是感染还是非感染因素导致的ARDS，均可见到中性粒细胞聚集于肺微血管并活化。中性粒细胞与血管内皮细胞相互作用，黏附于血管内皮并聚集、渗出。活化的中性粒细胞会释放多种炎症递质，包括蛋白酶、活性氧片段、炎症因子和促凝分子等，这些递质导致血管通透性增加和内皮屏障的破坏。最近的研究发现，血小板在中性粒细胞介导的肺损伤中起到重要的作用。血小板既可以与中性粒细胞相互作用，同时血小板本身也可以释放多种炎症因子，其中鞘胺醇可直接损伤内皮屏障作用。另外，有研究发现，ARDS血管内皮细胞会活化并表达趋化因子，导致白细胞在血管内皮黏附并聚集，因此有学者认为，血管内皮活化是肺损伤的核心环节，可能成为药物治疗的靶点。尽管肺血管内皮损伤是肺水肿形成的必备条件，但如果没有肺泡上皮的损伤而仅有血管内皮损伤，则不足以导致ARDS。研究表明，中性粒细胞及其分泌的炎症递质是ARDS中的肺泡上皮细胞损伤主要原因。在ARDS环境下，中性粒细胞的大量迁移至远端气道可以导致上皮细胞损伤。同时，大量活化的中性粒细胞聚集于肺泡腔，产生多种毒性分子，包括弹性蛋白酶、基质金属蛋白酶、防御素、活性氧片段等，导致上皮细胞间紧密连接蛋白的降解、Ⅰ型和Ⅱ型上皮细胞凋亡和坏死，而上皮细胞的凋亡本身就可以导致肺泡上皮通透性增加，引起肺损伤。

ARDS患者存在全身和局部的凝血/纤溶机制异常，纤维蛋白原沉积于肺泡腔和肺脏微血管，形成异常的病理行为环境，可能与ARDS发病机制相关。

ARDS的缓解需要同时具备以下3个条件：①水肿液有效并同步地吸收；②上皮和内皮屏障同步地重建；③远端气道中的炎症细胞和渗出物有效地吸收。

这个过程依赖炎症反应和分子通路间精密的调控。正常状态下，肺泡腔中的液体重吸收依赖Ⅰ型和Ⅱ型肺泡上皮细胞对钠离子和氯离子的转运；但在ARDS状态下，由于肺泡上皮细胞的凋亡和坏死及炎症因子、氧化物和缺氧等因素的作用，离子的转运功能严重受损，导致水肿液无法有效吸收。Ⅱ型肺泡上皮细胞的增生标志着肺泡上皮修复的开始，传统的观点认为Ⅱ型上皮细胞是新肺泡上皮细胞的主要来源。然而，近几年有证据表明，支气管肺泡间隔中存在一些祖细胞，在修复过程中可以激活并分化为肺泡上皮细胞和血管内皮细胞，使肺泡-毛细血管屏障得以重建，如表达a6B4的祖细胞，可以分化为Ⅱ型肺泡上皮细胞并重建肺泡屏障。ARDS中Ⅱ型肺泡上皮细胞损伤、凋亡增多，因此，屏障的重建功能受损。正常状态下，肺泡巨噬细胞可以通过吞噬肺泡中性粒细胞、单核细胞和坏死的碎片来清除肺泡中的炎症细胞和渗出物。在流感病毒性肺炎和肺损伤小鼠模型中，肺泡巨噬细胞功能缺陷，导致中性粒细胞数量增多和聚集。

ARDS的发病机制还与环境和基因有关。慢性酒精依赖增加罹患ARDS的风险，主动和被动吸烟均增加严重钝挫伤后ARDS发病率。目前发现至少有25个基因的变异与ARDS的发病和预后相关，基因的多态性亦可能影响宿主对细菌或病毒感染的反应。

综上，ARDS的发病机制涉及基因及环境等多种因素，涉及肺泡上皮细胞、血管内皮细胞、中性粒细胞、巨噬细胞等多种细胞，涉及炎症因子、氧化损伤等多种损伤因素，涉及凋亡、坏死、修复、吞噬、分化等多种行为。关于 ARDS 中发病机制的描述性研究相对多，但 ARDS 中最重要的触发因素、各细胞和病理过程中的相互作用、可能可以干预的靶点等，目前仍不清楚。这也是 ARDS 尚无可靠的药物治疗和预防手段的原因。ARDS 的发病机制是 ARDS 研究领域中的重要难题，研究 ARDS 的发病机制，不仅有助于对 ARDS 的认识，更重要的是，为 ARDS 的治疗和预防提供依据。这方面的工作仍将是未来临床和科研工作者面临的重点和难点问题。

三、老年 ARDS 的流行病学特点

1.ARDS 在人群中的流行病学特点　Rubenfeld 等报道成人急性呼吸衰竭中 26%为 AL; Rouple E 等报道，因低氧血症而机械通气的 ICU 患者中 16%~18%为 ALI 患者。不同研究对 ALL ARDS 发病率的报道差异很大。早期许多欧洲的研究报道 ALV ARDS 发病率从(1.5~3.5)×10^5/(人・年)到 16.0×10^5(人・年)不等。这个数字逐渐升高，来自美国的数据表明，ALI 发病率为 78.9×10^5/(人・年)，ARDS 发病率为 58.7×10^5/(人・年)。来自美国 2005 年的数据报道 ARDS 死亡率高达 40%。人种影响 ARDS 死亡率，非洲裔美国人和西班牙人的死亡率最高。然而，ARDS 工作组的研究发现，从 1997 年到 2009 年，ARDS 的死亡率正在逐年下降，其原因尚不明确，可能与治疗水平的提高有关。

ARDS 常见的病因为肺炎(包括细菌性和病毒性肺炎)、脓毒症、吸入胃内容物、严重创伤伴休克；相对不常见的病因包括急性胰腺炎、输液或输血反应、药物反应、真菌或寄生虫性肺炎等。当存在 2 种或以上疾病时，罹患 ARDS 的风险将明显升高。

2.老年 ARDS 的流行病学特点　ALVARDS 的发病率随年龄增长而增加。在 15~19 岁年龄组，AL 发病率约为 16/100 000(人・年)；而在 74~85 岁年龄组，其发病率约为 306/100 000(人・年)。

高龄是 ARDS 死亡的危险因素。尽管老年 AL 患者可以像年轻人一样完全缓解，但许多研究均表明老年人全因死亡率明显升高。老年人再插管率升高、住 ICU 时间延长、生存率降低，并发症的存在高龄和脓毒症会导致死亡率增高。

脓毒症和肺炎及吸入性肺炎的发病率随年龄增加而增加，这两种疾病是老年 ALV ARDS 的主要病因。创伤等原因所致的 ARDS 在老年人中不常见。

四、老年 ARDS 的处理

由于 ARDS 病因多样，临床过程具有异质性，且发病机制错综复杂，因此细胞和动物模型均难以较好地模拟 ARDS 过程，导致对 ARDS 治疗的研究相当困难。同时，很多针对 ARDS 治疗的临床实验均将老年人排除在外，因此这些结论对老年人是否适用有待进一步证实。目前对 ARDS 的治疗主要限于对症和支持治疗，基本治疗措施包括积极治疗原发病，机械通气改善肺氧合功能，多器官功能支持和合适的液体平衡管理等。其中机械通气疗法是治疗 ARDS 的基石。以下问题值得思考。

1.哪些辅助检查有助于 ARDS 的诊断和鉴别诊断　影像学是诊断 ARDS 的必备条件。CXR 价格低廉，操作方便，是临床上诊断 ARDS 最常用的方法。典型的 ARDS 在 CXR 上表现为双侧均一的浸润影，但以此为标准的话，可能漏诊早期 ARDS，且与心源性

肺水肿、肺血管炎、过敏性肺炎等疾病鉴别困难。胸部 CT 因其特异性更高,可用于 ARDS 的鉴别诊断。CT 在 ARDS 中更重要的作用是可以用于评估肺复张的情况。从呼气末到吸气末连续成像,如观察到塌陷的肺小叶呈扩张状态,即认为这部分肺是可以复张的。评估肺复张的可能性对指导下一步治疗具有重要意义。但由于 ARDS 患者转运风险大,在 ARDS 患者中普及 CT 检查有一定困难。

20 世纪 70 年代左右,肺动脉导管曾被广泛用于 ARDS 血流动力学监测。虽然 AECC 规定 PCWP 作为 ARDS 的一个诊断标准,但 PCWP 读数因不同的操作者而变异较大,并且没有证据证明常规应用肺动脉导管监测 PCWP 可以改善 ARDS 患者的预后。因此近些年来,肺动脉导管的使用逐渐减少。PCCO 应用经肺热稀释技术和脉搏波型轮廓分析技术,是一种简便、微创的血流动力学监测手段,可能在 ARDS 中有一定前景,但尚待临床试验进行进一步评估。

几十年来,学者们不断探索 ARDS 的生物标志物,以期提高诊断、鉴别诊断的准确性及用于评估预后。目前已发现的生物标志物包括白细胞介素 6(interleukin,IL-6)、IL-8、TNF-α、von Willebrand 因子(vWF)、表面蛋白 D(surfactant protein,SP-D)、细胞间黏附分子-1(intercellular adhesion molecule,ICAM-1)、蛋白 C、纤溶酶原激活物抑制剂-1(plasminogen activator inhibitor,PAI-1)等等。

尽管有些标志物与死亡率、脱机时间、器官衰竭等有相关性,但遗憾的是,目前尚未发现任何一种标志物可以用于预测病情和评估预后。这方面的探索仍是今后临床和科研工作的重点和难点。

2.机械通气的目标　传统的机械通气目标为“维持动脉血气分析数值正常”。但近几十年,随着临床实验的开展和机械通气理念的革新,机械通气的目标已改为“在最大限度减少医源性损伤的前提下,保证氧合和二氧化碳的清除在可接受范围内”。

呼吸机诱导性肺损伤(ventilator- induced lung injury,VILI)在 ARDS 疾病进程中的作用尚未完全阐明。VILI 的机制包括:肺泡过度扩张(容积伤),肺泡反复开放和关闭,氧中毒,生物伤,以及机体对肺泡过度扩张的反应,而这种反应可能加重肺脏炎症和全身脏器损伤。最大限度地减少 VILI 的手段包括应用小潮气量以减少容积伤、应用呼气末正压(positive end- expiratory pressure,PEEP)以防止肺泡萎陷及减少有害氧浓度的暴露。

可接受的 PaO_2的具体数值很难界定。许多临床研究中,将 55~80mmHg 作为 PaO_2的目标值但 ARDS 中死于顽固性低氧血症者少见,有报道称 PaO_2<30mmHg 的患者仍可痊愈。值得注意的是,在评估 PaO_2可接受范围时,应将认知障碍后遗症及 SaO_2<90%持续时间考虑在内;且老年人由于脏器功能不全、基础病复杂,对缺氧耐受能力减低,易并发认知功能障碍,因此,老年人可接受的 PaO_2具体范围尚待进一步研究。

动物实验发现 FiO_2≥80%会导致持续肺泡损伤和死亡率升高。来自健康志愿者的研究表明,吸入高浓度氧气数小时后会导致气管支气管炎,随后会出现潮气量(V_T)下降,无效腔增加。有报道 ARDS 患者吸入 100%氧气导致肺内分流增加。但是,成人及老年 ARDS 氧毒性的临床试验几乎没有,因此无法确定 FiO_2的安全范围。

尽管小潮气量通气会引起 $PaCO_2$轻度升高,但轻度高碳酸血症不仅无害,还有可能通过使氧离曲线右移、扩张微血管、抑制中性粒细胞和其他炎症细胞等作用，使 ARDS 患者获益。ARDS 患者 $PaCO_2$ 目标值尚不明确，但有证据表明 $PaCO_2$ 升高至 665mmHg，pH 降低至 7.23 是安全的。

3.V_T 和 PEEP 值应如何设定　1999 年，ARDS 工作组进行了第一个肺保护性通气的随机、对照研究，其中研究组应用低 V_T（6mg/mL）和允许性高碳酸血症，对照组应用高 V_T（12mL/kg），结果发现，治疗组 28 天死亡率较对照组显著降低（38%vs.74%，$P<0.001$），治疗组成功脱机比例也明显升高（66%vs.29%，$P=0.005$），而气压伤发生率明显降低（7%vs.42%，$P=0.02$）。该研究中 V_T 是用标准体重计算的，平台压控制于<30cmH_2O。该研究在 ARDS 的治疗中具有里程碑式的意义，对今天的机械通气策略有重要的指导作用。2005 年，Jesus Villar 等分别用高 V_T 低 PEEP 与低 V_T 高 PEEP 治疗 ARDS，结果前者住院死亡率明显升高（55.5%vs.83.4%，$P=0.041$），出现肺外器官衰竭的概率也明显升高（$P<0.001$）。如今，低 V_T 的

保护性通气策略已成为 ARDS 机械通气的标准方案。但以下几个问题需要注意：①V_T 是根据标准体重计算的，但对于过胖和过瘦的患者，不能简单机械地计算标准体重，而应该结合血气分析、呼吸力学检测等临床指标确定适宜的 V_T；②平台压应控制在<30cmH_2O 水平，呼吸频率需根据 $PaCO_2$ 设定；③这些临床实验均不是针对老年人设计的，因此在老年 ARDS 中虽然有一定参考价值，但在临床应用中，还需要结合患者具体情况来操作。

最佳 PEEP 应如何设定目前仍是有争议的。理想的 PEEP 应同时具备以下条件：①最大限度地复张肺泡单位，最大限度缓解肺泡塌陷，改善通气/血流失调；②最大限度地减少 VIL；③最大限度地减少对血流动力学的影响。

学者们针对确定最佳 PEP 的问题，已进行了三个临床试验，比较高 PEP（14cmH_2O）与低 PEEP（约 8cmH_2O）对 ARDS 患者死亡率的影响，均提示在实施低 V_T 保护性通气的前提下，高 PEE 组与低 PEEP 组死亡率无明显差异。但是，在中重度 ARDS 患者（PaO_2/FiO_2<200mmHg）中，高 PEEP 可以明显降低死亡率。肺脏可复张的比例对于最佳 PEP 的确定具有重要意义，若在可复张比例高的患者中应用低 PEEP，则可能治疗效果欠佳；若在可复张比例低的患者中应用高 PEEP，则可能造成 VILI。因此应用胸部 CT 等方法确定肺可复张比例，可能对 PEEP 的最佳值的确定有重要意义，但目前尚无相应的临床研究。

4.如何确定老年 ARDS 患者拔管撤机指征　拔管撤机是治愈 ARDS 过程中必经的步骤。做出拔管脱机的决定必须综合评估以下临床情况：①引起 ARDS 的基础疾病（如肺炎、脓毒症等）明显缓解；②评估患者的气道条件，包括分泌物、咳嗽反射等；③其他因素，包括患者容量状态、营养状态、精神状态等

多数 ICU 会在拔管前进行自主呼吸测试（spontaneous breathing trial，SBT）。尽管如此，对 SBT 结果的判读仍存在很多争议。

在老年人中进行 SBT 需注意以下问题：①老年人基础呼吸频率较年轻人快，在 SBT 过程中可能会被误判为“呼吸窘迫”而被认为 SBT 失败；②老年人对呼吸中枢对低氧血症和高碳酸血症的敏感性明显下降，因此即使 SBT 失败，也可能没有呼吸窘迫的症状，可能

会被误认为SBT成功。

因此老年人SBT中进行动脉血气分析检查就显得格外重要。Ely等针对老年ARDS的研究表明,老年ARDS患者住ICU时间和机械通气时间明显延长,其主要原因是由于老年ARDS患者再插管率明显升高。目前几乎没有老年ARDS患者拔管撤机方面的研究,但对老年人呼吸衰竭拔管撤机的研究对老年ARDS有一定参考价值。El Solh等针对70岁以上老年人呼吸衰竭的研究发现,老年人呼吸衰竭患者拔管脱机失败率明显升高,可能是由于老年人对气道分泌物的控制能力下降、医院获得性肺炎比例明显升高所致。

五、ARDS的其他治疗

液体管理是目前唯一可以明确降低ARDS患者死亡率的非机械通气治疗方法。2006年ARDS协作组进行的FACT研究比较了限制液体策略和相对自由的液体治疗策略对ARDS患者预后的影响,其中限制液体组根据CVP或PCWP和平均动脉压,确定是否补液或利尿,而对照组液体管理相对自由。结果提示,限制液体组住ICU时间明显缩短,60天死亡率较对照组降低2.9%,但差异无统计学意义(25.5%vs.28.4%,$P=0.30$);且两组之间休克和肾功能不全的发生率无统计学差异。这提示限制液体可以改善ARDS预后,且不增加不良反应。以下几点需要注意:①限制液体治疗应在无休克的ARDS患者中应用;②所有患者均应给予针对原发病的初始治疗;③液体相对自由组并不是随便补液,而是每天入液量约为1L;④本实验未入组初始即需要透析的患者;⑤本实验不是针对老年人进行的,因此老年人中的液体管理策略尚不明确。目前,液体管理已成为ARDS最基本的治疗策略之一。

对于治疗ARDS的药物的探索已历经数十载。已有临床实验的药物主要有以下几类:①神经肌肉阻滞剂;②选择性肺血管扩张剂,包括前列腺素和吸入一氧化氮;③抗炎药物,包括糖皮质激素、酮康唑、可可碱类及中性粒细胞弹性蛋白酶抑制剂等;④抗氧化剂;⑤表面活性物质;⑥ω-3脂肪酸;⑦β_2受体激动剂用于清除肺泡内液体。

遗憾的是,上述所有的药物均不能证实可以降低ARDS患者死亡率,因此均不作为ARDS的常规治疗。其中神经肌肉阻滞剂在严重ARDS者($PaO_2/FiO_2<150mmHg$)可以改善氧合,吸入一氧化氮可以暂时改善氧合;前列腺素在儿童ARDS中可以改善氧合,而对成人ARDS中无类似作用。

临床研究提示俯卧位通气无法改善ARDS氧合、降低死亡率;但在极重度ARDS患者中($PaO_2/FiO_2<100mmHg$),俯卧位可能可以降低死亡率。主要不良反应为压疮和气管插管移位。

高频振荡通气(high frequency oscillatory ventilation,HFOV)原理是用一个活塞泵以3~10Hz频率震动,使呼吸频率增高、而V_T较低。理论上讲,HFOV可以使气道平均压升高,气道压力随呼吸周期变化小,使肺泡处于持续复张状态,有利于ARDS的治疗。但近期OSCAR研究发现HFOV在ARDS治疗中并无明确优势,不能降低死亡率。因此HFOV仅作为ARDS顽固性低氧血症的补救治疗措施。

对体外膜肺(ECMO)对ARDS治疗作用的CE-SAR研究提示,ECMO组患者生存率较对照组明显升高(63%vs.47%)。但该试验研究方法存在一定争议,如对照组的治疗未进行标准化,ECMO 组也有一些患者未进行 ECMO 治疗;且 ECMO 操作风险较大,包括转运、大血管置管、抗凝等,因此 ECMO 目前不作为 ARDS 常规治疗,仅用于顽固性低氧血症的补救措施。

间充质干细胞对 ARDS 研究尚处于起步阶段。在肺损伤动物模型中,静脉注射间充质干细胞可以提高生存率、降低炎症因子、缓解肺水肿。在体外内毒素诱导的人肺损伤模型中,注射间充质干细胞可以加快肺泡水肿液的清除和上皮细胞的修复。但目前,尚无间充质干细胞治疗 ARDS 的临床试验。

(钟云华)

参考文献

[1]朱蕾. 机械通气[M].第 4 版. 上海:上海科学技术出版社, 2017.

[2]王洪武. 复杂疾病呼吸内镜介入治疗 临床思维及实例分析[M]. 北京:科学出版社, 2017.

[3]修麓璐,王慧,李暘主.呼吸内科临床护理实践指导手册[M]. 北京:军事医学科学出版社, 2015.

[4]熊维宁. 实用呼吸介入诊疗策略 如何开展呼吸介入[M]. 武汉:华中科技大学出版社, 2019.

[5]陈大鹏,母得志. 儿童呼吸治疗学[M]. 北京:科学出版社, 2019.

[6]曹玲. 儿童呼吸治疗[M]. 北京:人民卫生出版社, 2019.

[7]朱蕾. 临床呼吸生理学[M]. 上海:上海科学技术出版社, 2020.

[8]李竹英,王珏. 呼吸病辨治思路与方法[M]. 北京:科学出版社, 2018.

[9]中华医学会呼吸病学分会慢性阻塞性肺疾病学组.慢性阻塞性肺疾病诊治指南(2013 年修订版)[J].中华结核和呼吸杂志,2013,36(4):255-264.

[10]世界中医药学会联合会.国际中医临床实践指南 慢性阻塞性肺疾病[J].世界中医药,2020,15(7):1084-1092.

[11]中华人民共和国国家卫生健康委员会办公厅,国家中医药管理局办公室.新型冠状病毒肺炎诊疗方案(试行第八版)[J].中国医药,2020,15(10):1494-1499.